甘肃省中药材标准

（2020年版）

甘肃省药品监督管理局　编

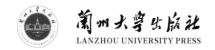

兰州大学出版社
LANZHOU UNIVERSITY PRESS

图书在版编目（CIP）数据

甘肃省中药材标准：2020年版 / 甘肃省药品监督管
理局编. -- 兰州：兰州大学出版社，2021.3
ISBN 978-7-311-05842-5

Ⅰ．①甘… Ⅱ．①甘… Ⅲ．①中药材－标准－汇编－
甘肃 Ⅳ．①R282-65

中国版本图书馆CIP数据核字(2020)第251915号

责任编辑　陈红升
封面设计　墨策创意设计

书　　名	甘肃省中药材标准(2020年版)
作　　者	甘肃省药品监督管理局　编
出版发行	兰州大学出版社　（地址:兰州市天水南路222号　730000）
电　　话	0931-8912613(总编办公室)　0931-8617156(营销中心)
	0931-8914298(读者服务部)
网　　址	http://press.lzu.edu.cn
电子信箱	press@lzu.edu.cn
印　　刷	成都市金雅迪彩色印刷有限公司
开　　本	880 mm×1230 mm　1/16
印　　张	37.25
字　　数	764千
版　　次	2021年3月第1版
印　　次	2021年3月第1次印刷
书　　号	ISBN 978-7-311-05842-5
定　　价	360.00元

《甘肃省中药材标准（2020年版）》
编辑、审定委员会

编辑委员会

主　任　委　员	王　胜		
副　主　任　委　员	王宗伟	刘伯荣	杨平荣
执　行　委　员	胡爱萍	胡秀绒	崔庆荣	宋平顺
	马　潇	金玉峰	喇延真	郭廷成
	徐　钢	王振华	党　伟	
主　　编	杨平荣	宋平顺	马　潇	

主　编　委　（按姓氏笔画排序）

于　强	马新换	马　潇	王娟弟
兰天恩	任淑玲	刘柏龙	朱旭江
宋平顺	张　平	张明童	张春江
张贵财	李冬华	李安平	李喜香
杨平荣	杨克谦	杨志刚	杨玲霞
杨锡仓	杨　静	邱国玉	欧阳晓玫
胡芳弟	贺军权	倪　琳	晋　玲
柴国林	郭晓霞	郭晔红	郭朝晖
黄　洁	葛　斌	韩　娜	韩潇潇
蔺瑞丽	滕宝霞		

审定委员会

审核审稿主任委员	丁永辉		
审核审稿副主任委员	马双成	魏　锋	
审　核　审　稿　委　员	曹　晖	靳子明	李成义	刘效栓
	石晓峰	陈　垣	武新安	魏玉辉

编写、审稿及复核单位

甘肃省药品检验研究院
国家药品监督管理局(甘肃)中药材及饮片质量控制重点实验室
甘肃省中藏药检验检测技术工程实验室
甘肃省中药品质与安全评价工程技术研究中心
甘肃中医药大学药学院
甘肃中医药大学附属医院
甘肃省中医院药学部
甘肃省中医院科研制剂中心
甘肃省人民医院药剂科
甘肃省医学科学研究院
甘肃省医疗器械检验检测所
中国科学院兰州化学物理研究所
兰州大学药学院
兰州大学生命科学学院
兰州现代职业学院
兰州市食品药品检验所
金昌市食品药品检验中心
陇南市药品检验检测中心
天水市药品检验检测中心
定西市药品检验检测中心
临夏州药品检验检测中心
庆阳市药品检验检测中心
张掖市食品药品检验检测中心
白银市药品检验检测中心
平凉市药品检验检测中心
武威市药品检验检测中心
酒泉市药品检验检测中心
嘉峪关市食品药品和医疗器械检验检测中心
兰州佛慈制药股份有限公司
甘肃河西制药有限责任公司
甘肃泰康制药有限责任公司
甘肃陇神戎发药业股份有限公司
甘肃省西峰制药有限责任公司
兰州太宝制药有限责任公司
甘肃皇甫谧制药有限公司
甘肃兰药药业有限公司
兰州名德药业有限公司
兰州市第二人民医院
兰州市肺科医院
甘肃药业集团科技创新研究院

前　言

《甘肃省中药材标准（2009年版）》自颁布实施以来，在充分发挥甘肃中药材资源优势、促进和加快甘肃中药产业发展以及保障临床用药安全有效等方面起到了积极作用。

为了更好地发掘甘肃地方特色中药材资源，满足药品生产、医疗机构原料供应和中医临床用药需要，并与国家药品标准提高行动计划保持一致，不断提升甘肃地方习用中药材标准的质量水平，2016年甘肃省药品检验研究院组织成立专家团队，全面启动了《甘肃省中药材标准（2020年版）》的制订修订工作。

此次甘肃地方习用药材标准的制订修订得到了甘肃省科学技术厅的大力支持，甘肃省药品检验研究院组织申报的"甘肃省地方习用药材质量标准提升及产业化研究"项目（17ZD2FA009）也由此获得甘肃省科技重大专项资助。对原标准的制订修订工作由甘肃省药品检验研究院承担技术总负责和标准复核编辑工作，并联合省内高校、科研院所、企业、医疗单位和市（州）药检中心共计40家相关单位，历时4年完成。根据《甘肃省中藏药材地方标准审定发布工作规范（试行）》，先后组织5次标准技术审评会，采用"制订修订一批、发布一批"的原则，及时向社会公示公告。

《甘肃省中药材标准（2020年版）》共收载136种地方习用药材，主要的制订修订工作有：一是补充了原标准的药材生态图、药材实物图、显微组织石蜡切片图和薄层色谱鉴别图；二是完善或增加了原标准的性状鉴别、显微鉴别、薄层色谱检查和含量测定等质控项目；三是对于原标准部分容易混淆的药材，采用红外光谱技术、特征指纹图和分子生物学技术等新技术、新方法进行鉴别，提高了检验的专属性；四是对人工种植药材，开展了重金属及有害元素、农药残留和二氧化硫等检测研究；五是根据国家对地方药材标准的管理要求，不再收载原标准的30个品种；六是增补34个我省中药制剂原料和临床调剂的地方习用药材（见附表）。

《甘肃省中药材标准（2020年版）》制订修订工作，以传承、创新与服务临床为宗旨，突出并尊重甘肃地方用药习惯，力求采用现代科学检测手段提高和完善标准；本标准是当前和今后一个时期甘肃省中药材生产、流通、使用、检验及监督管理的法定技术标准，自2021年7月1日起颁布施行，之前发布的单行地方标准同时废止。

甘肃省药品监督管理局

2020年12月

附表：

本版标准不再收载的已有国家标准或其他原因的品种

序号	品种名称	国家标准收载	序号	品种名称	国家标准收载
1	玄精石	1963年版药典	16	龙骨	1977年版药典
2	百草霜	1963年版药典	17	水母雪莲	1995部颁藏药标准
3	凤凰衣	1963年版药典	18	烈香杜鹃	1995部颁藏药标准
4	手参	1977年版药典	19	草蒲黄	2015年版药典
5	冬瓜子	1977年版药典	20	西贝母（川贝母）	2015年版药典
6	西瓜皮	1977年版药典	21	猪胆膏	2015年版药典
7	皂角	1977年版药典	22	石龙子	动物保护
8	甜瓜蒂	1977年版药典	23	守宫	动物保护
9	牛至	1977年版药典	24	白唇鹿角	动物保护
10	龙葵	1977年版药典	25	白唇鹿尾	动物保护
11	北刘寄奴	1977年版药典	26	白唇鹿鞭	动物保护
12	白毛藤	1977年版药典	27	白唇鹿茸	动物保护
13	白屈菜	1977年版药典	28	白唇鹿筋	动物保护
14	甜地丁	1977年版药典	29	刺猬皮	动物保护
15	龙齿	1977年版药典	30	地星	极少使用

注：《中华人民共和国药典》1963年版、1977年版和2015年版，分别简称为1963年版药典、1977年版药典、2015年版药典；中华人民共和国卫生部药品标准（藏药第一册）1995年版，简称1995部颁藏药标准。驴皮、六神曲执行《甘肃省中药材标准（2009年版）》。

本版标准新收载的品种

序号	品种名称	收载原因	序号	品种名称	收载原因
1	竹叶柴胡	中药制剂原料、购进	18	黑果枸杞	临床调剂、原料、地产
2	石刁柏	中药制剂原料、购进	19	桃胶	临床调剂、原料、地产
3	接骨木	中药制剂原料、购进	20	甜叶菊	临床调剂、原料、地产
4	蛇莓	中药制剂原料、购进	21	雪松叶	临床调剂、原料、地产
5	溪黄草	中药制剂原料、购进	22	灰茅根	临床调剂、原料、地产
6	红丹	中药制剂原料、购进	23	驴乳	临床调剂、地产
7	铅粉	中药制剂原料、购进	24	菊芋	临床调剂、地产
8	笔管草	中药制剂原料、地产	25	红毛五加皮	临床调剂、地产
9	羊肉	中药制剂原料、地产	26	黄姜	临床调剂、地产
10	羊腰子	中药制剂原料、地产	27	角蒿	临床调剂、地产
11	猪脊髓	中药制剂原料、地产	28	金刚刺	临床调剂、地产
12	羊胎盘	中药制剂原料、地产	29	桑黄	临床调剂、地产
13	菠菜子	中药制剂原料、地产	30	甘肃棘豆	临床调剂、地产
14	黄花菜	中药制剂原料、地产	31	百蕊草	临床调剂、地产
15	蜂王浆	中药制剂原料、地产	32	雌黄	临床调剂、购进
16	沙棘膏	中药制剂原料、地产	33	黑蚂蚁	临床调剂、购进
17	苦水玫瑰花	临床调剂、原料、地产	34	无名异	临床调剂、购进

总　目

凡例 ………………………………………………………………………………… 001

品名目次 …………………………………………………………………………… 001

标准正文、起草说明 …………………………………………………………… 001

索引

　　索引1　中文名索引 ……………………………………………………………561

　　索引2　汉语拼音索引 …………………………………………………………564

　　索引3　药材拉丁名索引 ………………………………………………………567

　　索引4　拉丁学名索引 …………………………………………………………573

凡　例

　　《甘肃省中药材标准（2020年版）》（以下简称"本《标准》"）是甘肃省药品监督管理局依据《中华人民共和国药品管理法》组织制定和颁布实施的地方中药材标准，是国家药品质量标准的组成部分。

　　一、本《标准》收载本省生产、销售、使用的地方习用药材136种。全书包括"前言、总目、凡例、品名目次、标准正文及起草说明、参考文献、中文名索引、汉语拼音索引、药材拉丁名索引、拉丁学名索引"等部分。

　　"前言"系说明编制本《标准》的依据、编写过程及管理办法等。

　　"凡例"是解释和使用本《标准》进行质量检验的基本指导原则，并把正文、起草说明与质量检验有关的共性问题加以规定，避免在全书中重复说明。凡例中的有关规定具有法定约束力。

　　每个品种分为"标准正文"，"起草说明"两部分。"标准正文"为质量标准的各项规定，是中药材质量标准的法定依据；"起草说明"是对正文收载项目的说明，仅供使用时参考。

　　二、本《标准》按药用部位分为"根及根茎类、种子果实类、全草类、叶类、花类、皮类、茎及藤木类、菌藻类、动物类、矿物类和其他类"，共十一类。各类药材按中文笔画顺序编排；品名目次、正文品种和中文名索引按药材的中文名称笔画顺序编排；汉语拼音索引按汉语拼音字母顺序编排；药材拉丁名索引、拉丁学名索引按拉丁文字母顺序编排。

　　三、本《标准》各品种参照《中华人民共和国药典》现行版的格式，按下列顺序排列：【品名】【汉语拼音名】【药材拉丁名】【来源】【性状】【鉴别】【检查】【浸出物】【含量测定】【炮制】【性味与归经】【功能与主治】【用法与用量】【注意】【贮藏】和【附注】。

【品名】采用甘肃省大多数地方沿用的习惯名称为正名，尽量保持甘肃的特色用名，个别品种附有甘肃通用的商品名称。【别名】为甘肃省部分地方的民间称谓、俗名或商品中曾用名称。

【汉语拼音名】为习用药材的汉语拼音，第一个字母大写。

【药材拉丁名】采用属名+种加词+药用部位，或属名+药用部位，矿物及其他来源药材采用习惯名称。

【来源】包括原植（动）物的科名、植（动）物名、拉丁学名、药用部位；矿物药描述类、族、矿石名或岩石名以及主要成分；采收季节及产地加工等。多来源的品种按习用药材的商品量大或优质品选择为首列品种。

【性状】是指习用药材的形状、大小、色泽、表面特征、质地、断面、气味等特征。同一品名有多种来源的药材，其性状有明显区别的分别描述，先描述主要品种，其他品种仅分述其主要区别点。

【鉴别】包括显微鉴别、理化鉴别和光谱、色谱鉴别，酌情收录。显微鉴别包括组织结构观察或粉末特征观察。理化鉴别包括化学反应、荧光鉴别。化学反应主要测试某些成分的反应；荧光鉴别通常采用《中华人民共和国药典》规定的紫外光灯，波长为365nm或254nm。光谱鉴别是以粉末测定某溶剂提取的吸收光谱特征。薄层色谱通常以已知对照品或对照药材作为对照进行鉴别，本次首次增加采用地方习用药材作为对照药材。

【检查】对部分习用品种的总灰分、酸不溶性灰分、水分和杂质作出规定。杂质是指地方药材在加工、生产和贮藏过程中可能带入并需要控制的无机或非药用部位物质的检查。对已有科学指标控制的剧毒习用药材，规定了毒性成分的限量等。在对实验样品测定的基础上拟定限度。

【浸出物】是指用水或不同浓度的有机溶剂，采取冷浸、热浸的方法测定地方药材的水溶性、醇溶性和挥发性醚浸出物。在对实验样品测定的基础上拟定限度。

【含量测定】是测定地方药材中某一种或多种指标性成分含量、有毒成分限量范围。参照《中华人民共和国药典》同属来源的品种方法或自拟并经过方法学验证的方法。在对实验样品测定的基础上或结合有关文献拟定限度。

【炮制】简要概述地方药材切制或净制的加工过程。

【性味与归经】【功能与主治】根据《甘肃中草药手册》《中药志》《中华本草》等文献，结合中医药学理论和复方配伍用药的经验所做的概括描述。同时，有些地方药材是根据中医药专家的意见拟定或修订的。部分品种因缺少文献资料依据，没有规定归经。

【用法与用量】除另有规定外，用法一般为煎汤内服，用量系指成人一日的常用剂量。应用时应根据临床需要增减，凡有特殊规定的加以注明。

【注意】对用药禁忌及药物配伍禁忌加以规定。凡毒性地方药材，注明毒性程度，服用事项等。"禁用"是指严禁使用；"忌服"是指一般不宜内服；"慎用"是指一般可用，但宜谨慎使用；"相畏"或"相反"是指一般情况下不宜同用。

【贮藏】本条是对贮藏条件的规定，系指地方药材的贮藏与保管的基本要求。剧毒地方药材按照有关管理规定应该专库（柜）存放。

【附注】介绍临床常见的混淆品种和在应用时的区别，或炮制注意事项。

【起草说明】是地方药材标准起草过程中，制订修订各个项目的理由及规定各项指标的依据。该地方药材从别名、名称、药用历史、来源〔原植（动）物及矿物品种与形态〕、产地、采收加工、药材性状、鉴别、检查和含量测定等需要说明的资料附在该药材正文后。同时，附有化学、药理等基础研究资料。

本《标准》所用术语、计量单位、试验用试液及检验方法等均以《中华人民共和国药典》（本《标准》简称《中国药典》）的现行有效版本为依据。

五、本《标准》的制订修订及解释权属甘肃省药品监督管理局。

品名目次

一、根及根茎类

九眼独活……………………003

人参须………………………006

小白及………………………012

小防风………………………016

小茜草………………………020

小黄芩………………………023

山紫菀………………………029

马尾连………………………034

毛叶赤芍……………………039

毛姜…………………………045

水根…………………………049

火焰子………………………058

牛尾独活……………………061

牛蒡根………………………065

兰州百合……………………069

甘肃白头翁…………………075

甘肃刺五加…………………078

地骷髅………………………084

灯台七（重楼）………………088

灰茅根………………………092

竹叶柴胡……………………096

竹叶椒………………………102

红药子………………………107

红柴胡………………………113

老虎姜（甘肃白药子）………120

西芎（川芎）…………………123

角蒿…………………………128

鸡头黄精……………………132

河套大黄……………………135

泡沙参………………………140

贯众…………………………144

金刚刺………………………149

狭叶红景天…………………151

草河车………………………156

桃儿七………………………161

铁丝威灵仙…………………164

铁棒锤………………………169

高乌头………………………175

菊芋…………………………180

黄姜…………………………182

硬前胡………………………185

紫丹参………………………191

黑柴胡………………………198

墓头回………………………205

瑞香狼毒……………………210

缬草…………………………215

二、种子果实类

小山楂………………………221

马蔺子………………………224

凤眼草………………………227

白平子………………………231

光皮木瓜……………………235

李仁 …………………………240

苦瓜 …………………………244

苦豆子 ………………………249

南瓜子 ………………………254

莳萝子 ………………………257

甜杏仁 ………………………261

绿豆 …………………………264

菠菜子 ………………………267

椒目 …………………………271

黑果枸杞 ……………………274

瘪桃干 ………………………278

三、全草类

小伸筋草 ……………………283

毛细辛 ………………………285

北败酱草(北败酱) …………290

甘肃棘豆 ……………………297

列当 …………………………301

地丁草 ………………………304

百蕊草 ………………………309

秃疮花 ………………………311

苍耳草 ………………………317

珍珠透骨草 …………………320

鬼针草 ………………………324

皱叶鹿衔草 …………………329

盐生肉苁蓉 …………………332

笔管草 ………………………336

蛇莓 …………………………339

童子益母草 …………………342

溪黄草 ………………………347

辣蓼 …………………………353

藿香 …………………………356

四、叶类

小石韦 ………………………361

珠子参叶 ……………………367

甜叶菊 ………………………371

野艾叶 ………………………374

雪松叶 ………………………380

橘叶 …………………………385

五、花类

油菜蜂花粉 …………………391

苦水玫瑰花 …………………395

盘叶金银花 …………………400

黄花菜 ………………………405

六、皮类

三颗针皮 ……………………411

红毛五加皮 …………………415

祖师麻 ………………………418

七、茎及藤木类

石刁柏 ………………………425

鬼箭羽 ………………………428

接骨木 ………………………431

八、菌藻类

白马勃 ………………………437

白木耳 ………………………440

茯神 …………………………443

桑黄 …………………………445

九、动物类

山羊血 ………………………449

山羊角 ………………………452

牛羊草结 ……………………457

牛鞭 …………………………462

羊肉 …………………………464

羊胎盘 ………………………466

羊腰子 ………………………471

羊鞭·····················473

陇马陆·················475

驴乳·····················480

驴鞭·····················482

牦牛黄·················484

巢脾·····················487

猪大肠·················490

猪脊髓·················493

猪蹄甲·················495

蛇胆·····················497

雄蚕蛾·················500

黑蚂蚁·················503

十、矿物类

无名异·················509

水银·····················512

白石英·················514

白石脂·················518

红丹·····················522

姜石·····················524

铅粉·····················528

蛇含石·················530

硼砂·····················532

雌黄·····················534

十一、其他类

古墨·····················539

当归油·················541

沙棘膏·················546

柿霜·····················551

桃胶·····················553

蜂王浆·················557

标准正文、起草说明

一、根及根茎类

九眼独活

Jiuyanduhuo

ARALIAE RADIX ET RHIZOMA

本品为五加科植物甘肃土当归 *Aralia kansuensis* Hoo. 或食用土当归 *Aralia cordata* T-hunb. 的干燥根及根茎。春、秋二季采挖，除去残茎、须根及泥沙，晒干。

【性状】本品根茎呈圆柱形，稍扭曲，长 10～30 cm，直径 3～6 cm；表面黄棕色，粗糙，有多个交错衔接的凹窝状茎痕，凹窝直径 1.5～2.5 cm，深 0.5～1 cm，内有茎叶残基。根分生于根茎凹窝的外围及底部，呈长圆柱状，长 3～15 cm，直径 0.4～1 cm；表面淡黄棕色，粗糙，有纵皱纹。质轻，坚脆。断面微显纤维性，呈灰黄色，有多数裂隙和油点。气微香，味淡微辛。

【鉴别】本品粉末棕褐色。淀粉粒多见，单粒较多，复粒由数个或十余个单粒组成。分泌道多呈碎片状，内含黄棕色团块，分泌细胞椭圆形，含浅黄色物。导管主要为网纹导管。石细胞呈多角形，壁较厚。草酸钙簇晶多见，晶瓣尖锐。

【炮制】除去杂质，洗净，润透，切厚片，干燥。

【性味与归经】辛、苦，微温。

【功能与主治】祛风除湿，舒经活络。用于风寒湿痹，腰膝疼痛，少阴伏风疼痛。

【用法与用量】3～12 g。

【贮藏】置通风干燥处，防虫蛀。

·起草说明·

【别名】土当归。

【名称】本品因根茎上有数个凹窝成串排列，商品习称"九眼独活"，原标准以九眼独活为正名收载[1]。

【来源】九眼独活在明、清两代本草中已有描述。《本草蒙荃》记载"用独活多用鬼眼，但今卖者，多以土当归假充，不可不细辨"。《本草纲目》中亦记载"独活……有目如鬼眼者"。《本草备要》记载"以形虚大，有臼如鬼眼，节疏色黄者为独活"。所述与九眼独活即五加科楤木属（Alltlia）植物相当[2]。

经考证，清代甘肃便使用九眼独活[3]。原植物为五加科楤木属植物甘肃土当归 *Aralia kansuensis* Hoo. 或食用土当归 *Aralia cordata* Thunb.[4-7]。除本省使用外，部分销往省外，故纳入地方标准[1]。

【原植物】甘肃土当归 多年生草本。根茎粗壮。叶为二回或三回羽状复叶，叶柄长4～12 cm，疏生短柔毛，小叶3～9；小叶片膜质，心形至长圆状卵形，长3～7 cm，宽1～2.5 cm，先端长渐尖，基部圆形至心形，两面有刺毛，脉上更密，边缘有不整齐重锯齿，齿有刺尖，侧脉5～7对，叶柄密生长柔毛。花杂性，聚生为伞形花序，再排列紧密圆锥花序，圆锥花序的一级分枝顶端有数个伞状排列的伞形花序；花8～12朵；总花梗长1～2.5 cm，密生长柔毛；苞片线状披针形至卵状披针形；花梗长有长柔毛；萼无毛，边缘有5个三角形尖齿；花瓣5；雄蕊5；子房5室。果实球形，有5棱。花期6月，果期9～10月。

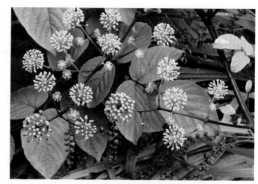

图1 食用土当归原植物图

生于海拔3100 m左右的林下、灌丛。分布于陇南等地。

食用土当归 叶长4～19 cm，宽3～9 cm，先端急尖。圆锥花序较稀疏，只有1次总状分枝（图1）。

分布于陇南、天水、兰州等地；陕西、四川等省亦有分布。

【产地】 主产于陇南等地。

【性状】 根据康县地产药材样品描述。见图2、图3。

【鉴别】 根据康县地产药材描述粉末特征。石细胞（存在于木栓细胞）、草酸钙簇晶、分泌道为其主要鉴定特征。见图4。

【化学成分】 含有氨基酸、蛋白质、多肽、脂肪油、鞣质、香豆素、三萜、甾体、皂苷等成分[8]。

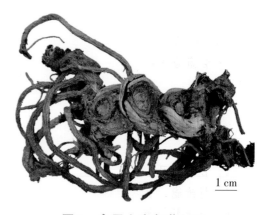

图2 食用土当归药材图

【药理作用】 具有解热、镇静、抗惊厥、促进造血等作用[8]，亦有镇痛、抗炎作用[9]。

【炮制】【性味与归经】【功能与主治】【用法与用量】【贮藏】 参照文献[1、2、4、5]拟定。

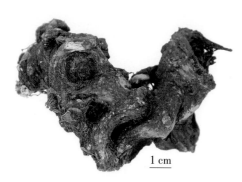

图3 九眼独活药材图

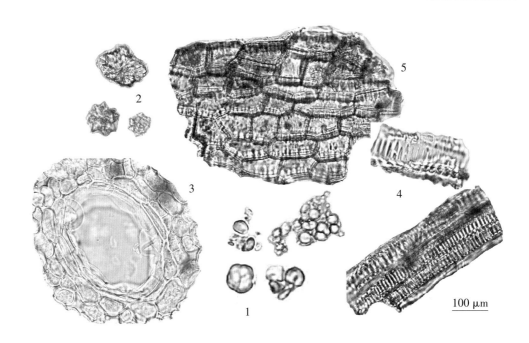

图4　九眼独活粉末图

1.淀粉粒　2.草酸钙簇晶　3.分泌道　4.导管　5.石细胞

参考文献

［1］甘肃省食品药品监督管理局.甘肃省中药材标准（2009年版）［S］.兰州：甘肃文化出版社，2009：6-7.

［2］《中华本草》编委会.中华本草（第五册）［M］.上海：上海科学技术出版社.1999：783.

［3］宋平顺，朱俊儒，马潇，等.甘肃产独活类中药的本草学研究［J］.中医药学报，2004，32（4）：24-25.

［4］甘肃省卫生局.甘肃中草药手册（第一册）［M］.兰州：甘肃人民出版社，1970：316.

［5］赵汝能.甘肃中草药资源志（上册）［M］.兰州：甘肃科学技术出版社，2004：68.

［6］王忠壮，檀密艳，王中胜，等.甘肃省楤木属植物资源调查［J］.西北药学杂志，1995，10（3）：107-108.

［7］朱俊儒，宋平顺，马潇，等.甘肃产独活类中药资源调查［J］.中药材，2004，27（3）：163-164.

［8］吴国泰，王瑞琼，王水明，等.食用土当归的主要成分及活性研究［J］.中国果菜，2018，38（3）：21-25.

［9］宋京都，王巍，姚世霞.甘肃三种独活商品镇痛、抗炎作用研究［J］.现代中药研究与实践，2006，20（1）：33.

人　参　须

Renshenxu

GINSENG FIBRILIUM

本品为五加科植物人参 *Panax ginseng* C.A.Mey. 的干燥支根及须根。秋季采挖加工人参时，掰下带须的支根或须根，洗净，晒干或烘干，称白参须；蒸制后干燥，称红参须。

【性状】**白参须**　本品呈长圆锥形或须状，较直或略弯曲，下部偶有分枝，长 3～20 cm，直径 0.1～1.0 cm。表面灰黄色或黄白色，有较纤细的须根，可见不明显的细小疣状突起。质脆，易折断。断面平坦，黄白色，皮部可见浅黄棕色的点状树脂道，形成层清晰可见。气微香而特异，味微苦、微甘。

红参须　表面黄棕色至红棕色，微透明。断面角质样。

【鉴别】（1）**白参须**　本品粉末淡黄白色。树脂道碎片易见，含黄色块状分泌物。草酸钙簇晶较小，棱角锐尖。木栓细胞类方形或多角形，壁薄，细胞波状弯曲。网纹导管及梯纹导管清晰可见。淀粉粒甚多，单粒类球形，脐点点状、裂隙状或三叉状；复粒由 2～6 分粒组成。

红参须　粉末淡黄棕色。淀粉粒糊化，轮廓模糊。

（2）取本品粉末 1 g，加三氯甲烷 40 ml，加热回流 1 h，弃去三氯甲烷液，药渣挥干溶剂，加水 1 ml，搅拌湿润，加水饱和的正丁醇 10 ml，超声处理 30 min，吸取上清液加 3 倍量氨试液摇匀，放置分层，取上清液蒸干，残渣加甲醇 1 ml 使溶解，作为供试品溶液。另取人参皂苷 Rg$_1$、人参皂苷 Re、人参皂苷 Rb$_1$ 及人参皂苷 Rf 对照品适量，加甲醇制成每 1 ml 各含 0.5 mg 的混合溶液，作为对照品溶液。照薄层色谱法（中国药典四部通则 0502）试验，吸取上述两种溶液各 4～8 μl，分别点于同一硅胶 G 薄层板上，以三氯甲烷–正丁醇–甲醇–水（8:8:6:5）的下层溶液（用甲酸调节 pH 值至 5.0）为展开剂，展开，取出，晾干，喷以 10% 硫酸乙醇溶液，在 105 ℃加热至斑点显色清晰，置日光及紫外光灯（365 nm）下检视。供试品色谱中，在与对照品色谱相应的位置上，分别显相同颜色的四个紫红色斑点或荧光斑点。

【检查】**杂质**　不得过 5%（中国药典四部通则 2301）。

水分　不得过 12.0%（中国药典四部通则 0832 第二法）。

总灰分　不得过 8.0%（中国药典四部通则 2302）。

酸不溶性灰分　不得过 2.0%（中国药典四部通则 2302）。

农药残留量　照农药残留量测定法（中国药典四部通则 2341 有机氯类农药残留量测定法第一法）测定。

五氯硝基苯不得过0.1 mg/kg，六氯苯不得过0.1 mg/kg，七氯（七氯、环氧七氯之和）不得过0.05 mg/kg，氯丹（顺式氯丹、反式氯丹、氧化氯丹之和）不得过0.1 mg/kg。

【含量测定】　照高效液相色谱法（中国药典四部通则0512）测定。

色谱条件与系统适用性试验　以十八烷基硅烷键合硅胶为填充剂；以水为流动相A、以乙腈为流动相B，按下表中的规定进行梯度洗脱；检测波长为203 nm。理论板数按人参皂苷Rb_1峰计算应不低于5000。

时间（分钟）	流动相A(%)	流动相B(%)
0～40	72→70	28→30
40～70	70	30

对照品溶液的制备　精密称取人参皂苷Rb_1对照品适量，加甲醇制成每1 ml含400 μg的混合溶液，摇匀，即得。

供试品溶液的制备　取本品粉末（过四号筛）约1 g，精密称定，置具塞锥形瓶中，精密加入甲醇25 ml，密塞，称定重量，超声处理（功率600 W，频率40 kHz）1 h，放冷，再称定重量，用甲醇补足减失的重量，摇匀，滤过，取续滤液，即得。

测定法　分别精密吸取对照品溶液与供试品溶液各10 μl，注入液相色谱仪，测定，即得。

本品按干燥品计算，含人参皂苷Rb_1（$C_{54}H_{92}O_{23}$）不得少于0.30%。

【性味与归经】　甘、微苦，平。归脾、肺经。

【功能与主治】　益气摄血，生津止渴。用于气虚咳嗽，吐血，津伤口渴，呕逆。

【用法与用量】　3～9 g。

【贮藏】　置阴凉干燥处，密闭，防霉变，防虫蛀。

【注意】　不宜与藜芦、五灵脂同用。

·起草说明·

【别名】　参须。

【名称】《中药大辞典》称人参须，现代商品常用之，本标准沿用。

【来源】　参须名首见《本经逢原》，为五加科植物人参 *Panax ginseng* C.A.Mey. 于秋季采挖时，取下支根及须根，加工成白直须、白弯须、红直须、红弯须等药材规格[1、2]。本品甘肃省制药企业作为成方制剂"心可宁胶囊"的原料，故纳入地方标准[3]。

【原植物】　多年生草本。根肥大，圆柱形或纺锤形，末端多分枝，外皮淡黄色。叶为掌状复叶，具长柄；一般1年生者1片三出复叶，2年生者一片五出复叶，3年生者2片五出复叶，以后每年递增1片复叶，最多可达6片复叶；小叶5，偶有7片；小叶片披针形或卵形，先端渐尖，基部楔形，边缘具细锯齿，上面绿色，沿叶脉有稀疏细刚毛。伞形花序单一顶生，每花序有10～80多朵花，集成圆球形。花小，直径2～3 mm；花萼绿色，5齿裂；花瓣5，淡黄绿色，卵形；雄蕊5，花丝甚短；子房下位，花柱2。果实为核果状浆果，扁球形，成熟时呈鲜红色。种子2颗。花期5～6月，果期6～9月（图1）。

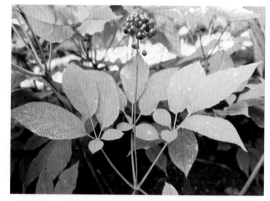

图1　人参须原植物图

生于海拔数百米的落叶阔叶林或针叶阔叶混交林下。野生于黑龙江、吉林、辽宁及河北北部。现吉林、辽宁、北京、河北、山西等地引种栽培。

【产地】主产于东北三省。

【采收加工】栽种5～6年，于秋季（白露至秋分）采挖，除去地上部分，洗净泥土，取支根及须根，洗净，晒干、烘干或蒸制后低温干燥。

【性状】根据对市售人参须商品进行描述。见图2。

商品中较粗的支根，习称"白直须"；较纤细的须根，习称"白弯须"；二者常混成团状，习称"白混须"。

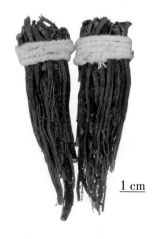

图2　人参须药材图

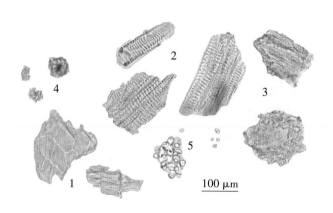

图3　白参须粉末图

1.木栓细胞　2.导管　3.树脂道

4.草酸钙簇晶　5.淀粉粒

【鉴别】（1）人参须粉末显微鉴别，根据样品描述。见图3。

（2）薄层色谱鉴别　原标准已收载[1]，并以人参皂苷 Rg₁、人参皂苷 Re、人参皂苷 Rb₁及人参皂苷 Rf 作为对照品，本次对流动相进行修订。见图4、图5。

该色谱条件斑点分离较好，专属性强，纳入本标准。

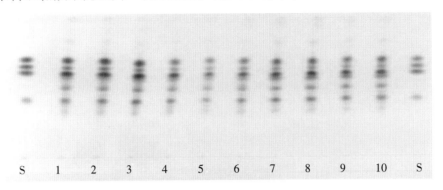

图4 人参须薄层色谱图（日光下）

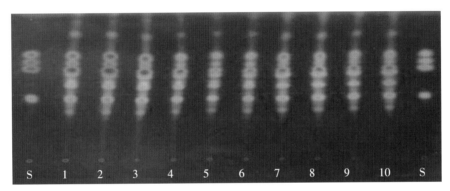

图5 人参须薄层色谱图（紫外365 nm）

S.混合对照品 1~10.人参须样品

【检查】杂质 按《中国药典》（四部通则2301）对10批样品检查，考虑到符合常规大生产需求，拟定杂质不得过5%。见表1、表2。

水分、总灰分、酸不溶性灰分 照《中国药典》（四部通则0832、2302）[4]，对10批样品进行测定，见表1、表2。

根据测定结果，拟定水分、总灰分和酸不溶性灰分的限度分别不得过12.0%、8.0%和2.0%，纳入本标准。

表1 10批白参须样品测定结果（%）

样品	1	2	3	4	5	6	7	8	9	10
杂质	1	0	1	1	0	0	1	1	0	4
水分	7.7	7.6	8.0	9.3	7.4	7.4	9.2	9.4	8.8	9.0
总灰分	5.6	5.4	4.7	6.4	6.3	6.2	5.4	5.2	5.1	4.8
酸不溶性灰分	0.5	0.9	0.6	0.7	0.7	0.6	0.8	0.6	0.5	0.5

表2　10批红参须样品测定结果（%）

样品	1	2	3	4	5	6	7	8	9	10
杂质	1	0	0	1	0	1	0	0	1	0
水分	8.4	8.7	7.7	7.4	8.1	7.3	7.7	7.2	7.3	7.1
总灰分	5.7	5.1	6.0	5.1	5.4	5.2	5.4	5.7	5.3	5.5
酸不溶性灰分	0.8	0.7	1.0	0.7	0.8	0.7	0.4	0.7	0.7	0.6

农药残留量　根据《中国药典》人参项拟定。

【含量测定】 原标准采用薄层扫描法，本次修订为高效液相色谱法测定人参皂苷 Rb_1 含量。

方法学验证表明，线性回归方程：$C=0.0004A-18.741$（$r=0.9991$）（A 为积分面积，C 为浓度），在 54.4～777.2 μg 范围内呈良好的线性关系。精密度试验中 RSD 为 0.29%，稳定性试验中 RSD 为 1.06%，结果在 24 h 内基本稳定。平均回收率为 100.30%，RSD 为 2.47%。

对照品和样品的高效液相色谱图，见图6。

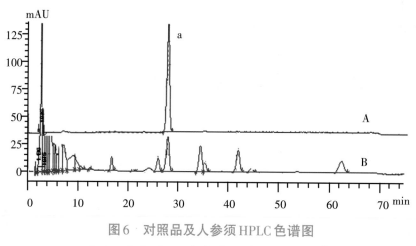

图6　对照品及人参须 HPLC 色谱图

A.对照品溶液（a.人参皂苷 Rb_1）　B.供试品溶液

对20批样品进行测定，见表3。

表3　20批样品测定结果（%）

样品	1	2	3	4	5	6	7	8	9	10
白参须	0.70	0.55	0.665	0.93	0.98	1.05	0.65	0.96	0.51	0.67
样品	11	12	13	14	15	16	17	18	19	20
红参须	0.92	0.80	0.46	0.75	0.94	0.97	0.84	0.81	0.93	0.87

根据对20批样品测定，人参皂苷 Rb_1 含量在0.4612%～1.0598%，参考有关文献的报道，拟定人参皂苷 Rb_1（$C_{54}H_{92}O_{23}$）限度不得少于0.30%。

该方法简便，精密度、重复性良好，纳入本标准，以控制药材质量。

【化学成分】含总皂苷8.3%～13.6%，挥发油约0.06%，以及糖类、多种氨基酸和微量元素。总皂苷是多种皂苷的混合物，分别为人参皂苷 Ro、Ra、Rb_1、Rb_2、Rc、Rd、Re、Rf、Rg_1、Rg_2、Rg_3、Rh 等。挥发油中主要成分为β-榄香烯、人参炔醇等。糖类主要有葡萄糖、果糖、蔗糖、麦芽糖、三聚糖等。脂肪酸有软醋酸、硬醋酸、亚麻仁油酸等，β-谷甾醇、胆碱、维生素 B、B_2、C 等。微量元素有铁、锌、铜、钼、镉、铅、镁、钙、锶、铬、硒、硅、氟、镓等[4、6]。

【药理作用】现代药理研究表明人参须具有抗肿瘤、调节老年人免疫功能、治疗慢性咽炎等临床疗效[5、6]。

【性味与归经】参照文献拟定[6]。

【功能与主治】关于人参须的功效，现代部分文献记载与人参相同。本草中论述人参须的功效，清朝吴仪洛的《本草从新》记载"参须，其性与参条同，而力尤薄。要知参须、参条，不过得参之余气，危险之证，断难倚仗"。清朝张山雷的《本草正义》记载"参须为参之余体，力量薄弱。惟生津止渴，微有养液之用耳。惟潜阳降火，尤为相益"。《本经逢原》记载"参须，治胃虚呕逆，咳嗽失血等证，亦能获效"[6]。参照上述文献并结合临床拟定。

【用法与用量】【贮藏】【注意】参考文献[4、5、6]拟定。

参考文献

[1] 谢宗万.中药材品种论述（上册）[M].上海：上海科学技术出版社，1993：55.

[2] 李向高.提高人参加工炮制质量的探讨 [J].中成药研究.1982：9（16）：31.

[3] 甘肃省食品药品监督管理局.甘肃省中药材标准（2009年版）[S].兰州：甘肃文化出版社，2009：1-5.

[4] 张贵君.中国药材商品学 [M].北京：人民卫生出版社，1989：92.

[5] 国家药典委员会.中华人民共和国药典（2020年版·四部）[S].北京：中国医药科技出版社，2020：114，234，239.

[6]《中华本草》编委会.中华本草（第五册）[M].上海：上海科学技术出版社，1999：824.

小 白 及

Xiaobaiji

BLETILLAE OCHRACEAE RHIZOMA

本品为兰科植物黄花白及 *Bletilla ochracea* Schltr. 的干燥块茎。夏、秋二季初采挖，除去鳞叶、残茎及须根，洗净，用沸水煮至无白心，晒至半干，撞去外皮，或趁鲜切纵片，干燥。

【性状】本品呈不规则扁斜卵形，多有2～3个爪状分叉，长1.5～3.5 cm，厚3～6 mm。表面黄白色或淡黄棕色，具1～4个环节，环节处具棕色点状须根痕，顶部有一歪斜凸起的茎痕，底部有连接另一块茎的痕迹。质坚硬，不易折断，断面类白色，微角质。切片呈不规则的薄片，厚1～2 mm，切面有点状或短线状凸起的维管束。气微，味淡，微苦，嚼之有黏性。

【鉴别】（1）本品横切面：表皮细胞切面观呈不规则形，外壁角质层。皮层细胞呈不规则的多边形，垂周壁呈波浪状。黏液细胞和一般薄壁细胞近等大；含草酸钙针晶束。外韧型维管束较小，导管1～3个较大；纤维束鞘明显或不明显。

（2）取本品粉末2 g，加水20 ml，置沸水中热浸30 min，滤过。取滤液1 ml，加入新配制的碱性石酸铜试剂5～6滴，加热5 min，产生棕红色沉淀。另取滤液1 ml于试管中，加入5%α-萘酚乙醇溶液3滴，摇匀，沿试管壁缓缓加入浓硫酸0.5 ml，在试液界面处形成紫红色环。

【检查】总灰分　不得过7.0%（中国药典四部通则2302）。

酸不溶性灰分　不得过1.5%（中国药典四部通则2302）。

【浸出物】照水溶性浸出物测定法（中国药典四部通则2201）项下的热浸法，不得少于20.0%。

【炮制】除去杂质，洗净，润透，切厚片，干燥。

【性味与归经】苦、甘、涩，微寒。

【功能与主治】收敛止血，消肿生肌。用于咳血吐血，便血，外伤出血，疮疡肿毒，皮肤皲裂。

【用法与用量】6～15 g。研粉吞服3～6 g；外用适量。

【注意】不宜与乌头类药材同用。

【贮藏】置通风干燥处。

·起 草 说 明·

【别名】 白及（商品）。

【名称】 黄花白及的块茎较《中国药典》收载白及个小，在文献[1]及目前商品中常以小白及称之，故原标准以小白及为正名。

【来源】 白及《神农本草经》始载，历代主要本草所载白及与兰科植物白及 *Bletilla striata*（Thunb.）Reichb.f. 相符。清代吴其浚《植物名实图考长编》中所引王渔洋《陇蜀余闻》记载"白及花白色，五瓣，瓣中有苞，白质紫点，内吐黄须，武连樟潼间，山谷多有之。"据考证及实际调查，上述所叙实为黄花白及 *Bletilla ochracea*，至今四川剑阁县（武连）、梓潼县所产白及为黄花白及，说明黄花白及做白及入药至少有三百余年历史[2]。

关于甘肃的白及文献仅记载为白及 *Bletilla striata* 在甘肃有分布[3]。对于甘肃是否分布黄花白及及药用状况，文献不甚明确。1994年我们在文县采到当地药用白及标本，经鉴定为黄花白及 *Bletilla ochracea*，随后又在文县、康县及西和县医药部门收集到白及商品药材，经药材鉴定为黄花白及[4、5]。黄花白及主要分布于陇南地区，在当地医药部门作为"白及"收购销售，故纳入地方标准[6]。

【原植物】 多年生草本，高25～55 cm。块茎扁斜卵形，上面具荸荠似的环带，富黏性。茎较粗壮，常具叶4枚。叶片长圆状披针形，长8～35 cm，宽1.5～2.5 cm，先端渐尖或急尖，基部收狭成鞘并抱茎。总状花序顶生，具花3～8朵；花苞片长圆状披针形，开花时凋落；花黄色或萼片和花瓣外侧黄绿色，内面黄白色，罕近白色；萼片和花瓣近等长，背面常具细紫点；唇瓣椭圆形，白色或淡黄色，中部以上3裂；侧裂片直立，斜长圆形；中裂片近正方形，边缘微波状，先端微凹；唇盘上面具5条纵脊状褶片；蕊柱细长。蒴果长圆状纺锤形，直立。花期6～7月（图1）。

生于海拔600～2300 m的常绿阔叶林、针叶林、灌丛下、草丛中或沟边。分布于甘肃陇南（文县、康县、武都、徽县、西和县）等地；四川、贵州等省亦有分布。

【产地】 主产于文县、武都、康县、西和县。近年陇南（徽县、武都）等地试种。

【采收加工】 夏、秋二季采挖，除去鳞叶、残茎及须根，洗净，置沸水中煮或蒸至无白心，或趁鲜切片，干燥。

【性状】 根据商品药材描述。商品多为个子货，产地亦加工成切片，今一同列入正文【性状】项下。见图2、图3。

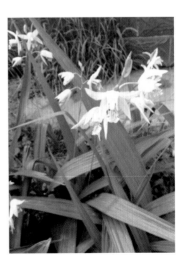

图1　小白及原植物图

人工栽培的黄花白及个体较野生品大。

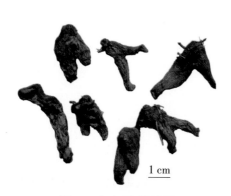

图2　小白及药材图

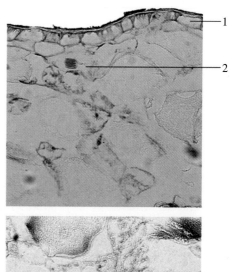

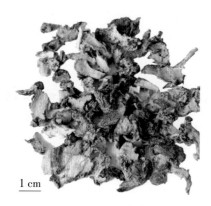

图3　小白及饮片图

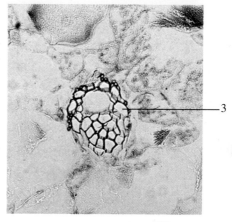

图4　小白及横切面详图

1.皮层　2.草酸钙针晶束　3.维管束

【鉴别】(1)增订横切面鉴别,根据采集于武都黄花白及,进行组织特征描述,见图4。

本品粉末淡黄白色。表皮细胞垂周壁波状弯曲,略增厚,木化,孔沟明显。下皮细胞多边形,可见纹孔。草酸钙针晶束存在于大型类圆形黏液细胞中,或散在,针晶长l5~40 μm。纤维成束,直径5~20 μm,壁木化,具人字形或椭圆形纹孔,旁边薄壁细胞含硅质块。螺纹导管及梯纹导管直径10~50 μm。糊化淀粉粒团块无色。原标准收载于正文[6],对于粉末有鉴别价值,本次列入起草说明部分。

(2)化学鉴别,根据商品药材并参照文献[1]实验拟定。

【检查】总灰分、酸不溶性灰分　原标准对10批样品测定[6],拟定总灰分限度不得过7.0%,酸不溶性灰分限度不得过1.5%,维持原标准限度,见表1。

【浸出物】原标准对10批样品测定[6],拟定水溶性浸出物限度不得少于20.0%,维持原标准限度,见表2。

表1　10批样品测定结果（%）

样品	1	2	3	4	5	6	7	8	9	10
总灰分	5.8	4.1	6.5	5.1	2.5	3.1	3.7	5.8	6.1	7.2
酸不溶性灰分	1.2	0.9	1.3	0.8	0.5	0.6	1.2	0.6	0.8	1.1

表2　10批样品浸出物测定结果（%）

样品	1	2	3	4	5	6	7	8	9	10
浸出物	48.5	40.8	53.3	50.6	36.7	49.6	36.7	37.9	30.1	20.7

【化学成分】黄花白及与正品白及化学成分相似，含有挥发油、淀粉、多糖及白胶质（黏液质）[1、2]。从白及属植物中分离出其中包括联苄类、菲类、葡萄糖苷类、甾体、三萜等90多个化合物[7]。

【药理作用】研究发现，白及多糖、白及黏液质和白及提取物具有抗菌、止血、抗肿瘤、抗溃疡、抗纤维化、抗氧化和促进伤口愈合等药理作用[7]。

【炮制】参照文献[3、6]及结合实际调查拟定。

【性味与归经】【功能与主治】【用法与用量】【注意】【贮藏】黄花白及在甘肃省与正品白及同等生产使用，参照文献[3、6、8]拟定上述内容。

参考文献

［1］中国医学科学院药物研究所，等.中药志（第一册）［M］.北京：人民卫生出版，1979：382.

［2］成都中医学院中药系.白及与黄花白及鉴别研究［J］.植物分类学报，1977，15（1）：59.

［3］甘肃省卫生局.甘肃中草药手册（第一册）［M］.兰州：甘肃人民出版社，1970：144.

［4］宋平顺，卫玉玲，朱俊儒，等.甘肃药用植物补遗［J］.中药材，2001，24（3）：163-165.

［5］宋平顺，张伯崇，卫玉玲，等.甘肃省中药材复杂品种及质量的调查研究（Ⅰ）—地区习用品种的调查［J］.中国中药杂志，1996，21（12）：717-720.

［6］甘肃省食品药品监督管理局.甘肃省中药材标准（2009年版）［S］.兰州：甘肃文化出版社，2009：13-16.

［7］汤逸飞，阮川芬，应晨，等.白及属植物化学成分与药理作用研究进展［J］.中草药，2014，45（19）：2864-2872.

［8］国家药典委员会.中华人民共和国药典（2020年版·一部）［S］.北京：中国医药科技出版社，2020：106.

小 防 风

Xiaofangfeng

CARI RADIX

本品为伞形科植物葛缕子 *Carum carvi* L. 的干燥根。春、秋二季采挖，洗净泥沙，除去残茎及枯叶，晒干。

【性状】**野生品**　本品呈长圆锥形，多弯曲，很少分支，长 3～17 cm，直径 0.3～1 cm。表面黄褐色至棕褐色，较光滑，有纵皱纹、横长皮孔及点状突出的侧根痕。根头部有明显密集的环纹，顶端钝圆或缩成瓶颈状，可见残存的淡黄色或棕褐色叶基。质坚脆，易折断。断面较平坦，皮部淡黄棕色，木部淡黄色至黄棕色，有放射状纹理。气微，味微甘。

栽培品　本品根常有分支，长 5～17 cm，直径 0.5～1.5 cm。表面灰黄色或黄棕色。断面皮部类白色，木部淡黄色或黄棕色。

【鉴别】取本品粉末 5 g，加甲醇 50 ml，超声处理 20 min，滤过，滤液蒸干，残渣加甲醇 5 ml 使溶解，作为供试品溶液。再取小防风对照药材 5 g，同法制成对照药材溶液。照薄层色谱法（中国药典四部通则 0502）试验，分别吸取供试品溶液和对照药材溶液各 5～10 µl，分别点于同一硅胶 G 薄层板上，以甲苯–甲酸乙酯–甲酸（3∶4∶1）为展开剂，展开，取出，晾干，置紫外光灯（365 nm）下检视。供试品色谱中，在与对照药材色谱相应的位置上，显相同颜色的荧光主斑点。

【检查】**水分**　不得过 10.0%（中国药典四部通则 0832 第二法）。

总灰分　不得过 8.0%（中国药典四部通则 2302）。

酸不溶性灰分　不得过 2.0%（中国药典四部通则 2302）。

【浸出物】照醇溶性浸出物测定法（中国药典四部通则 2201）项下的热浸法测定，用 75% 乙醇作溶剂，不得少于 15.0%。

【炮制】除去杂质及残茎，洗净，润透，切厚片，干燥。

【性味与归经】辛、甘、温。归膀胱、肝、脾经。

【功能与主治】发表祛风，除湿止痛。用于外感风寒，烦热，头痛目眩，风寒湿痹，骨节疼痛，四肢挛痛。

【用法与用量】4.5～9 g。

【贮藏】置通风干燥处，防虫蛀。

·起 草 说 明·

【别名】防风（商品）、马缨子。

【名称】葛缕子在甘肃民间习称马缨子，医药部门统称防风收购，亦称小防风，地方标准以小防风为正名[1]，与《中国药典》收载防风相区别。

【来源】防风始载于《神农本草经》，历代的防风不止一种，现代国内药用防风品种甚为复杂。甘肃历史上使用的防风为伞形科植物葛缕子 *Carum carvi* L.[2, 3]。经调查，甘肃商品及民间应用的防风共有3科14种不同来源的植物[4]。今考证，民国《古浪县志》有"防风，俗称马缨子"的记载，所述与现代甘肃习用小防风相当。

葛缕子 *Carum carvi* L.为甘肃民间习用药，作防风药用历史已久，资源丰富，纳入地方标准。

【原植物】多年生草本。根长圆柱形。茎通常单生，基生叶及茎下部叶的叶柄与叶片等长或略长于叶片。叶片长圆状披针形，长5～10 cm，宽2～3 cm，2～3回羽状深裂，末回裂片线性或线状披针形，茎中部、上部叶与基生叶同形，较小，无柄或有短柄。通常无总苞片，稀1～3，线形；伞房花序，伞辐5～10，不等长；无小总苞或偶有1～3片，线形；小伞形花序具花5～15朵，杂性；萼无齿。花瓣白色、粉红色，花柄不等长。果实长卵形，长4～5 mm，宽约2 mm，成熟后黄褐色，果棱明显，每棱槽有油管1个，合生面油管2个。花、果期5～8月（图1）。

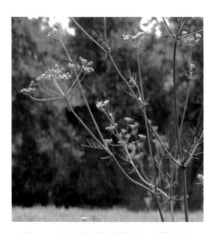

图 1 小防风原植物图（花序）

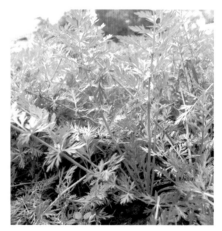

图 2 小防风原植物图（基生叶）

生于海拔1200～2500 m的沟边、路旁及山坡草丛。分布于甘肃大部分地区。

【产地】产于天水、平凉、庆阳及定西等地。定西等地有栽培（图2）。

【采收加工】春、秋二季采挖，洗净泥土，除去残茎及枯叶，晒干。

【性状】近年，小防风已有人工栽培品，故本标准分别收载野生品和栽培品，根据采集的样品对照商品描述。见图3、图4。

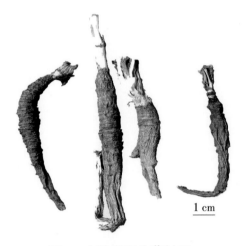

1 cm

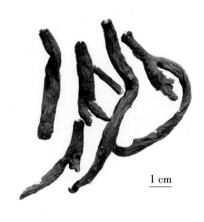

1 cm

图3　小防风野生药材图　　　　　　　　　　　图4　小防风栽培药材图

【鉴别】参照文献[5、7]拟定薄层色谱鉴别方法，见图5。

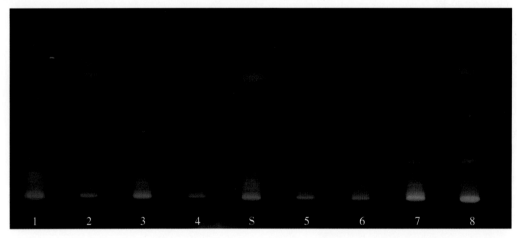

图5　小防风薄层色谱图（365 nm）

S.小防风对照药材　　　　1-8.小防风样品

实验结果显示该色谱条件斑点分离适宜，主斑点清晰，故收入标准正文。

【检查】水分　按《中国药典》（四部通则0832第二法）[6]，对10批样品检查，结果见表1。

表1　10批样品水分测定结果（%）

样品	1	2	3	4	5	6	7	8	9	10
水分	7.2	7.0	7.1	9.0	9.0	7.4	8.3	7.7	7.9	6.3

根据测定结果，拟定水分限度为不得过10.0%。

总灰分、酸不溶性灰分　本标准沿用原标准收载[1]拟定总灰分、酸不溶性灰分限度分别不得过8.0%和2.0%。如表2。

表2　10批样品总灰分、酸不溶性灰分（%）

样品	1	2	3	4	5	6	7	8	9	10
总灰分	7.9	6.8	6.5	6.7	5.7	7.3	4.6	5.5	6.4	7.8
酸不溶性灰分	1.5	1.6	1.5	1.4	1.2	1.7	1.5	1.3	1.5	1.7

【浸出物】按《中国药典》（四部通则2201）[6]，用不同比例的乙醇作溶剂试验，结果75%乙醇做溶剂浸出效果较为理想，故选择75%乙醇作为提取溶剂。对10批样品测定，结果见表3。

表3　10批样品浸出物测定结果（%）

样品	1	2	3	4	5	6	7	8	9	10
浸出物	57.6	50.2	17.2	44.5	56.6	50.2	49.7	58.5	57.1	46.0

大部分实验样品均为野生品，浸出物含量较高，而栽培品浸出物含量明显偏低，根据市场实际，拟定浸出物限度为不得少于15.0%。

【炮制】【性味与归经】【功能与主治】【用法与用量】及【贮藏】均参照文献[4、6]拟定。

参考文献

[1] 甘肃省食品药品监督管理局.甘肃中药材标准（2009年版）[S].兰州：甘肃文化出版社，2009：17-19.

[2] 周印锁，等.甘肃小防风植物的来源和鉴定研究[J].兰州医学院学报，1981：7（1）：1.

[3] 高岭.甘肃地区用药-小防风[J].甘肃中医学院学报，1987：（1）：1.

[4] 宋平顺，王勤忠，等.甘肃产防风的原植物调查与鉴定[J].中药材，1996，19（7）：338-339.

[5] 国家药典委员会编.中华人民共和国药典（2020年版·一部）[S].北京：中国医药科技出版社，2020：156.

[6] 国家药典委员会编.中华人民共和国药典（2020年版·四部）[S].北京：中国医药科技出版社，2020：59，114，232.

小 茜 草

Xiaoqiancao

RUBIAE ALATE RADIX ET RHIZOMA

本品为茜草科植物金剑草 *Rubia alata* Roxb. 或卵叶茜草 *Rubia ovatifolia* Z.R. Zhang 的干燥根及根茎。春、秋二季采挖，除去泥沙，干燥。

【性状】**金剑草**　本品根茎呈较小的团块状，丛生粗细不等的根，常有一明显的主根。根呈圆柱形，长6～10 cm，直径1～3 mm。表面红棕色或棕褐色，略有细皱纹及细根痕。质较硬而脆，断面平坦，皮部狭窄，紫红色，木质部约占横断面的1/2，呈浅红色或黄红色。气弱，味淡，久嚼麻舌。

卵叶茜草　根茎呈结节状，主根不明显，丛生多数细根。根直径0.5～2 mm，表面暗棕色。

【鉴别】（1）本品根横切面　**金剑草**　木栓细胞4～8列，排列不甚整齐，呈切向或径向延长的长方形；栓内层2～3列。皮层细胞多切向延长呈多边形，散有少数草酸钙针晶束，与长轴垂直。形成层不明显。木质部导管常单个，木纤维众多，全部木化，木射线不明显。

卵叶茜草　表皮层1列细胞，呈棕色。皮层细胞8～10列，壁薄而平直，散在草酸钙针晶束，与长轴平行。中柱鞘细胞数列。木质部导管较少，木纤维少。

（2）取本品粉末0.5 g，加甲醇10 ml，浸渍30 min，滤过，取滤液5 ml，挥去甲醇，加水20 ml，稀盐酸2滴，水浴加热2 min，冷却，再加乙醚2 ml，振摇，置紫外光灯（365 nm）下检视。金剑草乙醚层显浅黄色荧光，卵叶茜草乙醚层显蓝色荧光。

【炮制】除去杂质，洗净，润透，切厚片或段，干燥。

【性味与归经】苦，寒。归肝经

【功能与主治】凉血，止血，祛瘀，通经。用于吐血，衄血，崩漏下血，外伤出血，经闭瘀阻，关节痹痛，跌打肿痛。

【用法与用量】6～9 g。外用适量。

【贮藏】置通风干燥处。

·起 草 说 明·

【别名】小血藤、四轮草、拉拉秧、锯锯草、茜草（商品）。

【名称】金剑草与卵叶茜草在甘肃医药部门与正品茜草同等收购，为与《中国药典》

茜草相区别，原地方标准以小茜草为名收载[1]。

【来源】茜草为常用中药，《中国药典》收载为茜草科茜草 *Rubia cordifolia* Linn. 的根及根茎[2]。该品种甘肃分布较广，是医药部门收购茜草的主要来源。据调查，陇南、天水等地方的医药部门收购的茜草中尚有同科属的金剑草 *Rubia alata* Roxb. 及卵叶茜草 *Rubia ovatifolia* Z. Y. Zhang 的根及根茎，甘肃东南部有一定的资源[3、4]，故纳入地方标准。

【原植物】金剑草　多年生缠绕或披散状草本。茎枝具狭翅，被倒向刺状糙毛。叶4片轮生，线形、披针状线形或狭披针形，革质，宽0.5～2(3) cm，先端渐尖，基部浅心形或近圆形，全缘，边缘反卷，被倒向小刺状糙毛；基出脉3条。聚伞花序排成大而疏散的圆锥花序，顶生或腋生。花萼筒近球形，无毛；花冠辐状，黄绿色，檐部裂片宽三角形；雄蕊着生于花冠喉部；花柱2裂。果实成熟后黑色。种子2粒。花期5～6月，果期8～9月（图1）。

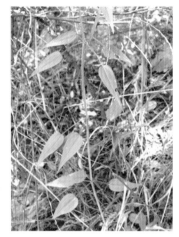

图1　金剑草原植物图

生于海拔1000～1500 m处的山沟、山坡林下、河滩草地或农田边。分布于庆阳、天水、陇南等地；陕西（南部）、河南、湖北、台湾、广东、广西、四川、贵州、云南等省区亦有分布。

卵叶茜草　叶4片轮生，纸质，叶片呈卵圆形，长2～7（22）cm，宽2～5（7）cm，先端渐尖，基部心形，稀近圆形，全缘，边缘具稀疏的倒生小刺或平滑，基出脉5条。花白色（图2）。

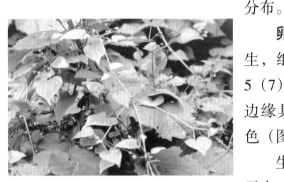

图2　卵叶茜草原植物图

生于海拔1200～2000 m处的山坡、草地。分布于天水、陇南等地；陕西、四川等省区亦有分布。

【产地】主产于天水、陇南。

【采收加工】春、秋二季采挖，除去泥沙，干燥。

【性状】根据药材样品并参考文献[5]描述，见图3、图4。

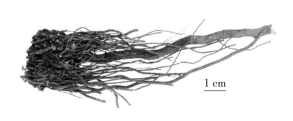

1 cm

图3　金剑草药材图

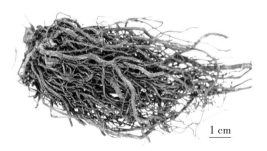

1 cm

图4　卵叶茜草药材图

【鉴别】参照文献[5]拟定。显微组织的主要特征在于草酸钙针晶束的排列方式、木栓层细胞形状、内皮层等方面。见图5、图6。

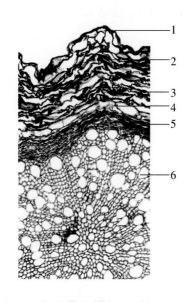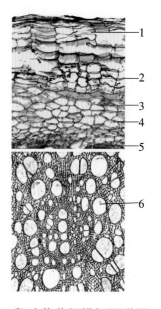

图5　金剑草根横切面详图　　　　　图6　卵叶茜草根横切面详图

1.木栓层　2.栓内层　3.草酸钙针晶束　　　1.表皮层　2.草酸钙针晶束　3.皮层

4.皮层　5.韧皮部　6.木质部　　　　　　4.内皮层　5.韧皮部　6.木质部

【化学成分】茜草属含有醌类、环己肽类、萜类、甾体、香豆素、多糖类等成分[7]。

【药理作用】茜草及所含化学成分具有抗菌、抗癌、抗心肌梗死、抗凝血、解痉、加强子宫收缩和降血糖作用[7]。

【炮制】【性味与归经】【功能与主治】【用法与用量】及【贮藏】均参照文献[1、2、6]拟定。

参考文献

[1] 甘肃省食品药品监督管理局.甘肃省中药材标准（2009年版）[S].兰州：甘肃文化出版社，2009：20-21.

[2] 国家药典委员会.中华人民共和国药典（2020年版·一部）[S].北京：中国医药科技出版社，2020：245.

[3] 甘肃省卫生局.甘肃中草药手册（第一册）[S].兰州：甘肃人民出版社，1970：340.

[4] 宋平顺，张伯崇，卫玉玲，等.甘肃省中药材复杂品种及质量的调查研究（Ⅰ）—地区习用品种的调查[J].中国中药杂志，1996，21（12）：717-720.

[5] 宋平顺，常克俭，丁永辉.五种茜草的生药鉴别[J].中药材，1991，14（3）：22-24.

[6] 中科院西北植物研究所.秦岭植物志（第1卷）种子植物（第5册）[M].北京：科学出版社，1985：14.

[7] 王晓建，黄胜阳.茜草属植物化学成分及其药理作用研究进展[J].中国中医药信息杂志，2012，19（2）：109-112.

小 黄 芩

Xiaohuangqin

SCUTELLARIAE REHDERIANAE RADIX ET RHIZOMA

本品为唇形科植物甘肃黄芩 *Scutellaria rchderiana* Diels 的干燥根和根茎。春、秋二季采挖，除去地上茎叶及泥沙，晒干。

【性状】 本品根略呈圆锥形，上部略粗，稍弯曲，长5～15 cm，直径0.2～2 cm；表面灰棕色或棕褐色，有纵纹及须根痕，栓皮脱落处呈浅棕色；断面鲜黄色至黄绿色，有明显的放射状纹理。根茎呈圆柱形，长4～12 cm，直径0.2～0.8 cm；表面棕褐色或灰褐色，栓皮脱落处淡黄色，扭曲，具多数对生突出的芽痕或茎痕。质脆，易折断；断面皮部淡黄色，木部黄色。气微，味苦。

【鉴别】（1）本品根横切面：木栓层9～16列细胞，呈黄色或棕黄色。皮层薄壁细胞椭圆形至不规则形，多具1～3条径向横隔。纤维多单个散在，壁厚。石细胞类圆形或类方形，孔沟明显。韧皮部狭窄。木质束被薄壁组织分割成束，略显放射状；导管呈类圆形至多边形，木纤维较密集。薄壁组织中充满淀粉粒。

根茎横切面：木质部发达，木质束呈2～4束。中央有髓，髓细胞多具径向隔。

（2）取本品粉末1 g，加甲醇20 ml，超声处理20 min，滤过，滤液蒸干，残渣加甲醇2 ml使溶解，作为供试品溶液。另取小黄芩对照药材1 g，同法制成对照药材溶液。照薄层色谱法（中国药典四部通则0502）试验，吸取上述供试品溶液、对照药材溶液各2～4 μl，分别点于同一含4%醋酸钠的硅胶G薄层板上，以乙酸乙酯-丁酮-甲酸-水（5:3:1:1）为展开剂，预平衡30 min，展开，取出，晾干，喷以1%三氯化铁乙醇溶液。供试品色谱中，在与对照药材色谱相应的位置上，显相同颜色的斑点。

【检查】水分 不得过11.0%（中国药典四部通则0832第二法）。

总灰分 不得过7.0%（中国药典四部通则2302）。

【含量测定】 照高效液相色谱法（中国药典四部通则0512）测定。

色谱条件与系统适用性试验 以十八烷基硅烷键合硅胶为填充剂；以甲醇-0.3%磷酸溶液（47:53）为流动相；检测波长为280 nm。理论板数按黄芩苷峰计算应不低于2500。

对照品溶液的制备 精密称取在60 ℃减压干燥4 h的黄芩苷对照品适量，加甲醇制成每1 ml含40 μg的溶液，即得。

供试品溶液的制备 取本品中粉约0.3 g，精密称定，加70%乙醇60 ml，加热回流3 h，放冷，滤过，滤液置100 ml量瓶中，用少量70%乙醇分次洗涤容器和残渣，洗涤液滤入同一量瓶中，加70%乙醇至刻度，摇匀。精密量取1 ml，置10 ml量瓶中，加甲醇至刻度，摇匀，即得。

测定法　分别精密吸取对照品溶液与供试品溶液各10 μl，注入液相色谱仪，测定，即得。

本品按干燥品计算，含黄芩苷（$C_{21}H_{18}O_{11}$）不得少于4.5%。

【炮制】除去杂质，置沸水中略烫，取出，闷透，切厚片或段，干燥；或蒸透，取出，切厚片或段，干燥（注意避免暴晒）。

【性味与归经】苦，寒。归肺、胆、脾、大肠、小肠经。

【功能与主治】清热燥湿，泻火解毒，止血，安胎。用于湿热，暑湿胸闷，呕吐，湿热痞满，泻痢，黄疸，肺热咳嗽，高热烦渴，血热吐衄，痈肿疮毒，胎动不安。

【用法与用量】9～15 g。

【贮藏】置阴凉干燥处，防潮。

·起 草 说 明·

【别名】甘肃黄芩、黄芩（商品）、子芩（部分）。

【名称】甘肃黄芩在甘肃省作黄芩入药，根较细小，商品又称小黄芩。原标准沿用此名[1]。

【来源】黄芩在《神农本草经》列为中品。古本草所载黄芩的原植物主要为黄芩 *Scutellaria baicalensis*。《新修本草》记载"今出宜州、富州、泾州者佳。"按泾州即甘肃泾川县附近，所述品种应指正品黄芩而言。

据甘肃省地方志记载，甘肃约在清代初期普遍收购地产黄芩，如乾隆《狄道县志》《庄浪县志》《陇西县志》，康熙《宁远县志》《岷州志》及光绪《礼县志》等地方志均收载黄芩；民国年间清水、定西、民乐县志亦收录。结合我省黄芩属（*Scutellaria*）品种资源[2、3]，甘肃黄芩 *Scutellaria rehderiana* 在甘肃省广布，上述地产黄芩当指地产小黄芩而无疑。本品在甘肃、宁夏等西北省区代用黄芩，为甘肃省药用黄芩的主要商品来源，少有外销[4]。

甘肃黄芩省内分布广，资源丰富，长期以来被大量收购和应用于临床，目前仅限于西北使用，由于含有较高的黄芩苷、汉黄芩苷等主要成分，质量较好，资源再生能力强，可进一步推广应用，故纳入本标准。

【原植物】多年生草本，高12～35 cm。根状茎斜生。茎直立，略被下曲的短柔毛。叶具柄，柄长3～9 mm；叶片卵状披针形至卵形，长1.4～4 cm，宽0.6～1.7 cm，全缘或下部每侧有2～5个不规则远离浅齿，两面被短毛，边缘密被短睫毛。总状花序，顶生，长3～10 cm；苞片卵形或椭圆形，小苞片针状；花萼长约1 mm，盾片高1 mm，果实均较大；花冠粉红色、淡紫色至紫蓝色，长1.8～2.5 cm，花冠筒近基部膝曲，上唇盔状，下唇中裂片三角状卵圆形；雄蕊4，二强；子房4裂；花盘环状，前方稍隆起。花期6～8月，果期8～9月（图1）。

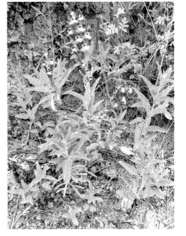

图1 小黄芩原植物图

生于海拔1300～2500 m山阳坡草地。分布于甘肃大部分地区；宁夏、内蒙古、陕西、山西等省区亦有分布。

【采收加工】春、秋二季采挖，除去地上部分及泥土，晾晒（不可沾水），待皮干缩，搓净粗皮，晒干。现产地常直接晒干。

【产地】甘肃黄芩自清代地方志普遍收录后，各地自产自销，沿用至今。目前商品主产于陇南、甘南、临夏、定西、平凉及天水部分县。近年已有栽培试验。

【性状】根据样品描述。本品由根和根茎两部分组成，分别描述[5]。见图2、图3。

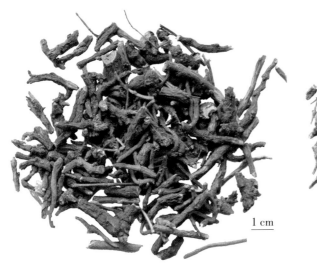

图2 小黄芩药材（根）图

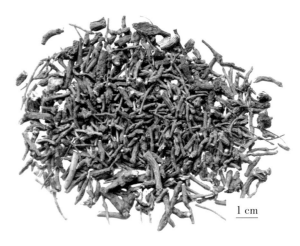

图3 小黄芩药材（根及根茎）图

【鉴别】（1）根据样品及参照文献描述[5]。

根粉末特征：根粉末呈淡黄棕色。木栓细胞黄棕色，呈多边形。薄壁细胞椭圆形、类圆形，内含淀粉粒，多数具隔膜。石细胞呈类圆形、长方形或多边形，纹孔明显，有些具层纹。纤维状石细胞两端平截或两端钝尖，壁厚，纹孔明显。网纹导管、具缘纹导管和梯纹导管多见，稀有环纹导管。木纤维较长，两端平截或一端钝尖，有斜向纹孔。管胞较少，长梭形，有圆形单纹孔。淀粉粒较多，为单粒和2～4个组成的复粒，直径4～15 μm，呈类圆形，脐点和层纹不明显。见图4、图5。

根茎粉末特征与根相近，唯木纤维少且较短。

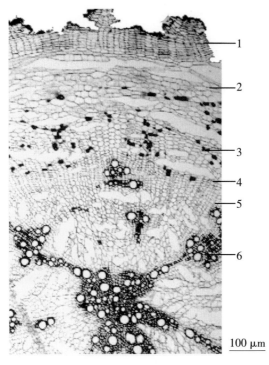

图4　小黄芩根横切面详图　　　　　　　图5　小黄芩根茎横切面详图

1.木栓层　2.皮层　3.厚壁细胞　4.韧皮部　5.形成层　6.木质部　7.髓

（2）薄层色谱鉴别　对原标准进行修订，建立了小黄芩对照药材的薄层色谱鉴别方法，并与黄芩苷、汉黄芩苷和汉黄芩素三种对照品比较。见图6。

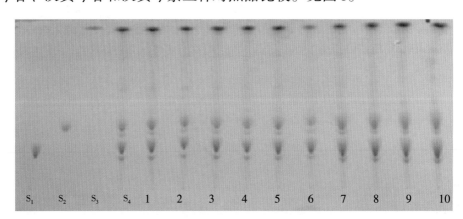

图6　小黄芩薄层色谱图（日光下）

S1.黄芩苷　S2.汉黄芩苷　S3.汉黄芩素　S4.小黄芩对照药材　　1-10.小黄芩样品

经对10批样品检测，重现性好，专属性强，纳入本标准。

【检查】原标准收载水分、总灰分检查项目。本次补充10批检测数据，见表1。

表1 10批样品测定结果（%）

样品	1	2	3	4	5	6	7	8	9	10
水分	11.2	11.2	10.6	12.0	8.2	10.8	11.1	9.5	10.5	9.7
总灰分	5.8	5.9	6.4	4.7	5.1	5.6	6.2	4.5	5.1	5.9

修订原标准的水分限度为不得过11.0%；维持原标准总灰分为不得过7.0%的限度。

【含量测定】原标准制定了黄芩苷的HPLC含量测定，本次补充10批检测数据，见表2，图7。

表2 10批样品含量测定结果（%）

药材	1	2	3	4	5	6	7	8	9	10
黄芩苷	9.47	9.02	7.36	8.00	9.21	8.63	8.12	10.65	8.89	13.38

注：1~10为市售品。

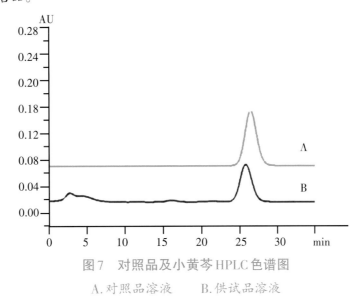

图7 对照品及小黄芩HPLC色谱图
A.对照品溶液 B.供试品溶液

原标准的黄芩苷含量为4.3%~13.5%，本次采集样品较多，含量较高。维持原标准黄芩苷含量为不得少于4.5%的限度。

【化学成分】从根中分离出黄芩苷（baicalin）、黄芩黄素（baicalin，即黄芩素）、汉黄芩苷（wogonoside）、汉黄芩素（wogonin）、千层纸甲素（oroxylin-A）；5，7，2′，5′-四羟基-8，6′-二甲氧基黄酮，命名为甘肃黄芩苷（ganhuangenin）[6]；5，2′，5′-三羟基-2，8-二甲氧基黄酮，命名为甘肃黄芩素Ⅰ（rehderianinⅠ）[7]；甘黄芩素（ganhuangemin）[8]。

【药理作用】黄芩苷、黄芩素等成分具有保肝、利胆、抗炎、抗变态、降压、镇静、解痉、解热、抗肿瘤和降血脂等广泛的生理活性[9]。甘肃黄芩的提取物对发热大鼠、炎症小鼠具有解热、抗炎作用[10]。

　　【炮制】【性味与归经】【功能与主治】【用法与用量】及【贮藏】参照文献[1、2]并结合【含量测定】综合拟定。

参考文献

　　[1] 甘肃省食品药品监督管理局.甘肃中药材标准（2009年版）[S].兰州：甘肃文化出版社，2009：23-27.

　　[2] 甘肃省卫生局.甘肃省中草药手册（第一册）[M].兰州：甘肃人民出版社，1970：400.

　　[3] 蒲训，等.甘肃省黄芩属植物的分类与分布 [J].甘肃科学学报，1993，5（4）：51.

　　[4] 宋平顺，张伯崇，卫玉玲，等.甘肃省中药材复杂品种及质量的调查研究（Ⅰ）—地区习用品种的调查 [J].中国中药杂志，1996，21（12）：717-720.

　　[5] 宋平顺，丁永辉，刘涵芳.甘肃黄芩的生药学研究 [J].中药材，1990，13（6）：13-15.

　　[6] 刘美兰，李曼玲，等.药用黄芩中黄酮类成分的研究 [J].中草药，1986，17（10）：6-8.

　　[7] 刘美兰，梁晓天，等.甘肃黄芩素Ⅰ结构修正 [J].药学学报，1986，2（9）：6-8.

　　[8] 苏亚伦，黄聿，陈振宇.甘肃黄芩抗氧化有效成分的分离鉴定 [J].中国中药杂志，2004，29（9）：1271-1273.

　　[9] 周金黄，等.中药药理学 [M].上海：上海科学技术出版社，1986：98.

　　[10] 孙向阳，罗小明，王琳萍.甘肃不同产地甘肃黄芩解热、抗炎的研究 [J].中医研究，2018，31（7）：6-8.

山 紫 菀

Shanziwan

LIGULARIAE RADIX ET RHIZOMA

本品为菊科植物掌叶橐吾 *Ligularia przewalskii*（Maxim.）Diels.、箭叶橐吾 *Ligularia sagitta*（Maxim.）Mattf.、离舌橐吾 *Ligularia veitchana*（Hemsl.）Greenm. 或齿叶橐吾 *Ligularia dentata*（A.Gray）Hara 的干燥根和根茎。春、秋二季采挖，除去茎叶，洗净泥土，晒干。

【性状】**掌叶橐吾** 本品根茎呈团状，大小不一，顶部有残茎及叶柄干枯后的残基；底部密生多数细长的根。根呈马尾状或扭曲呈团状，长3～10 cm，直径约1 mm；表面灰褐色，有细纵皱纹；体轻质脆，易折断，断面中央有浅黄色木心。气微香，味微苦而辛。

箭叶橐吾 根直径1～1.5 mm。质硬脆。

离舌橐吾 根直径1～1.5 mm。表面灰褐色、棕褐色。质硬脆。味辛辣。

齿叶橐吾 根直径1～2.5 mm。表面灰褐色、黄褐色。

【鉴别】本品根横切面：**掌叶橐吾** 表皮层1列细胞，呈多角形，黄棕色；有的外延而形成表皮毛（非腺毛），非腺毛细长平直或弯曲状，有少数中上部或顶端可见1-2分歧，长（42）164～423 μm，壁薄。下皮层1列细胞，多角形。皮层约10余列细胞，其外侧有1～3列厚角细胞；有分泌腔4～5个，与内皮层间隔1～2列细胞，并与中柱内的韧皮部相对，周围分泌细胞6～16个。内皮层明显。初生木质部4～5原型，相互分离；次生木质部局部木化。中央有明显的髓。

箭叶橐吾 非腺毛较长弯曲或短乳突状。

离舌橐吾 非腺毛大多数为乳突状，少数较长平直。分泌腔周围分泌细胞10～16个。中央无明显的髓。

齿叶橐吾 非腺毛细长弯曲或平直。分泌腔与内皮层无间隔细胞，周围分泌细胞3～5个。

【检查】**总灰分** 不得过11.0%（中国药典四部通则2302）。

【炮制】除去泥沙及杂质，洗净稍润，切厚片或段，干燥。

【性味与归经】辛、苦，温。归肺经。

【功能与主治】祛痰止咳，润肺下气。用于气逆咳嗽，痰吐不利，肺虚久咳，痰中带血。

【用法与用量】4.5～9 g。

【贮藏】置阴凉干燥处，防潮。

·起草说明·

【别名】土紫菀、硬紫菀、紫菀（商品）。

【名称】菊科橐吾属（*Ligularia*）商品多以山紫菀称之[1]，原标准以山紫菀为正名收载[2]。

【来源】紫菀为常用中药。南北朝陶弘景最早对紫菀形态描述"近道处处有之，生布地，花亦紫，本有白毛，根甚柔细。"所述与正品紫菀 *Aster tataricus* L. 相似。《图经本草》记载紫菀多种，已有"其叶三，四相连，五月六月内开黄紫白花结果子"描述。并附有"成州紫菀""解州紫菀"与"泗洲紫菀"药材图，其开黄花者及"解州紫菀"即与今橐吾属（*Ligularia*）植物相当，说明橐吾属（*Ligularia*）植物作紫菀用历史已久。

现代紫菀类药材比较混乱，来自菊科橐吾属（*Ligularia*）20余种在西北、西南省区称"紫菀"入药[1]。约清初，甘肃东南部地区已开发利用本省紫菀资源，原植物不详。1944年《甘肃经济丛书》中记录紫菀形态特征仍为紫菀 *Aster tataricus*。20世纪50年代我省药用紫菀已经来源于橐吾属（*Ligularia*）植物[3]。经标本鉴定，形成商品的主要是掌叶橐吾 *Ligularia przewalskii*（Maxim）Diels.、箭叶橐吾 *Ligularia Sagitta*（Maxim.）Mattf.、离舌橐吾 *Ligularia veitchana*（Hemsl.）Greenm. 和齿叶橐吾 *Ligularia dentata*（A.Gray）Hara.[4]，今一同纳入地方标准。

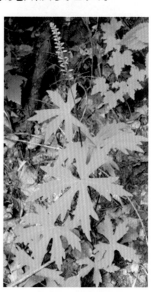

图1　掌叶橐吾原植物图

【原植物】掌叶橐吾　多年生草本，高50～90 cm。茎单生，无毛或上部疏被柔毛。基生叶具长柄，叶掌状深裂，裂片5～7，中裂片3，侧裂片2～3，先端渐尖，边缘有不整齐缺刻与疏锯齿或小裂片，基部心形或近心形，叶脉掌状；茎生叶少数，与基生叶同形，向上渐小，有时3裂或不裂而呈披针形苞叶状。头状花序在茎端排列成总状；花序梗被短柔毛，具1～2片钻状小苞叶；总苞圆筒形，长8～10 mm；总苞片5，线形；舌状花舌片狭长圆形；筒状花3～5。果实黑褐色；冠毛紫褐色。花期7～8月，果期8～9月（图1）。

生于海拔1000～2600 m的山坡、疏林下或山谷溪旁草地。分布于陇南、天水、定西、平凉及庆阳等地；内蒙古、陕西、青海、四川等省区亦有分布。

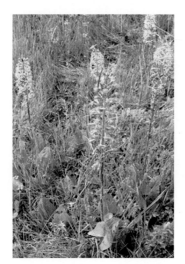

图2　箭叶橐吾原植物图

箭叶橐吾　叶片三角状卵形，先端钝或渐尖，基部戟形或近心形，边缘具不整齐细锯齿。头状花序多在茎端排列成总状；总苞钟状（图2）。

生于海拔2000～3600 m的高山草、灌木丛、疏林或河滩。分布于武威、白银、兰州、定西、临夏、陇南、天水等地；华北、西北地区有分布，四川及西藏等省区亦有分布。

离舌橐吾　叶片肾形或圆肾形，先端钝，基部弯缺宽心形，边缘具整齐细锯齿。头状花序在茎端排列成疏散的总状；总苞狭钟状（图3）。

生于海拔1000～3000 m的山坡、疏林、山谷溪旁。分布于甘肃定西、甘南、陇南、天水、平凉及庆阳等地；东北、华北、西北、华中、西南亦有分布。

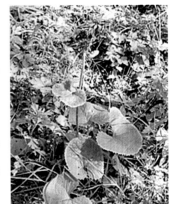

图3　离舌橐吾原植物图

齿叶橐吾　叶肾形，有齿。头状花序排列成伞房状或复伞房状（图4）。

生于海拔1500～2400 m的山坡、疏林或草地。分布于定西、平凉、天水及陇南等地；华北、华中、西南亦有分布。

【产地】 主产天水、陇南等地。

【采收加工】 春、秋二季采挖，除去枯叶、残茎，洗净泥土，晒干。

【性状】 根据采集原植物，对照商品药材并参照文献[5]拟定。见图5。

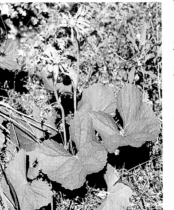

图4　齿叶橐吾原植物图

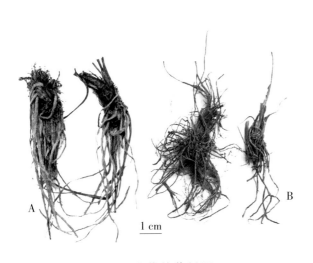

图5　山紫菀药材图

A.齿叶橐吾　　B.箭叶橐吾

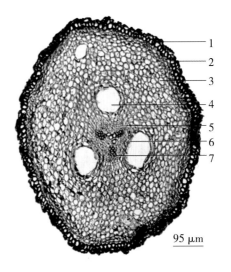

图6　掌叶橐吾根横切面图

1.表皮层　2.厚角细胞　3.皮层　4.分泌腔
5.内皮层　6.韧皮部　7.木质部

甘肃山紫菀品种除上述正文收载4种外，商品有时尚混入短舌囊吾 *Ligularia botrgodes*（C. Winkl.）Hand.-Mazz. 和黄帚囊吾 *Ligularia virgaurea*（Maxim.）Mattf.[4、5]，现将6种药材性状特征进行比较，见表1。

【鉴别】根据植物标本并参考文献[5]描述。掌叶囊吾根部组织特征，见图6。

6种囊吾类根部显微特征比较，见表2。

表1　6种山紫菀类药材性状特征

品种/分类	细根（条）	细根直径（mm）	细根质地	颜色	气味
掌叶囊吾	20～200	约1	质韧	灰褐色	微苦而辛
箭叶囊吾	10～60	1～1.5	硬而脆	灰褐色	微苦而辛
齿叶囊吾	9～40	1.5～2.5	质韧	棕褐色	微苦而辛
离舌囊吾	20～170	1～1.5	硬而脆	灰褐色	口嚼有香味，
短舌囊吾	15～170	约1	硬而脆	灰褐色	辛辣
黄帚囊吾	20～140	1～2	疏松	黄褐色	微苦而辛

表2　6种山紫菀类药材显微特征（须根）比较

分类 品种	表皮			皮层				中柱		
	形状	二岐分枝	长（μm）	厚角细胞（列）	分泌腔总数（个）	分泌腔位置（列）	周围分泌细胞	初生木质部几原型	次生木质部生长	髓
掌叶囊吾	细长平直或弯曲	少见	(42)164-423	1-3	3-5	1-2	6-16	4-5	局部木化	明显
箭叶囊吾	较长弯曲短乳突状	少见	37-235	1-2	4	1-2	6-19	4	不木化或木化	明显或无
齿叶囊吾	细长弯曲平直	易见	329-940	–	5-6	0	3-5	5-6	不木化或木化	明显
离舌囊吾	大多数为乳突状，少有较长平直	未见	33-235	–	4-5	1-3	10-16	4-5	全木化	无
短舌囊吾	较长显著弯曲少有乳突状	易见	47-235	–	4	1-4	8-12	4	全木化	无
黄帚囊吾	短乳突状或较长平直	少见	141-235	–	5	2-5	5-8	5(7)	全木化	无

【检查】原标准对10批样品进行总灰分测定，结果见表3。

表3　10批样品总灰分测定结果（%）

样品	1	2	4	5	6	7	8	9	10
总灰分	10.9	9.8	9.7	8.7	8.9	9.5	9.4	10.4	8.9

根据测定结果，拟定为总灰分限度不得过11.0%。

【化学成分】掌叶橐吾含延胡索酸、橐吾碱（Lignlarine）、齿叶橐吾碱（Liguden-tine）、橐吾丁碱（Ligularidine）、山岗橐吾碱（Clivorime）[6]。

从齿叶橐吾中分离得到谷甾醇、豆甾醇、羽扇醇、α-香树醇、咖啡酸乙酯、二十六碳烷、无羁萜、阿魏酸等，以及5种新佛术烷内酯（eremophilanolides Ⅲ—Ⅶ）[7]。

【药理作用】有报道齿叶橐吾（*Ligularia dentata*）等品种含有较高的肝毒性成分吡咯啶生物碱[8]，在今后临床应用中应引起重视。另有报道，同科属鹿蹄橐吾（*Ligularia hodgsonii*）、狭叶橐吾（*Ligularia intermedia*）等品种水煎乙醇浓缩物对小鼠均有明显的抗炎、镇咳祛痰作用[9]。

【炮制】【性味与归经】参照文献[3]拟定。

【功能与主治】【用法与用量】【贮藏】参照文献[2、5、9]拟定。

参考文献

[1] 谢宗万.中药材品种论述（第二版·上册）[M].北京：人民卫生出版社，1990：138.

[2] 甘肃省食品药品监督管理局.甘肃省中药材标准（2009年版）[S].兰州：甘肃文化出版社，2009：8-12.

[3] 甘肃省卫生局.甘肃中草药手册（第二册）[M].兰州：甘肃人民出版社，1971：1135.

[4] 宋平顺，张伯崇，卫玉玲，等.甘肃省中药材复杂品种及质量的调查研究（Ⅰ）—地区习用品种的调查[J].中国中药杂志，1996，21（12）：717-720.

[5] 卫玉玲、宋平顺，等.甘肃山紫菀的生药学研究[J].甘肃药学，2000，（2）：57-59.

[6] 江苏省植物研究所，等.新华本草纲要（第三册）[M].上海：上海科学技术出版社，1988：273.

[7] 高坤，贾忠建.齿叶橐吾中甾醇类化合物结构研究[J].兰州大学学报，1997，33（4）：77-80.

[8] 赵显国，王峥涛，等.山紫菀类药材的原植物及其毒性考证[J].中国中药杂志，1998，23（2）：131-134.

[9] 赵显国，王峥涛，等.中药山紫菀类研究Ⅲ.川紫菀与紫菀祛痰镇咳药理作用比较[J].中草药，1999，30（1）：35-36.

马 尾 连

Maweilian

THALICTRI RADIX ET RHIZOMA

本品为毛茛科植物贝加尔唐松草 *Thalictrum baicalense* Turez. 的干燥根及根茎。春、秋二季采挖，除去地上茎叶及泥土，晒干。

【性状】本品根茎短粗，数节连生。细根数十条丛生于根茎，形似马尾，长10～15 cm，直径0.5～1.0 mm；表面灰棕色至棕褐色，栓皮易脱落，脱落处呈鲜黄色；质脆，易折断；断面平坦，黄色。气微，味苦。

【鉴别】（1）本品根横切面：表皮层1列细胞。皮层宽广，有时可见少量石细胞。内皮层1列细胞。韧皮部具3～4个筛管群。束内形成层明显。木质部3～4原型，导管大小悬殊，旁有少量木纤维。中央多为纤维群。

（2）取本品粉末0.2 g，加甲醇10 ml，超声处理15 min，滤过，滤液蒸干，残渣加甲醇1 ml使溶解，作为供试品溶液。另取盐酸小檗碱对照品，加甲醇制成每1 ml含0.1 mg的溶液，作为对照品溶液。照薄层色谱法（中国药典四部通则0502）试验，吸取上述供试品溶液2～5 μl、对照品溶液5 μl，分别点于同一硅胶G薄层板上，以正丁醇–冰醋酸–水（5:1:1）为展开剂，展开，取出，晾干，置紫外光灯（365 nm）下检视。供试品色谱中，在与对照品色谱相应的位置上，显相同的黄色荧光斑点。

【检查】水分　不得过10.0%（中国药典四部通则0832第二法）。

总灰分　不得过9.0%（中国药典四部通则2302）。

【含量测定】照高效液相色谱法（中国药典四部通则0512）

色谱条件与系统适用性试验　以十八烷基硅烷键合硅胶为填充剂；以乙腈–0.1%磷酸溶液（50:50）（每100 ml加十二烷基磺酸钠0.1 g）为流动相；检测波长为265 nm。理论板数按盐酸小檗碱峰计算应不低于4000。

对照品溶液的制备　取盐酸小檗碱对照品适量，精密称定，加流动相制成每1 ml含0.1 mg的溶液，即得。

供试品溶液的制备　取本品粉末（过三号筛）约0.2 g，精密称定，置50 ml容量瓶中，加流动相40 ml，超声处理（功率250 W，频率40 kHz）40 min，放冷，用流动相稀释至刻度，摇匀，滤过，取续滤液，即得。

测定法　分别精密吸取对照品溶液与供试品溶液各10 μl，注入液相色谱仪，测定，即得。

本品按干燥品计算，含盐酸小檗碱（$C_{20}H_{18}ClNO_4$）不得少于0.30%。

【炮制】除去杂质，洗净泥土，切段。

【性味与归经】苦、寒。归心、肝、大肠经。

【功能与主治】清热燥湿，凉血，解毒。用于目赤肿痛，口舌生疮，咽喉肿痛，湿热黄疸、痈肿疮疡等。

【用法与用量】9～15 g。

【贮藏】置通风干燥处。

·起 草 说 明·

【别名】马尾黄连、土黄连。

【名称】本品为民间草药。根细长，形如马尾，色黄味苦功同黄连，简称马尾连，原地方标准收载[1]。

【来源】本品始载于《本草纲目拾遗》。我国唐松草属（*Thalictrum*）约29种药用植物，其中14种在民间作为黄连的代用品[2]。甘肃为民间草药，20世纪60年代黄连资源紧缺时曾收购代用黄连[3]。经调查，甘肃主流商品为贝加尔唐松草 *Thalictrum baicalense* Turcz.，尚有同属多种植物[4]。贝加尔唐松草中小檗碱含量较高，且分布较广，其他种小檗碱含量甚微[5]，因此原地方标准仅收载贝加尔唐松草[1]。

【原植物】多年生草本。须根多数，棕褐色。茎微具纵棱。叶三回三出复叶，小叶倒卵形、椭圆形或近圆形，长1.8～4.5 cm，宽2～5 cm，基部宽楔形或近圆形，先端3浅裂，裂片具2～3圆钝齿，脉网稍明显，两面无毛；叶柄短，基部呈鞘状。圆锥形复单歧聚伞花序；萼片4，绿白色，椭圆形；雄蕊多数（15～20），花丝长3～4 mm，花药长圆形；心皮3～7。瘦果圆球形，长约3 mm，黑色，具8条棱脊。花期6～7月，果期8月（图1）。

生长于海拔1600～2800 m的山坡草地、灌丛、林下。分布于甘肃陇南、天水、平凉、定西、兰州、临夏、甘南等地。

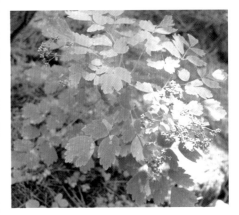

图1　马尾连原植物图

【产地】主产于临夏、定西、陇南、天水等地。

【采收加工】春、秋二季挖取根及根茎，除去地上茎叶，洗去泥土，晒干。

【性状】根据采集样品对照商品药材描述，见图2。

【鉴别】（1）显微鉴别根据商品药材，并与植物标本对比描述，见图3。

对自采样品的根部观察，皮层中不易见到石细胞。筛管群数偶见5～6个。同一药材存在3和4原型木质部类型，有的木纤维发达而木质部连续呈环。根中央有的一般为纤维群、有的为导管群。

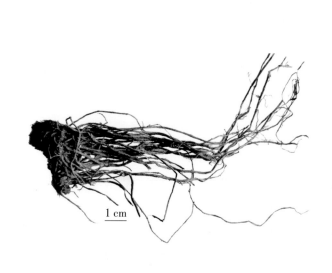

图2　马尾连药材图

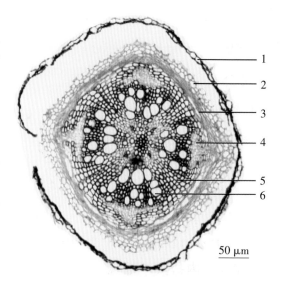

图3　马尾连根横切面详图
1.表皮层　2.皮层　3.内皮层
4.韧皮部　5.木纤维　6.木质部

（2）薄层色谱鉴别　参考文献，建立盐酸小檗碱对照品的薄层色谱鉴别。结果显示市场购买样品、不同地区和不同采期（花期、果期）样品均检出盐酸小檗碱，见图4。

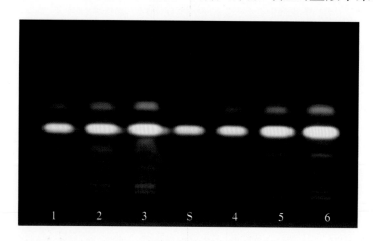

图4　马尾连薄层色谱图

S.盐酸小檗碱对照品　1–6不同产地样品

【检查】水分、总灰分　分别按《中国药典》（四部通则0832第二法、2302）对8批样品测定，结果见表1。

根据测定结果，分别拟定水分、总灰分限度为不得过10.0%和9.0%，纳入本标准正文。

表1　8批样品测定结果（%）

样品	1	2	3	4	5	6	7	8
水分	8.4	10.0	8.6	9.1	9.0	9.3	9.1	8.4
总灰分	4.2	5.7	9.6	10.3	9.3	2.2	5.9	7.3

注：1～5.亳州市场样品　6.云南金丝马尾连（商品）　7～8.安国市场样品

【含量测定】参考文献[5]，本次修订增加马尾连中小檗碱HPLC含量测定。

方法学验证显示，线性回归方程为$C=4.79×10^4A-3.12×10^4$（$r=0.9999$），在质量浓度5.0 μg·ml^{-1}～160.0 μg·ml^{-1}范围内呈良好的线性关系。精密度试验RSD为0.32%。稳定性试验在24 h内盐酸小檗碱峰积分面积值的RSD为0.65%。加样回收率平均值为101.99%，RSD为2.53%。对照品和样品的高效液相色谱图见图5。

依法测定8批样品，结果见表2。

表2　8批样品含量测定结果（%）

样品	1	2	3	4	5	6	7	8
盐酸小檗碱	0.493	0.420	1.383	0.500	0.489	0.497	0.374	0.517

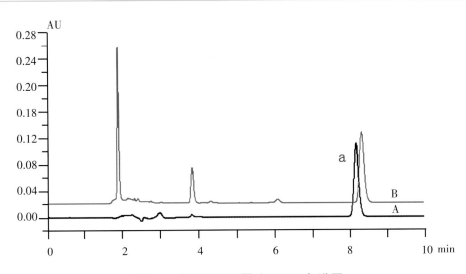

图5　对照品及马尾连HPLC色谱图
A.对照品溶液（a.盐酸小檗碱）　　　B.供试品溶液

结果盐酸小檗碱含量0.374%～1.38%之间，参考文献报道，拟定马尾连中盐酸小檗碱含量限度为不得少于0.30%。

该方法简便，精密度、重复性、稳定性均符合要求，纳入本标准。

【化学成分】从贝加尔唐松草中分离到小檗碱（berberine）、木兰花碱（magnoflorine）、贝加尔灵（baicaline）、贝加尔唐松定（thalbaicalidine）、海罂粟碱（glaucine）和贝加尔定（baicalidine）等化合物[6]；尚报道分离鉴定出 Thalilignan A、Thalilignan B、Thalilignan C、syringaresinol、Thalictricoside 等 38 个化合物[7]。其根中含有小檗碱 0.195%～0.909%[5]。

【药理作用】唐松草属植物具有抗菌、消炎、抗癌、降压、利尿、抗心律失常的作用。初步药理实验证明，贝加尔唐松草总碱有明显的抗癌活性，对人体食道癌细胞有明显抑制作用[6、8]。

【炮制】【性味与归经】【功能与主治】【用法与用量】【贮藏】参照文献[1、6]拟定。

参考文献

［1］甘肃省食品药品监督管理局.甘肃省中药材标准（2009年版）［S］.兰州：甘肃文化出版社，2009：28-29.

［2］《中国植物志》编委会.中国植物志（第一卷）［M］.北京：科学出版社，1971：676.

［3］甘肃省卫生局.甘肃中草药手册（第三册）［M］.兰州：甘肃人民出版社，1973：1340.

［4］张永红，赵汝能.甘肃马尾连生药学研究［J］.兰州医学院学报，1991，17（2）：82-87.

［5］张承忠，张永红，等.甘肃产唐松草属植物中小檗碱含量比较［J］.兰州医学院学报，1990，（2）：84-86.

［6］《中华本草》编委会.中华本草（第三册）［M］.上海：上海科学技术出版社，1999：263.

［7］李治光，罗永明，等.唐松草属植物化学与药理研究概况［J］.江西中医学院学报，2001，13（2）：93-95.

［8］童玉懿，陈碧珠，肖培根，等.马尾连的原植物与生药学研究［J］.药学学报，1980，15（9）：563-570.

毛叶赤芍

Maoyechishao

PAEONIAE RADIX ET RHIZOMA

本品为毛茛科植物毛叶川赤芍 *Paeonia veitchii* Lynch var.*woodwardii*(Stap ex Cox)Stern 或毛叶草芍药 *Paeonia obovata* Maxim. var. *willmottiae*(Stapf)Stern 的干燥根及根茎。春、秋二季采挖，除去地上茎，须根及泥沙，晒干。

【性状】 本品根呈圆柱形或圆锥形，略弯曲，少有分枝，长3～32 cm，直径0.5～2 cm。表面暗棕色、棕褐色或棕红色，有皱纹或纵沟纹，少数表面较平滑，可见须根痕和横向皮孔，有的外皮易脱落。根质较硬而脆，易折断，较平坦，断面类白色或局部浅红色，皮部狭窄，木质部较宽广，可见放射状纹理，有些具裂隙。有时具粗壮根茎。气微香，味微苦涩。

【鉴别】 （1）本品根横切面：**毛叶草芍药** 木栓层3～7列细胞；栓内层1～2列细胞。皮层4～8列细胞。韧皮部较宽。形成层类圆形。木质部宽广，木射线30～35（50）列；外侧导管常3～4个成群，略切向排列；木纤维较少，壁较薄。初生木质部不明显。薄壁细胞含有草酸钙簇晶及淀粉粒。

毛叶川赤芍 皮层8～11列细胞。木射线8～11列。木纤维较少，导管常均匀散在。

（2）取本品粉末0.5 g，加乙醇10 ml，振摇10 min，滤过，滤液蒸干，残渣加乙醇2 ml使溶解，作为供试品溶液。另取毛叶赤芍对照药材0.5 g，同法制成对照药材溶液。照薄层色谱法（中国药典四部通则0502）试验，吸取上述两种溶液各4 μl，分别点于同一硅胶G薄层板上，以三氯甲烷-乙酸乙酯-甲醇-甲酸（40:5:10:0.2）为展开剂，展开，取出，晾干，喷以5%香草醛硫酸溶液，加热至斑点显色清晰。供试品色谱中，在与对照药材色谱相应的位置上，显相同的蓝紫色斑点。

【检查】 **总灰分** 不得过8.0%（中国药典四部通则2302）。

【含量测定】 照高效液相色谱法（中国药典四部通则0512）测定。

色谱条件与系统适用性试验 用十八烷基硅烷键合硅胶为填充剂；甲醇-0.05 mol/L磷酸二氢钾溶液（40:65）为流动相；检测波长为230 nm。理论板数按芍药苷峰计算应不少于3000。

对照品溶液的制备 精密称取经五氧化二磷减压干燥36 h的芍药苷对照品适量，加甲醇制成每1 ml含0.5 mg的溶液，即得。

供试品溶液的制备 取本品粗粉约0.5 g，精密称定，置具塞锥形瓶中，精密加入甲醇25 ml，称定重量，浸泡4 h，超声处理（功率250 W，频率40 kHz）20 min，放冷，再称定重量，用甲醇补足减失的重量，摇匀，滤过，即得。

测定法　分别精密吸取对照品溶液与供试品溶液各 10 μl，注入液相色谱仪，测定，即得。

本品含芍药苷（$C_{23}H_{28}O_{11}$）不得少于1.6%。

【炮制】除去杂质，分开大小，洗净，润透，切厚片，干燥。

【性味与归经】苦，微寒。归肝经

【功能与主治】清热凉血，散瘀止痛。用于温毒发斑，吐血衄血，目赤肿痛，肝郁胁痛，经闭痛经，癥瘕腹痛，跌打损伤，痈肿疮疡。

【用法与用量】6～12 g。

【注意】不宜与藜芦同用。

【贮藏】置干燥通风处，防虫蛀。

·起 草 说 明·

【别名】赤芍（通名）；变叶赤芍、川赤芍、毛川赤芍（毛叶川赤芍）；毛叶芍药、卵叶赤芍、土白芍、草芍药、野牡丹（毛叶草芍药）。

【名称】该品种在甘肃产地多称赤芍购销，有时称川赤芍，为与《中国药典》之赤芍区别，以毛叶赤芍为正名纳入地方标准[1]。

【来源】甘肃是我国赤芍的主产区之一，在清代地方志中已普遍收载赤芍，沿用至今。甘肃赤芍资源亦有记载[2]。1991年以来，我们对平凉、天水、陇南、定西、临夏、甘南及榆中等地进行实地考察，采集标本，收集对口商品，并到当地医药公司鉴定（查阅）标本，发现我省称赤芍收购的品种来源较多[3、4]，除《中国药典》所规定的芍药 *P. lactiflora*、川赤芍 *P.veitchii* 外，在甘肃东南部各地区普遍使用毛叶川赤芍 *P.veitchii var. woodwardii*、毛叶草芍药 *P.obovata var. willmottae* 和美丽芍药 *P. mairei Levl.* 等做为赤芍药用，各地医药部门与正品同等收购，销往省内外，为我省重要的地产药材。

鉴于毛叶川赤芍和毛叶草芍药省内资源丰富，省内称赤芍药用历史已久，故特将其收载于地方标准。

【原植物】毛叶川赤芍　多年生草本。根呈圆柱形，根茎斜生。茎高30～80 cm。茎下部叶为二回三出复叶，长达30 cm；小叶通常二回深裂，小裂片宽披针形或披针形，宽0.5～1.8 cm，上面沿脉疏生短毛，下面沿叶脉疏生短硬毛，叶柄具短硬

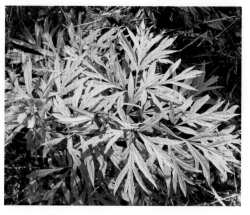

图1　毛叶川赤芍原植物图

毛。花2～4朵生茎顶端和其下的叶腋；苞片2～3，披针形；萼片常4。花瓣6～9，紫红色或粉红色，宽倒卵形，长2～5 cm；雄蕊多数；心皮2～5，密被黄色短毛。花期6～9月，果期7～9月（图1）。

生于海拔2500～3000 m山坡草地或灌丛。分布于兰州、甘南、临夏、陇南及庆阳等地；陕西、四川等省亦有分布。

原变种川赤芍*P.veitchii* Lynch. 本省中部、东南部有分布。

毛叶草芍药　最下部叶为二回三出复叶，上部为三出复叶或单叶；小叶倒卵形或宽椭圆形，全缘，先端钝尖，长6～10 cm，宽3～6 cm，下面疏生短柔毛。花单生枝顶；萼片3～5；花瓣6，白色；心皮2～4，无毛。花期6～7月，果期7～8月。

生于海拔1000～2000 m的山坡草地、疏林。分布于甘肃天水、陇南、甘南等地；陕西、四川、湖北及山西等省亦有分布。

原变种草芍药*P.obovata* Maxim. 天水、陇南、平凉（崆峒山）有分布。

【产地】毛叶川赤芍与毛叶草芍药广布于甘肃东南部各地，资源丰富，产地对品种不作区别，同等收购，故地产商品多为毛叶川赤芍、毛叶草赤芍（包括川赤芍）等物种的复合群体。以赤芍或川赤芍为名购销，产量较大，销省内外，曾出口日本、东南亚等国。

现产于兰州、临夏、甘南、陇南、天水、定西及平凉。

【采收加工】春、秋二季采挖，除去地上茎，须根，泥土，晾晒至干。目前省内大部分产地将本品（野生）的根茎部分与根部一同采集加工成商品，这与国内其它产区加工不同。

我们对地产的川赤芍与毛叶川赤芍根茎部分中芍药苷进行测定，结果分别为3.16%和3.54%，而根茎约占地下部分的1/4～1/3，商品量较大，今据实际情况，将根茎列入药用部位。国内普遍认为药用部位为根（不带根茎）值得商榷并进一步研究。

【性状】根据植物标本及对口药材样品描述。两种药材虽有一些区别，今一并描述列入正文。见图2。

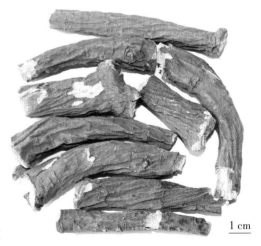

1 cm

图2　毛叶赤芍药材图

【鉴别】（1）显微鉴别　根据植物标本描述根部横切面显微特征，见图3。

（2）薄层色谱鉴别　原标准参照《中国药典》赤芍[5]项下拟定，本次修订为以毛叶赤芍对照药材进行鉴别。见图4。

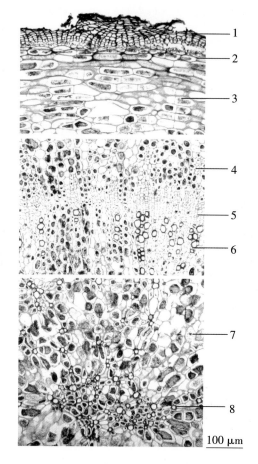

1. 木栓层
2. 栓内层
3. 皮层
4. 韧皮部
5. 形成层
6. 木质部导管
7. 木纤维
8. 木薄壁细胞

100 μm

图3 毛叶川赤芍根横切详图

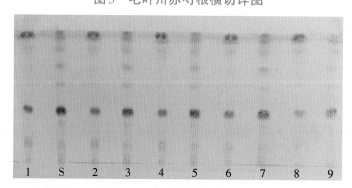

图4 毛叶赤芍薄层色谱图

S. 毛叶赤芍对照药材　1-9毛叶赤芍（不同产地）

【检查】总灰分 维持原标准的限度不得过8.0%的规定。见表1。

表1 10批样品测定结果（%）

样品	1	2	3	4	5	6	7	8	9	10
总灰分	3.18	5.78	4.39	6.00	6.14	2.80	4.46	5.24	5.63	7.90
水分	7.8	7.8	7.9	7.4	7.2	7.7	7.1	7.7	7.2	7.5

【特征图谱】 照高效液相色谱法（中国药典四部通则0512）测定。

色谱条件与系统适用性试验　以十八烷基硅烷键合硅胶为填充剂，以乙腈为流动相A，以0.1%磷酸溶液为流动相B，按下表中的规定进行梯度洗脱；柱温30℃；检测波长为230 nm。理论板数按芍药苷峰计算应不低于2000。

时间(min)	流动相A(%)	流动相B(%)
0～35	5→50	95→50
35～42	50→5	50→95

参照物溶液的制备　取毛叶赤芍对照药材粉末约1 g，精密称定，置50 ml具塞锥形瓶中，精密加入60%甲醇20 ml，称定重量，超声处理（功率300 W，频率40 kHz）1 h，放冷，再称定重量，用甲醇补足减失重量，摇匀，滤过，取续滤液，作为对照药材参照物溶液。另取芍药苷对照品适量，精密称定，加甲醇制成每1 ml含60 μg的溶液，作为对照品参照物溶液。

供试品溶液的制备　取本品粉末（过三号筛）约1 g，精密称定，置于50 ml具塞锥形瓶中，精密加入60%甲醇20 ml，称定重量，超声处理（功率300 W，频率40 kHz）1 h，放冷，再称定重量，用60%甲醇补足减失重量，摇匀，滤过，取续滤液，即得。

测定法　分别精密吸取参照物溶液与供试品溶液各10 μl，注入液相色谱仪，测定，即得。

供试品特征图谱中应呈现6个特征峰，并应与对照药材参照物色谱峰中6个特征峰相对应，其中峰4应与对照品参照物特征峰保留时间相一致。见图5。

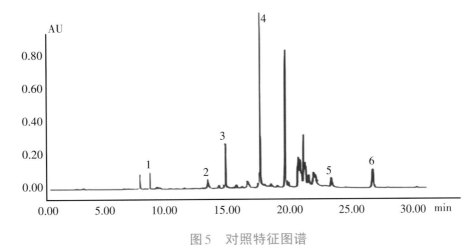

图5　对照特征图谱

6个特征峰中：峰1.没食子酸　峰2.氧化芍药苷　峰3.儿茶素　峰4.芍药苷
峰5.苯甲酸　峰6.苯甲酰芍药苷

【含量测定】 原标准参照《中国药典》赤芍[5]，对10批不同产地样品进行测定。见表2。

表2　10批样品中芍药苷含量测定结果（%）

样品	1	2	3	4	5	6	7	8	9	10
芍药苷	2.61	2.88	1.59	2.55	4.46	2.75	4.35	3.48	2.29	4.86

注：9与10为同一样品，9号为根，10号为根茎。8号为根茎，1-7为根。

根据对10批样品测定，拟定毛叶赤芍中芍药苷限度不得少于1.6%。

【化学成分】芍药属植物根中含有芍药苷（paeoniflorin）、芍药碱、芍药甲素、乙素、丹皮酚、β-谷甾醇、棕榈酸、苯甲酸及鞣质、树脂、蛋白质、挥发油[1、6]。芍药属植物所含化学成分随品种与产地差异较大[1]。

【炮制】【性味与归经】【功能与主治】【用法与用量】及【注意】参照文献[2、5、6]拟定。

参考文献

［1］甘肃省食品药品监督管理局.甘肃省中药材标准（2009年版）［S］.兰州：甘肃文化出版社，2009：37-42.

［2］甘肃省卫生局.甘肃中草药手册（第一册）［M］.兰州：甘肃人民出版社，1970：228.

［3］宋平顺，丁永辉，卫玉玲.甘肃芍药属药用植物资源［J］.甘肃药学，1994（2）：41-43.

［4］宋平顺，张伯崇，卫玉玲，等.甘肃省中药材复杂品种及质量的调查研究（Ⅰ）—地区习用品种的调查［J］.中国中药杂志，1996，21（12）：717-720.

［5］国家药典委员会.中华人民共和国药典（2020年版·一部）［S］.北京：中国医药科技出版社，2020：165.

［6］杨纯瑜.中国芍药属药用植物资源［J］.中药材，1991，14（2）：42-44.

毛 姜

Maojiang

DRYNARIAE BARONII RHIZOMA

本品为水龙骨科植物中华槲蕨*Drynaria baronii*(Christ)Diels的干燥根茎或鲜品。全年均可采挖，鲜用者去净泥土，除去茸毛（鳞片）即得。干用者去净泥土，晒干，燎去茸毛。

【性状】本品根茎略呈扁平的长条状，略弯曲或扭曲，长5～17 cm，宽0.6～1.0 cm。表面淡棕色，密被棕色细小鳞片，柔软如毛，或鳞片大部分已除去，鳞片脱落处可见纵向的细纹理，残存基部呈鱼鳞状。两侧及上面具突起的圆形叶痕，少数有叶柄残基，下面残留须根。质轻硬，易折断，断面浅黄棕色或浅黄绿色，有多数黄色维管束小点排列成环状。气微弱，味淡、微涩。

【鉴别】（1）本品横切面：表皮层1列细胞，鳞片基部脱落处呈外突状。皮层外侧数列细胞壁较厚，稍弯曲，较小，其余薄壁细胞壁呈浅波状弯曲，呈浅黄色、浅黄棕色，含少数淀粉粒。内皮层细胞1列。维管束周韧型，远离表皮10～20列薄壁细胞，17～25个散列成环状。中柱鞘细胞多边形。木质部管胞多角形，众多，（10）20～60个均匀散在；韧皮部有黄棕色填充物。

（2）取本品粉末0.5 g，加甲醇30 ml，加热回流1 h，放冷，滤过，滤液蒸干，残渣加甲醇1 ml使溶解，作为供试品溶液。另取毛姜对照药材0.5 g，同法制成对照药材溶液。照薄层色谱法（中国药典四部通则0502）试验，吸取上述两种溶液各4 μl，分别点于同一硅胶G薄层板上，以甲苯-乙酸乙酯-甲酸-水（1:12:2.5:3）的上层溶液为展开剂，展开，取出，晾干，喷以三氯化铝试液，置紫外光灯（365 nm）下检视。供试品色谱中，在与对照药材色谱相应的位置上，显相同颜色的荧光斑点。

【检查】水分　不得过12.0%（中国药典四部通则0832第二法）。

总灰分　不得过8.0%（中国药典四部通则2302）。

【炮制】除去杂质，洗净，润透，切厚片，晒干。

【性味与归经】苦，温。归肝、肾经。

【功能与主治】补肾，接骨，活血止痛。用于骨折损伤，肾虚腰痛，风湿疼痛，牙痛，久泄，遗尿及斑秃。

【用法与用量】3～10 g；鲜品6～15 g。外用适量研末敷或酒浸涂患处；也可用鲜品切断摩擦或捣烂敷患处。

【贮藏】置通风干燥处，防潮，防虫蛀。

·起草说明·

【别名】猴姜、岩姜、骨碎补（商品名）。

【名称】本品在甘肃历史上作为骨碎补药用[1]，为与《中国药典》之骨碎补区别，原地方标准采用习惯用名[2]。

【来源】骨碎补始于《本草拾遗》记载"骨碎补本名猴姜，开元皇帝以其主伤折、补骨碎，故作此名。"《证类本草》有形态描写，并附4个产地植物图，其"舒州骨碎补"和"戎州骨碎补"与水龙骨科植物槲蕨 *Drynaria fortunei* 相符；另有"秦州骨碎补"，按秦州今甘肃天水一带，所绘形态与同属植物中华槲蕨 *Drynaria baronii* 相似。"海州骨碎补"则为骨碎补科植物骨碎补 *Davallia mariesii*。从本草记载可知，古人所用的骨碎补不止一种。

中华槲蕨在甘肃长期以来作为骨碎补药用[3]，自产自销，并有商品外销，纳入地方标准。

【原植物】多年生附生草本，高15～50 cm。叶二型，不育叶长圆状披针形，羽状深裂；能育叶阔披针形，深羽裂几达叶轴，裂片宽1 cm左右，钝尖头，基部具有狭翅的柄，具关节；叶脉显著，联结成不规则网眼。孢子囊群圆形，在叶主脉两侧各有1行，无囊群盖。见图1。

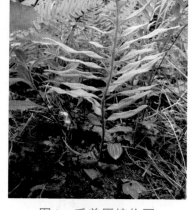

图1　毛姜原植物图

生于海拔900～2500 m的林缘石、石缝或树上。分布于陇南、天水、甘南、临夏、定西、兰州、平凉及庆阳等地；陕西、宁夏、青海、四川、云南、西藏等省区亦有分布。

【产地】主产于陇南、甘南、临夏、平凉及定西。

【采收加工】全年采收。习惯以秋末采收质量较好，根茎粗大，色红棕。

【性状】根据市售提供商品药材描述。见图2。

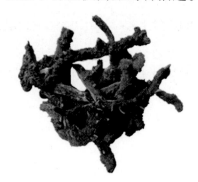
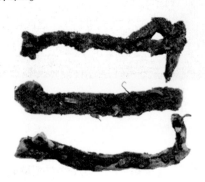

图2　毛姜药材图

【鉴别】（1）显微鉴别　根据植物标本对照商品药材描述。见图3、图4。

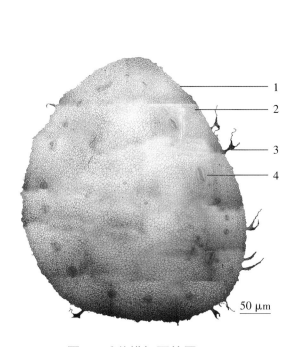

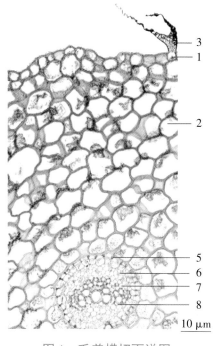

图3　毛姜横切面简图　　　　　　　　　　图4　毛姜横切面详图

1.表皮　2.薄壁细胞　3.鳞叶　4.维管束

5.内皮层　6.中柱鞘　7.韧皮部　8.木质部

（2）薄层色谱鉴别　参照文献[4]，拟定以毛姜为对照药材的薄层色谱鉴别。该色谱条件斑点分离较好，纳入本标准，见图5。

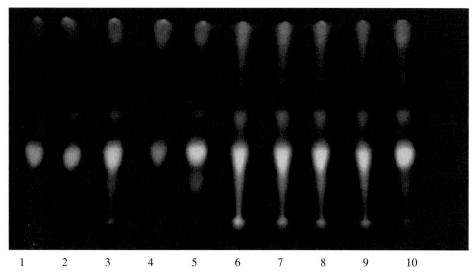

图5　毛姜薄层色谱图（紫外光365 nm下检视）

1-9.为样品；10.毛姜对照药材

【检查】水分、总灰分　分别按《中国药典》（四部通则0832、2302）[5]对10批样品测定，结果见表1。

表1　10批样品测定结果（%）

样品	1	2	4	5	6	7	8	9	10
水　分	10.5	10.4	13.4	11.0	11.0	11.0	11.0	11.0	10.4
总灰分	5.8	6.0	4.8	6.8	6.4	6.8	6.7	6.0	8.5

　　根据测定结果，拟定水分限度不得过12.0%；总灰分维持原标准限度不得过8.0%。

　　【含量测定】文献关于中华槲蕨中是否还有柚皮苷的报道不一。参考《中国药典》骨碎补【含量测定】项下进行验证，结果样品色谱中，在与柚皮苷对照品处出现相同保留时间色谱，含量在0.002%～0.010%，存疑。

　　【化学成分】含19-环氧毛甾-25-3β-二醇、羊齿-7-烯、羊齿-9（11）-烯及β-谷甾醇、正三十二烷酸；过去曾报道含柚皮苷（naringin），经实验证实并不含有此成分[6]。

　　【药理作用】中华槲蕨（产于甘肃天水）水煎剂对大鼠后退股骨下端实验性骨损伤的愈合有促进作用[7]，对ADP诱导健康人血小板聚集有显著的抑制作用[8]。水提醇沉淀对培养中鸡胚骨原基钙有促进沉钙作用[9]。

　　【炮制】【性味与归经】【功能与主治】【用法与用量】及【贮藏】均参照文献[1、2、8]拟定。

参考文献

［1］甘肃省卫生局.甘肃中草药手册（第一册）［M］.兰州：甘肃人民出版社，1970：388.

［2］甘肃省食品药品监督管理局编.甘肃省中药材标准（2009年版）［S］.兰州：甘肃文化出版社，2009：43-45.

［3］宋平顺，张伯崇，卫玉玲，等.甘肃省中药材复杂品种及质量的调查研究（Ⅰ）—地区习用品种的调查［J］.中国中药杂志，1996，21（12）：717-720.

［4］国家药典委员会编.中华人民共和国药典（2020年版·一部）［S］.北京：中国医药科技出版社，2020：256.

［5］国家药典委员会编.中华人民共和国药典（2020年版·四部）［S］.北京：中国医药科技出版社，2020：59，114，234.

［6］周富荣，张小茜.3种骨碎补的品质评价研究［J］.中国中药杂志，1994，19（5）：261-264.

［7］周铜水，刘晓东，周荣汉.骨碎补对大鼠实验性骨损伤愈合的影响［J］.中草药，1994，25（5）：249.

［8］徐国钧.中国药材学［M］.北京：中国医药科技出版社，1996：507.

［9］马克昌，朱太咏，刘鲜茹，等.骨碎补注射液对培养中鸡胚骨原基钙化的促进作用［J］.中国中药杂志，1995，20（3）：178.

水　根

Shuigen

RHEI RADIX

本品为蓼科植物掌叶大黄 *Rheum palmatum* L.、唐古特大黄 *Rheum tanguticum* Maxim. ex Balf. 的干燥支根。秋末茎叶枯萎或次春发芽前采挖，加工大黄时，挑选侧根、主根尾端部分，除去细根及泥土，直接干燥。

【性状】本品呈类圆柱形、圆锥形，长 3～17 cm，直径 1～3 cm。表面黄棕色至棕褐色，具不规则纵沟纹及横向突起皮孔，外皮脱落处或根痕处显黄棕色。质坚实，有的中心稍松软。断面淡红棕色或黄棕色，显颗粒性。木部具放射状纹理，形成层环明显。气清香，味苦而微涩，嚼之黏牙，有砂粒感。

【鉴别】（1）本品粉末黄棕色。草酸钙簇晶直径 20～160 μm。具缘纹孔导管、网纹导管、螺纹导管及环纹导管较多。淀粉粒甚多，单粒类球形或多角形，直径 3～45 μm，脐点星状；复粒由 2～8 分粒组成。

（2）取本品粉末 0.5 g，加甲醇 20 ml，浸渍 1 h，滤过，取滤液 5 ml，蒸干，加水 10 ml 使溶解，再加盐酸 1 ml，置水浴中加热 30 min，立即冷却，用乙醚分 2 次提取，每次 20 ml，合并乙醚液，蒸干，残渣加三氯甲烷 1 ml 使溶解，作为供试品溶液。另取大黄酸、大黄酚和大黄素对照品，加甲醇制成每 1 ml 各含 1 mg 的混合溶液，作为对照品溶液。照薄层色谱法（中国药典四部通则 0502）试验，吸取上述两种溶液各 4 μl，分别点于同一硅胶 H 薄层板上，以石油醚（30～60 ℃）-甲酸乙酯-甲酸（15:5:1）的上层溶液为展开剂，展开，取出，晾干，置紫外光灯（365 nm）下检视。供试品色谱中，在与对照品色谱相应的位置上，显相同的橙黄色荧光斑点，置氨蒸气中熏后，日光下检视，斑点变为红色。

【检查】土大黄苷　取本品粉末 0.1 g，加甲醇 10 ml，超声处理 20 min，滤过，取滤液 1 ml，加甲醇至 10 ml，作为供试品溶液。另取土大黄苷对照品，加甲醇制成每 1 ml 含 10 μg 的溶液，作为对照品溶液（临用新制）。照薄层色谱法（中国药典四部通则 0502）试验，吸取上述两种溶液各 5 μl，分别点于同一聚酰胺薄膜上，以甲苯-甲酸乙酯-丙酮-甲醇-甲酸（30:5:5:20:0.1）为展开剂，展开，取出，晾干，置紫外光灯（365 nm）下检视。供试品色谱中，在与对照品色谱相应的位置上，不得显相同的亮蓝色荧光斑点。

水分　不得过 15.0%（中国药典四部通则 0832 第二法）。

总灰分　不得过 15.0%（中国药典四部通则 2302）。

【浸出物】照水溶性浸出物测定法（中国药典四部通则 2201）项下的热浸法测定，

不得少于20.0%。

【含量测定】 照高效液相色谱法（中国药典四部通则0512）测定。

色谱条件与系统适用性试验　以十八烷基硅烷键合硅胶为填充剂；以甲醇-0.1%磷酸溶液（85:15）为流动相；检测波长为254 nm。理论板数按大黄素计算应不低于3000。

对照品溶液的制备　精密称取芦荟大黄素对照品、大黄酸对照品、大黄素对照品、大黄酚对照品、大黄素甲醚对照品适量，加甲醇分别制成每1 ml含芦荟大黄素、大黄酸、大黄素、大黄酚各80 μg，大黄素甲醚40 μg的溶液；分别精密量取上述对照品溶液各2 ml，混匀，即得（每1 ml中含芦荟大黄素、大黄酸、大黄素、大黄酚各16 μg，含大黄素甲醚各8 μg），摇匀，即得。

供试品溶液的制备　取本品粉末（过四号筛）约0.15 g，精密称定，置具塞锥形瓶中，精密加入甲醇25 ml，称定重量，加热回流1 h，放冷，再称定重量，用甲醇补足减失的重量，摇匀，滤过。精密量取续滤液5 ml，置烧瓶中，挥去溶剂，加8%盐酸溶液10 ml，超声处理2 min，再加三氯甲烷10 ml，加热回流1 h，放冷，置分液漏斗中，用少量三氯甲烷洗涤容器，并入分液漏斗中，分取三氯甲烷层，酸液再用三氯甲烷提取3次，每次10 ml，合并三氯甲烷溶液，减压回收溶剂至干，残渣加甲醇使溶解，转移至10 ml量瓶中，加甲醇至刻度，摇匀，滤过，取续滤液，即得。

测定法　分别精密吸取对照品溶液与供试品溶液各10 μl，注入液相色谱仪，测定，即得。

本品按干燥品计算，含总蒽醌以芦荟大黄素（$C_{15}H_{10}O_5$）、大黄酸（$C_{15}H_8O_6$）、大黄素（$C_{15}H_{10}O_5$）、大黄酚（$C_{15}H_{10}O_4$）和大黄素甲醚（$C_{16}H_{12}O_5$）的总量计，不得少于1.0%。

【性味与归经】 苦，寒。

【功能与主治】 泻热通肠，凉血解毒。用于实热便秘，积滞腹痛，泻痢不爽，湿热黄疸，血热吐衄，目赤，咽肿，肠痈腹痛，痈肿疔疮。

【用法与用量】 3～15 g，用于泻下，宜另包后下。

【注意】 孕妇慎用。本品应与大黄区别应用。

【贮藏】 置通风干燥处，防虫蛀。

·起草说明·

【别名】 水根黄。

【名称】 沿用甘肃省习惯用名。

【来源】 历史上甘肃省大部分产区，习惯将蓼科植物掌叶大黄 *Rheum palmature* L.、唐古特大黄 *Rheum tanguticum* Maxim. ex Balf. 的干燥支根及主根（直径小于3 cm）称为水根使用，为商品大黄规格之一，甘肃省年产量大，不但供应本省医药市场，而且外调，故纳入地方标准[1]。

【原植物】**掌叶大黄** 多年生草本，高1～2 m。根及根茎肥厚。茎直立，中空。基生叶具长柄，约与叶片等长，叶片掌状半裂，裂片3～5（7），每一裂片有时再羽裂或具粗齿，腹面无毛，背面被柔毛；茎生叶较小，有短柄；托叶鞘膜质筒状，密生短柔毛。圆锥花序顶生；花梗纤细，中下部有关节；花小，紫红色或带红紫色；花被6片，长约1.5 mm，两轮排列；雄蕊9枚；花柱3。瘦果有三棱，沿棱有翅，棕色。花期6～7月，果期7～8月（图1、图2）。

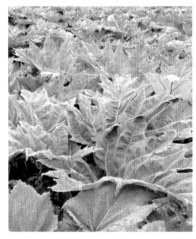 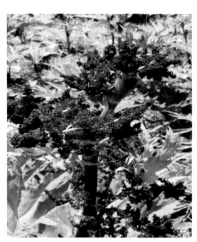

图1 掌叶大黄原植物（叶）图　　　　　　图2 掌叶大黄原植物（花序）图

生于海拔1500～4000 m的高山林缘或草坡半阴湿处。分布或栽培于陇南、天水、定西、平凉等地；青海、四川等省区亦有分布或栽培。

唐古特大黄 叶片深裂，裂片通常窄长，呈三角状披针形或窄线形。

生于海拔2500～3500 m的林缘、沟谷。分布或栽培于甘南、临夏、武威及兰州等地；青海、西藏、四川等省区亦有分布或栽培（图3）。

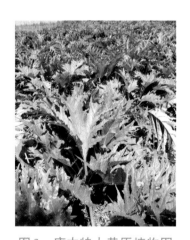

图3 唐古特大黄原植物图

【产地】掌叶大黄主产于陇南（礼县、武都、宕昌）、平凉（华亭、庄浪）、定西（岷县、渭源）、天水（清水）等地；唐古特大黄主产于甘南、天祝等地。

【采收加工】秋季末采挖，加工大黄时，挑选大黄主根的尾端部分及侧根，并除去细根，洗净泥土，置于通风处晾干或晒干。

【性状】根据商品药材描述。见图4。

【鉴别】（1）根据商品药材描述显微特征。主要特征见图5。

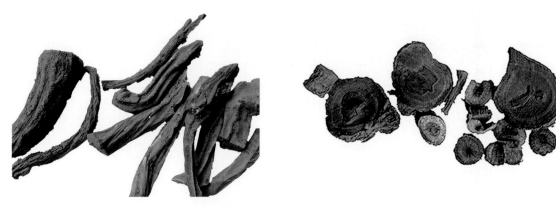

图4　水根药材、饮片图

此外，本品横切面特征：木栓层由7～15列细胞组成。皮层数列细胞。韧皮部筛管群明显，射线宽广。形成层成环。木质部射线较密，宽2～4列细胞，内含棕色物；导管常1至数个相聚稀疏呈放射状排列。薄壁细胞含草酸钙簇晶，并含多数淀粉粒。

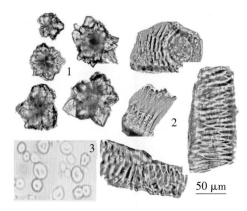

（2）薄层色谱鉴别，参照《中国药典》大黄【鉴别】项下拟定[3]，以大黄酸、大黄酚和大黄素对照品为对照，结果见图6、图7、图8。

图5　水根粉末图

1.草酸钙簇晶　2.导管　3.淀粉粒

【检查】土大黄苷　商品中时常发现混有河套大黄 *Rheum notaotnse* 或华北大黄 *Rheum franzenbachii Munt.* 等波叶组植物的根，为防止混淆误用，参照文献《中国药典》大黄项下拟定，收入本标准[3]。见图9。

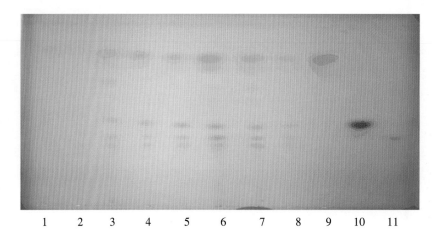

图6　水根薄层色谱图（日光下检视）

1-8.样品　9.大黄酚对照品　10.大黄素对照品　11.大黄酸对照品

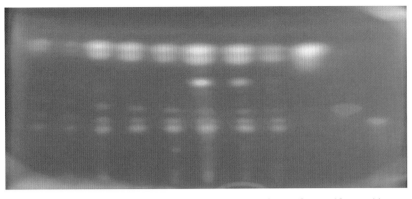

图7　水根薄层色谱图（365 nm）

1-8.样品　9.大黄酚对照品　10.大黄素对照品　11.大黄酸对照品

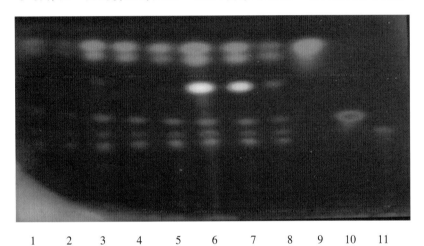

图8　水根薄层色谱图（氨蒸气熏蒸365 nm）

1-8.样品　9.大黄酚对照品　10.大黄素对照品　11.大黄酸对照品

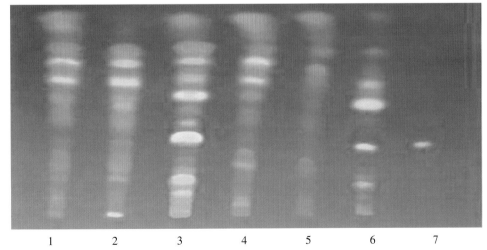

图9　水根中土大黄苷薄层色谱图

1-5.水根样品（3为华北大黄样品）　6.华北大黄对照药材　7.土大黄苷对照品

总灰分、水分　对12批样品测定，拟定总灰分限度不得过15.0%、水分限度不得过15.0%。见表1。

表1　12批样品测定结果（%）

序号	1	2	3	4	5	6	7	8	9	10	11	12
总灰分	7.8	7.0	7.6	8.1	8.4	7.0	6.5	8.5	11.4	14.4	13.6	8.4
水分	7.5	8.4	8.6	9.8	9.8	9.1	9.7	9.8	11.0	10.5	10.0	9.3

注：1、6、7.华亭马峡镇　2、3.甘南　4.陇西菜子镇　5.西和　8.岷县禾驮　9、10.岷县间井 11.礼县草坪　12.礼县沙金

【浸出物】照水溶性浸出物测定法《中国药典》（四部通则2201）项下的热浸法，对12批样品测定，规定限度不得少于20.0%。见表2。

表2　12批样品浸出物测定结果（%）

序号	1	2	3	4	5	6	7	8	9	10	11	12
浸出物	47.9	52.5	53.1	37.0	28.1	46.4	44.0	41.0	23.5	26.4	22.0	48.7

注：样品编号同表2.

【特征图谱】照高效液相色谱法（中国药典四部通则0512）测定。

色谱条件与系统适用性试验　以十八烷基硅烷键合硅胶为填充剂；以甲醇-0.1%磷酸溶液（85:15）为流动相；检测波长为254 nm。理论板数按大黄素计算应不低于3000。

参照物溶液的制备　取大黄对照药材约0.15 g，精密称定，置具塞锥形瓶中，精密加入甲醇25 ml，称定重量，加热回流1 h，放冷，再称定重量，用甲醇补足减失的重量，摇匀，滤过。精密量取续滤液5 ml，置烧瓶中，挥去溶剂，加8%盐酸溶液10 ml，超声处理2 min，再加三氯甲烷10 ml，加热回流1 h，放冷，置分液漏斗中，用少量三氯甲烷洗涤容器，并入分液漏斗中，分取三氯甲烷层，酸液再用三氯甲烷提取3次，每次10 ml，合并三氯甲烷溶液，减压回收溶剂至干，残渣加甲醇使溶解，转移至10 ml量瓶中，加甲醇至刻度，摇匀，滤过，取续滤液，作为对照药材参照物溶液。另取芦荟大黄素对照品溶液适量，精密称定，加甲醇制成每1 ml含80 μg的对照品溶液，作为对照品参照物溶液。

供试品溶液的制备　取【含量测定】项下的供试品溶液，即得。

测定法　分别精密吸取参照物溶液与供试品溶液10 μl，注入液相色谱仪，测定，即得。

供试品特征图谱中应呈现5个特征峰，并应与对照药材参照物色谱图中5个特征峰相对应，其中峰1应与对照品药材参照物特征峰保留时间相一致（图10）。

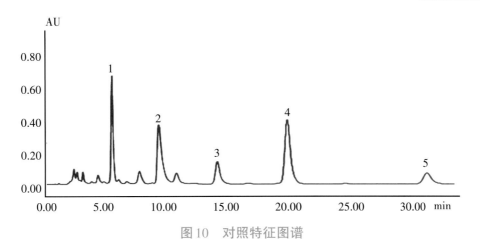

图10　对照特征图谱

5个特征峰中　峰1.芦荟大黄素　峰2.大黄酸　峰3.大黄素　峰4.大黄酚　峰5.大黄素甲醚

【含量测定】 参考《中国药典》大黄含量测定项[3]，建立测定总蒽醌含量的方法。

方法学研究显示，芦荟大黄素在1.699～67.96 μg、大黄酸在1.648～65.92 μg、大黄素在1.621～62.08 μg、大黄酚在1.682～67.28 μg、大黄素甲醚在0.956～38.24 μg范围内呈良好线性关系。精密度试验总蒽醌中芦荟大黄素、大黄酸、大黄素、大黄酚、大黄素甲醚的RSD分别为0.68%、0.15%、0.30%、0.15%、0.20%；游离蒽醌芦荟大黄素、大黄酸、大黄素、大黄酚、大黄素甲醚的RSD分别为0.56%、0.89%、0.29%、0.34%、0.32%。稳定性试验总蒽醌提取液于0 h、3 h、6 h、9 h、12 h内测定，结果芦荟大黄素、大黄酸、大黄素、大黄酚、大黄素甲醚在12 h内基本稳定，RSD分别为0.09%、0.46%、0.14%、0.03%、0.11%。游离蒽醌加样回收率试验，结果芦荟大黄素、大黄酸、大黄素、大黄酚、大黄素甲醚平均加样回收率分别为99.18%、99.42%、100.50%、98.31%、104.22%，对应RSD分别为1.16%、1.64%、1.89%、1.84%、1.13%。

对照品和样品的高效液相色谱图，见图11、图12。

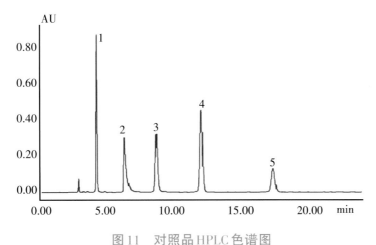

图11　对照品HPLC色谱图

1.芦荟大黄素　2.大黄酸　3.大黄素　4.大黄酚　5.大黄素甲醚

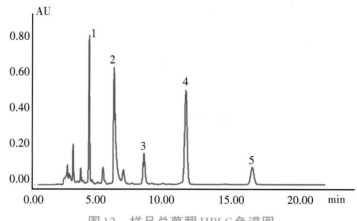

图12 样品总蒽醌HPLC色谱图

1.芦荟大黄素 2.大黄酸 3.大黄素 4.大黄酚 5.大黄素甲醚

测定8批样品，结果见表3、表4。

表3 8批样品游离蒽醌测定结果（%）

样品	芦荟大黄素	大黄酸	大黄素	大黄酚	大黄素甲醚	游离蒽醌量
1	0.1600	0.2115	0.2022	0.5472	0.1509	1.2717
2	0.0836	0.1073	0.0874	0.2721	0.0621	0.6125
3	0.2141	0.1523	0.8706	0.1791	0.0621	1.4782
4	0.1684	0.1194	0.0923	0.4214	0.1604	0.9620
5	0.2100	0.2702	0.2576	0.6939	0.1919	1.6236
6	0.1843	0.1617	0.1963	0.8145	0.2371	1.5939
7	0.1637	0.2023	0.1415	0.3442	0.1869	1.0386
8	0.1054	0.1350	0.1103	0.3435	0.0782	0.7724

表4 8批样品总蒽醌测定结果（%）

样品ID	芦荟大黄素	大黄酸	大黄素	大黄酚	大黄素甲醚	总蒽醌量
1	0.2291	0.2589	0.2936	0.6028	0.1912	1.5755
2	0.1948	0.1579	0.2209	0.8005	0.1746	1.5487
3	0.5058	0.4965	0.5574	1.3309	0.3540	3.2446
4	0.2119	0.1390	0.1669	0.6939	0.2513	1.4629
5	0.2845	0.3208	0.4057	0.7478	0.2392	1.9980
6	0.2046	0.3540	0.3963	1.1851	0.4701	2.6100
7	6.9290	8.1680	6.4490	13.7420	7.6760	1.4170
8	0.2477	0.2402	0.2738	0.6453	0.1722	1.5792

根据测定结果，将总蒽醌含量测定纳入标准正文，拟定限度不得过1.0%。

【化学成分】根茎中含蒽醌类成分，其中以结合态蒽醌为主，游离态蒽醌只占较小部分。游离型蒽醌包括大黄酚（Chrysophanol）、大黄素（Emodin）、大黄素甲醚（Physcion）、芦荟大黄素（Aloe－emodin）及大黄酸（Rhein）。结合型蒽醌主要为番泻苷（Sennoside）A、B、C、D、E、F，和以游离蒽醌为苷元的单糖苷或双糖苷；含有番泻苷（Sennoside）等成分[5]。

【炮制】【性味与归经】【功能与主治】【用法与用量】【注意】【贮藏】参照文献[1、3]和实际应用拟定。

参考文献

［1］甘肃省食品药品监督管理局.甘肃省中药材标准（2009年版）［S］.兰州：甘肃文化出版社，2009：51.

［2］甘肃省食品药品监督管理局.甘肃省中药炮制规范（2009年版）［S］.兰州：甘肃文化出版社，2009：28.

［3］国家药典委员会.中华人民共和国药典（2020年版·一部）［S］.北京：中国医药科技出版社，2020：24.

［4］冯素香，王哲，郝蕊，等.HPLC法同时测定不同产地掌叶大黄中10个蒽醌类化合物.药物分析杂志［J］.2017，7（5）：783.

［5］肖培根.新编中药志（第二卷）［M］.北京：化学工业出版社，2002：66-69.

火 焰 子

Huoyanzi

RAPHAHI RADIX

本品为毛茛科植物松潘乌头 *Aconitum sungpanense* Hand.-Mazz. 的干燥块根。秋季采挖，除去残茎及泥沙，晒干。

【性状】本品呈倒卵形或圆锥形，长 1.5～6 cm，直径 0.6～2 cm。表面黄褐色或棕褐色；子根较光滑；母根顶端残留茎基，有纵皱纹，具点状突出的侧根痕。质坚硬，不易折断。断面平坦，类白色。气微，味微苦、辛。

【鉴别】子根横切面：后生皮层为 1 列细胞，形状不规则；皮层为 4～6 列类长方形薄壁细胞，呈切向延伸，内侧可见石细胞或成环。内皮层为 1 列细胞，凯氏点明显。韧皮部有少数细小筛管群。形成层环呈 6～7 角星状。髓部细胞类圆形，含少量淀粉粒。

母根横切面：后生皮层 2～8 列细胞，有时脱落，只剩石细胞层。韧皮部可见散在的石细胞。

【炮制】除去残茎及泥沙，用时甘草水浸泡，文火炒干。

【性味与归经】辛、微苦，热。有大毒！

【功能与主治】活血散瘀，祛风除湿，消肿止痛。用于跌打损伤，风湿性关节痛，无名肿毒，疔毒。

【用法与用量】煎服 0.09～0.15 g；或入散剂，或浸酒服。外用适量，水、酒或醋磨汁涂搽；或研末调敷。

【注意】高热患者及孕妇忌服。一般炮制后入药，内服宜慎。

【贮藏】置阴凉干燥处，防虫蛀。

·起 草 说 明·

【别名】金牛七、松潘乌头。

【名称】本标准沿用习用名称。

【来源】火焰子为甘肃民间草药[1]，在治疗风湿性关节炎方面有显著的疗效，现已研发出新产品，作为原料药，故纳入地方标准[2]。

【原植物】多年生缠绕草本。块根倒卵形或圆锥形，长约 2.5 cm，通常 2 个并生。茎疏生柔毛。叶片 3 全裂，侧裂片 2 深裂，两面光滑或仅脉上有极细毛。总状花序腋生，有花 5～9，轴和花梗无毛或疏被反曲的短柔毛；下部苞片 3 裂；花两性，两侧对称；萼片

5，花瓣状，淡蓝紫色，有时带黄绿色，外面无毛或疏被短柔毛；花瓣2，无毛或疏被短毛，紧贴于盔瓣下；雄蕊多数，花丝中部以下扩大呈翅状；子房上位，5个离生心皮。蓇葖长圆形。种子三棱形。花期8～9月，果期9～10月（图1）。

生于海拔1000～3000 m的山地灌丛、林缘及疏林中。分布于甘肃东南部；四川、青海、宁夏、陕西等省区亦有分布。

【产地】甘肃民间自产自销。

【采收加工】秋季采挖，除去残茎及泥沙，晒干。

【性状】根据临洮县采集的实物，并参照文献[3]拟定。见图2。

【鉴别】根据临洮县采集的实物描述。见图3。

【化学成分】含塔拉胺（talati-samine）、展花乌头宁（chasmanine）、黄草乌头碱甲，丙（vilmorrlanine A，C）、13，15-双去氧乌头碱（13，15-dideoxyaconitine）、8-乙酰-14-苯甲酚酰展花乌头宁（8-acetyl-14-benzoyl-chasmanine）、乌头碱（aconitine）、滇乌碱（yunaconitine）、粗茎乌头甲（crossicauline A）、松潘乌头碱（sungpanconitine）等[3]。

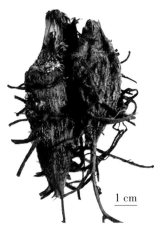

图2　松潘乌头药材图

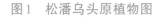

图1　松潘乌头原植物图

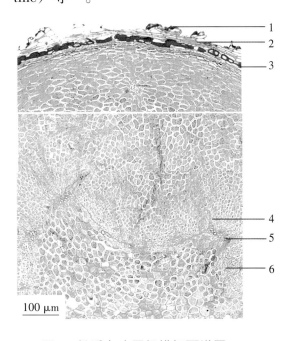

图3　松潘乌头子根横切面详图

1.后生皮层　2.皮层　3.石细胞层　4.韧皮部　5.木质部　6.形成层

【炮制】用时甘草水浸泡，文火炒干[1]。

【性味与归经】【功能与主治】【用法与用量】【贮藏】参照文献[1、2、3]拟定。

参考文献

［1］甘肃省卫生局．甘肃中草药手册（第三册）［M］．兰州：甘肃人民出版社，1973：1348.

［2］甘肃省食品药品监督管理局．甘肃省中药材标准（2009年版）［S］．兰州：甘肃文化出版社，2009：49-50.

［3］《中华本草》编委会．中华本草（第九册）［M］．上海：上海科学技术出版社，1999：149.

牛尾独活

Niuweiduhuo

HERACLEI RADIX

本品为伞形科植物短毛独活 *Heracleum moellendorffii* Hance 或牛尾独活 *Heracleum hemsleyanium* Diels 的干燥根。初春苗刚发芽或秋末茎叶枯萎时采挖，除去须根及泥沙，晒干。

【性状】**短毛独活**　根呈长圆锥形，少分枝，稍弯曲，长8～18 cm，直径0.7～2 cm。表面灰黄色至灰棕色，具不规则皱缩沟纹，皮孔细小，横向突起，顶端有残留的茎基及棕黄色的叶鞘。质坚韧难折断。断面皮部黄白色，多裂隙，可见棕黄色油点，木部淡黄色，形成层环淡棕色。气微香，味微苦。

牛尾独活　呈长圆柱形，少有分枝，长15～30 cm，直径0.6～3 cm。根头单一或有数个分叉，顶端有茎叶鞘残基。表面灰黄色，有不规则纵沟纹，皮孔细小，稀疏排列。质硬而脆。断面皮部黄白色，多裂隙，有众多棕黄色油点，木部黄白色，形成层环淡棕色。气微香，味稍甘而辛辣。

【鉴别】本品横切面：**短毛独活**　木栓层为4～8列细胞。皮层油室稀少，呈长椭圆形，周围分泌细胞5～8个。韧皮部约占根的2/3；散在数列径油室，周围分泌细胞7～12个，内含黄色油滴。形成层呈环。木质部略呈偏心形，木射线由2～6列细胞组成。导管呈放射状排列；木纤维群由数个纤维组成，壁较厚，胞腔小。

牛尾独活　皮层油室7～9个，周围分泌细胞6～10个。韧皮部约占根的1/2。木质部微呈偏心形，木射线宽1～2列细胞；导管多单个散在或2～3个相聚；木纤维发达。薄壁细胞中含淀粉粒。

【检查】**总灰分**　不得过9.0%（中国药典四部通则2302）。

【炮制】除去杂质，洗净，润透，切厚片，干燥。

【性味与归经】辛、苦，微温。归肺、肝经。

【功能与主治】祛风除湿，通痹止痛。用于风寒湿痹，腰膝疼痛，少阴伏风头痛。

【用法与用量】3～9 g。

【贮藏】置通风干燥处，防霉变，防虫蛀。

·起 草 说 明·

【别名】尾活、白独活、毛独活、大活、独活（商品）。

【名称】本标准沿用本省习用名称[1]。

【来源】独活为古代甘肃地产品种之一，《名医别录》载产于"雍州或陇西南安"。《图经本草》记载甘肃文县地产独活（文州独活）来源于独活属（*Heracleum L*）植物[2]。清代康熙《岷州志》《宁远县志》（今武山县）、《文县志》，乾隆《武威县志》《永昌县志》，道光《山丹县志》和光绪《礼县志》等地方志药类均收载独活，上述仅收药名，无形态描述，难于进一步考证。

现代文献记载为短毛独活 *Heracleum moellendorffii* Hance、牛尾独活 *Heracleum hemsleyanium* Diels 和多裂叶独活 *H.dissectifolium* K.T.Fu [3、4]，这三种甘肃习称牛尾独活，但多裂叶独活主要做为藏药使用，且根细小，故仅将前两种纳入地方标准[1]，本次将其药用部位修订为根。

【原植物】**短毛独活**　多年生草本。全体有短柔毛。根圆锥形，有分枝，浅灰棕色。茎有纵沟纹。基生叶宽卵形，三出式或羽状全裂，裂片5～7，宽卵形或近圆形，长5～25 cm，宽7～20 cm，不规则3～5浅裂至深裂，边缘有尖锐粗大锯齿；叶柄长5～50 cm，茎上部叶具膨大叶鞘。复伞形花序顶生和侧生；总苞片5～10，小苞片5～10；伞幅12～45，不等长；花梗20余条；花瓣白色，外围花有幅射瓣。双悬果矩圆状倒卵形，扁平，有短刺毛或近无毛；分果具5条棱，每棱槽有油管1，棒状，棕色，长约分果长的一半以上，合生面油管2，棒状。花期7月，果期8～10月（图1）。

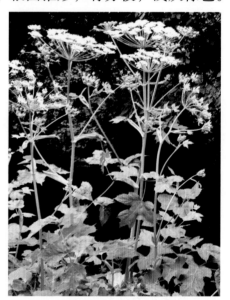

图1　短毛独活原植物图

生于海拔1000～2500 m的山坡、草地、灌木丛。分布于陇南、天水、甘南、定西等地；湖南、云南、四川、广西、贵州、陕西等省区亦有分布。

牛尾独活　茎下部叶三出式一至二回羽状分裂，有3～5裂片；茎上部叶卵形，3浅裂至3深裂，边缘有契形锯齿和短凸尖。伞辐16～18，不等长。果实近圆形，背部每个棱槽中有油管1，长为分果长度的一半或稍超过。

生于海拔900～1800 m的草地、灌木丛。分布于天水、陇南等地；四川、湖北等省亦有分布。

【产地】产于陇南、天水、甘南等地。近年多从四川等地购进。

【采收加工】根据实际情况描述。采挖时勿折断根，干燥时亦不能用烟火熏。

【性状】根据武都商品药材，并对照植物标本描述。见图2。

【鉴别】原标准已收载。牛尾独活（植物）根横切面的显微特征。见图3。

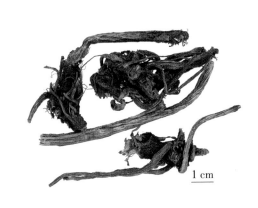

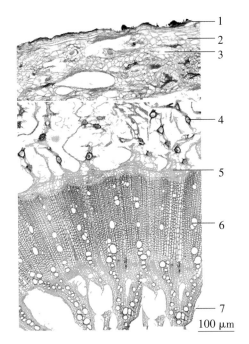

图2　牛尾独活药材图　　　　　　图3　牛尾独活根横切面详图

1.木栓层　2.皮层　3.皮层油室　4.韧皮部油室

5.韧皮部　6.木质部　7.木射线

【检查】**总灰分**　原标准对10批样品进行测定，维持原标准不得过9.0%的限度[1]，结果见表1。

表1　10批样品测定结果（%）

样　品	1	2	3	4	5	6	7	8	9	10
总灰分	8.9	8.1	7.9	6.7	5.3	7.8	81	7.6	7.8	8.6

【化学成分】短毛独活 *Heracleum moellendorffii* 挥发油中分离出47种成分，主要有β-蒎烯含24.3%、1-甲基-4-异丙烯基-环己烯含8.6%、α-蒎烯含8.2%、斯巴醇含6.2%、异-蒎烯含2.8%、3，4-二甲基-葵三烯-2，4，6含3.8%、醋酸冰片酯含2.5%、3，2-甲基-辛烷含2.1%、3-羧基-丁酸丁酯含1.4%和异戊酸辛酯含1.1%等[5]。

从牛尾独活 *Heracleum hemsleyanium* Diels 根的乙醇提取物中分离鉴定出当归素、异佛手柑内醋、6-甲氧基当归素、虎耳草素、佛手柑内酯、欧前胡素、异虎耳草素、哥伦比亚内酯、阿魏酸、硬脂酸、β-谷甾醇和胡萝卜苷化合物等[6]。

【药理作用】短毛独活 *Heracleum moellendorffii* Hance 对小鼠醋酸扭体镇痛效果显著[7]。

【性味与归经】【功能与主治】【用法与用量】【贮藏】参照文献[3、8]拟定。

参考文献

［1］甘肃省食品药品监督管理局.甘肃省中药材标准（2009年版）［S］.兰州：甘肃文化出版社，2009：31-33.

［2］宋平顺，朱俊儒，马潇，等.甘肃产独活类中药的本草学研究［J］.中医药学报，2004，32（4）：24-25.

［3］甘肃省卫生局.甘肃中草药手册（第一册）［M］.兰州：甘肃人民出版社，1970：316.

［4］宋平顺，张伯崇，卫玉玲，等.甘肃省中药材复杂品种及质量的调查研究（Ⅰ）—地区习用品种的调查［J］.中国中药杂志，1996，21（12）：717-720.

［5］马潇，朱俊儒，宋平顺，等.甘肃产独活及牛尾独活挥发油成分的气-质联用分析［J］.中国现代应用药学杂志，2005，22（1）：44.

［6］饶高雄，等.牛尾独活的化学成分［J］.云南中医学院学报，1994，17（3）：4-6.

［7］宋京都，王巍，姚世霞.甘肃三种独活商品镇痛、抗炎作用研究［J］.现代中药研究与实践.2006，20（1）：33.

［8］《中华本草》编委会.中华本草（第五册）［M］.上海：上海科学技术出版社.1999：960-961.

牛 蒡 根

Niubanggen

ARCTII RADIX

本品为菊科植物牛蒡 *Arctium lappa* L. 的干燥根。秋季采收，洗净，晒干，或趁鲜加工成厚片。

【性状】本品呈圆锥形、圆柱形，长5～12 cm，直径1～3.5 cm；或呈椭圆形、类圆形的厚片。表面灰黄色、黄褐色，具纵向沟纹和横向突起的皮孔。质坚硬，略肉质。断面黄白色。气微，味微甜。

【鉴别】（1）本品横切面：木栓层为数列细胞。皮层宽广。韧皮部较窄，形成层呈环状。木质部宽广，导管略呈三角状排列，向内渐少；木射线由9～17列薄壁细胞组成。

（2）取本品粉末0.5 g，加80%甲醇15 ml，超声处理30 min，滤过，滤液蒸干，残渣加甲醇1 ml使溶解，作为供试品溶液。另取牛蒡根对照药材0.5 g，同法制成对照药材溶液。照薄层色谱法（中国药典四部通则0502）试验，吸取上述两种溶液各5 μl，分别点于同一聚酰胺薄膜上，以甲醇-冰醋酸-水（4:1:5）为展开剂，展开，取出，晾干，喷以2%三氯化铝乙醇溶液，置紫外光灯（365 nm）下检视。供试品色谱中，在与对照药材色谱相应的位置上，显相同颜色的斑点。

【检查】水分　不得过10.0%（中国药典四部通则0832第二法）。

总灰分　不得过7.0%（中国药典四部通则2302）。

酸不溶性灰分　不得过2.0%（中国药典四部通则2302）。

【浸出物】照水溶性浸出物测定法（中国药典四部通则2201）项下的热浸法测定，不得少于28.0%。

【炮制】除去杂质，洗净润透，切厚片，晒干。

【性味与归经】微甘，凉。归肺、心经。

【功能与主治】散风热，消毒肿。主治风热感冒，头痛，咳嗽，热毒面肿，咽喉肿痛，齿龈肿痛，风湿痹痛，癥瘕积块，痈疖恶疮，痔疮脱肛。

【用法与用量】6～15 g；外用适量，水煎冲洗。

【贮藏】置阴凉干燥处。

·起 草 说 明·

【别名】恶实根、鼠粘根、牛菜。

【名称】本标准沿用传统名称。

【来源】牛蒡 *Arctium lappa* L.根部作为药用，始载于《名医别录》，称"恶实根"，《药性论》称"牛蒡根"[1]。此外，牛蒡根在古代亦作为蔬菜食用，《本草图经》记载"作菜茹尤益人"[1]。近年甘肃人工栽培牛蒡子较广泛，产地有收购根部销售，临床应用比较普遍，本品除药用外，亦有食用，故纳入地方标准[2]。

【原植物】两年生草本。根粗壮，肉质。茎上部多分枝，带紫褐色，具微毛，有纵条纹，基生叶丛生，叶片长卵形或阔卵形，先端钝，基部心形，全缘，常呈波状起伏或有小齿，上表面绿色，有疏短毛，下表面密被灰白色毛绒；茎生叶互生，卵形，至上部逐渐变小。头状花序丛生，枝顶或排列成伞房状，密生白色细茸毛。总苞球形，总苞片披针形或线状披针形，呈覆瓦状排列；小花全为管状，两性，淡红紫色，顶端5齿裂；雄蕊5；子房下位，顶端着生分离的白色冠毛，柱头2裂。瘦果长椭圆形或倒卵形，灰褐色，具纵棱。花期6～7月，果期8～9月（图1）。

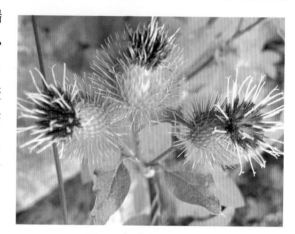

图1　牛蒡根原植物图

生于路旁沟边、山坡向阳地、林边。庆阳、定西、陇南等地栽培，分布于全国各地。

【产地】主产于庆阳、陇南、定西等地。近年多有购进。

【采收加工】牛蒡根为栽培一年生的根，秋季时采收，洗净，晒干；或趁鲜加工成厚片，晒干。本次修订中增加趁鲜加工成厚片的产地加工方法。

【性状】市场销售的牛蒡根包括药材、切片两种。经调查，一般产地加工个子货，也有趁鲜切片加工的。本次修订同时收入两种规格。见图2。

【鉴别】（1）显微鉴别　根据采集的牛蒡根对照市售的实物描述。见图3。

（2）薄层色谱鉴别　开展以齐墩果酸、绿原酸和牛蒡根为对照药材的薄层色谱鉴别。根据实验结果，本次增加以牛蒡根对照药材的薄层色谱鉴别。见图4。

【检查】水分　按《中国药典》（四部通则0832第二法）[3]对10批样品的测定，结果见表1。

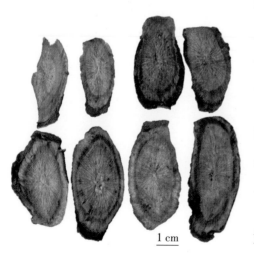

1 cm

图2　牛蒡根饮片图

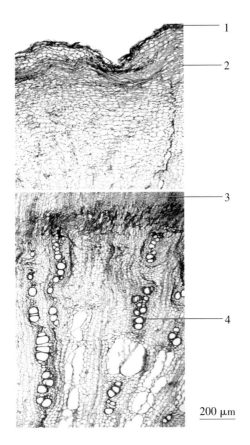

图3　牛蒡根横切面详图

1.木栓层　2.皮层　3.韧皮部　4.木质部

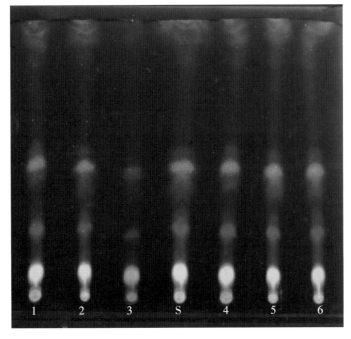

图4　牛蒡根薄层色谱图

S.牛蒡根对照药材　　1-6.牛蒡根商品

表1　10批样品测定结果（%）

样品	1	2	3	4	5	6	7	8	9	10
水分	8.4	8.3	9.5	8.2	8.7	7.6	8.6	7.8	8.2	8.5
总灰分	5.8	6.6	6.5	5.1	4.2	4.5	4.6	6.8	5.5	6.2
酸不溶性灰分	1.4	1.7	1.8	2.2	1.0	1.6	0.8	2.5	1.7	1.4
浸出物	45.5	42.8	51.3	45.6	33.7	43.6	33.7	58.1	68.1	28.3

注：水分样品：1.山西　2.江西　3-5.山东　6.湖南　7-10.甘肃；其他为原标准数据。

本次增加水分检查项目，根据测定结果，拟定限度不得过10.0%。

总灰分、酸不溶性灰分　维持原标准分别不得过7.0%和2.0%的限度。原测定结果见表1。

【浸出物】维持原标准限度不得少于28.0%。原测定结果见表1。

【化学成分】牛蒡根中含有硫炔类、多酚类、挥发油、氨基酸、糖类、黄酮苷类成分[2、4、5、6]。主要分离出牛蒡酮（aretinone）、牛蒡醇（aretinol）、牛蒡醛（aretinal）、牛蒡酸（aretic acid）、牛蒡酸-b-甲酯（methyl arctatc b）、牛蒡子苷、山奈酚、橙皮苷、芒柄花苷、异芒柄花苷、新甘草苷、新异甘草苷、甘草苷、柚皮素-7-芸香糖苷、淫羊藿苷、1，5-O-二咖啡酰-3-O-（4-苹果酸甲酯）-奎宁酸、3，5-二咖啡酰奎宁酸甲酯、绿原酸甲酯、咖啡酸甲酯和腺苷等化合物。

【药理作用】牛蒡根具广泛的药理作用[2、5、6]，（1）降血糖作用：牛蒡根多糖对Ⅱ型糖尿病大鼠症状具有改善作用。（2）抗氧化作用：牛蒡根乙醇提取物、水提取物具有一定的抗氧化活性。（3）抑菌作用：牛蒡根乙醇提取物、水提取物对大肠杆菌、金黄色葡萄球菌、枯草芽孢杆菌、黑曲霉和酵母菌具有抑菌效果。（4）保肝作用：牛蒡根水提取物可保护四氯化碳或对乙酰氨基酚诱导的小鼠肝损伤及酒精中毒导致的肝损伤。（5）其他作用：牛蒡根还具有抗肿瘤、抗突变、免疫调节、抗炎等作用。

【炮制】【性味与归经】【用法与用量】【贮藏】参照文献[1、2、7]拟定。

参考文献

［1］甘肃省食品药品监督管理局.甘肃省中药材标准（2009年版）［S］.兰州：甘肃文化出版社，2009，34-36.

［2］《中华本草》编委会.中华本草（第七册）［M］.上海：上海科学技术出版社，1999：656.

［3］国家药典委员会.中华人民共和国药典（2020年版·四部）［S］.北京：中国医药科技出版社，2020：114，234.

［4］陈世雄，陈靠山.牛蒡根化学成分及活性研究进展［J］.食品与药品，2010，12（7）：281-284.

［5］王艳奇，秦伟.牛蒡根活性物质的研究进展［J］.齐齐哈尔医学院学报，2011，32（5）：766-767.

［6］谢小花，安晓婷，陈静，等.牛蒡根中的功能成分及多酚类化合物提取方法研究进展［J］.湖南文理学院学报（自然科学版），2019，31（3）：726-731.

［7］南京药学院《中草药学》编写组.中草药学（下册）［M］.南京：江苏科学技术出版社，1980：1124.

兰州百合

Lanzhoubaihe

LILII DAVIDII BULBUS

本品为百合科植物兰州百合 *Lilium davidii* Duchartre *var.unicolor* Cotton. 的干燥肉质鳞叶。秋季采挖，洗净，剥取鳞叶，直接干燥。

【性状】 本品呈长椭圆形、卵圆形，长1～4 cm，宽0.5～2 cm。表面黄白色，局部略显淡棕黄色或有时微带紫色，有数条纵直平行的维管束。顶端稍尖，基部较宽，边缘薄，微波状，略向内弯曲。质硬而脆，断面较平坦，角质样。气微，味甜。

【鉴别】 取本品粉末1 g，加甲醇10 ml，超声处理20 min，滤过，滤液浓缩至1 ml，作为供试品溶液。另取兰州百合对照药材1 g，同法制成对照药材溶液。照薄层色谱法（中国药典四部通则0502）试验，吸取上述两种溶液各10 μl，分别点于同一硅胶G薄层板上，以石油醚（60～90 ℃）–乙酸乙酯–甲酸（15:5:1）的上层溶液为展开剂，展开，取出，晾干，喷以10%磷钼酸乙醇溶液，加热至斑点显色清晰。供试品色谱中，在与对照药材色谱相应的位置上，显相同颜色的斑点。

【检查】 水分　不得过10.0%（中国药典四部通则0832第二法）。

总灰分　不得过6.0%（中国药典四部通则2302）。

酸不溶性灰分　不得过1.0%（中国药典四部通则0832）。

二氧化硫残留量　照二氧化硫残留量测定法（中国药典四部通则2331）不得过150 mg/kg。

【浸出物】 照水溶性浸出物测定法（中国药典四部通则2201）项下的热浸法测定，不得少于40.0%。

【含量测定】 对照品溶液的制备　取经105 ℃干燥至恒重的D-无水葡萄糖对照品适量，精密称定，加水制成每1 ml含无水葡萄糖0.3 mg的溶液，即得。

标准曲线的制备　精密量取对照品溶液0.1 ml、0.2 ml、0.3 ml、0.4 ml、0.5 ml、0.6 ml，分别置15 ml具塞刻度试管中，各加水至2.0 ml，摇匀，在冰水浴中缓缓滴加0.2%蒽酮–硫酸溶液8.0 ml，混匀，放冷后置水浴中保温10 min，取出，立即置冰水浴中冷却10 min，取出，以相应试剂为空白。照紫外–可见分光光度法（中国药典四部通则0401），在588 nm波长处测定吸光度。以吸光度为纵坐标，浓度为横坐标，绘制标准曲线。

测定法　取本品细粉约0.25 g，精密称定，置圆底烧瓶中，加80%乙醇150 ml，加热回流1 h，趁热滤过，残渣用80%热乙醇洗涤3次，每次10 ml，将残渣及滤纸置烧瓶中，加水150 ml，加热回流1 h，趁热滤过，残渣及烧瓶用热水洗涤4次，每次10 ml，合并滤液与洗液，放冷，转移至200 ml量瓶中，加水至刻度，摇匀，精密量取1 ml，置15 ml具塞刻度试管中，照标准曲线制备项下的方法，自"加水至2.0 ml"起，依法测定吸光度，从标准曲线上读出供试品溶液中含无水葡萄糖的重量（mg），计算，即得。

本品按干燥品计算，含多糖以D–无水葡萄糖（$C_6H_{12}O_6$）计，不得少于6.0%。

【炮制】除去杂质。

【性味与归经】甘，平。归心、肺经。

【功能与主治】清热润肺，止咳，清心安神。用于咳嗽吐血，虚烦不安，心慌惊悸，失眠多梦，浮肿。

【用法与用量】9～15 g。常蒸、煮粥食用。

【贮藏】置通风干燥处。

·起草说明·

【别名】食用百合、百合（商品）。

【名称】本品因盛产于兰州，品质优良，享有兰州百合之美称，沿用原地方标准的名称[1]。

【来源】百合在《神农本草经》中列为中品。《图经本草》所绘成州百合（今甘肃成县），今考证与百合科野百合 *Lilium brownii* 或变种百合 *Lilium brownii* var. *vividiilum* 相符。据地方志记载，甘肃东南部在清初已普遍地产百合，来源于野生资源野百合 *Lilium brownii*、卷丹 *Lilium lancifolium* 或细叶百合 *Lilium pumilum*。

甘肃地产百合沿用至今，尤以兰州家种百合最负盛名。据清代宣统元年《甘肃新通志》记载"皋兰（今兰州）向不产此（百合），今种者甚多"。据调查，兰州百合最初由杨姓氏从陕西带回百合籽种，回家乡试种，由于环境适宜，方法得当，栽种成功。过去一直以兰州西果园为中心种植，近年周边地（县）也推广栽培，均获成功。兰州百合经长期培育驯化，品种优良，已成为我国四大百合主产区之一。

本品主要作为食用百合应用，但产地亦作药用，用于清热、润肺、止咳。原植物鉴定为百合科百合属植物兰州百合 *Lilium davidii* Duchartre var. *unicolor* Cotton. 的鳞茎，故纳入地方标准[1]。

【原植物】多年生草本。鳞茎扁球形或宽卵形，高2～4 cm，直径2～4.5 cm。茎有的带紫色，密被有小乳头状突起。叶多数散生，在中部较密集，条形，长7～12 cm，宽2～3(6) mm，先端急尖，边缘反卷并有明显的小乳头状突起，中脉明显，往往在叶腹面凹陷，在叶背面凸出，叶腋有白色绵毛。花单生或2～8朵排成总状花序；苞片叶状，长4～7.5 cm，宽3～7 mm；花梗长4～8 cm；花下垂，橙黄色，无或稀有细小的紫黑色斑点；外轮花被片3，长5～6 cm，宽1.2～1.4 cm；内轮花被片3，比外轮花被片稍宽，蜜腺两边具小乳头状突起，其外侧两边又有少数流苏状乳突；雄蕊6，花丝长4～5.5 cm；花药长1.4～16 cm；子房上位，圆柱形，长1～1.2 cm，宽2～3 mm，花柱长为子房的2倍以上，柱头膨大，3浅裂。蒴果长矩圆形，长约3.5 cm，宽1.6～2 cm。花期7～8月，果期9月（图1）。

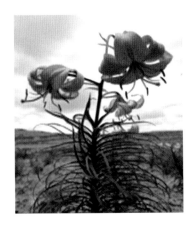 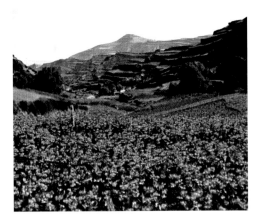

图1　兰州百合原植物图　　　　　图2　兰州百合种植基地图

主要栽培于兰州（图2），定西、平凉、白银、临夏等地亦有栽培。

【产地】 主产于兰州（七里河区、西固区），近年来榆中、皋兰、永靖等地亦产。

【采收加工】 经实际调查，过去兰州百合有沸水略烫加工方法，现状产地采收后直接晒干或热风循环干燥，对原描述进行修订。

【性状】 根据商品药材描述。兰州百合药材由于生长年限的差别，在大小方面存在差异，内外鳞叶大小也存在差异，另外由于干燥方式不同会造成表面颜色有差异。见图3、图4。

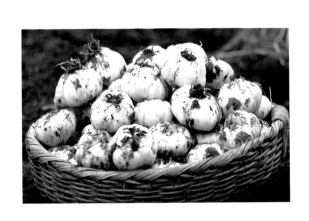 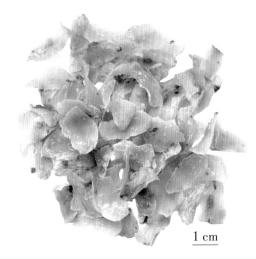

图3　兰州百合鲜品图　　　　　图4　兰州百合药材图

【鉴别】 参照《中国药典》百合鉴别方法[2]，拟定兰州百合薄层色谱鉴别方法，同时对色谱条件进行优化。见图5。

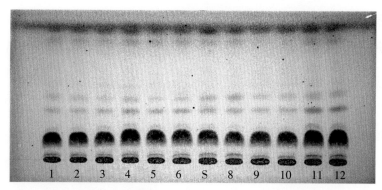

图5　兰州百合薄层色谱图（日光下）

S.兰州百合对照药材；1-12.兰州百合（表1中的1-12号样品）

在上述的色谱条件下，斑点均分离较好，专属性强，列入标准正文。

原标准收载鳞叶横切面鉴别，由于不易观察，未列入标准正文。

表皮层1列细胞，略切向延长。薄壁细胞10余列，外侧呈类方形、类长方形，中间呈类圆形。散在维管束6～12个，导管数个均匀散在，或排列呈"Y""U"形；有时在近皮层或维管束旁可见少量草酸钙小方晶。

【检查】水分、总灰分、酸不溶性灰分　分别按《中国药典》（四部通则0832第二法、2302）[3]，对12批样品测定。见表1。

表1　12批样品测定结果（%）

样品	1	2	3	4	5	6	7	8	9	10	11	12
水分	4.9	4.7	5.9	5.4	6.7	6.3	5.4	5.1	6.0	5.9	5.0	5.4
总灰分	3.8	4.1	3.6	3.2	4.5	4.3	2.5	2.3	4.2	5.1	4.3	4.1
酸不溶性灰分	0.3	0.4	0.2	0.2	0.3	0.3	0.3	0.3	0.3	0.2	0.5	0.4

注：1-12.为兰州不同产地的样品。

根据测定结果，拟定水分、总灰分和酸不溶性灰分的限度分别不得过10.0%、6.0%和1.0%。

二氧化硫残留量　按《中国药典》（四部通则2331）[3]对10批市售样品测定。见表2。

表2　10批样品测定结果（%）

样品	1	2	3	4	5	6	7	8	9	10
残留量	20.2	114.7	75.7	57.3	72.2	116.9	51.4	215.1	236.7	25.8

根据结果，拟定二氧化硫残留量限度不得过150 mg/kg，纳入本标准。

重金属及有害元素 按照《中国药典》（四部通则2321）[3]原子吸收分光光度法或电感耦合等离子体质谱法对12批样品进行测定。见表3。

表3 12批样品重金属及有害物质测定结果（mg/kg）

样品	1	2	3	4	5	6	7	8	9	10	11	12
铅	0.14	0.10	0.013	0.07	0.02	0.09	0.08	0.14	0.06	0.10	0.01	0.01
镉	0.11	0.14	—	—	—	0.15	0.14	0.06	0.051	0.12	—	—
砷	0.087	0.11	—	—	—	0.09	0.07	0.05	0.06	0.08	—	—
汞	0.012	0.01	0.01	0.01	0.01	0.01	0.01	0.01	0.01	0.01	0.01	0.01
铜	5.23	4.18	0.03	0.08	0.04	4.12	3.81	5.48	5.65	5.84	0.04	0.06

注：1-12.同表1；—示<0.001。

检测结果，铅、镉、砷、汞和铜的残留量，均低于《中国药典》中相关品种项下的限度要求，故仅为参考，不列入标准正文。

有机氯农药残留量 按照《中国药典》（四部通则2341）[3]对12批样品进行测定，结果含总六六六、总滴滴涕、五氯硝基苯均低于检测限，故未列入标准正文。

【浸出物】 按《中国药典》（四部通则2201）[3]的热浸法和冷浸法，以水为溶剂，对12批样品测定。见表4。

表4 12批样品浸出物测定结果（%）

样品	1	2	3	4	5	6	7	8	9	10	11	12
热浸	66.2	66.9	63.3	64.3	64.2	62.2	70.4	69.7	66.9	68.2	63.9	72.5
冷浸	54.3	54.6	52.5	52.8	55.2	54.6	58.2	57.7	52.3	53.1	58.8	59.2

注：1-12.同表1。

根据测定结果，拟定水溶性浸出物的热浸法测定，限度不得少于40.0%，纳入本标准。

【含量测定】 根据兰州百合含有多糖成分，参照《中国药典》黄精【含量测定】[2]，建立兰州百合中多糖含量测定方法。结果见表5。

方法学表明，兰州百合多糖在31.10～186.62 μg范围内呈良好线性关系。平均回收率为94.23%，RSD为1.05%。

表5 12批样品多糖含量测定结果（%）

样品	1	2	3	4	5	6	7	8	9	10	11	12
含量	9.67	9.51	9.03	10.00	9.41	8.98	8.01	9.48	10.14	11.48	8.32	7.92

注：1-12.同表1。

根据12批样品测定结果，兰州百合多糖含量在7.92%～11.48%。拟订兰州百合多糖的限度不得少于6.0%，以控制药材质量。

【化学成分】兰州百合含磷脂酸、磷脂酰胆碱、磷脂酰肌醇、双磷脂酰甘油、溶血磷脂酰胆碱及磷脂酰醇胺[4]。从花中分离到β-谷甾醇、豆甾醇和大黄素成分[5]。

【药理作用】兰州百合水提醇沉物对小白鼠SO_2引咳法具明显的镇咳作用；对小白鼠用酚红比色法具明显的祛痰作用；兰州百合明显增加戊巴比妥钠的睡眠时间及阈下剂量的睡眠率，具明显的镇静作用；兰州百合明显延长小鼠的游泳时间而具抗疲劳作用；对异丙肾上腺所致心肌耗氧增加，能延长缺氧时间[5]。

【炮制】【性味与归经】【功能与主治】【用法与用量】【贮藏】参照文献[1]及甘肃省民间用药拟定。

参考文献

［1］甘肃省食品药品监督管理局.甘肃省中药材标准（2009年版）［S］.兰州：甘肃文化出版社，2009：62-64.

［2］国家药典委员会编.中华人民共和国药典（2020年版·一部）［S］.北京：中国医药科技出版社，2020：319.

［3］国家药典委员会编.中华人民共和国药典（2020年版·四部）［S］.北京：中国医药科技出版社，2020：59，114，232，234，238，239.

［4］封士兰，何兰，王敏，等.百合花化学成分的研究［J］.中国中药杂志，1994，19（10）：68-71.

［5］李卫民，孟宪纾，等.百合的药理作用研究［J］.中药材，1990，13（6）：31-33.

甘肃白头翁

Gansubaitouweng

ANEMONES RADIX ET RHIZOMA

本品为毛茛科植物大火草 *Anemone tomentosa*（Maxim）Pei.的干燥根及根茎，春、秋二季采挖，除去泥沙，晒干。

【性状】本品根略呈圆锥形，长8～10 cm，直径0.5～1.2 cm；头部稍粗大，常有数个茎基，并附有棕色膜质鳞叶和残存叶柄，下面渐细而弯曲。叶柄基部纤维状；根头及叶柄密生白色绵毛；质较硬。皮部灰褐色，木质部淡黄色，木化部分多呈两个扇状对应排列。或有根茎，呈圆柱状，表面灰棕色至棕褐色，可见叶柄残痕，具纵向或扭曲的沟纹，外皮呈剥落状。气特异，味涩而苦。

【鉴别】本品根横切面：皮层由2～6列木栓化细胞组成。韧皮部宽广，外侧细胞较大，呈切向延长，内侧变小，呈不规则多边形；射线不明显；韧皮纤维成群或单个散在，大多数呈环状排列。形成层数列细胞。木质部发达，木射线宽广，木化组织多数为两个大扇形，导管呈散在分布，木射线4～10列。根茎中央具髓。

【炮制】除去杂质，净选，润透，切厚片，晒干。

【性味与归经】苦，寒。

【功能与主治】清热解毒，凉血止痢。用于热毒血痢，湿热带下，鼻衄，血痔等。

【用法与用量】9～15 g。外用适量，捣敷。

【贮藏】置通风干燥处。

·起 草 说 明·

【别名】白头翁、大火草、野棉花。

【名称】本省沿用白头翁名称，冠以甘肃以示与《中国药典》品种区别。

【来源】白头翁为常用中药。全国使用品种十分复杂，各地习用品众多[1]。《中国药典》收载白头翁 *Pulsatilla chinensis*（Bunge）Rege1，在甘肃分布资源有限。康熙《静宁州志》记载"白头翁，俗名野棉花"。而民国《重修定西县志》记载"野棉花，一名白头翁，产山谷，花落结果，种皮外被绒毛"。可见历史上以野棉花做为白头翁入药早已形成。现代民间用药仍称大火草 *Anemone tomeutosa*（Haxim）Pei.为野棉花[2]。20世纪60年代后形成商品，大火草是我省白头翁药材商品的主要来源之一[3]，使用历史较久，故收入地方标准[4]。

根据野外调查，考察商品药材，本次对药用部位修订为根及根茎。

【原植物】多年生草本。基生叶为三出复叶；小叶卵形，长9～16 cm，宽7～12.5 cm，3裂，边缘有粗锯齿或小牙齿，被白色绒毛；叶柄长16～48 cm。花葶密生短绒毛；总苞苞片3，叶状；聚伞花序2至3回分枝；花梗密生绒毛；萼片5，白色或带粉红色，倒卵形，背面被短绒毛；无花瓣；雄蕊多数，花丝丝状；子房被绒毛。聚合果球形。瘦果被柔毛。花期7～10月，果期8～11月（图1）。

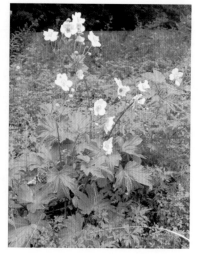

图1　甘肃白头翁原植物图

生于海拔1000～2700 m的山地草坡、田间、路边及沟旁。分布于甘肃大部分地区；四川、陕西、河南、山西和河北等省区亦有分布。

【产地】主产于天水、临夏、定西等地。

【采收加工】春、秋二季采挖，除去茎叶，须根及泥土，晒干。商品中往往带有较多的残茎，应在采购时除尽。

【性状】根据商品药材，对照标本描述。有的大火草具有明显的根茎，本次予以修订。见图2、图3。

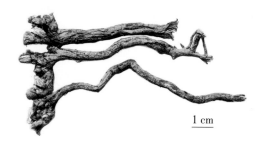

1 cm

图2　甘肃白头翁药材（根）图

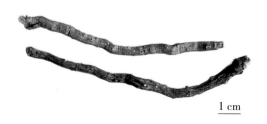

1 cm

图3　甘肃白头翁药材（根茎）图

【鉴别】根横切面鉴别　对原标准的描述进行文字修改。见图4。

【化学成分】分离得到8个非生物碱类化合物，分别鉴定为4，5-二甲氧基-7-甲基香豆素、4，7-二甲氧基-5-甲基香豆素、白桦脂酸、齐墩果酸、齐墩果酸3-O-α-L-吡喃阿拉伯糖苷、齐墩果酸吡喃半乳糖基-（13）-β-D-吡喃葡萄糖苷、常青藤皂苷元3-O-α-L-吡喃阿拉伯糖苷和18-羟基乌索酸[5]。

【炮制】【性味与归经】【功能与主治】【用法与用量】【贮藏】参照文献[2、4、6]拟定。

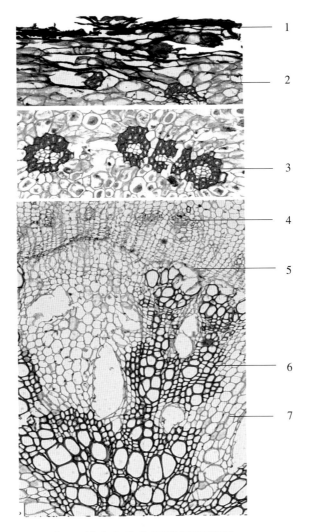

图4　甘肃白头翁根横切面详图

1.皮层　2.韧皮薄壁细胞　3.韧皮纤维　4.韧皮筛管细胞

5.形成层　6.木质部导管　7.木质部射线

参考文献

［1］徐国钧、袁昌齐，等.中药白头翁生药鉴定研究［J］.药学学报.1958，6（5）：256-272.

［2］甘肃省卫生局.甘肃中草药手册（第一册）［M］.兰州：甘肃人民出版社，1970：438.

［3］宋平顺，张伯崇，卫玉玲，等.甘肃省中药材复杂品种及质量的调查研究（Ⅰ）—地区习用品种的调查［J］.中国中药杂志，1996，21（12）：717-720.

［4］甘肃省食品药品监督管理局.甘肃省中药材标准（2009年版）［S］.兰州：甘肃文化出版社，2009：54-56.

［5］胡浩斌，郑旭东，朱继华，等.大火草根的化学成分研究［J］.中国药学杂志，2011，46（4）：252-255.

［6］中国药品生物制品检定所，等.中药鉴别手册（第一册）［M］.北京：科学出版社，1972：145-151.

甘肃刺五加

Gansuciwujia

ACANTHOPANACIS RADIX ET RHIZOMA SEU CAULIS

本品为五加科植物短柄五加 *Acanthopanax brachypus* Harms 或藤五加 *Acanthopanax leucorrhizus*（Oliv.）Harms 的干燥根、根茎或茎。春、秋二季采挖，除去杂质，晒干。

【性状】本品根茎粗短，呈不规则结节状。根呈圆柱形，稍弯曲，直径0.5～2 cm，长短不等；表面灰黄色或灰棕色，有细密的纵纹及侧根痕，并有微突起的椭圆形皮孔；质坚硬，断面黄白色，纤维性。茎呈长圆柱形，常弯曲，灰褐色或灰棕色，具微突起的椭圆形皮孔，无刺或有硫短的皮刺。微具香气，味淡后微辛。

【鉴别】（1）本品根横切面：**短柄五加**　木栓层6～15列细胞；栓内层3～6列细胞，壁略增厚。皮层及韧皮部具分泌道，呈椭圆形，直径12～80 μm，周围分泌细胞6～7个；薄壁细胞有众多的草酸钙簇晶。韧皮纤维较多，单个或数个成群，韧皮射线1～4列。木质部导管较密，散在或数个切向排列，木射线1～3列，木纤维发达。

藤五加　栓内层2～3列细胞。分泌道较少，直径12～50 μm，周围分泌细胞3～7个；韧皮纤维稀少。

本品茎横切：**短柄五加**　木质部射线8～15列。中央有髓。

藤五加　木质部射线4～9列。中央有髓

（2）取本品粉末5 g，加甲醇50 ml，超声处理30 min，滤过，滤液蒸干，残渣加甲醇1 ml使溶解，作为供试品溶液；另取紫丁香苷对照品适量，加甲醇制成每1 ml含0.2 mg的对照品溶液。照薄层色谱法（中国药典四部通则0502）试验，吸取上述两种溶液各5 μl，分别点于同一硅胶GF$_{254}$薄层板上，以三氯甲烷-甲醇-水（10:6:2）10 ℃放置的下层溶液为展开剂，展开，取出，晾干，置紫外光灯（254 nm）下检视。供试品色谱中，在与对照品色谱相应的位置上，显相同颜色的荧光斑点。

【检查】**总灰分**　不得过8.0%（中国药典四部通则2302）。

酸不溶性灰分　不得过1.0%（中国药典四部通则2302）。

【含量测定】照高效液相色谱法（中国药典四部通则0512）。

色谱条件与系统适用性试验　以十八烷基硅烷键合硅胶为填充剂；以乙腈-0.5%磷酸溶液（11:89）为流动相；检测波长265 nm；柱温40 ℃。理论板数按紫丁香苷峰计算应不低于3000。

对照品溶液的制备　取紫丁香苷对照品适量，精密称定，加乙醇制成每1 ml含0.20 mg的溶液，即得。

供试品溶液的制备　取本品粉末（过三号筛）1 g，精密称量，置具塞锥形瓶中，精密加入甲醇20 ml，称定重量，放置12 h，超声处理（功率250 W，频率40 kHz）30 min，放冷，再称定重量，用甲醇补足减失的重量，摇匀，滤过，取续滤液，即得。

测定法　分别精密吸取对照品溶液与供试品溶液各20 μl，注入液相色谱仪，测定，即得。

本品按干燥品计算，含紫丁香苷（$C_{17}H_{24}O_9$）不得少于0.20%。

【**炮制**】除去杂质，淋润，切段，晒干。

【**性味与归经**】辛，温。归脾、肾、心经。

【**功能与主治**】健脾益气，补肾安神，祛风湿，强筋骨。用于肾阳虚，体弱乏力，食欲不振，腰膝酸痛，失眠多梦，心悸健忘，头晕，头痛，风湿疼痛，筋骨痿软，四肢拘挛。

【**用法与用量**】9～15 g。

【**贮藏**】置通风干燥处，防虫蛀。

·起草说明·

【**别名**】毛五加、五加皮、五加根、刺五加。

【**名称**】历史上，五加科五加属（*Acanthopanax*）部分植物在甘肃省因药用根皮而称"五加皮"[1]。其根及根茎或茎作为生产中药制剂的原料，其制剂功效与刺五加相近，故以"甘肃刺五加"名之[2]。

【**来源**】《甘肃经济丛书》（1944年）已收录的五加科五加属（*Acanthopanax*）植物在甘肃省民间作为"五加皮"使用，历史已久，品种亦较多。20世纪60年代省内组织收购使用，包括五加属（*Acanthopanax*）多种植物，曾外销四川、广东等地。通过科学研究，甘肃开发出以短柄五加 *A.brachypus* 和藤五加 *A. leucorrhizus* 为原料的中药新制剂，作为制剂的原料，故拟定此标准以适应生产需要。

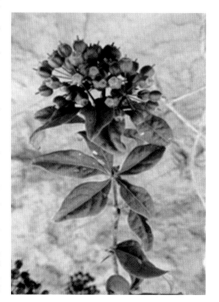

图1　短柄五加原植物图

【**原植物**】短柄五加（倒卵叶五加）　落叶灌木。幼枝无毛，淡褐色，刺通常1～2枚，生于叶柄基部；枝上的刺粗短，弯曲。掌状复叶，幼枝上着生的叶具有极短的总叶柄，老枝上的总叶可达4～7 cm，常数片生于侧生的短枝上；小叶通常█████████████宽倒卵形或倒钖形，长3～6 cm，宽1.5～2.5 cm，先端钝圆，基部楔形，上部边缘具数对钝形齿牙或近全缘，两面均无毛。伞形花序单生，或数个生于枝端，径约2～4 cm，伞梗长3～5 cm，花梗长1～2 cm；花淡绿色；萼无毛，具5齿裂；花瓣5，三角形或卵圆形；雄蕊5；花柱5，合生成柱状。果实近球形，黑色。花期8月，果期9月（图1）。

生于海拔1000～2100 m的山谷木丛。分布于庆阳、平凉、陇南、天水、临夏、甘南等地；陕西、宁夏等省区亦有分布。

藤五加　小枝黄绿色，散生反曲或下伸的皮刺，枝上刺细长，直而不弯，有时近于光滑；皮刺在叶柄或花序的基部常数个聚生。叶柄长2 cm以上，小叶片纸质或膜质，先端渐尖，稀尾尖（图2）。

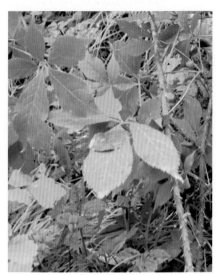

图2　藤五加原植物图

分布于陇南、天水、甘南、临夏等地；陕西、四川等省区亦有分布。

【采收加工】春、秋二季采挖根、根茎或茎，除去杂质，晒干。原药用部位为根及根茎，后因野生资源的蕴含量及生态原因，故本标准根据生产部门提供样品及相关说明，修订为"干燥根、根茎或茎"入药。

【性状】根据平凉、天水提供的药材描述。现时商品主要来自短柄五加的茎（图3），根茎、根及茎（图4）较少。

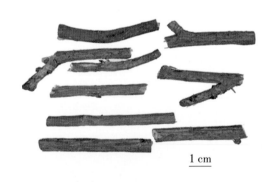

图3　短柄五加（茎）药材图

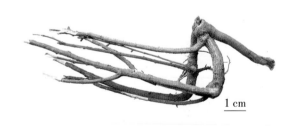

图4　短柄五加（根茎、根及茎）药材图

【鉴别】（1）显微鉴别　根据平凉（灵台）采集的短柄五加药材并参照文献[2、3]描述。收录标准正文。见图5、图6。

（2）薄层色谱鉴别　参照文献拟定[3]，以紫丁香苷对照品作为对照，10批样品的薄层斑点分离清晰，结果如图7。

【检查】总灰分、酸不溶性灰分　按照《中国药典》（四部通则2302）[4]，对10批样品进行测定，结果见表1。

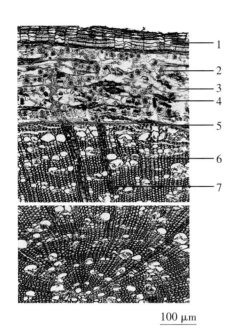

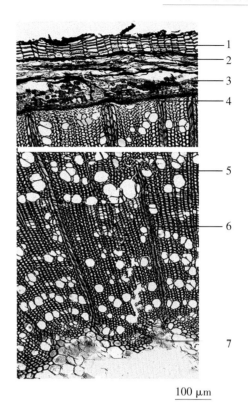

图5　短柄五加根横切面详图

1.木栓层　2.草酸钙簇晶

3.皮层　4.分泌道　5.形成层

6.木质部　7.木射线

图6　短柄五加茎横切面详图

1.木栓层　2.草酸钙簇晶　3.皮层

4.形成层　5.木质部　6.木射线

7.髓部

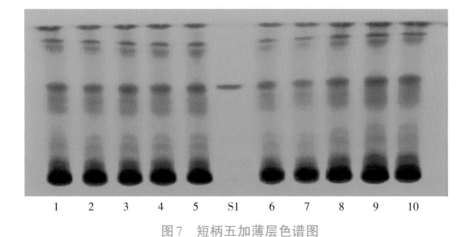

图7　短柄五加薄层色谱图

S1.紫丁香苷对照品　1-5.短柄五加根　6-10.短柄五加茎

表1　10批样品测定结果（%）

样品	1	2	3	4	5	6	7	8	9	10
总灰分	4.5	4.3	1.6	5.1	5.8	4.1	3.4	4.2	6.0	6.3
酸不溶性灰分	0.5	0.66	0.03	0.46	0.57	0.34	0.32	0.33	0.38	0.49

根据测定结果,拟定总灰分限度不得过8.0%、酸不溶性灰分限度不得过1.0%。

【浸出物】按照《中国药典》(四部通则2201)水溶性热浸法[4],对10批样品测定,见表2。

表2 10批样品浸出物测定(%)

样品	1	2	3	4	5	6	7	8	9	10
浸出物	5.39	6.11	3.1	5.14	7.42	4.78	4.12	4.97	5.44	3.62

浸出物测定结果在3.1%～7.4%,由于含量较低,不列入标准。

【含量测定】根据甘肃刺五加中含有的紫丁香苷成分,参考文献[4、5],建立测定紫丁香苷含量的测定方法。

紫丁香苷的方法学验证表明,线性回归方程$A=1444076C-116278$($r= 0.9994$)在0.21～2.94 μg范围内呈良好的线性关系。精密度试验中RSD为0.84%。稳定性试验中RSD为1.05%,结果在12 h内基本稳定。

平均回收率为99.78%,RSD为1.33%。

对照品和样品的高效液相色谱图,见图8。

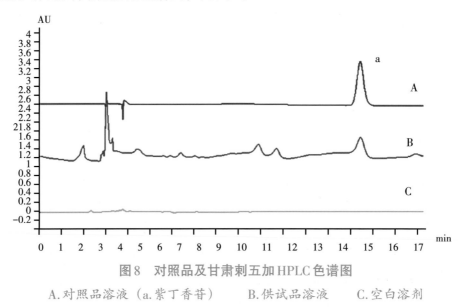

图8 对照品及甘肃刺五加HPLC色谱图
A.对照品溶液(a.紫丁香苷) B.供试品溶液 C.空白溶剂

对10批样品进行测定,见表3。

表3 10批样品含量测定结果(%)

样品	西峰1	正宁1	西峰2	宁县1	市售1	宁县2	市售2	正宁2	通渭1	通渭2
紫丁香苷	0.48	0.44	1.10	0.85	0.61	0.80	0.64	1.04	0.45	0.26

根据对10批样品测定,甘肃刺五加中紫丁香苷含量在0.26%～1.10%之间,参考有关文献的报道,拟订限度不得少于0.20%。

该方法简便，精密度、重复性良好，纳入本标准，以控制药材质量。

【化学成分】 短柄五加茎皮中含有丰富的挥发油和油脂、黄酮及其苷类、蒽酮及其苷类、香豆素、酚类或鞣质、氨基酸、三萜皂苷、有机酸及多糖等成分；藤五加皮含有紫丁香苷；经预试尚含有黄酮、酚类、苷类及油脂[2、5、7]。

【药理作用】 短柄五加水煎剂能显著延长小白鼠、家蚕的寿命；短柄五加皮挥发油对大肠杆菌、金黄色葡萄球菌、枯草芽孢杆菌、绿脓杆菌、白色念珠菌均有明显的抑制作用；以短柄五加冲剂对妇女更年期综合症进行双盲对照临床试验研究，短柄五加冲剂具有调节内分泌失调作用[2、7]。藤五加根、茎注射液具抗疲劳作用；具镇静、抗惊厥和增加离体兔心脏灌流量[2、8]。

【功能与主治】 短柄五加浸膏对78例神经衰弱的临床总有效率达97.9%[2]。短柄五加制剂临床上用于治疗神经衰弱、男子性功能障碍、妇女更年期综合症、原发性高血压、低血压、白细胞减少症等取得满意疗效[5、7]。参照成方制剂临床作用综合拟定。

【炮制】【性味与归经】【用法与用量】【贮藏】 参照文献[1、2、4]拟定。

参考文献

［1］甘肃省卫生局.甘肃中草药手册（第二册）［M］.兰州：甘肃人民出版社，1971：648.

［2］甘肃省食品药品监督管理局.甘肃省中药材标准（2009年版）［S］.兰州：甘肃文化出版社，2009：59-61.

［3］韦翡翡，吕蓉，晋玲.短柄五加显微及薄层鉴定研究［J］.中兽医医药杂志.2019，38（2）：43-44.

［4］国家药典委员会.中华人民共和国药典（2020年版·四部）［S］.中国医药科技出版社，2020：232，234.

［5］卫平，于高麦.短柄五加化学成分的研究［J］.中草药，1989，20（4）：8-9.

［6］李保军，徐淑媛，单平阳，等.五加皮中紫丁香苷的定性定量研究［J］.中南药学，2014，12（11）：1128-1131.

［7］简毓峰，胡浩斌.短柄五加的化学成分与药理活性研究进展［J］.中药材，2011，34（8）：1302-1306.

［8］赵德化，方冲泉，马芳.藤五加药理作用实验观察［J］.西北药学杂志，1987，2（1）：8-10.

地 骷 髅

Dikulou

RAPHANI RADIX

本品为十字花科植物萝卜 *Raphanus sativus* L.抽苔开花的干燥老根。夏、秋二季开花结果后采挖，除去茎叶，洗净，晒干。

【性状】本品呈圆柱形或圆锥形，长5～18 cm，直径1～8 cm。表面黄白色或紫褐色，多具扭曲纵皱纹，有的交叉而成网状纹理，并有横向皮孔及支根痕。顶端常残留中空的茎基。体轻，质较硬脆，断面淡黄白色，中部疏松或呈小空洞状。气微，味辛。

【鉴别】（1）本品粉末黄白色或浅棕黄色。木栓细胞类多角形，木化。导管多为具缘纹孔导管，纹孔较大较密。木纤维长条形或长梭形，末端较尖，有的一端有分枝。石细胞类圆形或多角形，壁稍厚，纹孔及孔沟稀疏。网纹细胞偶见，不规则形，纹孔大，类圆形或不规则形。

（2）取本品粉末1 g，加乙醇30 ml，加热回流30 min，滤过，滤液蒸干，残渣加甲醇1 ml使溶解，作为供试品溶液。另取地骷髅对照药材1 g，同法制成对照药材溶液。照薄层色谱法（中国药典四部通则0502）试验，吸取上述两种溶液各5 μl，点于同一硅胶G薄层板上，以三氯甲烷-乙酸乙酯-甲醇-水（20:40:22:10）在10 ℃以下放置分层的下层溶液为展开剂，展开，取出，晾干，喷以10%硫酸乙醇溶液，在105 ℃加热至斑点显色清晰，分别置日光和紫外光灯（365 nm）下检视。供试品色谱中，在与对照药材色谱相应的位置上，显相同颜色的斑点或荧光斑点

【检查】水分　不得过10.0%（中国药典四部通则0832第二法）。

总灰分　不得过23.0%（中国药典四部通则2302）。

酸不溶性灰分　不得过2.0%（中国药典四部通则2302）。

【浸出物】照水溶性浸出物测定法（中国药典四部通则2201）项下的热浸法测定，不得少于20.0%。

【炮制】除去杂质，洗净，稍润，切厚片，晒干。

【性味与归经】甘、辛，平。归肝、脾、肺经。

【功能与主治】宣肺化痰，消食利水。用于咳嗽多痰，咽喉肿痛，食积气滞，脘腹痞闷胀痛，水肿喘满。

【用法与用量】9～30 g。

【贮藏】置通风干燥处，防潮。

·起草说明·

【**别名**】仙人骨、老萝卜头、枯萝卜。

【**名称**】本标准沿用习用名称。

【**来源**】早在宋、元时代就有地骷髅药用记载，《普济方》以"仙人骨"之名入方。《分类草药性》称为"老萝卜头"。《天宝本草》则称为"老人头"[1]。地骷髅之名最早见于《本草纲目拾遗》记载"乃刈莱菔时偶遗未尽者，根入地，瘦而无肉，老而多筋，非干莱菔也"[2]。现代使用的地骷髅为抽苔开花结子的根部，与《本草纲目拾遗》所述"刈莱菔时偶遗未尽者"的记载相同。

地骷髅是甘肃的传统药材，并有商品销售，收载于地方标准[3]。

【**原植物**】一年生或二年生直立草本。根肥厚，肉质，大小、色泽、形状不等。基生叶丛生，疏生粗毛；茎下部叶羽状分裂，长 12～24 cm，两侧裂片 4～6 对，越向下裂片越小，边缘钝齿状或牙齿状；茎上部的叶渐小，叶片矩圆形，边缘有浅锯齿或近于全缘；基部具短柄或近无柄。总状花生于分枝顶端；萼片 4，绿色，外面带淡紫色；花瓣 4，倒卵状楔形，具长爪，白色、淡紫色或粉红色；雄蕊 4 强；雌蕊 1，子房细圆柱形。角果圆柱形，长 3～6 cm，在种子间稍向内缢缩，形成海绵质横隔，先端具较长尖喙。种子呈卵圆而微扁形，红褐色，并有细网纹。花期 3～6 月，果期 5～8 月（图 1）。

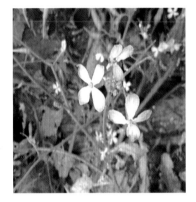

图 1　地骷髅原植物图

省内大部分地区种植。

【**产地**】各地自产自销。

【**性状**】根据药材样品描述。药材特征常因萝卜品种不同，在色泽、大小等有差别。正文描述的是传统品种。见图 2。

【**鉴别**】（1）显微鉴别　本次增加地骷髅粉末的显微特征，如正文描述。见图 3。

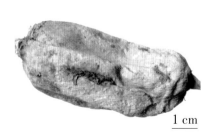

图 2　地骷髅药材图

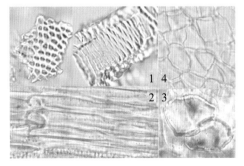

图 3　地骷髅粉末图

1.导管　2.木纤维　3.石细胞　4.木栓细胞

（2）薄层色谱鉴别　参考文献建立以地骷髅作为对照药材的薄层色谱鉴别方法[4]。通过对提取溶剂、提取方法、点样量、展开剂、显色条件的筛选而确定色谱条件。见图4、图5。

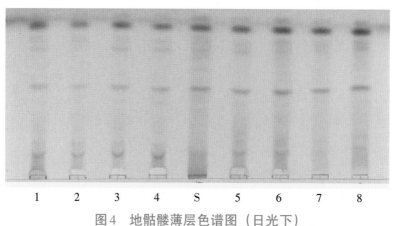

图4　地骷髅薄层色谱图（日光下）

S.地骷髅对照药材　　1−8.地骷髅样品

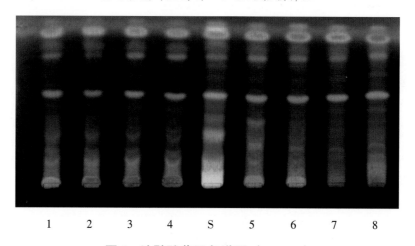

图5　地骷髅薄层色谱图（365 nm）

S.地骷髅对照药材　　1−8.地骷髅样品

该色谱条件斑点分离较好，显色清晰，专属性强，纳入本标准。

【检查】水分、总灰分、酸不溶性灰分　按《中国药典》（四部通则0832第二法、2302）[5]分别对9批样品测定。见表1。

表1　9批样品测定结果（%）

样品	1	2	3	4	5	6	7	8	9
水分	7.5	7.2	6.7	6.6	5.4	9.3	9.6	9.7	8.5
总灰分	20.3	20.9	22.1	18.6	18.0	21.9	20.4	19.8	22.5
酸不溶性灰分	1.1	1.2	1.2	1.3	1.4	1.1	1.4	1.1	1.5

测定结果，水分平均值为7.8%，总灰分平均值为20.5%，酸不溶性灰分平均值为1.3%，分别拟定限度为不得过10.0%、23.0%和2.0%，纳入本标准正文。

【浸出物】按《中国药典》（四部通则2201）[5]方法测定。见表2。

表2　9批样品浸出物测定（%）

样品	1	2	3	4	5	6	7	8	9
浸出物	22.8	21.5	29.2	22.6	31.1	21.7	33.6	23.4	26.5

注：1~9号样品为市售品。

分别采用冷浸法、热浸法提取方法，水、30%乙醇、70%乙醇和乙醇溶剂进行考察，结果以水为溶剂采用热浸法的浸出物量最高，平均值25.8%，拟定限度为不得少于20.0%。

【化学成分】本品含有微量甲硫醇（methy-lmercecaptom）、葫芦巴碱（trigonelline）、胆碱、腺嘌呤、精氨酸、半胱氨酸、维生素C及多糖类[6]。

【炮制】【性味与归经】参照文献[1]拟定。

【功能与主治】本品民间多用消食，亦用于心胸闷胀。参照文献[1]拟定。

【贮藏】本品易发霉变黑，需置通风干燥处，防潮。

参考文献

[1] 江苏新医学院.中药大辞典（上册）[M].上海：上海科学技术出版社，1986：829.

[2] （清）赵学敏.本草纲目拾遗（下册）[M].北京：商务印书馆，1955：381.

[3] 甘肃省食品药品监督管理局.甘肃省中药材标准（2009年版）[S].兰州：甘肃文化出版社，2009：65-66.

[4] 张璐，房克慧.地骷髅药材薄层色谱研究[J].天津药学，2014，26（6）：15.

[5] 国家药典委员会编.中华人民共和国药典（2020年版·四部）[S].北京：中国医药科技出版社，2020：114，232，234.

[6] 南京药学院《中草药学》编写组.中草药学（中册）[M].北京：人民卫生出版社，1976：371.

灯台七（重楼）

Dengtaiqi

PARIDIS POLYPHYLLAE RHIZOMA

本品为百合科植物狭叶重楼 *Paris polyphylla* Smith var. *stenophylla* Franch. 或宽叶重楼 *Paris polyphylla* Smith var. *latifolia* Wang. et Chang 的干燥根茎。秋季采挖，除去须根，洗净晒干。

【性状】本品呈结节状扁圆柱形，平直或略弯曲，长4～10 cm，直径0.8～2.5 cm。表面浅黄棕色或浅棕褐色，外皮脱落处呈灰白色，具斜向环节，上面环节明显，可见椭圆形凹陷茎痕，下面疏生须根或疣状须根痕。顶端有鳞叶及茎的残基。质稍硬，易折断。断面粉质，呈灰白色，或略呈角质状、呈浅黄色。气微，味微甜，而后微苦、麻。

【鉴别】（1）本品横切面：表皮细胞1列，类方形或类圆形，呈浅棕色。皮层宽广，皮层细胞多数径向延长，靠近中柱部位的2～5列皮层细胞多切向延长；黏液细胞众多，类圆形或长圆形，充满草酸钙针晶束，长103～214 μm。皮层可见根迹维管束。内皮层不明显。中柱维管束周木型；导管连续或断续位于韧皮部外侧；中柱内亦有较多的黏液细胞及针晶束。薄壁细胞中可见淀粉粒。

（2）取本品粉末0.5 g，加乙醇10 ml，加热回流30 min，滤过，滤液作为供试品溶液。另取灯台七对照药材0.5 g，同法制成对照药材溶液。照薄层色谱法（中国药典四部通则0502）试验，吸取上述两种溶液各5 μl，分别点于同一硅胶G薄层板上，以三氯甲烷-甲醇-水（15:5:1）的下层溶液为展开剂，展开，取出，晾干，喷以10%硫酸乙醇溶液，在105 ℃加热至斑点显色清晰，分别置日光和紫外光灯（365 nm）下检视。供试品色谱中，在与对照药材色谱相应的位置上，显相同颜色的斑点或荧光斑点。

【检查】总灰分　不得过10.0%（中国药典四部通则2302）。

【炮制】除去杂质，洗净，润透，切厚片，阴干。

【性味与归经】苦，微寒；有小毒。归肝经。

【功能与主治】清热解毒，消肿止痛，凉肝定惊。用于痈肿疮毒，咽喉肿痛，毒蛇咬伤，牙痛，跌打伤痛，小儿惊风抽搐。

【用法与用量】3～9 g。外用适量，研末调敷。

【贮藏】置阴凉干燥处，防虫蛀。

·起草说明·

【**别名**】三层楼、刀药、七星鱼（以上指狭叶重楼）；蛇膀根、灯盏七、七叶一枝花（以上指宽叶重楼）；重楼（商品名）；草河车（商品误用名）。

【**名称**】文献[1]以灯台七为正名收载，早年甘肃产地习称蚤休购销（个别称草河车收购），中医临床配方也常称蚤休，原地方标准以灯台七为正名，蚤休为副名列入标准[2]。近年调查，产地多以重楼为名购销，为有利于本品在甘肃的生产和应用，本次增加重楼的名称。

【**来源**】甘肃应用的灯台七文献记载为重楼 *Paris polyphylla* Sm.[1]，甘肃并不分布。七叶一枝花 *Paris polyphylla* Sm. 广义的分类单位，已分为7个变种[3、4]，结合文献[1、5、6]对形态和产地记载，经我们调查，甘肃灯台七原植物为狭叶重楼 *Paris polyphylla* Smith var. *stenophylla* Franch. 或宽叶重楼 *Paris polyphylla* Smith var. *Latifolia* Wang. et Chang，《甘肃中草药手册》附图即为后者。对植物标本鉴定，认为榆中、文县、临夏之蚤休为狭叶重楼 *Paris polyphylla* var. *stenophylla*；而舟曲的蚤休为宽叶重楼 *f. Latifolia*，鉴于上述品种省内不加区别，同称蚤休（重楼）收购，今一同纳入本标准。

【**原植物**】**狭叶重楼**　多年生草本。根茎横卧，粗状。茎单一，绿色或紫红色，无毛。叶8～10（22）轮生茎顶，呈线形、披针形或条状披针形，长5.5～19 cm，宽1～2（3）cm，近无柄。花单生于叶轮中央；花基数不同于叶数，为4～8；萼片绿色，叶状；花瓣黄绿色，丝状，长于花萼；雄蕊2～5轮；药隔伸出花药之上，药隔先端锐尖。蒴果球形，种子具红色多汁的外种皮。花期5～7月，果期8～9月（图1）。

生于海拔1000～2700 m的疏林或沟谷灌丛处。分布于兰州、天水、陇南、定西、临夏、甘南等地；西南、华南等地区亦广泛分布。

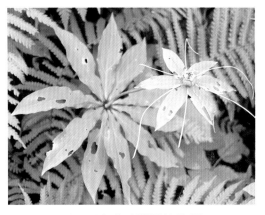

图1　狭叶重楼原植物图

宽叶重楼　与狭叶重楼形态很相近，叶宽披针形或倒卵状披针形，宽2～4（6）cm。子房和果实有小瘤。

分布于平凉、陇南、定西及甘南等地；山西、陕西、安徽、江苏等省区亦有分布。

【**产地**】主产于徽县、康县、文县、舟曲县、临夏县。

【**性状**】根据康县、舟曲县、临夏县的商品药材描述。两种药材性状相同合并描述。见图2。

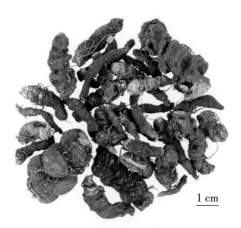

图2　灯台七药材图

【鉴别】（1）显微鉴别　根据对临洮采集样品横切面观察描述。见图3。

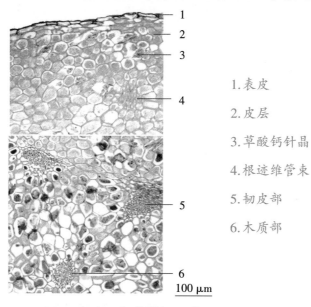

1.表皮

2.皮层

3.草酸钙针晶

4.根迹维管束

5.韧皮部

6.木质部

图3　灯台七根茎横切面详图

（2）薄层色谱鉴别　参照《中国药典》重楼项下〔鉴别〕（2）拟定，以狭叶重楼（临洮）作为对照药材，8批样品色谱结果，见图4。

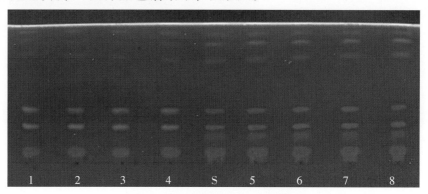

图4　灯台七薄层色谱鉴别图

S.灯台七对照药材　1-8.样品（不同产地商品）

【检查】总灰分　维持原标准不得过10.0%的限度，10批样品测定结果见表1。

表1　10批样品测定结果（%）

样品	1	2	3	4	5	6	7	8	9	10
总灰分	9.9	8.3	8.9	7.1	6.8	5.9	7.3	5.8	8.4	8.3

【化学成分】重楼属植物所含的主要有效成分有甾体皂甙，并含氨基酸、甾酮、蜕皮激素、胡萝卜苷等[5]。从狭叶重楼乙醇提取物中分离了重楼皂苷（Ⅰ、Ⅴ、Ⅵ、Ⅶ和H）单体化合物[6]。

【药理作用】重楼属植物主要有抗肿瘤、抗菌、抗心肌缺血、抗氧化、免疫调节、止血、驱虫等药理作用[7]。狭叶重楼有明显的止血、镇静作用；并对金黄色葡萄球菌、大肠杆菌和宋内氏痢疾杆菌有一定的抑制作用[6]。本品还具有抗肿瘤作用、杀精作用，以及平喘、止咳、缩短血凝时间等作用，临床可用于子宫出血症。

【炮制】【性味与归经】【功能与主治】【用法与用量】及**【贮藏】**参照文献[1、2、5]拟定。

【附注】甘肃民间尚有应用灯台七全草捣烂敷患处医治痈肿疮毒。

参考文献

［1］甘肃省卫生局．甘肃中草药手册（第二册）［M］.兰州：甘肃人民出版社，1971：770.

［2］甘肃省食品药品监督管理局.甘肃省中药材标准（2009年版）［S］.兰州：甘肃文化出版社，2009：76-78.

［3］《中国植物志》编委会.中国植物志（第十五卷）［M］.北京：科学出版社，1978：231.

［4］李恒.重楼属植物［M］.北京：科学出版社，1998：33.

［5］徐国钧，等．常用中药材品种整理和质量研究（第一册）［M］.福州：福建科学技术出版社，1994：398.

［6］尹鸿翔，薛丹，白楠，等．狭叶重楼的主要甾体皂苷类化学成分的分离及鉴定［J］.华西医科大学学报（医学版），2008，39（3）：485-488.

［7］杨远贵，张霁，张金渝，等.重楼属植物化学成分及药理活性研究进展［J］.中草药，2016，47（18）：3301-3321.

灰茅根

Huimaogen

PENNISETI RHIZOMA

本品为禾本科植物中型狼尾根 *Pennisetum longissimum* S. L. Chen et Y. X. Jin *var. intermedium* S. L. Chen et Y. X. Jin 的干燥根茎。春、秋二季采挖，除去杂质，晒干。

【性状】本品呈圆柱形，略扁，常弯曲，直径2.5～5 mm，长5～15 cm。表面黄白色、浅棕黄色，略具光泽，少于纵皱纹；节间0.5～1.6 cm，节部常有须根、毛茸或鳞片。质硬脆，断面灰白色，皮部有小裂隙，孔周围粉红色；中央为髓腔。气微，味淡。

【鉴别】本品横切面：木栓层由8～15列细胞组成。皮层十余列细胞，细胞呈切向延长，散在少量的草酸钙簇晶。韧皮部射线宽广，筛管群细胞明显较小或呈颓废状，簇晶稍多。形成层数列成环。木质部宽广，导管单个或2～5个成群散在；木纤维较发达，木射线不明显。中央为髓，薄壁细胞类圆形或多角形。

【检查】水分　不得过10.0%（中国药典四部通则0832第二法）。

总灰分　不得过10.0%（中国药典四部通则2302）。

酸不溶性灰分　不得过6.0%（中国药典四部通则2302）。

【浸出物】照水溶性浸出物测定法（中国药典四部通则2201）项下的热浸法测定，不得少于12.0%。

【炮制】除去杂质，切段。

【性味与归经】味甘，性凉。

【功能与主治】清热，止咳，止痛。用于鼻塞，浓涕，咽喉疼痛，牙痛，血痨，潮热等症。

【用法与用量】15～30 g；鲜品90～120 g，内服煎汤。

【贮藏】置通风干燥处。

·起 草 说 明·

【别名】狼尾根、灰茅根、大茅根、徽茅根。

【名称】产地习惯称为大茅根、灰茅根。本品的根茎与白茅根相似而较粗大色稍深，今以灰茅根为标准名称。

【来源】历代本草记载"茅根"品种较多，《本草纲目》记载"茅有白茅、菅茅、黄茅、香茅、芭茅数种"，其中白茅即白茅根 *Imperata koenigii*（Retz.）Beauv. 现为常用中药。而国内一些地方使用的"茅根"包括禾本科多种属植物[1]。狼尾草始载于《本草拾遗》，仅有"茅作穗，生泽地"简单的形态描述[2]，文献考证为狼尾草 *Pennisetum alopecuroides*（L.）Spreng.，其全草和根在四川、广西和湖南等地药用[1]。《植物名实图考》收载另一种来自禾本科植物的狼尾草。可见，古代药用的"茅根""狼尾草"植物来源不止一种。

　　甘肃亦记载狗尾草[3]、茅香[4]、狼尾草[5]药用品种，后者的来源为狼尾草 *Pennisetum alopecuroides*（L.）Spreng.，据文献，西北没有资源分布[6]。经调查，陇南（徽县、成县等地）民间药用的狼尾根、大茅根称谓与历史习惯相仿，其植物来源经过兰州大学植物分类专定鉴定，为禾本科植物中型狼尾草 *Pennisetum longissimum* S. L. Chen et Y. X. Jin *var. intermedium* S. L. Chen et Y. X. Jin 的干燥根茎。

　　中型狼尾草当地曾收购做为治疗咽喉疾病的民间验方，疗效明显，形成商品和制剂生产，本标准予以收载。

　　【原植物】多年生草本。有短根茎，但不横走，须根粗壮。秆高120～180 cm，有8～14节。叶鞘通常长于节间；叶片线形，长50～90 cm，宽0.5～1.2 cm。圆锥花序通常下垂，长至20 cm；主轴有被短毛；残留主轴上的总梗极短而仅呈一束纤毛，刚毛坚硬而较粗；小穗通常单生，稀为2～3簇生；颖近草质，常有紫色纵纹；第一小花通常中性，第二小花两性；鳞被2；雄蕊3。颖果圆形，长约2.5 mm。花果期7～10月（图1）。

　　【生境与分布】生于海拔700～1500 m的山坡路旁。分布于陇南等地。

　　【采收加工】秋季采挖根茎，除去须根及泥土，晒干。本品中总灰分、酸不溶性灰分测定值较高，应重视产地清洗加工，以保证质量。

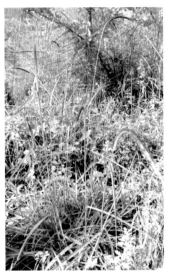

图1　灰茅根原植物图

　　【产地】产于陇南（徽县、成县）等地。

　　【性状】根据在徽县自采样品描述性状特征。见图2。

　　【鉴别】根据在徽县自采样品描述显微特征。见图3、图4。

　　【检查】按照《中国药典》（四部通则0832第二法、2302）[7]，对10批样品水分、总灰分、酸不溶性灰分进行测定，结果见表1。

表1　10批样品测定结果（%）

样品	1	2	3	4	5	6	7	8	9	10
水分	6.1	6.0	5.9	6.2	6.1	5.7	5.7	5.6	5.8	5.9
总灰分	4.1	3.3	5.7	9.1	8.4	7.2	7.4	9.7	8.3	9.5
酸不溶性灰分	2.1	1.8	3.2	5.2	4.6	3.8	3.9	5.5	4.6	5.4

　　注：样品1-3号、4-10号样品，分别采集于2018年和2019年。

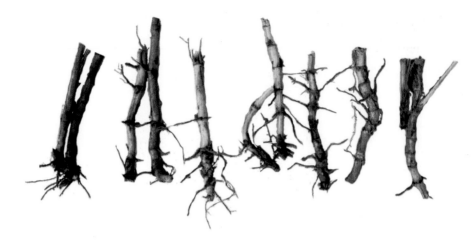

图2　灰茅根药材图

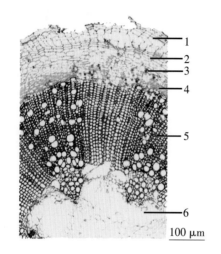

图3　灰茅根根茎横切面详图

1.木栓层　2.皮层　3.草酸钙簇晶

4.韧皮部　5.木质部　6.髓部

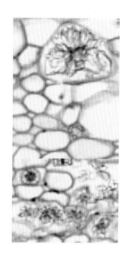

图4　草酸钙簇晶放大图

根据对10批样品测定，拟定水分限度不得过10.0%。不同批次的样品中总灰分、酸不溶性灰分数据差异较大，综合考虑，分别拟定限度为不得过10.0%和6.0%。

【浸出物】根据《中国药典》（四部通则2201）[7]，进行不同提取溶剂和方法考察。以乙醇为溶剂，三批样品的冷浸法、热浸法的浸出物分别为4.61%～5.50%、5.93%～10.71%。水冷浸法的浸出物为9.15%～11.34%。

结合方法考察，本标准采用水溶剂的热浸法对10批样品测定，见表2。

表2　10批样品浸出物测定结果（%）

样品	1	2	3	4	5	6	7	8	9	10
浸出物	20.6	19.5	15.2	17.2	16.3	13.3	17.1	16.7	15.7	17.0

注：样品1-3号、4-10号样品，分别采集于2018年、2019年。

根据测定结果，10批平均值为17.21%，按平均值的70%计算，浸出物限度拟定不得少于12.0%。列入标准正文。

【炮制】【性味与归经】【功能与主治】【用法与用量】【注意】【贮藏】 参照文献 [1、3、4] 拟定。

参考文献

[1]《中华本草》编委会.中华本草（第二十一册）[M].上海：上海科学技术出版社.1999：351，357，370，388，389.

[2]（宋）唐慎微.《重修政和经史证类备用本草（影印）》[M].北京：人民卫生出版社，1957：498.

[3] 甘肃省卫生局.甘肃中草药手册（第一册）[M].兰州：甘肃人民出版社，1970：292.

[4] 甘肃省卫生局.甘肃中草药手册（第三册）[M].兰州：甘肃人民出版社，1973：1508.

[5] 赵汝能.甘肃中草药资源志（下册）[M].兰州：甘肃科学技术出版社，2007：354.

[6]《中国植物志》编委会.中国植物志（第十卷第一册）[M].北京：科学出版社，1990：371.

[7] 国家药典委员会.中华人民共和国药典（2020年版·四部）[M].北京：中国医药科技出版社，2020：232.

竹叶柴胡

Zhuyechaihu

BUPLEURI MARGINATI RADIX

本品为伞形科植物竹叶柴胡 *Bupleurum marginatum* Wall. ex DC. 的干燥根。夏、秋二季采挖，除去茎叶和泥沙，干燥。

【性状】本品呈长圆锥形，长4～14 cm，直径0.3～0.8 cm，稍弯曲。表面暗棕色或棕黄色，具细密纵纹及少数细小横向突起皮孔，顶端残留数个茎基，下部有支根。质坚硬，折断面纤维性。气微香，味淡。

【鉴别】(1) 本品横切面：木栓层由7～8列细胞组成，韧皮部外侧有油室7～8个，径向长68～120 μm，切向长80～200 μm，周围有分泌细胞8～10个。韧皮部狭窄。木质部宽广，强烈木化，导管均匀分布，较密集，木纤维发达，中央可见少量的木薄壁细胞。

(2) 取本品粉末0.5 g，加甲醇20 ml，超声处理10 min，滤过，滤液浓缩至约2 ml，作为供试品溶液。另取竹叶柴胡对照药材0.5 g，同法制成对照药材溶液。再取柴胡皂苷a对照品、柴胡皂苷d对照品，加甲醇制成每1 ml各含0.5 mg的混合溶液，作为对照品溶液。照薄层色谱法（中国药典四部通则0502）试验，吸取上述三种溶液各5 μl，分别点于同一硅胶G薄层板上，以乙酸乙酯-乙醇-水（8:2:1）为展开剂，展开，取出，晾干，喷以2%对二甲氨基苯甲醛的40%硫酸溶液，在60 ℃加热至斑点显色清晰，分别置于日光及紫外光灯（365 nm）下检视。供试品色谱中，在与对照药材色谱和对照品色谱相应的位置上，显相同颜色的斑点或荧光斑点。

【检查】杂质　不得过3%（中国药典四部通则2301）。

水分　不得过10.0%（中国药典四部通则0832第二法）。

总灰分　不得过8.0%（中国药典四部通则2302）。

酸不溶性灰分　不得过1.5%（中国药典四部通则2302）。

【含量测定】照高效液相色谱法（中国药典四部通则0512）测定。

色谱条件与系统适用性试验　以十八烷基硅烷键合硅胶为填充剂；以水为流动相A，乙腈为流动相B，按下表中的规定进行梯度洗脱；检测波长为210 nm。理论板数按柴胡皂苷a峰计算应不低于3000。

时间(min)	流动相A	流动相B
0～25	64	36
25～26	64→58	36→42
26～45	58	42

对照品溶液的制备 取柴胡皂苷 a 对照品、柴胡皂苷 d 对照品适量，精密称定，加甲醇制成每 1 ml 含柴胡皂苷 a 1 mg、柴胡皂苷 d 1 mg 的溶液，摇匀，即得。

供试品溶液的制备 取本品粗粉约 0.5 g，精密称定，置具塞锥形瓶中，精密加入 5% 浓氨试液的 70% 乙醇溶液 20 ml，密塞，超声处理（功率 600 W，频率 40 kHz）1 h，滤过。以无水乙醇 20 ml 分 2 次洗涤容器及药渣，洗液与滤液合并，回收溶剂至干，残渣加甲醇溶解，转移至 5 ml 量瓶中，加甲醇至刻度，摇匀，滤过，取续滤液，即得。

测定法 分别精密吸取对照品溶液与供试品溶液各 10 μl，注入液相色谱仪，测定，即得。

本品按干燥品计算，含柴胡皂苷 a（$C_{42}H_{68}O_{13}$）和柴胡皂苷 d（$C_{42}H_{68}O_{13}$）的总量不得少于 0.40%。

【炮制】除去杂质，洗净，润透，切厚片，干燥。

【性味与归经】辛、苦，微寒。归肝、胆经。

【功能与主治】疏散退热，疏肝解郁，升举阳气。用于感冒发热，寒热往来，胸胁胀痛，月经不调，子宫脱垂，脱肛。

【用法与用量】3～10 g。为制剂原料。

【贮藏】置通风干燥处，防蛀。

【注意】大叶柴胡 *Bupleurum longiradiatum* Turcz. 及变种紫花大叶柴胡 *Bupleurum longiradiatum* Turcz. var. *prophyranthum* Shan. et Y.Li 不可当柴胡药用。

·起草说明·

【别名】柴胡（商品）、紫柴胡。

【名称】竹叶柴胡为原植物名称[1]，也是中药制剂处方用名，本标准以竹叶柴胡为正名收载。

【来源】竹叶柴胡 *Bupleurum marginatum* Wallich ex de Candolle，分布于云南、贵州、四川、陕西、湖北等地，在湖南、四川等地药用[2]。省内以竹叶柴胡为中药制剂的原料，故今将竹叶柴胡收入本标准。

【原植物】多年生草本。根圆锥形，直根发达，稍分支，外皮褐棕色或红棕色。茎单生或丛生，上部分枝呈"之"字状，绿色，硬挺，基部常木质化，紫棕色，上部茎有淡绿色的粗条纹，断面实心。叶鲜绿色，背面绿白色，革质或近革质，叶缘软骨质，较宽，白色，下部叶与中部叶同形，长披针形，长 10～16 cm，宽 0.5～1.5 cm，

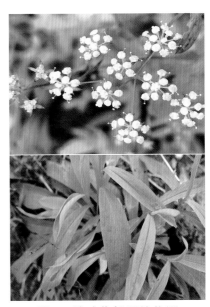

图 1 竹叶柴胡原植物图

顶端急尖或渐尖，有硬尖头，长达1毫米，基部微收缩抱茎，脉9～13，向叶背显著突出；茎上部叶同形渐小，脉7～15；基生叶基部渐狭成长柄状。复伞形花序较多，伞辐3～4（7），不等长，长1～3 cm；总苞片2～5，披针形或鳞片状；小总苞片5，披针形或线状披针形，常短于花梗；花瓣浅黄色，顶端反折处较平；花梗长2～4.5 mm。双悬果长圆形，棕褐色，棱狭翼状，每棱槽中油管3，合生面油管4。花期6～9月，果期9～11月（图1）。

生长在海拔750～2300 m的山坡草地或林下。分布于西南、华南及中部省区；四川等地栽培。

【产地】产于四川、云南等地；近年从省外购进的商品多为人工种植药材。

【性状】根据人工种植药材，参照文献[3]描述。见图2。

【鉴别】（1）显微鉴别　根据人工种植药材，参考文献[3]描述。本品木质部宽广，木纤维发达连成环。见图3。

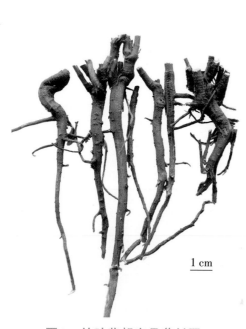

图2　竹叶柴胡商品药材图

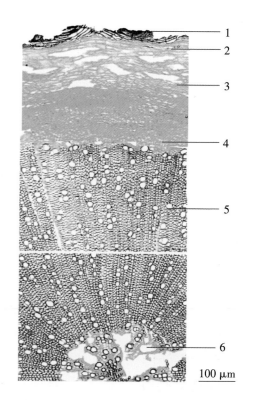

图3　竹叶柴胡根横切面详图

1.木栓层　2.油室　3.韧皮部
4.形成层　5.木质部　6.薄壁细胞

（2）薄层色谱鉴别　参照《中国药典》柴胡项下方法[4]，以竹叶柴胡、柴胡皂苷a、柴胡皂苷d作为对照品，拟定薄层色谱鉴别。见图4、图5。

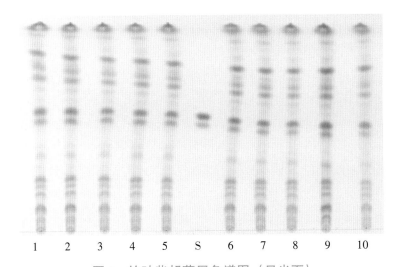

图4 竹叶柴胡薄层色谱图（日光下）

S.柴胡皂苷a和柴胡皂苷d混合对照品 1.竹叶柴胡对照药材

2-10.竹叶柴胡（不同批次样品）

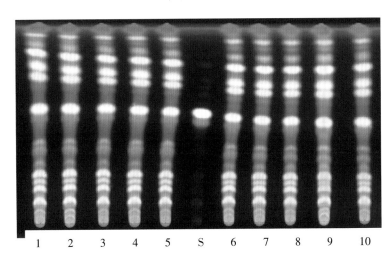

图5 竹叶柴胡薄层色谱图（365 nm紫外光灯下）

S.柴胡皂苷a和柴胡皂苷d混合对照品 1.竹叶柴胡对照药材

2-10.竹叶柴胡（不同批次样品）

该色谱条件斑点分离较好，专属性强，纳入本标准。

【检查】杂质 商品常残留地上茎及枯叶，按《中国药典》（四部通则2301）[5]对10批样品检查，限度不得过3%。见表1。

水分、总灰分、酸不溶性灰分 按《中国药典》（四部通则0832第二法、2302）[5]对10批样品测定。见表1。

表1 10批样品测定结果（%）

样品	1	2	3	4	5	6	7	8	9	10
杂质	2.1	2.5	2.2	2.4	2.3	2.6	2.4	2.5	2.7	2.1
水分	6.20	6.17	4.96	5.20	5.17	4.76	4.55	3.52	4.90	4.90
总灰分	5.9	5.9	4.7	6.0	4.3	5.0	6.0	5.7	4.3	4.4
酸不溶性灰分	0.81	0.80	0.71	0.80	0.62	0.73	0.81	0.80	0.63	0.60

根据测定结果，拟定水分限度不得过10.0%、总灰分限度不得过8.0%、酸不溶性灰分限度不得过1.5%，纳入本标准。

【含量测定】 根据竹叶柴胡含有皂苷类成分，建立同时测定柴胡皂苷a、柴胡皂苷d的含量方法[4、5]。

方法学研究表明，柴胡皂苷a在3.07～30.7 μg、柴胡皂苷d在3.394～33.94 μg范围内呈良好的线性关系。柴胡皂苷a、柴胡皂苷d平均加样回收率分别为96.2%、97.5%，RSD分别为2.35%、2.95%。

对照品和样品的高效液相色谱图，见图6。

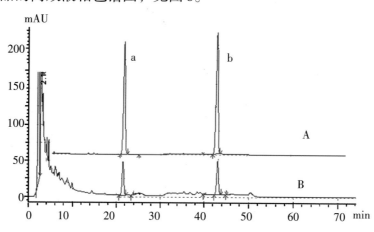

图6 对照品及竹叶柴胡HPLC色谱图

A.对照品溶液（a.柴胡皂苷a b.柴胡皂苷d） B.供试品溶液

对10批样品测定，结果见表2。

表2 10批样品含量测定结果（%）

样品	1	2	3	4	5	6	7	8	9	10
柴胡皂苷a	0.7962	0.6091	0.4254	0.3822	0.5563	0.5548	0.3323	0.4119	0.5039	0.4518
柴胡皂苷d	0.7909	0.6362	0.4105	0.3709	0.5732	0.5505	0.3369	0.4282	0.5331	0.4705
两者总量	1.5871	1.2453	0.8358	0.7531	1.1295	1.1053	0.6692	0.8400	1.0370	0.9223

根据对10批样品测定，柴胡皂苷a含量在0.3323%～0.7962%，柴胡皂苷d含量在0.3369%～0.7909%，柴胡皂苷a和柴胡皂苷d的总量在0.6692%～1.5871%，参考有关文

献的报道，拟订含柴胡皂苷a和柴胡皂苷d两者总量不得少于0.40%。

该方法简便，精密度、重复性良好，纳入本标准，以控制药材质量。

【化学成分】 从竹叶柴胡中分离出柴胡皂苷a、柴胡皂苷d、柴胡皂苷c、柴胡皂苷f、柴胡皂苷e以及互为同分异构体的3'-O-乙酰基柴胡皂苷a和6'-O-乙酰基柴胡皂苷a[6]。尚含有黄酮类、挥发油成分等[6]。

【炮制】 本标准中用药部位为根，结合实际生产，拟定炮制方法为"除去杂质，洗净，润透，切厚片，干燥"。

【性味与归经】【功能与主治】【用法与用量】 及 **【贮藏】** 均参照文献[4、7]拟定。

【注意】 国内曾报道误将大叶柴胡根作柴胡药用引发中毒事件，甘肃省大叶柴胡及紫花大叶柴胡均有分布，故特拟定此条，以防误采误用。

参考文献

[1]《中国植物志》编委会.《中国植物志》（第五十五卷第一分册）[M].北京：科学出版社，1979：284.

[2] 谢宗万.中药材品种论述 [M].上海：上海科学技术出版社，1990：317-319.

[3] 潘顺利，顺庆生，等.中国药用柴胡原色图志 [M].上海：上海科学技术出版社，2002：19-72.

[4] 国家药典委员会编.中华人民共和国药典（2020年版·一部）[S].北京：中国医药科技出版社，2020：293.

[5] 国家药典委员会编.中华人民共和国药典（2020年版·四部）[S].北京：中国医药科技出版社，2020：59，114，232，234.

[6] 卢伟，杨光义，杜士明，等.竹叶柴胡化学成分和药理作用研究进展 [J].医药导报，2016，35（2）：164-168.

[7] 四川省食品药品监督管理局.四川省中药材标准（2010年版）[S].成都：四川科学技术出版社，2010：250.

竹 叶 椒

Zhuyejiao

ZANTHOXYLI RADIX ET CAULIS

本品为芸香科植物竹叶花椒 *Zanthoxylum armatum* DC. 的干燥根或地上茎。全年采收，除去叶，晒干。

【性状】本品茎呈圆柱形，长 100～200 cm，直径 0.5～3 cm；表面灰绿色至棕褐色，有的显红棕色，外皮多较光滑，有明显的黄白色斑点及细纵皱纹；有较多对称的钉刺或除去钉刺后的圆形疤痕，钉刺长圆锥形，长 5～8 mm 顶端锐尖，基部直径 5～12 mm；质坚硬，不易折断，断面不平坦，折断处栓皮易脱落，断面纤维性，黄色或黄白色，有明显的白色或黄色的髓部。根呈圆锥状，常分枝，长 10～20 cm，直径 1～3 cm；表面黄褐色，具支根断痕；质坚硬难折断。气微，味微苦。

【鉴别】（1）本品茎横切面：木栓层为 15～45 列类长方形细胞，细胞壁增厚，内含棕色物。皮层外侧可见石细胞群及纤维群。韧皮部狭窄；纤维群切向排列，成 3～9 列断续成环。形成层明显。木质部发达，木质射线多为 1 列细胞；导管单个或 2～3 个成群散在；近髓部可见石细胞环带。皮层及韧皮部薄壁细胞中含油室；可见草酸钙方晶，偶见草酸钙簇晶。

根横切面：外为落皮层。韧皮部外侧有石细胞及纤维，石细胞数个成群散在，纤维数个至 20 余个成群，排成数层，外侧稀疏，内侧断续成环。木质部导管单个或 2～4 个相连，多数径向排列。

（2）取本品粉末 1.5 g，加水 10 ml，加热数分钟，滤过，滤液加三硝基苯酚试液，生成黄色沉淀。

【检查】水分　不得过 10.0%（中国药典四部通则 0832 第二法）。

总灰分　不得过 5.0%（中国药典四部通则 2302）。

酸不溶性灰分　不得过 1.5%（中国药典四部通则 2302）。

【含量测定】取本品粗粉约 1.5 g，精密称定，置 150 ml 锥形瓶中，加入适量乙醚，振摇，静置 30 min，弃去乙醚液，残渣挥干乙醚，精密加入硫酸滴定液（0.01 mol/L）20 ml，加热回流 30 min，静置 3 h，滤至滴定杯中，滤器及滤纸用水分次洗涤至中性，合并滤液，加甲基红-溴甲酚绿指示液 2～3 滴，用氢氧化钠滴定液（0.02 mol/L）滴定，每 1 ml 的硫酸滴定液（0.01 mol/L）相当于 6.85 mg 的木兰碱。

本品按干燥品计算，含生物碱以木兰碱（$C_{20}H_{24}NO_4$）计，不得少于 2.2%。

【炮制】除去杂质，洗净，润透，劈成小段或切成厚片，干燥。

【性味与归经】辛、微苦，温；有小毒。

【功能与主治】祛风散寒，活血止痛，温中理气。用于感冒头痛，咳嗽，胃脘冷痛，泄泻，痢疾，风湿关节痛，跌打损伤，牙痛，胃脘痛，腹痛，痛经，毒蛇咬伤。

【用法与用量】6～9 g。煎汤，或入丸散；外用适量，研末调敷或浸酒外搽。

【贮藏】置通风干燥处。

·起草说明·

【别名】狗花椒、野花椒，秦椒。

【名称】原地方标准沿用传统用药名称[1]。

【来源】竹叶椒为民间习用药，收载于《图经本草》秦椒项下，《本草纲目》亦收录，据考证与今竹叶椒 *Zanthoxylum armatum* 相吻合[2]。20世纪70年代甘肃省内研究发现它对急性阑尾炎有明显的疗效[3]。后开发成国家级新药"竹叶椒片"，对早期急性单纯性阑尾炎和轻度化脓性阑尾炎有良好的治疗作用，生产至今，故纳入地方标准[1]。

【原植物】为灌木或小乔木，高2～3 m。根粗壮，木质，外皮粗糙。内面黄色。枝直出而扩展，有弯曲而基部扁平的皮刺，老枝上的皮刺基部木栓化。单数羽状复叶互生，叶轴具翅，有皮刺；小叶片的基部处有托叶状的小皮刺1对；小叶3～9片，对生，纸质，披针形或椭圆状披针形，长5～9 cm，宽1～1.5 cm，先端渐尖，基部楔形，边常有细钝锯齿，中脉两面均有皮刺。夏初开淡黄绿色花，成聚伞状圆锥花序生叶腋；花细小，单性，花被6～8，三角形或钻形，雄花雄蕊6～8，退化心皮先端常2裂；雌花心皮2～4，通常1～2发育。蓇葖果红色。有粗大而突起的腺点。种子卵形，黑色。花期3～5月，果期7～9月（图1）。

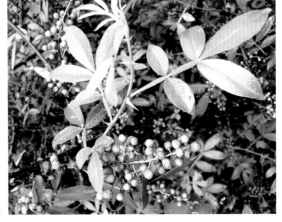

图1　竹叶花椒原植物图

生于海拔600～2000 m的山疏林及灌木丛中。分布于天水、陇南等地；陕西、四川及南方各省区亦有分布。

【产地】主产于陇南（武都、文县）等地。

【采收加工】全年采收根及地上茎，晒干，或趁鲜切厚片，晒干。

【性状】根据采集的样品并对照商品药材描述。见图2。

【鉴别】（1）显微鉴别　根据采集的样品分别对茎、根部进行修订描述。原标准的茎横切面中"韧皮部宽广，射线1～3列"，修订为"韧皮部狭窄，射线不明显"。见图3、图4、图5。

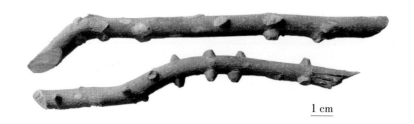

图2　竹叶椒药材图

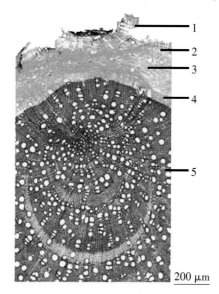

图3　竹叶椒根横切面详图

1.落皮层　2.皮层　3.纤维群
4.韧皮部　5.木质部

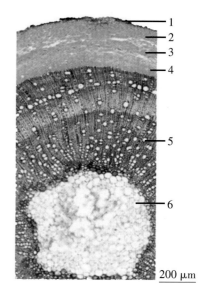

图4　竹叶椒茎横切面详图

1.木栓层　2.皮层　3.纤维群
4.韧皮部　5.木质部　6.髓部

粉末特征主要有：油室、石细胞、纤维束群、草酸钙簇晶和方晶以及木栓层。见图5。

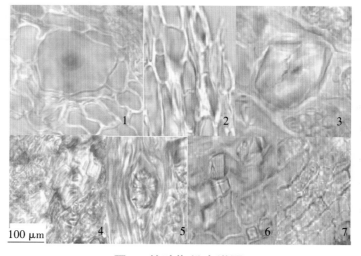

图5　竹叶椒粉末详图

1.油室　2-3.石细胞　4.纤维束群　5.草酸钙簇晶　6.草酸钙方晶　7.木栓层

（2）生物碱反应　本次新增，根据实验结果拟定。

【检查】水分、总灰分、酸不溶性灰分　按《中国药典》（四部通则0832第二法、2302）[4]对10批样品测定，见表1。

表1　10批样品测定结果（%）

样品	1	2	3	4	5	6	7	8	9	10
水分	6.9	5.7	6.8	6.5	7.1	6.4	7.6	6.6	6.3	7.3
总灰分	1.7	1.4	2.0	1.3	2.5	2.4	3.2	2.1	2.2	2.7
酸不溶性灰分	0.2	0.3	0.1	0.5	0.4	0.7	0.8	0.9	0.7	0.9

注：实验样品为2018-2019年商品或采集样品.

综合考虑，分别拟定水分不得过10.0%、总灰分不得过5.0%和酸不溶性灰分不得过1.5%的限度，纳入本标准。

【含量测定】竹叶椒含季胺碱类的木兰碱（magnoflorine）等生物碱类成分，此类生物碱具有易与酸成盐，在水中溶解度较大的特性，原标准采用以酸碱剩余滴定法测定其含量。本次对10批样品进行测定，结果见表2。

表2　10批样品含量测定结果（%）

样品	1	2	3	4	5	6	7	8	9	10
含量	4.0	4.0	4.6	4.8	3.0	3.6	4.2	4.4	4.6	3.5

根据测定结果，维持原标准不得少于2.2%的限度。

【化学成分】竹叶椒根含崖椒碱（7-fagarine）、木兰碱（magnoflorine）、竹叶椒碱（xanthoplanine）。根皮含白鲜碱（dictamnine）、茵芋碱（skimmianine）、木兰花碱、花椒根碱（zanthobungeanine）、左旋细辛素（asarinin）、左旋竹叶椒脂素（planinin）、沉香醇（linalool）、柠檬烯（limonene）、肉桂酸甲酯（Mecinnamate）、L-芝麻素（L-sesamin）、香草酸（vanillic acid）、β-胡萝卜苷、β-香树脂醇（β-amyrin）等。茎中尚含β-胡萝卜苷、β-谷甾醇等[5、6]。

【药理作用】竹叶椒浸膏具抗菌作用，抗炎镇痛作用，解痉作用，免疫调节作用，具抑制血小板活化因子（PAE）的活性作用，水提物对小鼠有镇静作用[7]。

竹叶椒片能明显抑制醋酸引起的小鼠扭体次数、提高小鼠热板反应的痛阈值；对小鼠的急性和亚急性炎症均有明显的抑制作用；给小白鼠一次灌胃LD_{50}为45.4 g/kg；小白鼠肌注LD_{50}1.40 g/kg[8、9]。

【功能与主治】综合文献[3]拟定。

【炮制】本品作为提取原料常劈成小段使用，修订原标准的规格。如临床调剂可酌情使用。

【性味与归经】【用法与用量】【贮藏】 参照文献 [1、2、3] 拟定。

参考文献

[1] 甘肃省食品药品监督管理局.甘肃省中药材标准（2009年版）［S］.兰州：甘肃文化出版社，2009：73-75.

[2]《中华本草》编委会.中华本草（第四册）［M］.上海：上海科学技术出版社，1999：10.

[3] 叶光华.竹叶椒根治疗急性阑尾炎42例报告［J］.中医杂志，1980，21（7）：38.

[4] 国家药典委员会.中华人民共和国药典（2020年版·四部）［S］.北京：中国医药科技出版社，2020：114、234.

[5] 李航，李鹏，朱龙社，等.竹叶椒的化学成分研究［J］.中国药房，2006，17（13）：1035-1037.

[6] 陈玉，胡昀，贺红武，等.竹叶椒化学成分的研究［J］.中草药，2013，43（24）：814-817.

[7] 郭涛.药食两用植物竹叶椒近五年药理活性研究进展［J］.中国现代中药，2013，15（2）：109-111.

[8] 杨军英，程体娟，于颖，等.竹叶椒片的镇痛、抗炎作用［J］.中药药理与临床，2003，19（3）：36-37.

[9] 程体娟，田金徽，于颖，等.竹叶椒片的急性毒性和抗菌作用研究［J］.中药药理与临床，2003，19（1）：44-45.

红 药 子

Hongyaozi

RODGERSIAE AESCULIFOLAE RHIZOMA

本品为虎耳草科植物鬼灯檠 *Rodgersia aesculifolia* Batalin 的干燥根茎。秋、冬二季采挖，除去须根及泥土，切片，晒干或直接干燥。

【性状】本品呈类圆柱形，长5～14 cm，直径1.5～4 cm，或为类圆形的厚片，厚0.2～0.5 cm。表面棕褐色，皱缩，有点状根痕或残留的细须根，偶有黄色鳞毛残存。断面红棕色或暗紫棕色，有多数闪光的白色小点，异形维管束呈点状，略作数轮同心环排列。质硬而脆，不易折断。断面不平坦，略显粉性。气微，味涩、苦。

【鉴别】（1）本品横切面：木栓层10余列细胞，呈棕黄色。基本组织由类圆形薄壁细胞组成，具细胞间隙。异型维管束外韧型，散在，或同心环排列，常大小相间。薄壁细胞中含众多淀粉粒，淀粉粒呈卵形、类三角形、长圆形、长棒状，直径2～15 μm，层纹及脐点不明显。有的薄壁细胞中充满棕色物质。黏液细胞中含大型草酸钙针晶束，散在的针晶长150 μm左右；偶见不定型草酸钙方晶。

（2）取本品粉末1 g，加50%甲醇15 ml，超声处理30 min，滤过，滤液蒸干，残渣加甲醇1 ml使溶解，作为供试品溶液。另取岩白菜素对照品，加甲醇制成每1 ml含0.2 mg的溶液，作为对照品溶液。再取红药子对照药材1 g，同法制成对照药材溶液。照薄层色谱法（中国药典四部通则0502）试验，吸取供试品溶液及对照药材溶液各2 μl，对照品溶液5 μl，分别点于同一硅胶G薄层板上，以三氯甲烷-乙酸乙酯-甲酸（4:6:2）为展开剂，展开，取出，晾干，喷以1%三氯化铁溶液-1%铁氰化钾溶液（1:1），置日光下检视。供试品色谱中，在与对照药材和对照品色谱相应的位置上，显相同颜色的斑点。

【检查】水分　不得过13.0%（中国药典四部通则0832第二法）。

总灰分　不得过9.0%（中国药典四部通则2302）。

酸不溶性灰分　不得过1.0%（中国药典四部通则2302）。

【浸出物】照水溶性浸出物测定法（中国药典四部通则2201）项下的热浸法测定，不得少于16.0%。

【含量测定】照高效液相色谱法（中国药典四部通则0512）测定。

色谱条件与系统适用性试验　以十八烷基硅烷键合硅胶为填充剂；以甲醇-水（25:75）为流动相，检测波长为216 nm。理论板数按岩白菜素峰计算应不低于3000。

对照品溶液的制备　取岩白菜素对照品适量，精密称定，加甲醇制成每1 ml含0.2 mg的溶液，即得。

供试品溶液的制备　取本品粉末(过三号筛)1.0 g,精密称定,置具塞锥形瓶中,精密加入50%甲醇15 ml,密塞,称定重量,超声处理(240 W,40 kHz)30 min,放冷,再称定重量,用50%甲醇补足减失重量,摇匀,滤过,取续滤液,即得。

测定法　分别精密吸取对照品溶液与供试品溶液各10 μl,注入液相色谱仪,测定,即得。

本品按干燥品计算,含岩白菜素($C_{14}H_{16}O_9$)不得少于3.0%。

【性味与归经】苦、涩,凉;有小毒。

【功能与主治】清热解毒,凉血止血,消肿,收敛。用于咽喉疼痛,腹泻,痢疾,便血,吐血,咯血,崩漏,子宫脱垂,脱肛,疮毒。

【用法与用量】9～15 g。外用适量,捣烂敷或煎水洗患处。

【贮藏】置干燥处,防潮。

·起 草 说 明·

【别名】索骨丹根、撮合散、老蛇盘、黄药子、馍馍叶。

【名称】早期文献[1、2]多以索骨丹根为正名。甘肃民间习用名称"作合山"[3],据我们调查,实为"撮合散"之讹传,至今康县等地以"撮合散"收购。

本品断面红棕色,故原标准以红药子为正名[4]。

【来源】鬼灯檠*Rodgersia aesculifolia*是西北民间草药,当地群众采挖其根茎供药用,主要用于清热解毒,收敛止血;甘肃省尚做兽药应用。按红药子名出《图经本草》黄药子根下,谓:"出秦州(今天水)者谓之红药子,其根部采提炼时红赤色,暴干即黄。"结合秦州红药子,与今蓼科毛脉蓼*Polygonlm cillinerve*相似。清光绪《礼县新志》亦收录红药子,但不知何物。

20世纪60年代省内地产商品出现数种"红药子"和"黄药子"原植物,此为其中一种[5]。本品野生资源丰富,药材蕴藏量大,已经形成商品,故纳入地方标准。

【原植物】多年生草本。根茎圆柱状,横生。茎直立。茎生叶通常1～2,均为掌状复叶,叶柄长达40 cm,上端通常被棕色长柔毛;小叶3～7片,倒卵形至宽倒披针形,长9～24 cm,宽6～12 cm,先端急尖,基部楔形,边缘有不整齐的重锯齿;腹面无毛,背面脉上有疏毛。大型圆锥花序顶生,花梗长通常超过0.5 cm,密生短柔毛,花小,萼片宽卵形,绿白色,宿存;

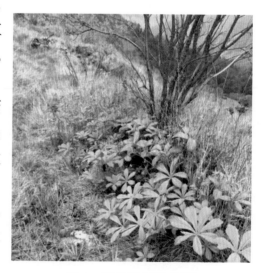

图1　红药子原植物图

无花瓣，雄蕊10，花丝长0.3～0.4 cm。花期6～7月，果期8～9月（图1）。

生于林下、沟旁、山坡阴湿处。分布于甘肃的陇南、天水、平凉、定西、兰州、武威、甘南等地；陕西、河南、湖北、四川、云南等省区亦有分布。

【产地】主产于天水、平凉、定西、陇南等地。

【采收加工】秋、冬二季采挖，除去须根及泥土，一般产地切成厚片，也有直接干燥。

【性状】收集陇南各地样品描述，商品基本为厚片。见图2。

【鉴别】（1）显微鉴别　原标准收载，今附组织详图，见图3。

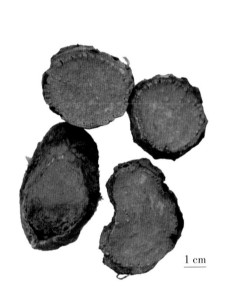

图2　红药子切片图

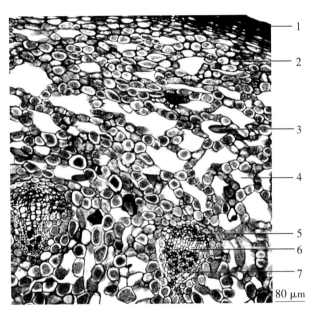

图3　红药子根茎横切面详图

1.木栓层　2.含树脂细胞　3.草酸钙针晶束
4.间隙　5.韧皮部　6.木质部　7.木质部棕色物

（2）薄层鉴别　参考有关文献[6]，建立岩白菜素对照品、红药子对照药材的薄层色谱鉴别。见图4。

该色谱条件斑点分离较好，专属性强，纳入本标准。

【检查】水分、酸不溶性灰分　按照《中国药典》（四部通则0832第二法、2302）[6]，对11批样品进行测定，见表1。

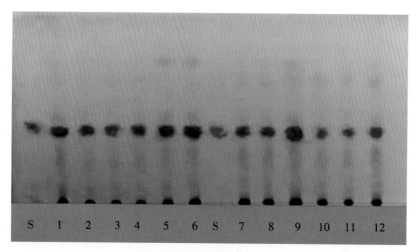

图4　红药子薄层色谱图

S.-岩白菜素对照品　1.8.红药子对照药材　2-7.红药子（表1中1-6号）　9-12.红药子（表1中7-10号）

表1　11批样品测定结果（%）

样品	1	2	3	4	5	6	7	8	9	10	11
水分	8.9	11.0	12.5	12.3	9.6	12.1	11.7	11.7	9.2	8.9	10.0
酸不溶性灰分	0.44	0.53	0.28	0.48	0.48	0.25	0.79	0.95	0.43	0.66	0.92

根据测定结果，水分为8.94%～12.59%，酸不溶性灰分为0.25%～0.95%，故拟定水分不得过13.0%、酸不溶性灰分不得过1.0%，总灰分维持原标准不得过9.0%的限度。

【浸出物】按《中国药典》（四部通则2201）[6]，对12批样品进行测定，结果见表2。

表2　12批样品浸出物测定结果（%）

样品	1	2	3	4	5	6	7	8	9	10	11	12
醇浸出物	36.1	34.9	35.2	33.7	35.8	40.3	27.1	33.1	27.9	30.9	28.0	28.9
水浸出物	26.5	20.6	20.0	18.9	25.5	19.3	18.0	16.0	20.6	21.7	20.1	19.1

根据测定结果，水溶性、醇溶性浸出物分别为18.09%～26.58%、27.10%～40.32%，故拟定水溶性浸出物不得少于16.0%。

【含量测定】根据红药子中的岩白菜素成分，本次标准建立岩白菜素（$C_{14}H_{16}O_9$）含量测定方法。

方法学验证，岩白菜素线性回归方程为 $C=6249.8056A+369.11127$（$r=0.9992$），岩白菜素浓度在0.062734 mg/ml～8.03 mg/ml范围内线性关系良好。精密度RSD为0.64%，表明精密度良好；稳定性RSD为0.93%，结果在12 h内稳定；重复性RSD为4.26%，平均回收率为96.13%，RSD为3.02%。

对照品溶液、供试品溶液的色谱图见图5。

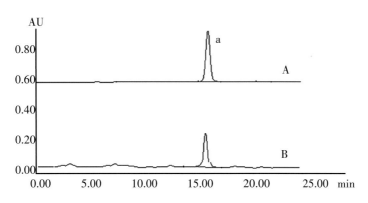

图5　对照品及红药子 HPLC 色谱图

A.对照品溶液（a.岩白菜素）　　　　B.供试品溶液

对12批样品进行含量测定，测定结果见表3。

表3　12批样品中岩白菜素含量测定结果（%）

样品	1	2	3	4	5	6	7	8	9	10	11	12
岩白菜素含量	7.76	4.30	9.45	4.74	4.51	3.67	5.38	9.57	4.45	4.49	3.31	4.59

岩白菜素含量范围为3.31%～9.45%，平均值为5.52%，故拟定红药子中岩白菜素含量不得少于3.0%。

【化学成分】鬼灯檠根茎中含有黄酮类、蒽醌类、强心苷、鞣质等成分[4、7、8]。含岩白菜素（bergenin，鬼灯檠素）、7-甲氧基岩白菜素（7-Methoxybergenm，鬼灯檠新内酯）、2，6-二羟基苯乙酸甲酯（methyl-2，6-dihydroxyphenylacetate，鬼灯檠酯）、没食子酸（gallic acid）、（+）-儿茶素（catechin）、原花色苷元β-2单没食子酸酯（procyanidianβ-2monogallate）。还含有芳樟醇（linalool）、麦角甾醇（ergosterol）、5-豆甾烯-3β-醇（stigmast-5 -en -3β-ol）、3-0-没食子酰基-（-）-表儿茶素（RA-Ⅱ）、1，2，4，6-四-0-没食子酰基-β-D-葡萄糖（RA-14）（1，2，4，6-tetra-O-galloyl-β-D-glucose（RA-14））、没食子酸甲酯、丁香酸（syringic acid）、熊果苷（arbutin）、槲皮素及β-谷甾醇。根中含挥发油0.02%-0.03%，主要含有苯酚（phenol）、左旋芳樟醇（linalool）、甲苯（toluene）、间二甲苯（m-xylene）、樟脑烯（camphene）、β-蒎烯（pinene）、月桂烯（myrcene）、左旋柠檬烯（limonene）、香荆芥酚（carvacrOL）、甲基异丁香油酚（methyl isoeugenol）、牦牛儿醇（geraniol）、丁香油酚（eugenol）、间苯甲酚、邻苯甲酚、茴香脑、苯乙醇、3，5-二羟基甲苯（3，5-dihydroxytoluene）、丁酸、2，3，6-三甲基茴香醚、香茅醛（citronellal）、棕榈酸等成分。鲜根茎含淀粉18%、糖类20.1%。

【药理作用】鬼灯檠具有多种药理作用[4、7、8]。（1）抗病毒作用：鬼灯檠乙醇浸膏0.017～0.034 mg/ml，在直接抑制病毒试验中和间接抑制病毒试验中不仅能抑灭DNA病毒，而且抑制RNA病毒；鬼灯檠乙醇浸膏的不同提取部分抑灭病毒试验发现对柯萨奇B

组Ⅰ～Ⅵ型病毒、单纯疱疹Ⅰ型病毒效果基本相同。另外其水煎剂对各型病毒均无抑制作用。（2）抗菌作用：鬼灯檠用酸水提取，对金黄色葡萄球菌、绿脓杆菌、大肠杆菌、福氏痢疾杆菌均有抑制作用。（3）免疫增强作用：研究表明岩白菜素可提高小鼠血清溶血素含量；增强SRBC诱发的小鼠迟发性超敏反应；提高血清溶菌酶含量和全血白细胞的吞噬功能；提高小鼠脾细胞产生白细胞介素-2。（4）其他：尚可逆转环磷酰胺对血清溶血素形成的抑制。所含岩白菜素具镇咳作用。

【性味与归经】【功能与主治】【用法与用量】【贮藏】 参照文献拟定[1、2、3]

【附注】 蓼科植物翼蓼 *Pteroxygonum giradaii* Dramm.et Diels 及毛脉蓼 *Polygonum cillinerve* （Nakai.）Ohwi的干燥块根本省亦有做红药子入药的，但文献记载 **【功能与主治】** 与本品稍异[4]。

参考文献

［1］江苏新医学院，等.中药大辞典（下册）［M］.上海：上海科学技术出版社，1986：2540.

［2］中国医学科学院药物研究所，等.中药志（第二册）［M］.北京：人民卫生出版社，1984：424.

［3］甘肃省卫生局.甘肃中草药手册（第三册）［M］.兰州：甘肃人民出版社，1973：1504.

［4］甘肃省食品药品监督管理局.甘肃省中药材标准（2009年版）［S］.兰州：甘肃文化出版社，2009：79-81.

［5］宋平顺，张伯崇，卫玉玲，等.甘肃省中药材复杂品种及质量的调查研究（Ⅰ）—地区习用品种的调查［J］.中国中药杂志，1996，21（12）：717-720.

［6］国家药典委员会.中华人民共和国药典（2020年版·四部）［M］.北京：中国医药科技出版社，2020：59，114，232.

［7］胡凤莲，刘宏.中药鬼灯檠的研究现状［J］.陕西农业科学，2008，（3）：144-145.

［8］史彦斌，胡振英，杨用建，等.中药鬼灯檠的现代研究进展［J］.时珍国医国药，2004，15（9）：621-622.

红 柴 胡

Hongchaihu

BUPLEURI YINCHOWENSE RADIX

本品为伞形科植物银州柴胡 *Bupleurum yinchowense* Shan.et Y.Li 的干燥根。春、秋二季采挖，除去茎叶及泥沙，干燥。

【性状】本品呈长圆锥形，下端细长，微弯曲，长 11～20 cm，直径 0.3～0.5 cm。表面浅红棕色或浅黄棕色，具细密纵纹及少数横向突起小皮孔，稀有支根。根头少有分枝，残留 1～3 条茎基。质坚硬，折断面纤维性。气微香，味微苦。

【鉴别】（1）本品横切面：木栓层由 7～16 列细胞组成，多呈长方形，排列不整齐。皮层 4～10 列细胞，散有 6～10（20）个油管，断续成环。韧皮部较狭窄，近形成层处散在油室，略呈 1～5 环列。木质部导管较少，呈切向排列或散列，木纤维极发达，多与薄壁组织呈 2～4 环列。

（2）取本品粉末 0.5 g，加甲醇 20 ml，超声处理 10 min，滤过，滤液浓缩至约 5 ml，作为供试品溶液。另取红柴胡对照药材 0.5 g，同法制成对照药材溶液。再取柴胡皂苷 a 对照品、柴胡皂苷 d 对照品，加甲醇制成每 1 ml 各含 0.5 g 的混合溶液，作为对照品溶液。照薄层色谱法（中国药典四部通则 0502）试验，吸取上述三种溶液各 5 μl，分别点于同一硅胶 G 薄层板上，以乙酸乙酯-乙醇-水（8∶2∶1）为展开剂，展开，取出，晾干，喷以 2% 对二甲氨基苯甲醛的 40% 硫酸溶液，在 60 ℃加热至斑点显色清晰，置日光及紫外光灯（365 nm）下检视。供试品色谱中，在与对照药材及对照品色谱相应的位置上，显相同颜色的斑点或荧光斑点。

【检查】杂质　不得过 5%（中国药典四部通则 2301）。

总灰分　不得过 8.0%（中国药典四部通则 2302）。

酸不溶性灰分　不得过 1.0%（中国药典四部通则 2302）。

【含量测定】照高效液相色谱法（中国药典四部通则 0512）。

色谱条件与系统适用性试验　以十八烷基硅烷键合硅胶为填充剂；以乙腈为流动相 A，以水为流动相 B，按下表中的规定进行梯度洗脱；检测波长为 210 nm。理论板数按柴胡皂苷 a 峰计算应不低于 10000。

时间（min）	流动相 A（%）	流动相 B（%）
0～50	25→90	75→10
50～55	90	10

对照品溶液的制备　取柴胡皂苷 a 对照品、柴胡皂苷 d 对照品适量，精密称定，加甲

醇分别制成每1 ml含柴胡皂苷a1 mg、柴胡皂苷d1.5 mg的溶液，摇匀，即得。

供试品溶液的制备 取本品粉末（过三号筛）约0.5 g，精密称定，置具塞锥形瓶中，加入含5%浓氨试液的甲醇溶液25 ml，超声处理（功率250 W，频率40 kHz）60 min，放冷，滤过，以甲醇20 ml分2次洗涤容器及药渣，洗液和滤液合并，回收溶剂至干。残渣加甲醇溶解，转移至5 ml量瓶中，加甲醇至刻度，摇匀，滤过，取续滤液，即得。

测定法 分别精密吸取对照品溶液与供试品溶液各20 μl，注入液相色谱仪，测定，即得。

本品按干燥品计算，含柴胡皂苷a（$C_{42}H_{68}O_{13}$）和柴胡皂苷d（$C_{42}H_{68}O_{13}$）的总量不得少于0.20%。

【炮制】除去残茎，洗净，润透，切厚片，干燥。

【性味与归经】辛、苦，微寒。归肝、胆、肺经。

【功能与主治】疏散退热，疏肝解郁，升举阳气。用于感冒发热，寒热往来，胸胁胀痛，月经不调，子宫脱垂，脱肛。

【用法与用量】3～10 g。

【贮藏】置通风干燥处，防虫蛀。

【注意】大叶柴胡 *Bupleurum longiradiatum* Turcz. 及紫花大叶柴胡 *Bupleurum longiradiatum* Turcz.var. *prophyranthum* Shan. et Y.Li不可当柴胡（红柴胡、黑柴胡）药用。

·起草说明·

【别名】柴胡（商品）、铁杆柴胡、硬柴胡。

【名称】红柴胡见《甘肃中药手册》（1959年）[1]，甘肃省东南部作柴胡收购药用，并外销。因本品根浅红棕色，商品常称红柴胡，现以红柴胡为正名。

【来源】历代药用柴胡来源复杂，《图经本草》记载"以银州者为胜"。银州今陕西米脂县一带。《本草纲目》记载"银州即今延安府神木县，所产柴胡长尺余，而微白具软，不易得也。"《本草别说》记载"柴胡以银夏者良"。可见银州柴胡在本草中很长时期视为柴胡之佳品。据伞形科植物分类学家单人骅教授等调查和考证，本草所载银州之柴胡，应归柴胡属（Bupleurum）一新种，订名为银州柴胡 *Bupleurum yinchowense* Shan.et Y. Li[2]。《甘肃中药手册》（1959年）收录天水之红柴胡，后据我们产地考察及商品鉴定，陇东、天水等地长期收购红柴胡（有时称柴胡），原植物主要为银州柴胡 *B.yinchowense*；在部分地方尚包括狭叶柴胡 *B.scorzonerifolium*、柴胡 *B.chinense* 及竹叶柴胡 *B. marginatum* 等品种[3]。今将银州柴胡以红柴胡纳入地方标准[4]。

【原植物】多年生草本，高25～50 cm。主根极发达，长圆柱形，稍增粗，淡红棕色或橙黄棕色，略带白霜，表面较平滑，有少数短横纹突起，质地较细密。根颈顶端分出数茎，茎基部节间很短，节部偶有稀疏的叶柄残存物，茎纤细，略呈之字形弯曲或不明显，有细纵纹，基部常带紫色，中部以上常分枝。叶小，薄纸质；基生叶常早落，倒披针形，长5～8 cm，宽2～5 mm，顶端圆或急尖，有小突尖头，中部以下收缩成长柄，脉3～5；中部茎生叶倒披针形，顶端长圆或急尖，有小硬尖头，基部很快收缩几成短叶柄。复伞形花序小而多，直径10～18 mm，花序梗纤细；总苞片无或1～2，针形；伞辐（3）4～6（9），极细，长4～11 mm；小总苞片5，线形，1～2 mm，短于果柄；小伞形花序直径2.5～4 mm，花6～9；花柄略不等长，长1.5～2.8 mm；花瓣黄色，中肋棕色，小舌片大，几与花瓣的对半等长，长

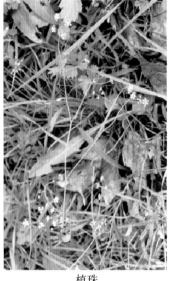
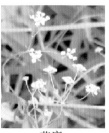
花序

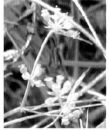
植株　　　　　果实

图1　红柴胡原植物图

方形，顶端微凹；花柱基扁盘形，宽于子房。果广卵形，深褐色，棱在嫩果时明显，翼状，成熟后细线形，每棱槽中油管3，合生面4。花期8月，果期9月（图1）。

　　生于海拔500～1900 m干燥山坡及多沙地带瘠薄的土壤中。分布于庆阳、平凉、天水、定西、陇南、兰州等地；陕西北部、宁夏及内蒙古等省区亦有分布。

　　【产地】产于天水、平凉、庆阳及定西等地。

　　【性状】根据商品药材，并对照植物标本描述。红柴胡药材主要是独根，很少有分枝，由于生长年限的差别，在大小方面存在差异，见图2。

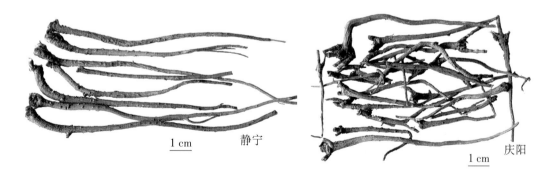

1 cm　静宁　　　　　　　　1 cm　庆阳

图2　红柴胡药材图

　　【鉴别】（1）显微鉴别　柴胡属植物来源复杂，显微特征有一定的鉴别意义，增加横切面显微鉴别。根据植物标本，并对照商品药材描述，见图3。

　　（2）薄层色谱鉴别　照《中国药典》（四部通则0502）[5]法，在原标准基础上[4]，以柴胡皂苷a、柴胡皂苷d作为对照品，并增加红柴胡对照药材，拟定薄层色谱鉴别方

法。见图4、图5。

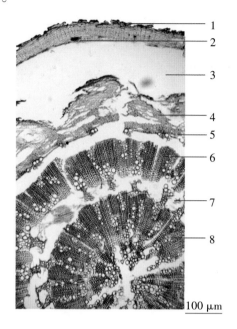

1.木栓层
2.皮层油室
3.皮层
4.韧皮部
5.韧皮部油室
6.木质部纤维
7.木质部薄壁细胞
8.木质部导管

100 μm

图3　红柴胡根横切面详图

该色谱条件斑点分离较好，专属性强，纳入本标准。

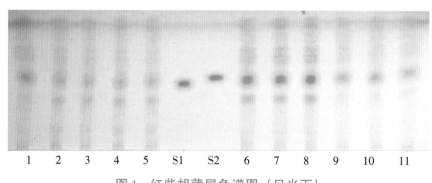

图4　红柴胡薄层色谱图（日光下）

S1.柴胡皂苷a对照品　S2.柴胡皂苷d对照品　1.红柴胡对照药材　2-11.银州柴胡（表1中的1-10号样品）

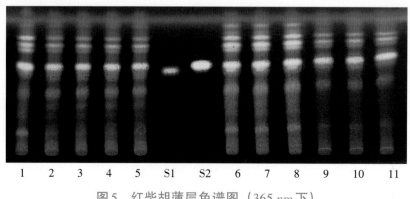

图5　红柴胡薄层色谱图（365 nm下）

S1.柴胡皂苷a对照品　S2.柴胡皂苷d对照品　1.红柴胡对照药材　2-11.银州柴胡（表1中的1-10号样品）

【检查】杂质　商品时常残留地上茎及枯叶，特此制订本条。照《中国药典》（四部通则2301）[6]法，对10批样品检查，规定限度不得过5%。见表1。

总灰分、酸不溶性灰分　照《中国药典》（四部通则2302法）[6]对10批样品测定，规定总灰分限度不得过8.0%、酸不溶性灰分限度不得过1.0%，纳入本标准，见表1。

表1　10批样品测定结果（%）

样品	1	2	3	4	5	6	7	8	9	10
杂质	3	4	5	5	3	4	5	6	4	5
总灰分	5.2	7.8	7.5	5.7	6.0	5.9	6.6	7.5	7.4	7.8
酸不溶性灰分	0.7	0.8	1.0	0.8	0.7	0.8	0.7	0.8	0.6	0.8

注：1.庆阳　2.镇原　3.静宁　4.天水　5~10分别为市售品。

【含量测定】根据红柴胡含有皂苷类成分，原标准已建立同时测定柴胡皂苷a和柴胡皂苷d含量的方法[4]，本次修订为梯度洗脱方法。

柴胡皂苷a、柴胡皂苷d的方法学验证表明，线性回归方程分别为 $C = 3.053×10^{-6}A-0.0360$（$r=0.9999$）、$C=2.650×10^{-6}A-0.0979$（$r=0.9999$），柴胡皂苷a在2.76~41.4 μg、柴胡皂苷d在3.32~49.8 μg范围内呈良好的线性关系。精密度试验中RSD分别为0.43%、0.37%，稳定性试验中RSD分别为1.28%、0.61%，结果在10 h内基本稳定。平均回收率分别为101.39%、102.14%，RSD分别为2.71%、2.83%。

对照品和供试品的高效液相色谱图，见图6。

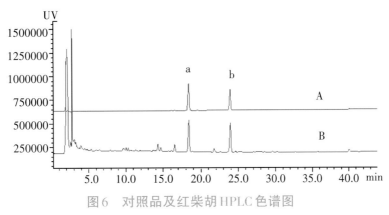

图6　对照品及红柴胡HPLC色谱图

A.对照品溶液（a.柴胡皂苷a　b.柴胡皂苷d）　　　B.供试品溶液

对10批样品进行测定，见表3。

表3　10批样品含量测定（%）

样品	庆阳	镇原	静宁	天水	市售1	市售2	市售3	市售4	临洮	灵台
柴胡皂苷a	1.03	0.58	0.42	0.53	0.32	0.16	0.12	0.10	0.32	0.28
柴胡皂苷d	1.02	0.45	0.38	0.25	0.23	0.29	0.10	0.16	0.14	0.21
两者总量	2.06	1.03	0.80	0.78	0.55	0.46	0.22	0.26	0.47	0.49

根据对 10 批样品测定,柴胡皂苷 a 含量在 0.101%～1.036%,柴胡皂苷 d 含量在 0.102%～1.027%,柴胡皂苷 a 和柴胡皂苷 d 的总量在 0.218%～2.063%,参考有关文献的报道[7],拟订两者总量不得少于 0.20%。

该方法简便,精密度、重复性良好,纳入本标准,以控制药材质量。

【化学成分】柴胡属植物中含有皂苷、黄酮、香豆素、挥发油等化学成分[8]。从银州柴胡根中分离出柴胡皂苷 a、b、c(Saikosaponin a、b、c),2″-O-乙酰基柴胡皂苷 2″-O-Acetyl-saikosaponinb$_2$ 和 3″-O-乙酰基柴胡皂苷(3″-O-Acelyl-saikosaponinb$_2$)[9]。

从根挥发油中分离鉴定出 88 个化合物,主要有十六烷酸 26.0%、亚麻酸 20.9%、十五烷酸 2.5%、十二烷酸 1.5% 和花侧柏烯 1.2% 等成分[10]。后从根、茎叶中分离鉴定出 120 余种挥发油成分[11],从根中分离鉴定出 25 个化学成分[12]。

【药理作用】有报道柴胡具有较多的药理作用[13]。包括:(1)解热作用。研究时发现红柴胡根水煎液和地上部分的水煎液具有一定的解热作用。(2)抗炎作用。在抗炎机制研究中发现,柴胡皂苷 a 和柴胡皂苷 d 有明显的抗炎作用。(3)抗病毒作用。研究发现,柴胡皂苷 a、b$_2$、c、d 有抗病毒活性,其中柴胡皂苷 b$_2$ 的抗病毒活性最高。(4)保肝作用。研究表明,红柴胡中含有的新木脂素化合物和柴胡多糖具有一定的保肝作用。(5)抗肺瘤作用。红柴胡中的木脂素对人体肺癌细胞具有一定的抑制作用。(6)免疫系统的调节作用。柴胡皂苷对机体特异性免疫功能及非特异免疫功能均有一定的调节作用。(7)抗抑郁作用。红柴胡的甲醇提取物和水提取液具有一定抗抑郁作用。(8)其他药理作用,柴胡多糖对动脉血管有舒张作用。

【炮制】【性味与归经】【功能与主治】【用法与用量】及【贮藏】　均参照文献[4、8]拟定。

【注意】国内曾误将大叶柴胡根作柴胡药用发生中毒事件,甘肃省大叶柴胡及紫花大叶柴胡均有分布,故特拟定此条,以防误采误用。

参考文献

[1] 甘肃省卫生局.甘肃省中药手册[M].兰州:甘肃人民出版社,1959:36.

[2] 谢宗万.中药材品种论述(上册)[M].上海:上海科学技术出版社,1990:317.

[3] 宋平顺、朱俊儒、卫玉玲,等.甘肃柴胡属植物资源及中药柴胡的商品调查[J].中草药,2002,33(11):1036-1038.

[4] 甘肃省食品药品监督管理局.甘肃省中药材标准(2009年版)[S].兰州:甘肃文化出版社,2009:82-86.

[5] 国家药典委员会编.中华人民共和国药典(2020年版·一部)[S].北京:中国医药科技出版社,2020:293.

[6] 国家药典委员会编.中华人民共和国药典(2020年版·四部)[S].北京:中国医药科技出版社,2020:114,232,234.

［7］马潇，朱俊儒，宋平顺，等.高效液相色谱法测定甘肃产柴胡中柴胡皂苷a和柴胡皂苷d的含量［J］.中国医院药学杂志，2006，26（4）：384-385.

［8］史青，聂淑琴，黄璐琦，等.柴胡属植物化学成分及药理研究新进展［J］.中国实验方剂学杂志，2002，8（5）：53-64.

［9］贾琦，张如意.柴胡属植物皂苷化学研究进展［J］.药学学报，1989，24（12）：960-965.

［10］李映丽，韩强，吕居娴，等.银州柴胡挥发油化学成分的研究［J］.中草药，1997，28（11）：650-651.

［11］李颖，彭建和，雷卫莉，等.银州柴胡的化学成分研究［J］.中国野生资源植物，1995，（4）：1.

［12］马潇，朱俊儒，赵建邦，宋平顺，等.甘肃产银州柴胡挥发性成分的超临界萃取-气相色谱-质谱联用分析［J］.西部中医药，2014，26（10）：8-9.

［13］谢东浩，蔡宝昌，安益强，等.柴胡皂苷类化学成分及药理作用研究进展［J］.南京中医药大学学报，2007，23（1）：63-65.

老虎姜（甘肃白药子）

Laohujiang

POLYGONATI ZANLANSCIANENSE RHIZOMA

本品为百合科植物湖北黄精 *Polygonatum zanlanscianense* Pamp. 的干燥根茎。春、秋二季采挖，除去茎叶及须根，洗净，切厚片或直接晒干。

【性状】 本品呈结节状，每节呈半月状或不规则形，常数个盘曲连接，肥厚，长短不一，直径1.5～3.5 cm。表面淡黄白色或黄棕色，粗糙，具不规则皱纹及疣状突起的须根痕；茎痕呈圆盘状，凹陷；环节明显，6～7环，两端常密集。质坚硬，不易折断。断面角质样，类白色，颗粒状。或呈类圆形、不规则形厚片，黄白色，角质状，具点状或线状维管束。气微，味苦，有黏性。

【鉴别】 本品横切面：表皮层1列细胞，皮层组织宽广，其中有少数黏液细胞散在，内含草酸钙针晶束。维管束散列，除靠外侧数束为外韧型外，内侧多为周木型。

【性味与归经】 苦、辛，凉。

【功能与主治】 滋阴润肺，健脾益气，祛痰止血，消肿解毒。用于虚痨咳嗽。头痛，食少，崩漏带下，产后体亏，吐血、衄血，外伤出血，咽喉肿痛，疮肿，瘰疬。

【用法与用量】 5～15 g。外用适量。

【贮藏】 置阴凉干燥处，防潮，防霉。

·起草说明·

【别名】 白药脂、白药子。

【名称】 本品在甘肃民间习惯称为老虎姜[1]，商品多以白药子销售[2]，原地方标准以甘肃白药子为名[3]，本次增加老虎姜名称，以利生产销售。

【来源】 白药子始见于《唐本草》记载"白药子出原州，三月生苗，叶似莴苣，四月抽赤茎，药白，木皮黄"。产甘肃镇原县附近，原植物已失传。《图经本草》记载另一种白药子，据考证与防己科白药子 *Stephania cepharantha* Hayata 相似[4]。

老虎姜记载为百合科卷叶黄精 *Polygonatum* cirrhifolium（Wall.）Royle[1、5]，后调查原植物与卷叶黄精不同，为湖北黄精 *P.zanlanscianense*[6]，作为甘肃白药子（老虎姜）的来源[3]。

【原植物】 多年生草本。根状茎肥厚圆柱形或连珠状，直径1～3 cm。茎高60～120 cm。叶大部分为3～6枚轮生，条状披针形或长圆状披针形，长4～9（12）cm，宽

2～8（15）mm，顶端拳卷或弯曲成钩状。花序腋生，通常具2～6花，俯垂，总花梗长3～10 mm，花梗长3～8 mm，苞片长2～6 mm；花被淡紫色或白色，合生成筒状，裂片6；雄蕊6，花丝着生近花被筒中部；子房长约2.5 mm，具约等长的花柱。浆果直径8～9 mm，熟时黑色或紫红色，花期5～6月，果期7～9月（图1）。

　　生于海拔1200～3100 m的林下、山坡或草地。分布于天水、平凉、庆阳、定西、兰州、甘南、临夏等地；西藏、云南、贵州、四川、青海、宁夏、陕西等省区亦有分布。

　　【产地】主产于临夏、甘南、兰州、天水、平凉、定西、庆阳等地。

　　【采收加工】春、秋二季采挖，除去茎叶及须根，洗净，切厚片，晒干。

　　【性状】根据商品药材描述。见图2。

　　【鉴别】根据商品药材描述。该品种维管束多为周木型，含草酸钙针晶束的黏液细胞较少或无，与近缘种可资区别。见图3。

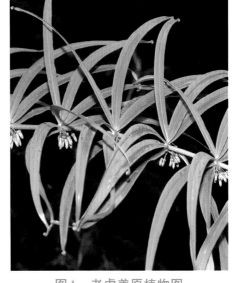

图1　老虎姜原植物图

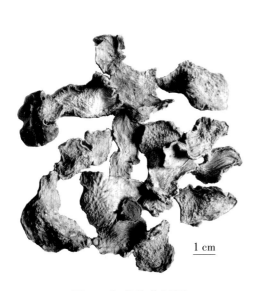

图2　老虎姜药材图

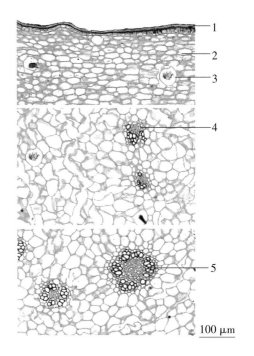

图3　老虎姜根茎横切面详图
1.表皮　2.皮层　3.草酸钙针晶束
4.外韧型维管束　5.周木型维管束

【炮制】一般在产地趁鲜进行，故不列入炮制项。

【性味与归经】关于本品性味的文献记载不统一，如"甘辛，平"，"味甘、辛，性温；辛平等"。但本草记载白药子"苦、辛，凉"。本品以白药子入药，其味苦而辛辣，按其"消肿解毒"等功能，其性应属凉。因此，本品性味为"苦、辛，凉"与中药白药子一致。

【性味与归经】【功能与主治】【用法与用量】参照文献[1、4]拟定。

【贮藏】本品含大量糖分和淀粉。受潮易霉变，故以"防潮防霉"作为贮藏的要求。

参考文献

[1] 甘肃省卫生局.甘肃中草药手册（第四册）[M].兰州：甘肃人民出版社，1974：1948-1949.

[2] 宋平顺，张伯崇，卫玉玲，等.甘肃省中药材复杂品种及质量的调查研究（Ⅰ）—地区习用品种的调查 [J].中国中药杂志，1996，21（12）：717-720.

[3] 甘肃省食品药品监督管理局.甘肃省中药材标准（2009年版）[S].兰州：甘肃文化出版社，2009：57-58.

[4] 江苏省植物研究所.新华本草纲要（第一册）[M].上海：上海科学技术出版社，1988：175，514.

[5] 赵汝能.甘肃中草药资源志（上册）[M].兰州：甘肃科学技术出版社，2004：849.

[6] 丁永辉，赵汝能.甘肃产黄精类药材原植物调查和鉴定 [J].中药材，1991，14（4）：18-20.

西芎（川芎）

Xixiong

CHUANXIONG RHIZOMA

本品为伞形科植物川芎 *Ligusticum chuanxiong* Hort. 的干燥根茎。秋季茎枝枯萎、根茎的节盘显著膨大，并略带紫色时采挖，除净泥沙，晒后烘干，撞去须根。

【性状】本品呈不规则的结节状或疙瘩状，长3～8 cm，直径2～6 cm。表面棕褐色，具不规则纵沟纹及突出的环节，残留支根及多数根痕。有的顶端残留1～5个圆形的茎基。质较硬。断面木质部淡黄色，皮部黄白色，有较多裂隙，多见棕色油点，中央具淡黄色的髓。气浓香，味苦、辛，麻舌。

【鉴别】（1）本品粉末灰黄色至灰棕色。淀粉粒众多，单粒类圆形、长圆形或肾形，直径5～6 μm，长约30 μm，脐点明显，叉状或裂缝状，层纹不明显；复粒少数，由2～4个单粒复合而成。有时可见类方形或类簇状的草酸钙结晶。木栓细胞棕黄色，呈多角形或类长方形，壁较薄。油室多已破碎，可见散在的淡黄色油滴。有螺纹导管、网纹导管及梯纹导管。木纤维成束，淡黄色，呈长梭形。

（2）取本品粉末1 g，加乙醚40 ml，超声处理30 min，过滤，滤液挥干，残渣加乙酸乙酯2 ml使溶解，作为供试品溶液。另取西芎对照药材1 g，同法制成对照药材溶液。再取欧当归内酯A对照品，加乙酸乙酯制成每1 ml含0.5 mg的溶液（置棕色瓶中），作为对照品溶液。照薄层色谱法（中国药典四部通则0502）试验，吸取上述三种溶液各5 μl，分别点于同一硅胶 GF$_{254}$ 薄层板上，以正己烷-乙酸乙酯（3∶1）为展开剂，展开，取出，晾干，置紫外光灯（254 nm）下检视。供试品色谱中，在与对照药材色谱和对照品色谱相应的位置上，显相同颜色的斑点。

【检查】水分　不得过12.0%（中国药典四部通则0832第四法）。

总灰分　不得过7.0%（中国药典四部通则2302）。

酸不溶性灰分　不得过2.0%（中国药典四部通则2302）。

【浸出物】照醇溶性浸出物测定法（中国药典四部通则2201）项下的热浸法测定，用乙醇做溶剂，不得少于15.0%。

【含量测定】照高效液相色谱法（中国药典四部通则0512）测定。

色谱条件与系统适用性试验　以十八烷基硅烷键合硅胶为填充剂；以甲醇-0.5%冰醋酸溶液（30∶70）为流动相；检测波长为316 nm。理论板数按阿魏酸峰计算应不低于4000。

对照品溶液的制备　取阿魏酸对照品适量，精密称定，加70%甲醇制成每1 ml含

20 μg溶液，即得。

供试品溶液的制备　取本品粉末（过三号筛）约0.2 g，精密称定，置具塞锥形瓶中，精密加入70%甲醇50 ml，密塞，称定重量，加热回流30 min，放冷，再称定重量，以70%甲醇补足减失的重量，摇匀，滤过，取续滤液，即得。

测定法　分别精密吸取对照品溶液与供试品溶液各10 μl，注入液相色谱仪，测定，即得。

本品按干燥品计算，含阿魏酸（$C_{10}H_{10}O_4$）不得少于0.040%。

【炮制】除去杂质，洗净，分开大小，润透，切厚片，干燥。

【性味与归经】辛，温。归肝、胆、心包经。

【功能与主治】活血行气，祛风止痛。用于月经不调，经闭痛经，癥瘕腹痛，胸胁刺痛，跌扑肿痛，头痛，风湿痹痛。

【用法与用量】3～10 g。

【注意】对阴虚火旺、肝阳上亢所引起的头痛、月经过多及出血性疾病不宜使用。

【贮藏】置阴凉干燥处，防虫蛀，防走油变质。

·起草说明·

【别名】甘肃芎藭，川芎（商品）。

【名称】本品系甘肃省引种川芎，原植物与四川之川芎相同，而药材性状与四川之川芎差别明显。今考证，历史上，甘肃、陕西一带所产芎藭，又称西芎，以西芎为正名收入地方标准，保留川芎副名，以利生产和临床使用[2]。

【来源】20世纪60年代陇南、华亭等地从四川引种川芎 *Ligusticum chuanxiong* Hort.受生态环境、引种技术等的影响，植物与药材形态均发生了若干变异。在临床用药中出现混乱，有作川芎用的，也有作藁本用的。为此，甘肃省卫生厅立项开展"甘肃引种川芎的质量研究（1999年）"，研究表明，甘肃引种川芎原植物形态、主要化学成分、组织结构方面没有明显变化，与传统川芎一致，只是外形变异较大，形似藁本[3]。

为了便于收购、检验和正确使用，不发生混淆，特将甘肃引种川芎以西芎为正名收入地方标准[2]。

【原植物】多年生草本。地下茎呈不整齐的结节状拳形团块。茎直立，中空。叶互生，2～3回单数羽状复片，小叶3～5对，边缘又作不等

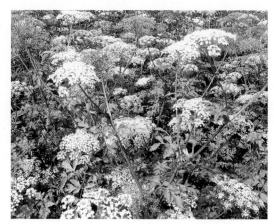

图1　西芎（川芎）原植物图

齐的羽状全裂或深裂，裂片先端渐尖，两面无毛，仅脉上有短柔毛；叶柄长9～17 cm，基部成鞘抱茎。复伞形花序生于分枝顶端，具短柔毛；总苞和小总苞片线形；花小，白色；萼片6，线形；花瓣5，椭圆形，先端全缘，而中央有短尖突起，向内弯曲；雄蕊5，与花瓣互生，花药椭圆形，2室，纵裂，花丝细软，伸出于花瓣外；雌蕊子房下位，2室，花柱2。双悬果卵形（图1）。

陇南、平凉、天水、兰州等地引种；四川、云南、贵州、广西、湖北、江西、浙江、江苏、陕西、内蒙古、河北等省区均有栽培。

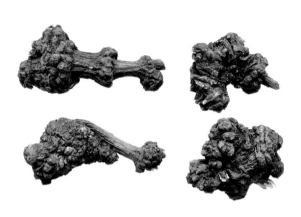

图2　西芎（川芎）药材图

【产地】主产于华亭，西和、康县、武都等地亦产。

【采收加工】秋季茎叶枯萎，节盘显著膨大，并略带紫色时采挖，除去泥沙，晒后炕干。

【性状】根据华亭产样品描述。本品根茎顶端常有数个中空的茎痕，有的根茎延长，形成长短不等的"过桥"，一般是无性繁殖的材料，不易作为药用部位。见图2。

【鉴别】（1）显微鉴别　粉末易于观察，特征较明显。根据华亭的样品，结合文献[3]拟定，主要显微特征，见图3。

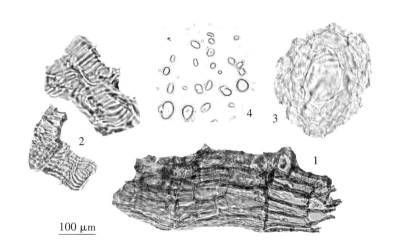

图3　西芎粉末图

1.木栓细胞　2.导管　3.油室　4.淀粉粒

（2）薄层色谱　以欧当归内酯A对照品、西芎对照药材作为对照，参照《中国药典》川芎薄层色谱项下方法[4]，拟定薄层色谱鉴别方法，见图4。

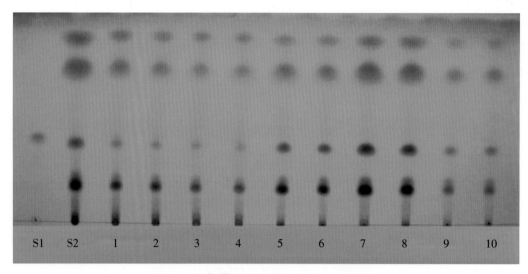

图4　西芎薄层色谱图（254 nm观察）

S1.欧当归内酯A对照品　　S2.西芎对照药材　1-10.西芎

该色谱条件斑点分离较好，专属性强，故纳入本标准。

【检查】水分、总灰分、酸不溶性灰分　按照《中国药典》（四部通则0832、2302）[5]，测定10批样品，见表1。

表1　10批样品测定结果（%）

样品	1	2	3	4	5	6	7	8	9	10
水分	11.1	11.1	10.0	9.4	10.0	11.1	10.0	10.5	8.8	8.8
总灰分	5.8	5.8	4.9	4.9	5.4	5.7	5.9	6.0	5.9	5.6
酸不溶性灰分	1.5	1.6	0.9	1.0	0.8	1.2	1.3	1.3	1.4	1.1

根据测定结果，分别拟定水分限度不得过12.0%、总灰分限度不得过7.0%、酸不溶性灰分限度不得过2.0%。

【浸出物】照醇溶性浸出物测定法《中国药典》（四部通则2201）[5]，用乙醇做溶剂，对10批样品测定，见表2。

表2　10批样品浸出物测定结果（%）

样品	1	2	3	4	5	6	7	8	9	10
浸出物	24.8	24.8	26.3	26.8	26.7	27.5	20.7	20.4	19.6	28.8

注：收集的两份须根样品测定浸出物分别为17.5%和17.9%。

根据测定结果，拟定限度为不得少于15.0%。

【含量测定】原标准已收载阿魏酸含量测定方法。本次修订中对10批样品进行测定，含量为0.21%~0.30%。维持原标准不得少于0.040%的限度规定。

对照品和供试品的高效液相色谱图，见图5、图6。

【化学成分】甘肃华亭引种川芎含挥发油、生物碱、酚类及有机酸类等成分。经省药检院对西和、华亭川芎挥发油GC–MS分析，共鉴定出24个化合物，分别占挥发油总量的65.1%（华亭）、67.1%（西和），主要化学成分为藁本内酯、蛇床内酯、3-亚丁基苯酚、戊基苯、α-蒎烯、α-侧柏烯等。

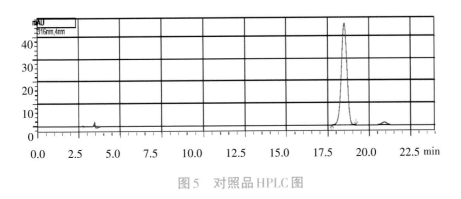

图5　对照品HPLC图

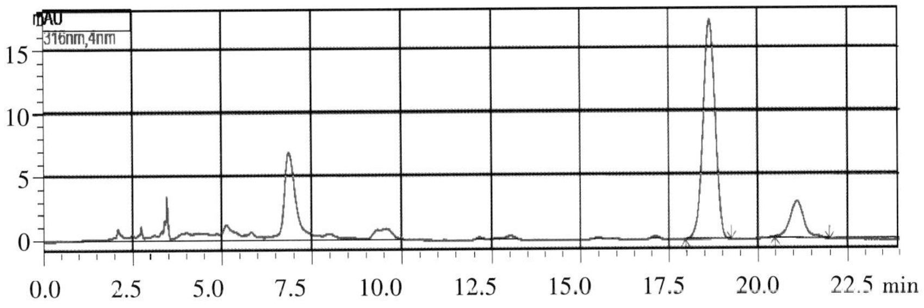

图6　供试品HPLC图

【炮制】【性味与归经】【功能与主治】【用法与用量】及【贮藏】均参照文献[1、4]拟定。

【注意】根据临床拟定。

参考文献

［1］宋平顺，马潇，张伯崇，等.川芎的本草考证及历史演变［J］.中国中药杂志，2000，25（7）：434-435.

［2］甘肃省食品药品监督管理局.甘肃省中药材标准（2009年版）［S］.兰州：甘肃文化出版社，2009：67-69.

［3］张伯崇，杨昌金，荆复礼，等.西芎的质量考察［J］.中草药，1986，17（8）：34-35.

［4］国家药典委员会编.中华人民共和国药典（2020年版·一部）［S］.北京：中国医药科技出版社，2020：42.

［5］国家药典委员会编.中华人民共和国药典（2020年版·四部）［S］.北京：中国医药科技出版社，2020：114，232，234.

角　蒿

Jiaohao

INCARVILLEAE RADIX

本品为紫葳科植物黄花角蒿 *Incarvillea sinensis* Lam.var.*przewalskii* （Batalin）C. Y. Wu et W. C. Yin 的干燥根。夏、秋二季采挖，除去杂质，晒干。

【性状】本品呈圆锥形，多分枝，常弯曲，直径0.3～0.8 cm。表面灰黄色或浅棕黄色，有纵皱纹及横向皮孔。质较硬韧，不易折断。断面不整齐，纤维性，木部淡黄色。气微，味苦。

【鉴别】（1）本品横切面：表皮数列残存，木栓层呈红棕色，由2～3列细胞组成。皮层较宽，可见少量散在的纤维束。韧皮部射线不明显，外侧有石细胞断续成环。形成层呈环。射线由1～2列细胞组成，木质部宽广，导管单个或2～5个成群散在；木纤维较发达，或略呈1～2轮排列；可见木薄壁细胞。

粉末淡黄色。木栓细胞呈类方形、长方形或多角形，部分壁连珠状增厚。木纤维呈长梭形、纺锤形或丝带状，孔沟明显，表面可见少许斜线交错纹理，有的胞腔具横隔。韧皮纤维呈长梭形，纹孔明显。石细胞较多，多单个散在，呈长方形、三角形、纺锤形或不规则形。导管以网纹导管为主，偶见具缘纹孔、梯纹导管。棕色块多呈不规则形。

（2）取本品粉末约0.5 g，加氨试液5 ml，再加三氯甲烷50 ml，振摇，放置1 h，滤过，滤液置分液漏斗中，加稀盐酸5 ml，振摇提取。取提取液1 ml，加碘化汞钾试液1～2滴，即产生白色沉淀；另取提取液1 ml，加碘化铋钾试液1～2滴，产生棕色沉淀。

【检查】水分　不得过9.0%（中国药典四部通则0832第二法）。

总灰分　不得过7.0%（中国药典四部通则2302）。

酸不溶性灰分　不得过3.0%（中国药典四部通则2302）。

【浸出物】照水溶性浸出物测定法（中国药典四部通则2201）项下的热浸法测定，不得少于7.0%。

【炮制】除去杂质，喷淋清水，稍润，切段，干燥。

【性味与归经】辛、苦，寒，小毒。归心、脾、肺经。

【功能与主治】祛风湿，解毒，杀虫。主治咽炎，口疮，眼溃烂，耳疮，湿疹，疥癣，阴道滴虫病。

【用法与用量】3～9 g。外用煎汤熏洗。

【贮藏】置通风干燥处。

·起 草 说 明·

【别名】萝蒿，羊角蒿。

【名称】本品在甘肃民间习称角蒿入药[1]。在我国北方和东北地区被用做"透骨草"，称为"羊角透骨草"[2]。今以角蒿为正名收入本标准。

【来源】角蒿于《雷公炮制论》《备急千金要方》《本草纲目》等主要本草中均有记载[1]。角蒿属（Incarvillea）多种植物在民间药用，甘肃药用角蒿为角蒿*I. sinensis* Lam. 和黄花角蒿*I. sinensis* Lam. var. *przewalskii*，民间用其根治疗咽炎取得较好的疗效。省内资源丰富，蕴藏量较大，应用较广，故纳入地方标准。

【原植物】一年生草本。茎直立，有条纹，被微毛。叶在茎基部对生，上部互生，2～3回羽状深裂至全裂，裂片条形或条状披针形，疏被短毛。总状花序顶生，含4～18花，花梗短，密被短毛；苞片1，小苞片2；花萼钟形，长2.5～4.5 mm，先端5裂，裂片间具膜质短齿；花冠黄色或淡黄色，钟状漏斗形，略呈2唇形，上唇2裂片相等，下唇3裂，中裂片稍大；雄蕊4，2强；子房上位，雌蕊着生于扁平花盘上，密被腺毛。朔果长角状，长6～11 cm，内含多数种子。种子卵圆形，褐色，周围具透明的膜质翅。花期6～8月，果期7～9月（图1）。

生于海拔1600～3000 m的半阳坡、沟沿、河滩等地。

分布于天水、陇南、甘南、临夏、定西和兰州等地。

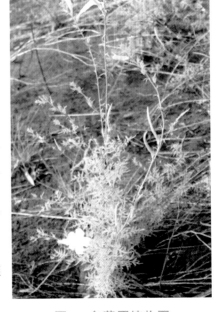

图1　角蒿原植物图

【产地】主产于天水、陇南等地。

【性状】关于角蒿的药用部位，一般文献记载为地上部分或全草。经调查陇南成县等民间使用的药材实际为根，本标准以根为药用部位，并依据成县的样品描述。见图2。

【鉴别】根据成县药材样品，描述根横切面显微特征，见图3。

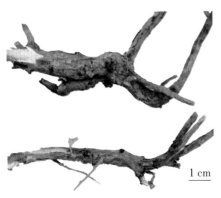

1 cm

图2　角蒿药材图

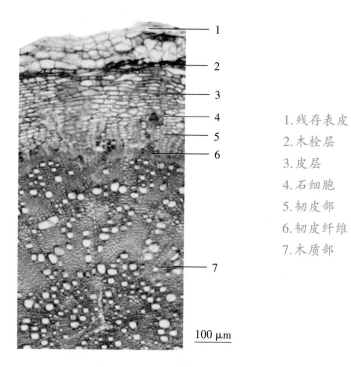

1.残存表皮
2.木栓层
3.皮层
4.石细胞
5.韧皮部
6.韧皮纤维
7.木质部

100 μm

图3　角蒿根横切面详图

根的粉末特征主要有网纹导管、木纤维、石细胞和木栓细胞。见图4。

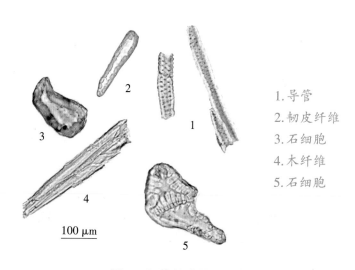

1.导管
2.韧皮纤维
3.石细胞
4.木纤维
5.石细胞

100 μm

图4　角蒿粉末图

【检查】水分、总灰分、酸不溶性灰分　分别按《中国药典》（四部通则0832第二法、通则2302）[4]对10批样品进行测定，结果见表1。

表1　10批样品测定结果（%）

样品	礼县1	礼县2	礼县3	通渭1	通渭2	天水	秦安	西和	定西	榆中
水分	6.6	6.0	5.0	4.6	5.1	5.2	5.0	4.9	5.5	4.6
总灰分	2.6	6.1	8.0	5.6	0.4	4.7	5.1	5.6	7.1	6.4
酸不溶性灰分	1.0	2.7	3.3	2.4	2.0	2.3	2.1	2.4	2.6	2.4

根据测定结果，拟定水分、总灰分、酸不溶性灰分的限度分别不得过9.0%、7.0%和3.0%。

【浸出物】按照《中国药典》（四部通则2201）[4]，对10批样品测定，结果见表2。

表2　10批样品浸出物测定结果（%）

样品	礼县1	礼县2	礼县3	通渭1	通渭2	天水	秦安	西和	定西	榆中
浸出物	8.9	10.5	9.7	10.9	8.4	8.3	10.2	11.6	8.9	8.7

根据10批样品的浸出物测定结果，拟定限度不得少于7.0%。

【化学成分】含有生物碱类和苯乙醇苷类化合物，还含有对丁氧基红景天苷、角蒿辛、角蒿酯碱、7-羟基多花藤碱、角蒿原碱、苯乙醇葡萄糖苷、地黄苷、类叶升麻苷、去酰基异角胡麻苷、去咖啡酰基类叶升麻苷、carceorioside B、红景天苷、去酰基类叶升麻苷二甲醚等[5]。

【药理作用】角蒿属植物具抗炎、镇痛、抗氧化、抗癌等药理活性[5]。所含的角蒿酯碱已成为开发新型非麻醉性镇痛新药的重要先导化合物[7]。

【炮制】【性味与归经】【功能与主治】【用法与用量】【贮藏】均参照文献[1、3]拟定。

参考文献

[1] 赵汝能.甘肃中草药资源志（上册）[M].兰州：甘肃科学技术出版社.2004，12：1154-1155.

[2] 中国药品生物制品检定所，等.中药鉴别手册（第一册）[M].北京：科学出版社，1993：438-449.

[3] 陈修源，陈家峰.角蒿的本草考证[J].中药材，1989，12（3）：43（8）：243-244.

[4] 国家药典委员会.中华人民共和国药典（2020年版·四部）[S].北京：中国医药科技出版社，2020：114，232，234.

[5] 邹琼宇，陈德力，黄园园，等.角蒿属植物化学成分及药理活性研究进展[J].中草药，2016，47（3）：499-506.

[6] 高燕萍，钟国跃，沈云亨.黄花角蒿的化学成分研究[J].中草药，2016，47（5）：712-716.

[7] 王潋，崔景荣，肖志平，等.透骨草类药材抗炎镇痛作用的比较[J].北京医科大学学报，1998，30（2）：145-147.

鸡头黄精

Jitouhuangjing

POLYGONATI CIRRHIFOLII RHIZOMA

本品为百合科植物卷叶黄精*polygonatum cirrhifolium*（Wall.）Royle 的干燥根茎。春、秋二季采挖，除去茎叶及须根，洗净，晾晒1～2天，至外部稍干，内部尚软时，用竹筐轻撞一遍，除去外层薄皮及须根，并使其柔软，再边晒边揉，至无硬心为度，待晒干后再撞至光亮柔润即可。

【性状】本品呈结节状，肥厚肉质，或呈圆柱状，长4～10 cm，直径1～4 cm，表面淡黄白色或灰黄色，具环节，有纵纹及少数须根痕，结节膨大，茎痕圆形，微凹。质地坚硬。断面淡黄白色至黄棕色，半透明，角质状。气微，味甜，有黏性。

【鉴别】本品横切面：表皮层1列细胞，局部可见数列木栓细胞。皮层较窄。内皮层不明显。中柱鞘维管束环状或散列，少见外韧型，主为周木型。基本组织中有众多大型黏液细胞，内含草酸钙针晶束。

【炮制】除净杂质，润透，切厚片，晒干。

【性味与归经】甘，平。归脾、肺、肾经。

【功能与主治】补气养阴，健脾，润肺祛痰，清热解毒，止血。用于脾胃虚弱，体倦乏力，肺虚燥咳，吐血，崩漏带下，疮肿。

【用法与用量】9～15 g。研末或浸酒；外用适量，磨汁涂患处。

【贮藏】置通风干燥处，防霉，防虫蛀。

·起草说明·

【别名】鸡头参、黄精（商品）。

【名称】甘肃省习用黄精品种之一，以"鸡头黄精"列入地方标准[1]。

【来源】据考证，本草记载的黄精原植物较为复杂，包括黄精属（Polygonatum Mill.）多种植物。《中国药典》收载滇黄精 *P. kingianum* Coll. et Hemsl.、多花黄精 *P. cyrtonema* Hua 和黄精 *P. sibiricum* Delar. ex Redoute，亦是现代黄精的主流商品。黄精属多种植物的根茎全国各地亦作黄精入药[2、3]。甘肃地产黄精的原植物包括黄精 *P. sibiricum*、多花黄精 *P. cyrtonema*、卷叶黄精 *P. cirrhifolium*（Wall.）Royle 等，部分品种的根茎俗称鸡头参[4、5、6]。

卷叶黄精变异类型较大，仅将卷叶黄精纳入甘肃地方药材标准[1]。

【**原植物**】多年生草本。根状茎肥厚，圆柱状，直径1～1.5 cm，或根状茎连珠状，结节直径1～2 cm。叶通常3～6枚轮生，偶尔茎下部有少数散生的，细条形至条状披针形，少有矩圆状披针形，长4～9（12）cm，宽2～8（15）mm，先端拳卷或弯曲成钩状，边常外卷。轮生花序，通常具2花，总花梗长3～10 mm，花梗长3～8 mm，俯垂；苞片透明膜质，位于花梗上或基部，或苞片不存在；花被淡紫色，全长8～11 mm，花被筒中部稍缢狭，裂片长约2 mm；花柱稍短至稍长于子房。浆果红色或紫红色，直径8～9 mm。花期5～7月，果期9～10月（图1）。

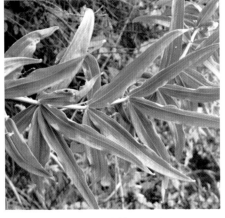

图1　鸡头黄精原植物图

生长于海拔1900～3700 m的林沿、山坡或草地。分布于平凉、陇南、天水、临夏、甘南等地；西藏、云南、四川、青海、宁夏、陕西等省区亦有分布。

【**产地**】主产于天水、陇南及庆阳子午岭等地。

【**采收加工**】由于产地加工不同，本品性状和气味有明显的差异，影响药材质量。本标准按鸡头参传统的加工方法拟定产地加工，以保证药材质量。

【**性状**】根据植物标本，对照商品药材描述。见图2。

【**鉴别**】根据植物标本，结合商品药材描述。见图3。

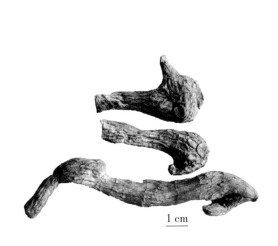

1 cm

图2　鸡头黄精药材图

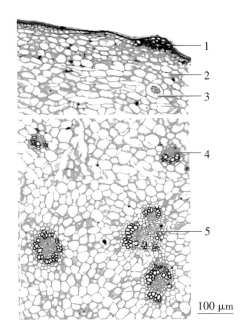

100 μm

图3　鸡头黄精根茎横切面详图

1.表皮　2.薄壁组织　3.黏液细胞及针晶束
4.外韧型维管束　5.周木型维管束

　　本品维管束是周木型，基本组织中有较多大型黏液细胞，内含草酸钙针晶束，可与伪品湖北黄精 *Polygonatum zanlanscianense* Pamp.相区别。

　　【化学成分】黄精属植物主要含有甾体皂苷类、多糖类、黄酮类、生物碱类成分[7]。

　　【药理作用】黄精属植物具有抗衰老、抗肿瘤、免疫调节、抗菌抗病毒、降血糖血脂等作用[7]。

　　【炮制】【性味与归经】【功能与主治】【用法与用量】【贮藏】参照文献[3、4、8]拟定。

参考文献

　　[1] 甘肃省食品药品监督管理局.甘肃省中药材标准（2009年版）[S].兰州：甘肃文化出版社，2009：87-88.

　　[2]《中国植物志》编委会.中国植物志（第十五卷）[M].北京：科学出版社，1978：163-165.

　　[3] 中科院药物研究所.中药志（第一册）[M].北京：人民卫生出版社，1979：57.

　　[4] 甘肃省卫生局.甘肃中草药手册（第四册）[M].兰州：甘肃人民出版社，1974：408-411.

　　[5] 丁永辉，赵汝能.甘产黄精类药材原植物调查和鉴定[J].中药材，1991，14（4）：18-20.

　　[6] 赵汝能.甘肃中草药资源志（下册）[M].兰州：甘肃科学技术出版社，2007：464.

　　[7] 张娇，王元忠，杨维泽，等.黄精属植物化学成分及药理活性研究进展[J].中国中药杂志2019，44（10）：1989-2008.

　　[8] 甘肃省卫生厅.甘肃中药炮制规范[S].兰州：甘肃人民出版社，1980：85.

河套大黄

Hetaodahuang

RHEI HOTAOENSI RADIX ET RHIZOMA

本品为蓼科植物河套大黄 *Rheum hotaoense* C. Y. Cheng et Kao 的干燥根及根茎。秋末茎叶萎或初春发芽前采挖。除去细根，干燥，或切片干燥。

【性状】本品呈类圆柱形、类圆锥形或不规则块状，长 3～15 cm，直径 3～5 cm；或呈类圆形、不规则形的厚片。表面黄褐色至暗黄棕色，未除皮者呈灰褐色，具纵沟纹及横向皮孔。质坚实。断面淡黄棕色至暗棕色。气微臭，味苦、微涩。

【鉴别】（1）取本品粉末少量，进行微量升华，可见针状、羽状和不规则结晶。

（2）取本品粉末 0.5 g，加乙醇适量，超声处理 10 min，滤过，滤液制成相当药材每 1 ml 含 1 mg 的溶液，在 200～400 nm 范围内测定紫外吸收光谱，结果在 218±2 nm 和 322±2 nm 处有最大吸收。

（3）取本品粉末 0.1 g，加甲醇 10 ml，超声处理 20 min，滤过，取滤液 1 ml，加甲醇稀释至 10 ml，作为供试品溶液。另取土大黄苷对照品，加甲醇制成每 1 ml 含 10 μg 的溶液，作为对照品溶液（临用新制）。照薄层色谱法（中国药典四部通则 0502）试验，吸取上述两种溶液各 5 μl，分别点于同一聚酰胺薄膜上，以甲苯-甲酸乙酯-丙酮-甲醇-甲酸（30:5:5:20:0.1）为展开剂，展开，取出，晾干，置紫外光灯（365 nm）下检视。供试品色谱中，在与对照品色谱相应的位置上，显相同的亮蓝色荧光斑点。

【检查】总灰分　不得过 11.0%（中国药典四部通则 2302）。

酸不溶性灰分　不得过 3.5%（中国药典四部通则 2302）。

【浸出物】照水溶性浸出物测定法（中国药典四部通则 2201）项下的冷浸法测定，不得少于 35.0%。

【含量测定】照高效液相色谱法（中国药典四部通则 0512）。

色谱条件与系统适用性试验　以十八烷基硅烷键合硅胶为填充剂；以甲醇-水（35:65）为流动相；检测波长为 320 nm。理论板数按土大黄苷峰计算应不低于 3000。

对照品溶液的制备　取土大黄苷对照品适量，精密称定，加 50% 乙醇制成每 1 ml 含 0.2 mg 的溶液，即得。

供试品溶液的制备　取本品粉末（过三号筛）0.1 g，精密称定，置具塞锥形瓶中，精密加入 80% 乙醇 25 ml，称定重量，超声处理（功率 300 W，频率 40 kHz）30 min，放冷，再称定重量，用 80% 乙醇补足减失的重量，摇匀，滤过，精密量取续滤液 10 ml，蒸干，残渣加 50% 乙醇使溶解，转移至 10 ml 量瓶中，加 50% 乙醇至刻度，摇匀，滤过，取续滤液，即得。

本品按干燥品计算，含土大黄苷（$C_{21}H_{24}O_9$）不得少于1.8%。

【性味与归经】 甘，寒。

【功能与主治】 凉血解毒，逐瘀消肿。用于降血脂，消化道炎症及出血。

【贮藏】 置通风干燥处，防蛀。

【附注】 本品不能作大黄或大黄的代用品入药，仅作为提取制剂的生产原料。

·起 草 说 明·

【别名】 山大黄，土大黄。

【来源】 20世纪70年代以来，甘肃对河套大黄进行开发利用研究，并研发出新药，本品用于与河套大黄有关的制剂和药品的原料使用，作为质量控制的依据，纳入地方标准[1]。

本品不作中药大黄入药或代用品入药。

【原植物】 多年生草本，高80～150 cm。根状茎及根粗大，棕黄色。基生叶大，叶片卵状心形或宽卵形，叶上半部之两侧常内凹，长25～40 cm，宽20～28 cm，顶端钝急尖，基部心形，边缘具弱皱波，基出脉多为5条，两面光滑无毛，暗绿色或略蓝绿色；茎生叶较小，叶片卵形或卵状三角形；叶柄亦较短；托叶鞘苞茎，外侧稍粗糙。大型圆锥花序，具2次以上分枝，轴及枝均光滑，仅于近节处具乳突状毛；花较大，花梗细长，长4～5 mm，关节位于中部之下；花被片6，近等大或外轮3片略小，椭圆形，具细弱稀疏网脉，背面中部浅绿色，边缘白色；雄蕊9；子房宽椭圆形，花柱3。果实圆形或近圆形，顶端微凹，稀稍近截形，基部圆或略心形，具宽翅，纵脉在翅的中间。种子宽卵形。花期5～7月，果期7～9月（图1）。

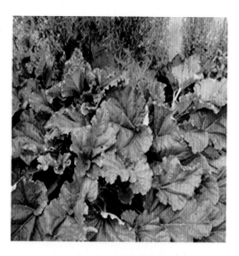

图1　河套大黄原植物图

生于山坡及沟中。分布或栽培于庆阳、平凉、白银及定西等地；内蒙古及陕西、青海等省区亦有分布。

【产地】 产于定西、平凉、白银、庆阳等地，近年主要栽培于庆阳、平凉。

【采收加工】 根据传统加工习惯拟定。

【性状】 根据药材样品描述，过去常为个子货，近年有加工成厚片，今一同收于本标准。新鲜药材和商品药材，分别见图2，图3。

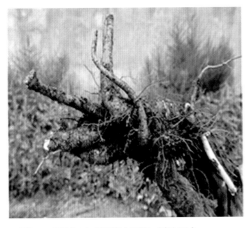

图2　河套大黄药材图（鲜品）

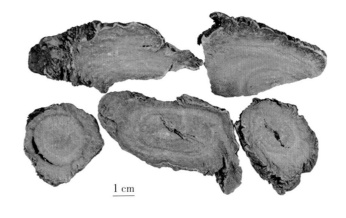

图3　河套大黄切片图

【鉴别】（1）为蒽醌类化合物的微量升华反应。

（2）本品所含土大黄苷具有极强的荧光吸收，往版《中国药典》以此作为与正品大黄的区别点[2]。原标准收载河套大黄的紫外吸收特征保留作为鉴别特征，见图4。

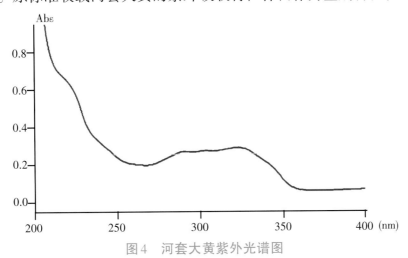

图4　河套大黄紫外光谱图

（3）薄层色谱鉴别　以土大黄苷对照品作为对照，制定薄层色谱鉴别方法，参照《中国药典》中大黄【检查】项土大黄苷的薄层色谱方法进行实验[2]，结果见图5。

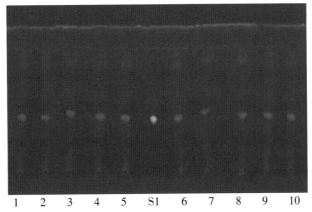

图5　河套大黄薄层色谱图（365 nm）

S1.土大黄苷对照品　1-10.河套大黄（同表1的批次）

【检查】总灰分、酸不溶性灰分　按照《中国药典》（四部通则2302）[3]，对10批样品测定，结果见表1。

表1　10批样品测定结果（%）

样品	1	2	3	4	5	6	7	8	9	10
总灰分	10.7	6.5	8.3	7.2	6.3	10.7	10.7	9.4	6.3	7.9
酸不溶性灰分	2.2	3.1	2.3	2.5	3.0	3.6	2.4	3.0	2.2	2.1

根据测定结果，分别拟定总灰分不得过11.0%、酸不溶性灰分不得过3.5%的限度。

【浸出物】按照《中国药典》（四部通则2201）[3]水溶性提取的冷浸法，对10批样品的浸出物进行测定，结果见表2。

表2　10批样品浸出物测定（%）

样品	1	2	3	4	5	6	7	8	9	10
浸出物	48.21	44.72	43.29	40.51	45.84	44.85	40.42	41.13	46.21	45.33

根据测定结果，拟定河套大黄浸出物含量不得少于35.0%的限度。

【含量测定】根据河套大黄中含有的土大黄苷成分，建立测定土大黄苷含量的方法。

土大黄苷的方法学验证表明，线性回归方程为$C=3.513×10^3A+70.16$（$r=0.9998$），在$0.206～4.12\ \mu g$范围内呈良好的线性关系。精密度试验中RSD=0.54%，稳定性试验RSD为0.79%，结果在10 h内基本稳定。平均回收率为103.78%，RSD为1.43%。

对照品和供试品的高效液相色谱图，见图6。

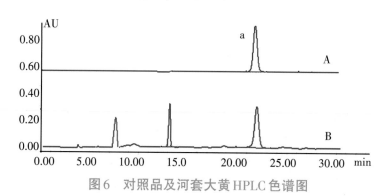

图6　对照品及河套大黄HPLC色谱图

A.对照品溶液（a.土大黄苷）　B.供试品溶液

对10批样品进行测定，见表3。

表3　10批河套大黄样品含量测定（%）

样品	宁县	合水县	正宁	定西	平凉	市售1	市售2	市售3	市售4	市售5
土大黄苷	3.3	3.2	2.1	2.7	2.5	2.1	2.0	2.2	2.8	2.4

根据对10批样品测定，河套大黄中土大黄苷含量在2.03%～3.3%之间，参考有关文献的报道，拟订土大黄苷含量不得少于1.8%的限度。

该方法简便，精密度、重复性良好，纳入本标准，以控制药材质量。

【化学成分】本品含有大黄素、芦荟大黄素、大黄酚等蒽醌类化合物[4]，分离鉴定出8个非蒽醌类化合物，即谷甾醇、没食子酸、土大黄苷元（rhapontigenin）、胡萝卜苷、土大黄苷及新化合物波叶素（rheumin）[5]。含有降血脂作用的二苯乙烯苷类化合物土大黄苷（rhaponticin）[6]。

【药理作用】具有类似于大黄的止血、抗菌、消炎等作用，但无致泻作用。所含土大黄苷能显著降低血清中总胆固醇、甘油三脂和β-脂蛋白，提高实验性高血症家兔血清中α-脂蛋白和磷脂等，对治疗和预防动脉粥样硬化具有一定的作用[1]。

【性味与归经】【功能与主治】【贮藏】均参照文献拟定。

【附注】为防止与大黄混淆，特拟定本条。仅作为原料，不列入【炮制】【用法与用量】项。

参考文献

［1］甘肃省食品药品监督管理局.甘肃省中药材标准（2009年版）［S］.兰州：甘肃文化出版社，2009：89-90.

［2］国家药典委员会编.中华人民共和国药典（2020年版·一部）［S］.北京：中国医药科技出版社，2020：24.

［3］国家药典委员会编.中华人民共和国药典（2020年版·四部）［S］.北京：中国医药科技出版社，2020：114，232，234.

［4］王爱芹，李家实，贺文义，等.河套大黄的蒽醌类成分研究［J］.中草药，2000，31（5）：321-322.

［5］李军林，王爱芹，李家实，等.河套大黄的菲蒽醌类成分研究［J］.中草药，1998，29（11）：721-722.

［6］何福江，李成林，潘鑫复，等.河套大黄化学成分的研究［J］.中草药，1990，21（11）：5-6.

泡沙参

Paoshashen

ADENOPHORAE RADIX

本品为桔梗科植物泡沙参 *Adenophora potaninii* Korsh. 或无柄沙参 *Adenophora stricta* Mia.*subsp.sessilifolia* Hang. 的干燥根。春、秋二季采挖，除去须根，洗净，干燥。

【性状】本品呈圆柱形、圆锥形，少数在根下部有分枝，长7～15 cm，直径1～3.5 cm。表面灰黄色、黄棕色，根上部有横向环纹，下部有稀疏的纵沟纹，外皮不易脱落，表面粗糙；顶端有时残留长2～6 cm的根茎，其上有凹陷的茎痕及芽痕。体轻，质松泡，断面黄白色，多裂隙。气弱，味微甘苦。

【鉴别】取本品粉末2 g，加二氯甲烷60 ml，超声处理30 min，滤过，滤液蒸干，残渣加二氯甲烷1 ml使溶解，作为供试品溶液。另取泡沙参对照药材2 g，同法制成对照药材溶液。照薄层色谱法（中国药典四部通则0502）试验，吸取上述两种溶液各5 μl，分别点于同一硅胶 G 薄层板上，以正己烷–丙酮–甲酸（25∶1∶0.05）为展开剂，预饱和20 min，展开，取出，晾干，喷以2%香草醛硫酸溶液，在105 ℃加热至斑点显色清晰。供试品色谱中，在与对照药材色谱相应的位置上，显相同颜色的斑点。

【检查】**总灰分**　不得过7.0%（中国药典四部通则2302）。

酸不溶性灰分　不得过1.5%（中国药典四部通则2302）。

【浸出物】照醇溶性浸出物测定法（中国药典四部通则2201）项下的热浸法测定，用70%乙醇作溶剂，不得少于25.0%。

【炮制】除去杂质及根茎，洗净，润透，切厚片，干燥。

【性味与归经】甘，微寒。归肺、胃经。

【功能与主治】养阴清热，润肺止咳，养胃生津。用于肺热噪咳，虚痨咳嗽，虚热喉痹，肺痈咳血，胃热口渴。

【用法与用量】9～15 g。

【注意】不宜与藜芦同用。

【贮藏】置通风干燥处，防蛀。

·起草说明·

【别名】南沙参、泡参（商品）、棉棉根。

【名称】"泡参"始载清光绪《文县新志》。甘肃医药部门长期以泡沙参为名收购使用，部分地方尚称泡参购销，原地方标准以泡沙参为正名，以与《中国药典》收载沙参区别[1]。

【来源】国内应用的沙参品种较为复杂，共计有9种4亚种[2]。甘肃药用沙参早在清代初期已经普遍收购应用，关于原植物文献已有记载[3]，但不够全面。周印锁教授等进行了全省南沙参资源、品种的调查，共计13种，并认为"从产量和销售量来看主要为泡沙参、无柄沙参"[4]。我们在1993～1995年对庆阳、平凉、天水、陇南、临夏等地进行商品调查与标本采集，认为商品至少来源于桔梗科沙参属（*Adenophora*）五种植物[5]，主要为泡沙参*Adenophora potaninii*；无柄沙参*Adenophora stvicta subsp sessilifolia*在甘肃东南部地区普遍收购。泡沙参是甘肃的重要地产药材，除供应本省外，尚大量外销。同时，上述两种资源较丰富，故列人本标准。

其余暂不收入地方标准，仅限于民间药用，进一步观察疗效。

【原植物】无柄沙参　多年生草本，根圆柱形，淡黄色。茎高35～90 cm，被短硬毛。基生叶柄长约8 cm，叶片肾状心形，先端钝圆，基部心形，边缘具不整齐锯齿，被短硬毛；茎生叶互生，无柄或具极短柄；叶片椭圆形或狭卵形，长2.5～8 cm，宽1～3.5 cm，先端渐尖或急尖，基部楔形，边缘具不整齐的锯齿，两面被白色短毛，叶脉羽状，中脉在背面凸起。总状花序不分枝或在下部具较短分枝，呈狭圆锥状；花梗短，长约5 mm，密被白色短毛；花萼被短硬毛，萼筒倒圆锥形，裂片线状披针

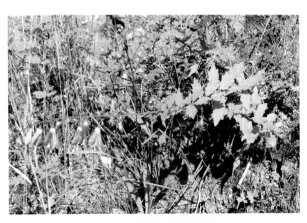

图1　泡沙参原植物图

形，先端尾状渐尖，全缘；花冠蓝色，宽钟形，长1.5～2 mm，裂片宽三角形；花丝、花药各长约4 mm；花盘短；花柱与花冠近等长或稍伸出。果实卵圆形。种子椭圆形。花期8～9月，果期9～10月。

生于海拔600～2000 m的山野阳坡、草丛。分布于天水、陇南等地；四川、贵州、云南、陕西、河南、湖北等省区亦有分布。

泡沙参　与无柄沙参相比：茎生叶互生，披针形或狭卵形，边缘疏生2～7对缺刻状齿。萼片披针形，边缘有一对深裂的齿。花柱等长于花冠（图1）。

生于海拔100～3000 m的山野阳坡、草丛。分布于甘肃大部分地区；宁夏、陕西、青海、四川、河北等省区亦有分布。

此外，沙参属多种植物本省亦有应用，主要为长柱沙参*Adenophora stenanthina*（Ledeb.）kitag（庆阳、平凉、定西、兰州）、秦岭沙参*Adenophora petiolata* Pax. et Hoffm（陇南、天水）、川藏沙参*Adenophora liliifolioides* Pax et Hoffm.（甘南）[2、4、5]。

6种沙参属植物分种检索表

1 花柱显著伸出花冠，至少为花冠的1.3倍

　2 茎和叶被糙毛；叶缘具刺状齿或全缘；花冠长10～23 mm

　　3 花筒状种形，花萼裂片长1.5～5 mm，花冠长10～13 mm，花冠端无毛 ……………… 长柱沙参

　　3 花钟形，花萼裂片长2.5～5 mm，花冠长12～23 mm，花冠顶端有毛 ……………… 西峰沙参

　2 茎生叶被毛或无毛；叶缘具锯齿或全缘；花冠长8～12 mm ………………………… 川藏沙参

1 花柱短于、等长于或稍伸出花冠

　4 花萼裂片边缘具1（2）对齿；叶卵圆形，叶缘有数个粗齿，被短粗毛，上部茎生叶无柄，下部茎生叶有柄 ………………………………………………………………………………… 泡沙参

　4 花萼裂片全缘；茎生叶具柄或无柄

　　5 茎生叶无柄或具极短柄，叶椭圆形或狭卵形；花萼被短毛 ………………………… 无柄沙参

　　5 下部茎生叶有长柄，上部叶无柄；叶卵圆形或狭卵圆形；花萼无毛 ……………… 秦岭沙参

【产地】泡沙参主产于天水、定西、兰州及陇南。无柄沙参主产于陇南。甘肃地产商品主要来自泡沙参。

【采收加工】本省早期产地加工时刮去粗皮[3]，现时商品已不去皮。

【性状】根据康县、漳县及榆中的植物标本与对口商品药材描述，由于两种药材对外观无明显差别，故一并描述。见图2。

【鉴别】本次增定内容，参考《中国药典》南沙参【鉴别】（2）项拟定，以泡沙参（*Adenophora potaninii*）对照药材作为对照，8批泡沙参商品药材进行薄层色谱鉴别。结果见图3。

泡沙参对照药材与10批泡沙参样品检出特征色谱斑点，收载于标准正文。

【检查】原标准对10批样品测定，本次修订又对5批样品进行测定[8]，见表1。

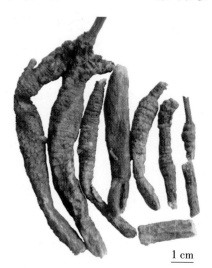

1 cm

图2　泡沙参药材图

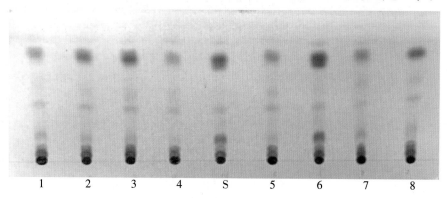

图3　泡沙参药材薄层色谱图

S.泡沙参对照药材　1-8.泡沙参（省内不同产地）

表1　15批样品测定结果（%）

样品	1	2	3	4	5	6	7	8	9	10	11	12	13	14	15
总灰分	4.8	4.6	6.5	5.0	7.2	4.9	6.6	6.3	5.8	7.4	4.8	5.3	5.2	5.4	6.1
酸不溶性灰分	0.9	0.5	0.5	0.4	1.5	0.6	0.7	0.9	0.5	1.1	1.4	1.3	1.3	1.1	1.9

根据测定结果，维持原标准总灰分不得过7.0%、酸不溶性灰分不得过1.5%的限度规定，有1批不合格。

【浸出物】原标准采用水溶性热浸法对10批样品测定，结果在25.7%～45.1%。本次修订用醇溶性热浸法对10批样品进行测定[8]，见表2。

表2　10批泡沙参浸出物测定（%）

样品	1	2	3	4	5	6	7	8	9	10
醇溶性	37.0	42.8	28.2	37.0	48.8	52.4	35.8	54.7	38.2	26.8
水溶性	36.3	36.1	25.6	35.6	42.7	47.4	31.4	52.5	31.8	24.0

醇溶性热浸法提取的浸出物含量高于水溶性热浸法，易于操作，本次修订为70%乙醇浸出物提取方法，限度仍然拟定为不得少于25.0%。

【化学成分】沙参属植物根含皂苷、植物甾醇、脂肪酸及糖类[7]。另有报道，泡参根中含β-谷甾醇（β-sitosterol）、β-谷甾醇-β-D-吡喃葡萄糖苷（β-sitosterol-O-β-D-glucopyranoside）、蒲公英赛酮（taraxerone）及二十八碳酸（octacosanoicacid）等[1]。

【药理作用】沙参属植物均有止咳祛痰作用，泡沙参、无柄沙参等的祛痰作用明显[6、7]。

【炮制】【性味】【功能与主治】【用法与用量】【贮藏】及【注意】参照文献[1、2、8]拟定。

参考文献

[1] 甘肃省食品药品监督管理局.甘肃省中药材标准（2009年版）[S].兰州：甘肃文化出版社，2009：92-94.

[2] 屠鹏飞，等.中药沙参类商品药材调查 [J].中国中药杂志，1994，19（11）：646-647.

[3] 甘肃省卫生局.甘肃中草药手册（第二册）[M].兰州：甘肃人民出版社，1971：967.

[4] 周印锁，丁义兰，等.甘肃省中药南沙参资源调查 [J].中国中药杂志，1994，19（1）：61-62.

[5] 宋平顺，张伯崇，卫玉玲，等.甘肃省中药材复杂品种及质量的调查研究（Ⅰ）—地区习用品种的调查 [J].中国中药杂志，1996，21（12）：717-720.

[6] 魏巍，吴疆，等.南沙参的化学成分和药理作用研究进展 [J].药物评价研究，2011，34（4）：298-300.

[7] 屠鹏飞，张红彬，徐国钧.中药沙参类研究Ⅴ镇咳祛痰药理作用比较 [J].中草药，1995，26（1）：22-23.

[8] 国家药典委员会编.中华人民共和国药典（2020年版·四部）[S].北京：中国医药科技出版社，2020：232，234.

贯　众

Guanzhong

LUNATHYRII SEU ATHYRII RHIZOMA

本品为球子蕨科植物荚果蕨 *Matteuccid struthiopteris*（L.）Todaro 和蹄盖蕨科植物陕西蛾眉蕨 *Lunathyrium giraldii*（Christ）Ching、中华蹄盖蕨 *Athyrium sinense* Rupr. 的干燥根茎及叶柄残基。秋季采挖，削去叶柄，除去须根及泥土，晒干，或趁鲜切段，晒干。

【性状】**荚果蕨贯众**　呈椭圆形、倒卵形或长圆形，长7～20 cm，直径4～8 cm。表面棕褐色。叶柄残茎扁平，近基部较细，有粗大疣状突起，腹面凹入，背部隆起，中央有一条明显的纵棱脊；质硬而脆，易折断，断面平坦，两条维管束较大，呈"八"字形排列。气微特异，味涩。

陕西蛾眉蕨贯众　呈长卵圆形，上端钝圆，下端较尖，稍弯曲或不弯曲，长10～16 cm，直径6～10 cm。表面黑褐色。根茎细长，斜生，密生叶柄残基，并有细长弯曲的须根及少量鳞片。叶柄残基上部较宽扁，向下渐细，两侧边缘具明显的疣状突起，基部较窄，常呈菱方形；背面隆起，腹面稍向内凹，基部具棱脊；质硬而脆，易折断，断面平坦，两条维管束较大，呈"八"字形排列，中间常呈暗色或已成空洞。气微特异，味涩、微苦。

中华蹄盖蕨贯众　呈卵形或长圆形，长7～15 cm，直径5～6 cm。表面黑褐色。鳞片着生于顶端的叶柄基部。须根黑褐色。叶柄残基上部较扁，下端渐细，背部有纵棱数条，两侧边缘较薄，疣状突起细小；质脆，易折断，断面略平坦，两条维管束较大呈"八"字形排列。气微特异，味涩。

【鉴别】本品叶柄基部横切面：**荚果蕨贯众**　表皮为1列长方形细胞，外常被鳞叶。下皮为5～8列厚壁细胞，棕色至褐色；基本组织细胞排列疏松，细胞近圆形或圆多角形，内含棕色物和淀粉粒；周韧型维管束2个，内皮层1列，木质部呈"双钩形"，导管均匀分布。

陕西蛾眉蕨贯众　无厚壁细胞。

中华蹄盖蕨贯众　厚壁细胞1～3列。

【检查】**总灰分**　不得过13.0%（中国药典四部通则2302）。

酸不溶性灰分　不得过1.5%（中国药典四部通则2302）。

【浸出物】照水溶性浸出物测定法（中国药典四部通则2201）项下的热浸法测定，不得少于16.0%。

【炮制】除去杂质，润透，切段，干燥，簸去鳞毛、灰屑。

【性味与归经】苦，微寒。有小毒。

【功能与主治】清热解毒，避时疫，止血，驱虫。用于邪热诸毒，热病发斑，疹毒不净，崩漏下血，便血，热毒疮肿，蛔虫、蛲虫、绦虫病。

【用法与用量】4.5～9 g。外用适量，煎水洗。

【贮藏】置通风干燥处。

·起草说明·

【别名】八字贯众、贯众（商品）。

【名称】《甘肃中草药手册》称贯众[1]，原地方标准沿用。

【来源】贯众首载于《神农本草经》，历代本草均有记载。本草所记载的贯众来源于蕨类多种植物，全国使用的贯众品种历来复杂，原植物有6科约36种植物[2]。《图经本草》所绘淄州贯众，已考订为球子蕨科荚果蕨 *Matteuccia struthiopteris*，而《滇南本草》所载为刺齿贯众 *Cyrtomium caryotideum*，《植物名实图考》所绘贯众形态特征，与贯众 *Cyrtomium forumci* 甚相符[2]。

贯众是甘肃省传统地产药材，今考证，清初甘肃地方志中已记载贯众，但原植物不详。20世纪50年代资源普查时发现已有鳞毛蕨属（*Dryopteris*）、狗脊属（*Woodwardia*）、贯众属（*Cyrtomicum*）、紫萁属（*Osmunda*）、蛾眉蕨属（*Lunathyrium*）、蹄盖蕨属（*Athyrium*）和荚果蕨属（*Matteuccia*）多种植物[1、3、4]。

甘肃地产贯众植物来源复杂，主要以荚果蕨属（*Matteuccia*）、蛾眉蕨属（*Lunathyrium*）为主流商品，本次对原标准[5]的基原进行了修订。

【原植物】荚果蕨　植株高达1 m。根状茎短而直立。鳞片膜质，披针形。叶簇生，二型；营养叶叶柄上面有1深纵沟，基部尖削形，密被鳞片，向上渐稀少；叶片披针形或倒披针形，长50～90 cm，宽15～25 cm，下部逐渐变狭，二回羽状深裂；羽片40～60对，互生，相距1.5～2 cm，呈披针形至三角状耳形，下部的逐渐缩短成耳形，中部的最大，羽裂深达羽轴；裂片长圆形，边缘有波状圆齿或两侧基部全缘；叶脉羽状，分离；能育叶叶片狭倒披针形，长50～80 cm，宽7～10 cm，一回羽状；羽片两侧向背面反卷成荚果状，并呈连珠形，深褐色。孢子囊群圆形，成熟时连接成线形，有膜质囊群盖（图1）。

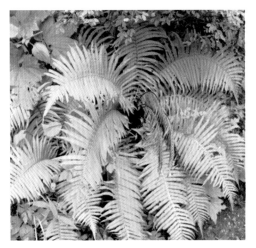

图1　荚果蕨原植物图

生于海拔500～1500 m林下或山谷荫湿之处。分布于陇南、天水、甘南及平凉等地；

东北、华北和西北等省区亦有分布。

陕西蛾眉蕨 叶簇生，叶片长圆披针形，长25～50 cm，宽12～16 cm，二回羽状深裂；羽片约20对，下部2～3对稍缩短，但从不缩短成耳形，中部的长8～12 cm，宽1.8～2 cm；羽状深裂，裂片18～20对，镰状长圆形，基部1对较大，长8～10 mm，宽约4 mm，近尖头，边缘有锯齿；叶脉羽状，侧脉6～7对；叶草质，近光滑无毛。孢子囊群短线形，成熟后呈椭圆形，生于侧脉上侧，每裂片有2～5对；囊群盖棕色，宿存。

生于海拔1500～2500 m林下。分布于陇南、天水、甘南及兰州等地；陕西和华北等省区亦有分布。

中华蹄盖蕨 叶簇生，叶片长圆披针形，长25～35 cm，宽12～15 cm，下部稍狭，二回羽状；羽片约20对或更多，互生，相距2～4 cm，狭披针形，基部2～3对稍缩短，中部的较大，长8～10 cm，宽约2 cm，羽状；小羽片18～28对，对生，狭长圆形，边缘浅裂成锯齿状的小裂片（小裂片顶端有微齿），基部彼此以狭翅接连；叶草质，光滑无毛，叶轴和羽轴疏生腺毛。孢子囊群成熟时长圆形，侧生于小脉上侧，每小裂片有1枚；囊群盖棕色，膜质，边缘啮蚀。

生于海拔1400～2800 m山谷林。分布于陇南、天水、甘南及临夏等地；黑龙江、吉林、内蒙、河北、山东等省区亦有分布。

【产地】产于天水、陇南、平凉、临夏、甘南等地。

【采收加工】经实际调查，产地采收主要在秋季，对原描述进行修订。

【性状】根据采集的植物标本和地产商品药材进行描述。甘肃地产的贯众主要来自荚果蕨、陕西蛾眉蕨和中华蹄盖蕨，依次描述。见图2。

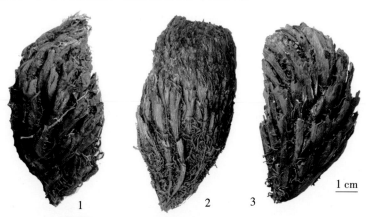

图2　三种贯众药材图

1.荚果蕨　2.陕西蛾眉蕨　3.中华蹄盖蕨

兹将甘肃地产贯众以及市场流通的贯众类药材性状检索如下。

药材性状检索

1.药材为根茎；横切面维管束7～14个呈"V"字形环状排列…………苏铁蕨（Brainda insignis）

1.药材为根茎及叶柄残基

　2.叶柄基部无鳞片；横切面维管束呈"U"字形排列　………………紫萁（Osmandajaponica）

　2.叶柄基部有鳞片

　　3.叶柄近圆形，断面维管束5～10个，内侧一对较大……单芽狗脊蕨（Woodwaridiaunigernmata）

　　3.叶柄呈扁三棱形、近四棱形，断面维管束2～8个

　　　4.叶柄呈扁四棱形，偶见细小疣状突起；叶柄基部增粗，断面维管束3～8个

　　　　………………………………………………………………………贯众属（Cyrtomium）

　　　4.叶柄呈扁三棱形，两边常有疣状突起；叶柄基部呈收缩状，断面维管束2个较大，呈"八"字形

　　　　5.叶柄仅基部收缩，疣状突起粗大；基部维管束不汇合　…………莢果蕨属（Matteuccid）

　　　　5.叶柄呈逐渐收缩状，疣状突起细小；基部维管束汇合为1

　　　　　6.鳞片长1.1～1.6 cm，宽1～3 mm，平直或较平直　……中华蹄盖蕨（Athyriumsincnse）

　　　　　6.鳞片长0.8～1.2 cm，宽1～2 mm，中部大多呈明显弯曲似镰刀

　　　　　………………………………………………………………………峨眉蕨属（Lunathyrium）

【鉴别】（1）增修贯众的显微鉴别描述。莢果蕨贯众与峨眉蕨贯众的组织特征相似，主要的区别是莢果蕨贯众有5～8列厚壁细胞，峨眉蕨贯众未见厚壁细胞。见图3、图4。

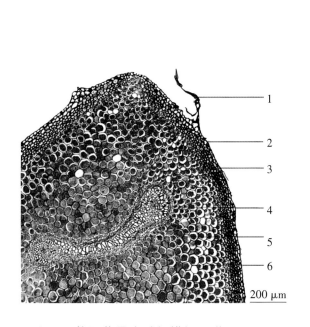

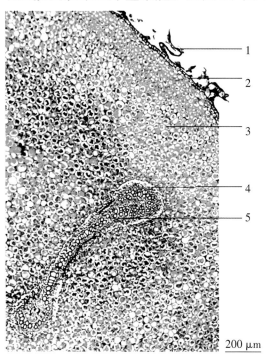

图3　莢果蕨贯众叶柄横切面详图
1.鳞毛　2.表皮　3.厚壁细胞
4.薄壁细胞　5.木质部　6.韧皮部

图4　峨眉蕨贯众叶柄横切面详图
1.鳞毛　2.皮层　3.薄壁细胞
4.木质部　5.韧皮部

【检查】总灰分、酸不溶性灰分　原标准对10批样品测定[5]，按照《中国药典》（四部通则2302法）又测定了5批次，结果见表1。

表1　15批样品测定结果（%）

样品	1	2	3	4	5	6	7	8	9	10	11	12	13	14	15
总灰分	5.9	6.8	6.5	6.7	5.7	4.9	4.6	5.5	6.4	4.8	11.1	10.8	7.6	12.2	9.2
酸不溶性灰分	0.5	0.9	1.4	1.2	1.0	0.4	0.8	1.0	1.2	0.6	1.3	0.9	0.7	1.1	1.2

结合两次的测定结果，修订总灰分限度不得过13.0%、酸不溶性灰分限度不得过1.5%。

【浸出物】原标准对10批样品测定[5]，按干燥品计算，结果见表2。

表2　10批样品浸出物测定（%）

样品	1	2	3	4	5	6	7	8	9	10
浸出物	21.2	23.4	26.5	16.7	18.7	28.3	27.6	25.1	18.4	17.2

维持原标准限度不得少于16.0%。

【化学成分】荚果蕨贯众含有黄酮类、酚类、香豆素、甾萜类等化合物，分离出狗脊蕨酸、麦角甾-6，2-2-二烯-3，5，8-三醇、芹菜素、核黄素、对香豆酸-4-O-D-葡萄糖苷、咖啡酸-4-O-β-D-葡萄糖苷[6]。从蛾眉蕨贯众分离出甲氧基荚果蕨素、5，7，3-三羟基-6，8-二甲基-4-甲氧基二氢黄酮、豆甾-4-烯-3，6-二酮、坡那甾酮A[4]。

【药理作用】荚果蕨对豚鼠、家兔的离体子宫平滑肌有兴奋作用；对大鼠、家兔在位子宫平滑肌也有兴奋作用；可明显缩短小鼠血凝时间；并对金黄色葡萄球菌有抑制作用[2]。荚果蕨贯众水提液对抗腺病毒3型有强度治疗作用且对单纯胞疹病毒Ⅰ型有中度治疗作用；荚果蕨根茎及叶柄基部的煎剂对猪蛔虫的活动有不同程度的抑制作用，可缩短小鼠全血凝固时间，对金黄色葡萄球菌等有抑制作用[6]。

【炮制】【性味与归经】【功能与主治】【用法与用量】【贮藏】参照文献[1、5、6]拟定。

参考文献

［1］甘肃省卫生局.甘肃中草药手册（第一册）［M］.兰州：甘肃人民出版社，1970：300.

［2］杨兆起，等.中药鉴别手册（第三册）［M］.北京：科学出版社，1994：192-194.

［3］宋平顺，卫玉玲，等.甘肃贯众的原植物调查及鉴定［J］.中药材，1995，18（10）：500-6-507.

［4］赵汝能.甘肃中草药资源志（上册）［M］.兰州：甘肃科学技术出版社，2004：1472-1474.

［5］甘肃省食品药品监督管理局.甘肃省中药材标准（2009年版）［S］.兰州：甘肃文化出版社，2009：95-98.

［6］李姝蓓，张东，等.荚果蕨属植物的化学成分和药理活性研究概况［J］.现代药物与临床，2012，27（3）：292-296.

金刚刺

Jingangci

GLAUCOCHINAE RHIZOMA

本品为百合科植物黑果菝葜 *Smilax glauco-china* Warb. 的干燥根茎。秋、冬二季采挖，除去须根和残茎，洗净，干燥，或趁鲜切成厚片，干燥。

【性状】本品呈横走的结节状，或不规则的片块状，长（宽）3～8 cm。表面灰黄色或深棕色；凹凸不平，具不规则皱纹，须根着生处呈圆锥状隆起。切面较粗糙，有多数点状或短线状的筋脉纹。质硬。断面显纤维性，浅棕红色或灰黄色。气弱，味淡、微涩。

【鉴别】本品粉末浅棕红色。淀粉粒呈类圆形或半圆形，脐点点状、裂缝状或飞鸟状；复粒较少，2～5个分粒组成。石细胞淡黄色或浅棕色，呈类圆形、类方形或不规则形，孔沟明显，胞腔较小。纤维呈短梭状，壁微木化。草酸钙针晶散在。

【炮制】除去杂质，闷润，切厚片，干燥。

【性味与归经】甘，平。

【功能与主治】祛风利湿，清热解毒。用于风湿痹证，腰腿疼痛，小便淋涩，湿热带下，痈肿疮毒等。

【用法与用量】15～30 g；或浸酒服。外用适量，捣敷。

【贮藏】置阴凉干燥处，防蛀。

·起草说明·

【别名】金刚藤、红土茯苓、红萆薢。

【名称】本品在省内产地以金刚刺购销，本标准以此为名称。

【来源】本品原名鲇鱼须始载于《救荒本草》[1]。甘肃民间药用[2]。近年调查陇南有收购，形成少量商品。为了进一步促进开发利用，本标准新增品种。

【原植物】攀援灌木，具粗短的根状茎。茎通常疏生刺。叶厚纸质，通常椭圆形，长5～18 cm，宽3～12 cm，先端微凸，基部圆形或宽楔形；叶鞘约占叶柄长的一半，有卷须，脱落点位于上

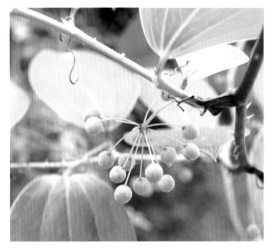

图1　黑果菝葜原植物图

部。伞形花序具数朵或10余朵花；花序托稍膨大；花绿黄色；雌花与雄花大小相似。浆果熟时黑色，具粉霜。花期3～5月，果期10～11月（图1）。

　　生于海拔1600 m以下的林下、灌丛中或山坡上。分布于陇南、天水等地。

　　【产地】主产于陇南（成县、两当、康县、徽县）等地。

　　【性状】根据康县商品药材描述。见图2。

　　【鉴别】显微鉴别　根据对康县的商品药材观察描述。见图3。

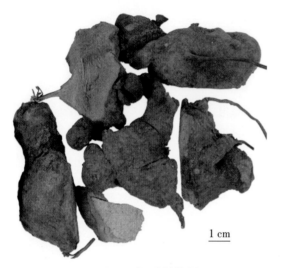

图2　金刚刺药材图

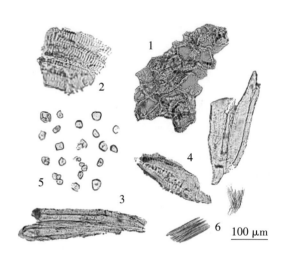

图3　金刚刺粉末图

1.表皮细胞　2.导管　3.纤维

4.石细胞　5.淀粉粒　6.草酸钙针晶

　　【化学成分】根茎含有多种薯蓣皂苷、生物碱、氨基酸、有机酸、糖类和黄酮类等成分[3]。

　　【药理作用】具有抗炎镇痛、抗感染、抗肿瘤和增强免疫等作用[3]。

　　【炮制】【性味与归经】【功能与主治】【用法与用量】及【贮藏】参照文献[1、2]拟定。

参考文献

[1]《中华本草》编委会.中华本草（第八册）[M].上海：上海科学技术出版社，1999：195.

[2] 赵汝能.甘肃中草药资源志（上册）[M].兰州：甘肃科学技术出版社，2004：877、1411.

[3] 马廷升，朱兰翠.金刚藤的研究进展[J].中药材，2006，29（10）：1114-1116.

狭叶红景天

Xiayehongjingtian

RHODIOLAE KIRILOWIIS RADIX ET RHIZOMA

本品为景天科植物狭叶红景天 *Rhodiola kirilowii*（Regel）Maxim.的干燥根及根茎。秋季采挖，洗净泥土，除去残叶、须根及粗皮，晒干。

【性状】 本品略呈不规则的圆锥形、条形，有分枝。长4～10 cm，直径1～5 cm。表面灰棕色或暗棕色，老根栓皮呈脱落状，具纵沟纹和少数突起须根痕，根头膨大，残留茎基痕，具膜质鳞叶。断面不整齐，呈浅棕色，有异型维管束，体轻，疏较硬。气清香，味涩、微苦。

【鉴别】 （1）本品根横切面：木栓层4～9列细胞。皮层宽广，细胞多数皱缩和破裂，呈不规则形。韧皮部细胞较小，皱缩。外部木质部导管较密集，呈环排列，内部导管呈放射状，有薄壁细胞。

（2）取本品粉末0.5 g，加甲醇10 ml，超声处理30 min，过滤，滤液作为供试品溶液。另取狭叶红景天对照药材，同法制成对照药材溶液。再取红景天苷对照品，加甲醇制成每1 ml含0.5 mg的溶液，作为对照品溶液。照薄层色谱法（中国药典四部通则0502）试验，吸取上述三种溶液各5 μl，分别点于同一硅胶G薄层板上，以三氯甲烷-甲醇-丙酮-水（6:3:1:1）的下层溶液为展开剂，展开，取出，晾干，置碘蒸气中熏。供试品色谱中，在与对照药材和对照品色谱相应的位置上，显相同颜色的斑点。

【检查】 水分　不得过11.0%（中国药典四部通则0832第二法）。

总灰分　不得过9.0%（中国药典四部通则2302）。

酸不溶性灰分　不得过2.0%（中国药典四部通则2302）。

【含量测定】 照高效液相色谱法（中国药典四部通则0512）测定。

色谱条件与系统适用性试验　用十八烷基硅烷键合硅胶为填充剂；甲醇-水（15:85）为流动相；检测波长为275 nm。理论板数按红景天苷峰计应不低于2000。

对照品溶液的制备　取红景天苷对照品适量，精密称定，加甲醇制成每1 ml含0.2 mg的溶液，即得。

供试品溶液的制备　取本品粉末（过三号筛）约0.5 g，精密称定，置具塞锥形瓶中，精密加入甲醇10 ml，称定重量，超声处理（功率250 W，频率40 kHz）60 min，放冷，再称定重量，用甲醇补足减失的重量，摇匀，滤过，取续滤液，即得。

测定法　精密吸取供试品溶液与对照品溶液各10 μl，注入液相色谱仪，测定，即得。

本品按干燥品计算，含红景天苷（$C_{14}H_{20}O_7$）不得少于0.20%。

【炮制】除去杂质，洗净，润透，切厚片，晒干。

【性味与归经】微苦、甘、涩，寒。归心、肺、大肠经。

【功能与主治】活血调经，养心安神，止血止痢。用于跌打损伤，身体虚弱，头晕目眩，月经不调，崩漏带下，吐血，衄血，泻痢。

【用法与用量】3～6 g。水煎服或酒浸泡。

【贮藏】置通风干燥处，防潮，防蛀。

·起草说明·

【别名】香景天、凤尾七、狮子七。

【名称】本标准沿用甘肃习用名称[1]。

【来源】红景天出自《西藏常用中草药》（1972年）。据考证，藏医名著《四部医典》（790年）已有红景天属（Rhodiola）药用记载[2]，藏医药对红景天属植物的开发应用历史悠久。前苏联在上世纪50年代对红景天属进行了较系统的研究[3]，红景天属植物神奇的医疗作用被人们所认识。我国从20世纪80年代开始研究，相继开发出药品、保健品、饮料等产品。

红景天属（Rhodiola）植物在甘肃为民间、民族药，历史上对资源发掘利用形成商品，并以"红景天"称之，但其名称与来源有区别。现调查认为，狭叶红景天名称项下来源应为狭叶红景天 R. kirilowii (Regel) Maxim.，删除原地方标准在狭叶红景天名称下收载的四裂红景天 R. quadrifida (Pall.) Fisch et Mey 和小丛红景天 R. dumulosa (Franch.) S.H. Fu[4]。

【原植物】多年生草本。根粗壮，直立；根茎先端被三角形鳞片。花茎少数，高15～60 cm，少数可达90 cm，直径4～6 mm，密叶生。叶互生，线形至线状披针形，长4～6 cm，宽2～5 mm，先端急尖，边缘有疏锯齿，或有时全缘，无柄。伞房花序，有多花，宽7～10 cm；雌雄异株；萼片5或4，三角形，长2～2.5 mm，先端急尖；花瓣5或4，绿黄色，倒披针形，长3～4 mm，宽0.8 mm；雄花中雄蕊10或8，与花瓣同长或稍超出，花丝花药黄色，鳞片5或4，近正方形或长方形，长0.8 mm，先端钝或有微缺，心皮5或4，直立。蓇葖果披针形，长7～8 mm，有短而外弯的喙；种子长圆状披针形，长1.5 mm。花期6～7月，果期7～8月（图1）。

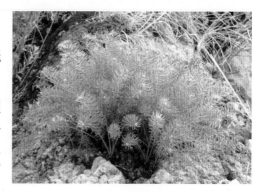

图1　狭叶红景天原植物图

生于海拔2000～5600 m的山地多石草地上或石坡上。分布于临夏、甘南、兰州、定西、河西等地；西藏、云南、四川、新疆、青海、陕西、山西、河北等省区亦有分布。

【产地】主产于甘南、临夏等地。

【采收加工】据产地加工描述。秋季采挖，除去残叶、须根及粗皮，洗净泥土，晒干。

【性状】根据甘南药材样品，结合采集的标本描述。见图2。

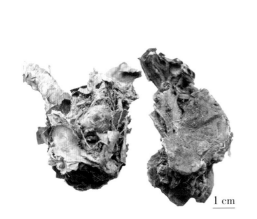

图2　狭叶红景天药材图

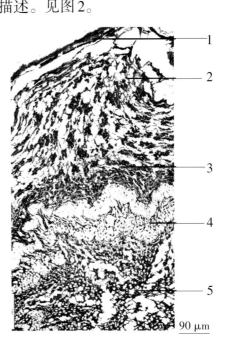

图3　狭叶红景天根横切面详图
1.木栓层　2.皮层　3.韧皮部
4.木质部（导管环列）　5.木质
部（导管放射状）

【鉴别】（1）显微鉴别　增订显微鉴别，以采集的狭叶红景天植物标本的根部进行横切面特征描述，结果见图3。

（2）薄层色谱鉴别　在原标准的方法基础上，增加狭叶红景天对照药材作为对照，建立狭叶红景天和红景天苷同时检测的薄层色谱鉴别方法，结果见图4。

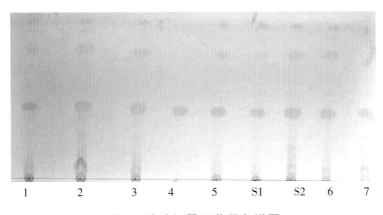

图4　狭叶红景天薄层色谱图
S1.红景天苷对照品　S2.狭叶红景天对照药材　1-7.狭叶红景天

该色谱条件斑点分离较好，专属性强，纳入本标准。

【检查】原标准对10批样品测定，本次增加3批样品检测，结果见表1。

根据结果，维持原标准总灰分不得过9.0%、酸不溶性灰分不得过2.0%的限度规定，增加水分不得过11.0%的限度。

表1　13批样品测定结果（%）

样品	1	2	3	4	5	6	7	8	9	10	11	12	13
水分	10.2	9.8	8.8	10.8	10.5	9.4	8.2	9.6	8.9	11.4	6.8	6.3	7.8
总灰分	9.0	8.6	7.5	6.7	7.7	8.9	5.1	6.8	4.8	8.3	5.1	5.9	6.5
酸不溶性灰分	1.0	1.2	1.4	0.5	1.5	0.8	1.4	0.3	0.8	1.0	0.1	0.1	0.1

注：1-10原标准数据，11-13号增补数据。

【含量测定】红景天苷是红景天类药材主要的质量控制成分[5、6]。本次对原测定方法进行修订，参照《中国药典》红景天的含量测定方法[6]，测定了12批狭叶红景天中红景天苷含量。结果见图5，表2。

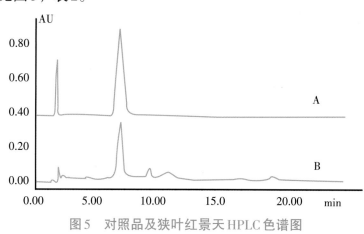

图5　对照品及狭叶红景天 HPLC 色谱图

A.红景天苷对照品溶液　　　　B.供试品溶液

表2　12批样品含量测定结果（%）

样品	1	2	3	4	5	6	7	8	9	10	11	12
红景天苷含量	0.27	0.53	0.61	0.41	0.74	0.48	0.23	0.33	0.26	0.67	0.45	0.80

由于该方法简单，准确度高，拟定红景天苷不得少于0.20%的限度，纳入本标准。

【化学成分】从狭叶红景天中分离出红景天苷、胡萝卜苷、百脉根苷、酪醇、蔗糖、β-谷甾醇、胡萝卜甾醇、槲皮素、木犀草素、没食子酸和咖啡酸等化合物[7、8]。

【药理作用】红景天苷具有明显的抗炎、抗肿瘤、抗衰老、强心、升高血压、兴奋肠道平滑肌、调节肠道平滑肌运动的作用。狭叶红景天具有促进机体有氧代谢过程、抗缺氧、抗疲劳、抗应激损伤、活血化瘀等作用[4、7]。狭叶红景天水提取物具抗辐射保护作用[9]。

【炮制】【性味与归经】【功能与主治】【用法与用量】【贮藏】参照文献[1、4]拟定。

参考文献

［1］甘肃省卫生局.甘肃中草药手册（第四册）［M］.兰州：甘肃人民出版社，1974：2044.

［2］宇妥·元丹贡布，李永年译注.四部医典［M］.北京：人民卫生出版社，1983：54.

［3］罗达尚.中华藏本草［M］.北京：民族出版社，1997：111.

［4］甘肃省食品药品监督管理局.甘肃省中药材标准（2009年版）［S］.兰州：甘肃文化出版社，2009：103-105.

［5］马潇，谢楠，等，HPLC法测定大花红景天中红景天苷及没食子酸的含量［J］.药物分析杂志，2005，25（1）：58-60.

［6］国家药典委员会.中华人民共和国药典（2020年版·一部）［S］.北京：中国医药科技出版社，2020：161.

［7］钱彦丛，秦葵，等.狭叶红景天的研究概况［J］.中医药学报，1999，45（5）：34-36.

［8］彭江南，马成禹，等.狭叶红景天的化学成分［J］.中国中药杂志，1994，29（11）：79.

［9］贾正平，谢景天，等.狭叶红景天水提物的辐射保护作用［J］.兰州医学院学报，1997，23（3）：17-19.

草 河 车

Caoheche

POLYGONI RHIZOMA

本品为蓼科植物珠芽蓼 *Polygonum viviparum* L. 或圆穗蓼 *Polygonum macrophyllum* D. Don 的干燥根茎。初春发芽或秋季茎叶枯萎时采挖,洗净泥沙,除去须根,晒干。

【性状】**珠芽蓼**　本品呈扁圆柱形,常呈弯曲状,长2~8 cm,直径0.5~1.5 cm。表面棕褐色,粗糙,一面较隆起,另一面具凹槽或稍平,有较密的粗环纹及残留的须根,或白色的根痕,有的先端具棕褐色纤维状的叶鞘残基。质硬,折断面平坦,棕红色或紫红色,维管束呈黄白色点状,有15~30个断续排列成环。气微弱,味苦涩。

圆穗蓼　长1~4 cm,直径0.3~1 cm。断面浅紫红色,维管束28~36个。

【鉴别】本品横切面:**珠芽蓼**　木栓层2~6列细胞,呈长方形,切向延长,内含棕色物。皮层狭窄,薄壁细胞类圆形、椭圆形、多角形,壁较厚,具细胞间隙。维管束外韧型,散在,呈环排列。导管单个或2~5个聚集,木纤维较少。薄壁细胞中含众多淀粉粒及草酸钙簇晶。

圆穗蓼　木栓层1~3列细胞。导管较少,木纤维稀少。

【检查】**总灰分**　不得过8.0%(中国药典四部通则2302)。

酸不溶性灰分　不得过2.0%(中国药典四部通则2302)。

【含量测定】照高效液相色谱法(中国药典四部通则0512)测定。

色谱条件与系统适用性试验　以十八烷基硅烷键合硅胶为填充剂;以甲醇溶液为流动相A,以0.05%磷酸溶液为流动相B,按下表中的规定进行梯度洗脱;检测波长为272 nm。理论板数按没食子酸峰计算应不低于6000。

时间(分钟)	流动相A(%)	流动相B(%)
0~7	10→5	90→95
7~15	5→18	95→82
15~20	18	82

对照品溶液的制备　取没食子酸对照品适量,精密称定,加30%甲醇制成每1 ml含40 μg的溶液,即得。

供试品溶液的制备　取本品粉末(过三号筛)约0.5 g,精密称定,置具塞锥形瓶中,精密加入30%甲醇25 ml,密塞,称定重量,超声处理(功率250 W,频率45 kHz)30 min,放冷,再称定重量,用30%甲醇补足减失的重量,摇匀,滤过,取续滤液,即得。

　　测定法　分别精密吸取对照品溶液与供试品溶液各 10 μl，注入液相色谱仪，测定，即得。

　　本品按干燥品计算，含没食子酸（$C_7H_6O_5$）不得少于0.10%。

　　【炮制】除去杂质，洗净，润透，切厚片，干燥。

　　【性味与归经】苦、涩，微寒。归肺、胃、大肠经。

　　【功能与主治】清热解毒，消肿，止血。用于咽喉肿痛，湿热泄泻，赤白带下，肠风下血，吐血，衄血，外伤出血，跌打损伤，痈疖肿痛，毒蛇咬伤。

　　【用法与用量】4.5～9 g。外用适量，研末调敷或鲜品捣碎调敷。

　　【贮藏】置通风干燥处。

·起 草 说 明·

　　【别名】硃砂七、蝎子七、拳参（商品）。

　　【名称】甘肃早期民间习称硃砂七[1]或圆穗蓼[2]，形成商品后以拳参或草河车销售[3]，今以草河车为正名，与《中国药典》拳参区别。

　　【来源】历史上全国各地药用草河车品种比较混乱。经原植物调查[3]，甘肃使用的原植物主要以蓼科植物珠芽蓼 *Polygonum viviparum* L. 为主，尚有圆穗蓼 *Polygonum macrophyllum* D.Don，甘肃省蕴藏量大，药用历史悠久，故纳入地方标准。

　　【原植物】珠芽蓼　多年生草本，高10～35 cm。根状茎粗短，肥厚，多须根。茎直立，不分枝，紫红色，具细条纹。基生叶与下部茎叶具长柄，叶片革质，长圆形，卵形成披针形，长3～8 cm，宽0.5～3 cm，先端急尖或渐尖，基部浅心形、圆形或楔形，不下延成翅，叶缘稍反卷，两面稀被稀疏白柔毛；上部茎生叶无柄，披针形或线状披针形渐小。托叶鞘膜质，棕色，长管状，先端斜形无毛。穗状花序，顶生，狭圆柱形，紧密，长3～7.5 cm。苞片膜质，淡褐色，宽卵形，先端急尖；其中着生1个珠芽或1～2朵花，珠芽圆卵形，褐色，常着生于花穗下部，有时可见上达花穗顶端或全穗均为珠芽；花被白色或粉红色，5深裂；雄蕊8枚，露出或不露出于花被外；花药暗紫色，花柱3个，线形，基部合生，柱头小头状。果实深褐色，有光泽，卵状三棱形，先端尖。花期5～6月，果期7～8月（图1）。

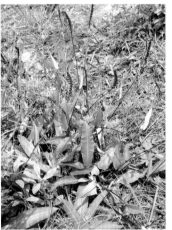
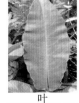

叶

植株　　　　花序

图1　珠芽蓼原植物图

　　生于海拔 1500～3000 m 的沟边、湿地。分布于天水、陇南、定西、临夏和甘南等地；西藏、四川、青海、山西、陕西、河北等省区亦有分布。

圆穗蓼　根状茎粗壮，弯曲。基生叶长圆形或披针形，长3～11 cm，宽1～3 cm，顶端急尖，基部近心形；茎生叶较小，狭披针形或线形，叶柄短或近无柄。总状花序呈短穗状，顶生，长1.5～2.5 cm。苞片膜质，每苞内具2～3花（图2）。

生于海拔1500～3700 m的沟边、高山草甸。分布于河西、临夏、甘南、定西和兰州等地；西藏、四川、青海等省区亦有分布。

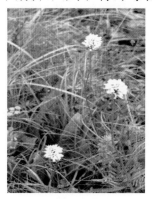

图2　圆穗蓼原植物图

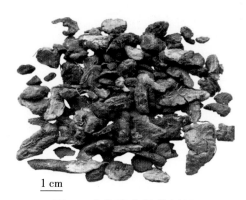

图3　珠芽蓼商品药材图

【产地】产于甘南、天水、陇南、定西、河西等地。

【性状】根据药材样品描述。珠芽蓼与圆穗蓼形状相近，圆穗蓼个较小，断面浅紫红色，已在正文描述。见图3。

【检查】原标准根据对10批样品测定，拟定总灰分、酸不溶性灰分限度[4]分别不得过8.0%和2.0%。

【鉴别】根据药材样品并参照文献[5]描述，显微特征图见图4、图5。

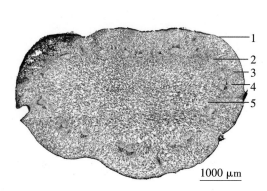

图4　珠芽蓼根茎横切面简图
1.木栓层　2.韧皮部　3.草酸钙簇晶　4.皮层　5.木质部

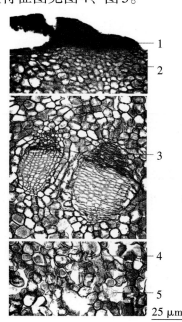

图5　珠芽蓼根茎横切面详图
1.木栓层　2.皮层　3.韧皮部　4.木质部　5.草酸钙簇晶

　　圆穗蓼的组织与珠芽蓼相近。主要区别为木栓层为1～3列细胞。导管较少，木纤维稀少，成群或带状。草酸钙簇晶直径20～55 μm。淀粉粒直径2～15 μm。

　　【含量测定】原标准已建立了没食子酸（$C_7H_6O_5$）含量测定方法[4]，本次对其色谱条件进行修订，完成方法学验证，重新拟定限度。没食子酸的方法学验证表明，线性回归方程为 C =1.6091×10^6A –3.1995×105（r=0.9999），在2.29～114.52 μg/ml范围内呈良好的线性关系。精密度试验中RSD为0.73%，稳定性试验中RSD为1.02%，结果在12 h内基本稳定，平均回收率分别为101.8%，RSD为2.5%。对照品和供试品的高效液相色谱图，见图6。

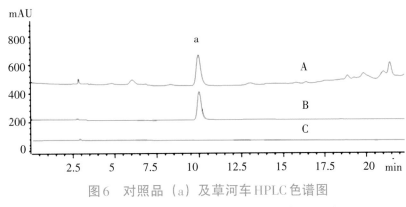

图6　对照品（a）及草河车HPLC色谱图
A.供试品溶液　B.对照品溶液（a.没食子酸）　C.空白溶液

　　对10批样品进行测定，结果见表1。

表1　10批样品含量测定结果（%）

样品	定西	武都	临洮	武威	天水	临泽	靖远	市售1	市售2	市售3
没食子酸	0.103	0.124	0.111	0.237	0.224	0.152	0.122	0.214	0.257	0.157

　　根据对10批样品测定，没食子酸含量在0.103%～0.257%，参考有关文献报道[6]，拟订没食子酸含量不得少于0.10%。

　　该方法简便，精密度、重复性良好，纳入本标准，以控制药材质量。

　　【化学成分】蓼属植物的化学成分有黄酮类、二苯乙烯类、糖酯类、蒽醌及其衍生物、萜类、甾体和挥发油[7、8]。从珠芽蓼中分离出β-谷甾醇、胡萝卜苷、槲皮素、6-O-没食子酰熊果苷、蔗糖、挥发性成分、黄酮类和鞣质等[9]。

　　【药理作用】珠芽蓼中的鞣酸可以调节胃酸，防止胃溃疡，能有效改善胃环境，还具有治疗和防止胃病及胃癌的功效。多糖具有抗衰老、降血糖、降低血脂中的甘油三脂和抗氧化、抗自由基、抗肿瘤增强免疫的作用。珠芽蓼中含有β—榄香烯、香叶醇和香茅醇类成分具有抗癌活性，它们可能通过抑制蛋白酪氨酸激酶（PTKs）、蛋白激酶C（protein kinaseC）和Ca^{2+}、ATP酶的活性而起到抗肿瘤的作用[8、10]。

【炮制】【性味与归经】【功能与主治】【用法与用量】【贮藏】均参照文献[1、2、4]拟定。

参考文献

[1] 甘肃省卫生局.甘肃中草药手册(第一册)[M].兰州：甘肃人民出版社，1970：423.

[2] 甘肃省卫生局.甘肃中草药手册(第三册)[M].兰州：甘肃人民出版社，1973：1619.

[3] 宋平顺，张伯崇，卫玉玲，等.甘肃省中药材复杂品种及质量的调查研究(Ⅰ)—地区习用品种的调查[J].中国中药杂志，1996，21（12）：717-720.

[4] 甘肃省食品药品监督管理局.甘肃省中药材标准(2009年版)[S].兰州：甘肃文化出版社，2009：99-102.

[5] 中国药品生物制品检定所，等.中国民族药志(第一卷)[M].北京：人民卫生出版社，1984：403-405.

[6] 张欣，龙瑞军，淡瑞芳，等.高寒草原3种蓼科植物酚类物质含量及存在状态分析[J].甘肃农业大学学报，2008，1（43）：126-129.

[7] 王开金，张颖君，杨崇仁.蓼属植物化学成分研究进展[J].天然产物研究与开发，2006，（18）：151-164.

[8] 王永超，韦琨，林军.蓼属植物化学成分及药用活性研究新进展[J].广东化工，2012，9（39）：16-19.

[9] 张彩霞，李玉林，胡凤祖.珠芽蓼全草化学成分研究[J].天然产物研究与开发，2005，17（2）：177-178.

[10] 王一峰，杨文玺，王春霞.甘肃野生药用植物珠芽蓼[J].中兽医医药杂志，2005，（2）：24-26.

桃 儿 七

Taoerqi

SINOPODOPHYLLI RADIX ET RHIZOMA

本品为小檗科植物桃儿七 *Sinopodophyllum hexandrum*（Royle.）Ying. 的干燥根及根茎。秋季采挖，洗净，晒干。

【性状】本品根茎呈不规则结节状，长 0.5～3 cm，直径 0.5～1 cm。表面淡黄色或暗灰棕色，上端具茎痕或残留茎基；质硬。须根数十条丛生于根茎上，呈圆柱形，长 10～30 cm，直径 0.2～0.4 cm；表面棕褐色或棕黄色，具纵皱纹及须根痕；质脆，易折断，断面平坦，类白色或黄白色，粉性，木部淡黄色或黄色。气微，味苦、微辛。

【鉴别】本品根横切面：表皮层为 1 列细胞，呈多角形，壁增厚；下皮细胞 1 列，壁稍增厚。内皮层明显。初生木质部 5 原型，与韧皮部相间排列。

【检查】**总灰分**　不得过 5.0%（中国药典四部通则 2302）。

酸不溶性灰分　不得过 1.0%（中国药典四部通则 2302）。

【炮制】除去杂质，洗净，润透，切段，晾干。

【性味与归经】苦，微温；有小毒。归肺、胃经。

【功能与主治】祛风除湿，止痛，活血调经，止咳，解毒。用于风湿腰腿痛，筋骨痛，跌打损伤，月经不调，经闭腹痛，风寒咳嗽。

【用法与用量】3～6 g。外用适量，研末用水醋调敷。

【贮藏】置干燥处。

·起 草 说 明·

【别名】鸡素台、蒿果。

【名称】本品在西北地区多称桃儿七，原地方标准沿用。

近代文献常将本品误作鬼臼，应予纠正。

【来源】本品为甘肃、陕西等省区民间用药[1]，本草未见记载，使用历史较久。20世纪60年代甘肃省始见收购，外调商品中曾多次误做"龙胆"使用。目前主要作为提取鬼臼脂素类的原料，临床亦见配方使用，故纳入地方标准[2]。

本品原归足叶草属（*podophyllum*），学名为 *podophyllum emodi* wall ex Royle. 及其变种 *podophyllum emodi* Wall et Chinenses prague，1979年应俊生根据新的研究结果，将其组合为一个新属，即桃儿七属（*Sinopodophyllum*），定名为 *Sinopodophyllum hexandrum*（Royle.） Ying.[3]。本标准采用此学名，为了与近代文献资料[3、4、5]衔接，将原名列入此处，以免引起混乱。

本品属国家二类保护植物，应严格保护野生资源，可通过人工栽培发展工业原料。

【原植物】多年生草本，高40～70 cm。根茎粗壮，侧根多数，长15 cm，直径2～3 mm，外表浅褐色或棕褐色。茎单一，基部有2个膜质鞘。叶2～3，生于茎顶，具长叶柄；叶盾状着生，直径约25 cm，掌状3～5深裂至中下部或几达基部，小裂片先端渐尖，腹面绿色，无毛，背面淡绿色，有白色长柔毛。花单生叶腋，先于叶开放，粉红色，萼片早落；花瓣6，排成2轮，外轮较内轮为长；雄蕊6，花丝向内弯，基部变宽，花药狭长圆形；子房近圆形，胚珠多数，花柱短，柱头多裂。浆果卵圆形，长3～6 cm，被灰粉，熟时红色。种子多数，暗紫色。花期4～6月，果期6～8月（图1）。

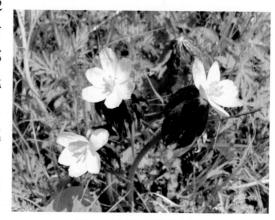

图1　桃儿七原植物图

生于海拔1600～3000 m的山地草丛、林下。分布于天水、陇南、甘南、平凉、临夏、兰州和武威等地；西藏、云南、四川、新疆、青海、陕西等省区亦有分布。

【产地】主产于天水、陇南、平凉、临夏和武威等地。

【采收加工】春、秋二季采挖，洗净，晒干。

【性状】根据商品药材样品描述。见图2。

【鉴别】（1）显微鉴别　根据采集的植物标本对照商品药材描述。见图3。

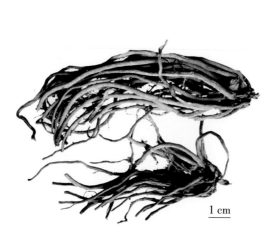

图2　桃儿七药材图

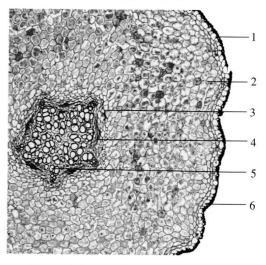

图3　桃儿七根横切面详图

1.表皮　2.皮层　3.内皮层

4.韧皮部　5.木质部　6.下皮层

此外，取桃儿七粗粉适量，加乙醇超声 30 min，滤过，取滤液用乙醇稀释成含生药 1 mg/ml 的浸出溶液。取上述样品溶液，以乙醇为空白在 200～400 nm 波长范围内扫描测定紫外光谱。结果在 236±2 nm、270±2 nm 和 292 nm 处有最大吸收。仅供参照，不列入正文。

【检查】总灰分、酸不溶性灰分　原地方标准对 10 批样品测定，见表 1。

表 1　10 批样品测定结果（%）

样品	1	2	3	4	5	6	7	8	9	10
总灰分	4.0	4.6	3.5	4.7	3.7	2.9	5.1	4.8	3.2	4.3
酸不溶性灰分	0.8	0.4	0.7	0.4	0.5	0.2	0.4	0.5	0.7	0.3

维持原标准关于总灰分、酸不溶性灰分分别不得过 5.0% 和 1.0% 的限度。

【化学成分】本品含木脂素类，主要为鬼臼毒素（podophyllotoxin）、苦鬼臼毒素、鬼臼毒酮、苦鬼臼毒酮、异苦鬼臼毒酮、去氧鬼臼毒素、去氧苦鬼臼毒素及山荷叶素（Diphyllin）、木脂素苷等；含黄酮类有槲皮素和山奈酚；并含有多糖和鞣质等成分[5、6、7]。

【药理作用】鬼臼毒素对小鼠和大鼠的多种肿瘤模型有抑制作用，去氧鬼臼毒素细胞毒性最强[6]；其注射给药首先表现为中枢神经系统刺激作用；并能刺激小肠引起大量水泻，伴有腹痛、血便以至严重衰竭性虚脱[5]。以桃儿七中分离的黄酮部分（含槲皮素及山奈酚）进行药理实验[2]，结果对流感杆菌及卡他球菌有一定的抑制作用，并有祛痰，镇咳作用，为该品治疗气管炎的有效成分[3]。山奈酚、苦鬼臼毒素对 HSV-l 和 HSV21 均有抑制作用；桃儿七经甲醇和二氯甲烷提取后的物质可对单纯疱疹病毒产生抑制作用。鬼臼毒素外用可抑制人乳头瘤病毒细胞分裂，可用于治疗尖锐湿疣[6、7]。本品发掘自民间药，起初用于治疗慢性气管炎，疗效较好，但病人服后有胃部不适、腹泻等副作用，经分离成分，认为主要是鬼臼毒素所致[2、6]。

【炮制】【性味与归经】【功能与主治】【用法与用量】【贮藏】参照文献[1、4、5]拟定。

参考文献

［1］甘肃省卫生局.甘肃省中草药手册（第四册）［M］.兰州：甘肃人民出版社，1974：1980.

［2］甘肃省食品药品监督管理局.甘肃省中药材标准（2009年版）［S］.兰州：甘肃文化出版社，2009：107-109.

［3］应俊生.中国小檗属新分类群［J］.植物分类学报，1979，17（1）：15.

［4］吴征镒.西藏植物志（第二卷）［M］.北京：科学出版社，1985：119.

［5］中科院药物研究所，等.中药志（第一册）［M］.北京：人民卫生出版社，1979：1246.

［6］陈有根，张丽芳，刘育辰，等.桃儿七化学成分和细胞毒性研究［J］.中草药，2010，41（10）：1619-1622.

［7］刘艳杰，王健，刘丽歌.桃儿七化学成分和药理作用研究进展［J］.北方药学，2016，13（4）：105-105.

铁丝威灵仙

Tiesiweilingxian

SMILACIS RADIX ET RHIIZOMA

本品为百合科植物鞘柄菝葜 *Smilax stans* Maxim. 或黑叶菝葜 *Smilax nigrescens* Wang et Tang ex P. Y. Li 的干燥根及根茎。春、秋二季采挖，除去杂质，洗净泥土，晒干；或须根切段，根茎切厚片，晒干。

【性状】**鞘柄菝葜**　根茎呈不规则块状，略横向延长，弯曲，质坚硬，难折断。根茎两侧及下端着生许多细长的根，略弯曲，长20～100 cm，直径1～3 mm；表面灰黑色或灰褐色，须根痕呈钩刺状。质坚韧，难折断，断面外圈为灰棕色环。气弱，味淡。

黑叶菝葜　根直径1.5～5 mm。表面浅灰褐色或灰棕色，外皮易剥落，剥落后露出黄色坚硬的木部。须根痕钩刺状。质坚硬而脆，对折易断。

【鉴别】本品根横切面：**鞘柄菝葜**　内皮层外侧的组织多已脱落，有的可见残存的皮层细胞。内皮层为1列含有棕色色素的石细胞环，排列紧密，内壁及侧壁三面显著增厚，胞腔狭细，层纹和孔沟明显。中柱鞘为4～7列厚壁细胞，约占横切面半径的1/2。韧皮部与木质部相间排列，呈辐射状，木质部导管多为1个，少数为2个。髓部约占横切面半径的1/2。

黑叶菝葜　最外为5～6层含棕色色素的石细胞层，其外侧的组织多已脱落，石细胞呈多角形或类圆形，壁增厚，胞腔小，孔沟明显。内皮层为1列含淡黄色色素的石细胞环。中柱鞘为4～6列厚壁细胞。髓部宽大，约占横切面半径的2/3，大多数细胞壁上可见细小的单纹孔。

【检查】**总灰分**　不得过10.0%（中国药典四部通则2302）。

酸不溶性灰分　不得过2.0%（中国药典四部通则2302）。

【浸出物】照水溶性浸出物测定法（中国药典四部通则2201）项下的热浸法测定，不得少于7.0%。

【炮制】除去杂质及残茎，根茎切厚片，须根切段，晒干。

【性味与归经】辛、微苦，平。

【功能与主治】祛风除湿，舒筋活络，活血止痛。用于风寒湿痹，关节疼痛，腰脚诸痛，癥瘕积聚，心膈痰饮，鱼骨鲠喉。

【用法与用量】3～9 g。

【贮藏】置通风干燥处。

【注意】服药时忌饮茶。

·起草说明·

【别名】铁丝灵仙、铁脚灵仙、威灵仙（商品）。

【名称】本品根细长，坚韧如铁，在北方省区代用威灵仙，故名铁丝威灵仙[1]，原地方标准沿用。

【来源】威灵仙始载于《开宝本草》。我国北方各省所用威灵仙，主要为百合科菝葜属多种植物的根及根茎。经鉴定，清代故宫藏御药房使用的威灵仙，即该类植物[2]。各地威灵仙品种不同，山东主要有华东菝葜 *Smilax sieboldi* Miq.，俗称鲇鱼须；山西、河南和陕西等为短柄菝葜 *Smilax scobinicaulis* C.H. Wright；甘肃、陕西主要是鞘柄菝葜 *Smilax stans* Maxin.（Smilax pekinensis A.DC）和黑叶菝葜 *Smilax nigrescens* Wang et.Tang ex P.Y.Li 的根或根茎[3、4、5]，甘肃省野生资源丰富，不仅供应本省材药市场，而且外调[1]，故纳入地方标准。

【原植物】鞘柄菝葜　落叶灌木或半灌木。茎和枝条稍具细棱，无刺。叶纸质，卵状披针形或近圆形，长1.5～6 cm，宽1.2～5 cm，背面稍苍白色，有时具粉尘状物；叶柄长0.5～1.2 cm，向叶基部渐宽成鞘状，背面有多条纵槽，卷须脱落，脱落点位于近顶端。伞形花序，具1～3朵或更多的花；总花梗纤细，比叶柄长3～5倍；花序托膨大；花绿色或淡红色：雄花外花被片长2.5～3 mm，宽约1 mm，内花被片稍狭；雌花比雄花略小，具6枚退化的雄蕊，子房3室。浆果球形，熟时黑色被粉霜。花期5～8月，果期10月（图1）。

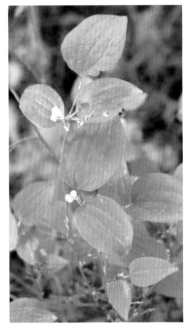

图1　鞘柄菝葜原植物图

生于海拔800～3000 m的林下、灌丛。分布于兰州、临夏、甘南、定西、平凉及庆阳等地；宁夏、陕西、山西、四川、湖北等省区亦有分布。

黑叶菝葜　攀援灌木。枝条多少具棱，疏生刺或近无刺。叶纸质，干后近黑色，通常卵状披针形或卵形，长3.5～9.5 cm，宽1.5～5 cm，先端渐尖，基部近圆形至浅心形，背面通常苍白色，较少淡绿色。伞形花序，具几朵至10余朵花；总花梗比叶柄长。浆果成熟时为蓝黑色。

分布于陇南、天水、庆阳等地；陕西、山西、湖北、四川等省区亦有分布。

【产地】产于陇南、天水、定西、平凉、庆阳等地，近年主产于陇南。

【采收加工】本品质地坚硬，产地一般趁鲜加工。

【性状】根据自采徽县的植物标本，结合商品药材描述。本品根发达，药用部分以根居多。商品以鞘柄菝葜常见，原药材见图2、饮片见图3。

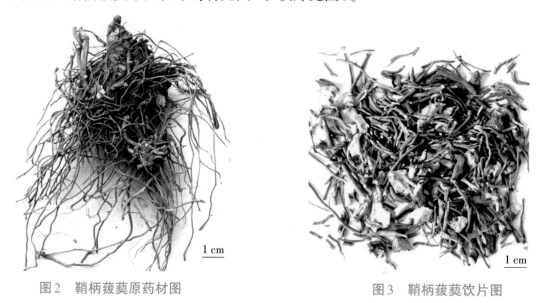

图2　鞘柄菝葜原药材图　　　　　　　　　　图3　鞘柄菝葜饮片图

【鉴别】（1）显微鉴别　鞘柄菝葜根横切面特征：根据取自徽县植物标本的根观察描述，两种植物根部显微特征差异明显，收录于标准正文。见图4。

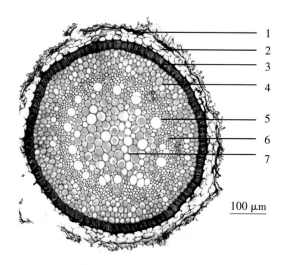

图4　鞘柄菝葜根横切面详图

1.外皮层　2.皮层　3.内皮层　4.中柱鞘　5.木质部　6.韧皮部　7.髓

本品粉末特征：鞘柄菝葜薄壁细胞呈长方形，直径18～70 μm。梯纹导管直径18～160 μm，具缘纹孔导管较少。石细胞类多角形或长方形，含棕色素，直径约70 μm，两侧细胞壁显著增厚。可见众多的棕色色素团块。见图5。仅供参考，不列入正文。

黑叶菝葜薄壁细胞呈类长方形，直径20～110 μm，多数细胞上可见细小的单纹孔。梯纹导管直径为20～110（180）μm，具缘纹孔导管较少见。石细胞两种，含有棕色或黄色素，呈类多角形、类圆形，多数三面显著增厚，胞腔狭细，孔沟和层纹明显；或类长方形、长梭形，两侧壁显著增厚。

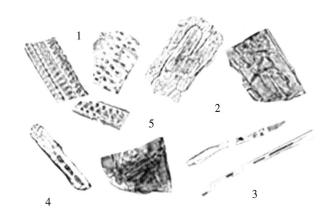

图5　鞘柄菝葜粉末图

1.导管　2.薄壁细胞　3.纤维　4.石细胞　5.棕色块

（2）紫外光谱鉴别　取本品粗粉适量，加乙醇超声30 min，滤过，取滤液用乙醇稀释成含生药1 mg/ml的溶液。取上述样品溶液，以乙醇为空白在200～400 nm波长范围内扫描，结果在205±1 nm、342±3 nm处有最大吸收。仅供参考。

【检查】总灰分、酸不溶性灰分　原标准已收载，按照《中国药典》（四部通则2302）[6]，补充8批样品测定数据，结果见表1。

表1　10批样品测定结果（%）

样品	1	2	3	4	5	6	7	8
总灰分	3.6	6.3	3.8	7.2	3.1	7.1	4.1	5.0
酸不溶性灰分	1.2	3.6	1.7	2.5	1.2	2.4	1.6	1.7

根据补充的8批样品测定，总灰分维持原标准限度，拟定不得过10.0%；原标准测定的酸不溶性灰分在0.7%～1.8%之间，本次样品的检测数据较高，差异也较大，为保证药材质量，本次修订限度为不得过2.0%。

【浸出物】根据《中国药典》（四部通则2201）[6]对10批样品测定，结果见表2。

表2　10批样品浸出物测定结果（%）

样品	1	2	3	4	5	6	7	8	9	10
浸出物	8.69	8.48	9.09	9.47	8.22	10.02	9.38	9.55	7.37	6.98

根据测定结果，拟定浸出物的限度不得少于7.0%。

【化学成分】鞘柄菝葜根中含有木醛酮、薯蓣皂苷元、3，5，4-三羟基芪、3，5，3′，4′-四羟基芪、正丁基-O-β-D果糖苷、胡萝卜苷、薯蓣皂苷、甲基原薯蓣皂苷、伪原薯预皂苷、β-谷甾醇、3，5，4′-三羟基均二苯乙烯、正丁基-β-D-果糖苷[7]；黑叶菝葜根中含有熊果苷、胡萝卜苷、薯蓣皂苷及薯蓣皂苷元-3-O-［2-L-鼠李吡喃糖糖基

（1-4）〕–B–D–葡萄吡喃糖基等几种甾体苷[8]。后分离到木栓酮、伪薯皂苷元、甲基原薯蓣皂苷元等9种化合物[9]。

　　【炮制】【性味与归经】【功能与主治】【用法与用量】【注意】【贮藏】参照文献[1、2、3]拟定。

参考文献

　　[1] 甘肃省食品药品监督管理局.甘肃省中药材标准（2009年版）[S].兰州：甘肃文化出版社，2009：110-113.

　　[2] 谢宗万.中药材品种论述（上册）[M].上海：上海科学技术出版社，1990：233.

　　[3] 甘肃省卫生局.甘肃中草药手册（第一册）[M].兰州：甘肃人民出版社，1970：308.

　　[4] 宋平顺，张伯崇，卫玉玲，等.甘肃省中药材复杂品种及质量的调查研究（Ⅰ）—地区习用品种的调查 [J].中国中药杂志，1996，21（12）：717-720.

　　[5] 杨贵元，丁永辉，宋平顺，等.甘肃省威灵仙药用植物及商品调查 [J].中药材，2001，24（1）：20-21.

　　[6] 国家药典委员会.中华人民共和国药典（2020年版·四部）[S].北京：中国医药科技出版社，2020：232，234.

　　[7] 孙学军，李长正，朱振富，等.鞘柄菝葜化学成分研究 [J].中草药，1994，29（3）：283-286.

　　[8] 巨勇，彭海若，贾忠建，等.黑叶菝葜中甾体皂苷成分研究 [J].兰州大学学报（自然科学版），1994，30（1）：64-67.

　　[9] 孙学军，巨勇，杜牧，等，鞘柄菝葜化学成分研究 [J].中草药，1995，26（8）：395-396.

铁 棒 锤

Tiebangchui

ACONITI FLAVI ET PENDULI RADIX

本品为毛茛科植物伏毛铁棒锤 *Aconitum flavum* Hand.–Mazz. 或铁棒锤 *Aconitum pendulum* Busch 的干燥块根。秋末冬初采挖，除去残茎及须根，晒干。

【性状】本品母根呈圆锥形，长1.5～3 cm，直径0.5～1.5 cm；表面灰褐色或棕褐色，有纵纹，有时外皮脱落露出黄白色皮部；顶端有茎痕及侧根痕；质轻，断面白色，常有裂隙，可见类圆形或多角形的环纹。子根呈纺锤形，表面光滑或有细纵纹，饱满；顶端有芽痕及主根断痕；断面粉性，亦有角质者。气微，味涩、苦而麻舌。

【鉴别】（1）本品横切面：**伏毛铁棒锤**　子根横切面后生皮层为1列细胞，形状不规则，栓化，壁略厚；其次为4～6列类长方形薄壁细胞，呈切向延伸。内皮层为1列细胞，凯氏点明显。韧皮部宽，占根的2/3，有少数细小筛管组成筛管群，略呈放射状排列。形成层环圆形或多角形。髓部细胞类圆形，含众多淀粉粒。

母根横切面与子根类似，但后生皮层2～8列细胞，有时脱落，只剩内皮层，其内侧有时可见散在石细胞。韧皮部筛管群周围常伴有厚壁细胞。形成层环状，一般顶部类圆形，中部和下部呈多角。木质部近形成层射线木化较强，近髓部位常有石细胞存在。

铁棒锤　子根形成层通常呈圆形，韧皮部有石细胞。母根形成层环通常5～6边形，韧皮部有少量石细胞或无。

（2）取本品粉末2 g，加氨试液2 ml润湿，加乙醚20 ml，超声处理30 min，滤过，滤液挥干，残渣加二氯甲烷1 ml使溶解，作为供试品溶液。另取铁棒锤对照药材2 g，同法制成对照药材溶液。照薄层色谱法（中国药典四部通则0502）试验，吸取上述两种溶液各15 μl，分别点于同一硅胶 G 薄层板上，以正己烷–乙酸乙酯–甲醇（6.4∶3.6∶1）为展开剂，置氨蒸气饱和20 min的展开缸内，展开，取出，晾干，喷以碘化铋钾溶液。供试品色谱中，在与对照药材色谱相应的位置上，显相同颜色的斑点。

【检查】**水分**　不得过12.0%（中国药典四部通则0832第二法）。

总灰分　不得过7.0%（中国药典四部通则2302）。

【浸出物】照醇溶性浸出物测定法（中国药典四部通则2201）项下的热浸法测定，用50%乙醇作溶剂，不得少于12.0%。

【炮制】用清水浸漂7日，每日换水两次，待中心软透后切片，或置蒸笼中蒸2～3 h，口尝微有麻舌感时，取出，切薄片，晒干，再用熟猪油拌炒后入药。

【性味与归经】辛、微苦，温，有大毒。

【功能与主治】 活血祛瘀，通络，消肿止痛。用于跌打损伤，风湿关节疼痛，外伤肿痛等症。

【用法与用量】 25～50 mg。

【贮藏】 置通风干燥处，防蛀。应按《医疗用毒性药品管理办法》有关规定管理。

【注意】 本品有大毒，内服须慎用，并用炮制品，应在医师指导下使用。孕妇、心脏病、溃疡病患者及小儿忌服。

·起 草 说 明·

【别名】 铁牛七、一支箭、三转半、断肠草、两头尖、雪上一支蒿（部分）。

【名称】 本品为甘肃民间药，《甘肃中草药手册》称铁棒锤[1]。《中药志》收载于"雪山一支蒿"条下，今按商品及西北地区习用名称及药用习惯，以铁棒锤为正名收入地方标准[2]。

【来源】 本品在藏医名典《晶珠本草》中以藏药收载。20世纪50年代，西北民间草药中发掘铁棒锤的药用价值，60年代甘肃形成商品，曾以"两头尖"外销。今考证，清康熙《巩昌府志》（陇西）物产之药类收"两头尖"似与本品有关，甘肃有较长的使用历史。本品为生产成方制剂的原料，民间药用的功效与藏医有所不同，故纳入地方标准，用于质量控制[3]。

【原植物】伏毛铁棒锤　多年生草本。块根棕色。茎直立，中部以下无毛或被疏柔毛，上部密被伏贴柔毛。叶互生，叶片3深裂，裂片再二至三回羽状深裂，末回裂片线性，两面无毛。总状花序顶生，花序轴密生短柔毛；花蓝紫色，上萼片盔瓣船形，下萼片斜长圆形，外被短柔毛；花瓣2，有长爪，距短小；花丝下部具柔毛。蓇葖果，长1～1.7 cm，无毛。种子多数，倒卵状三棱形，光滑，沿棱有狭翅。花期8～9月，果期9～10月（图1）。

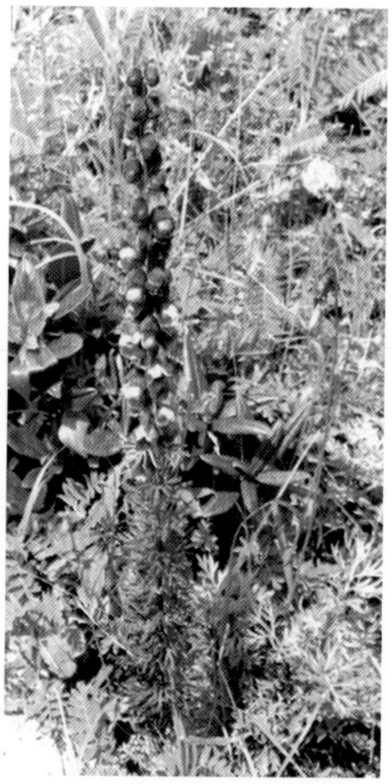

生于海拔2000～3900 m的山坡草地、林缘。分布于甘肃大部分地区；陕西、青海、四川、西藏及宁夏等省区亦有分布。

铁棒锤　茎上无毛，有时上部疏被短柔毛。花序轴密生伸展的黄色短柔毛。上萼片船状镰刀形；花淡黄绿色，稀紫色或带紫色。

分布于陇南、甘南等地；陕西、四川、青海、云南等省区亦有分布。

图1　伏毛铁棒锤植物图

【产地】 主产于武威、兰州、临夏、甘南及平凉等地。

【采收加工】 秋末冬初采挖，采收母根和子根，除去地上残茎、须根及泥沙，晒干。

【性状】根据样品描述。收集了甘肃、青海、西藏等产地的13批样品，其性状特征基本相同。

铁棒锤的母根纵皱明显，而子根较光滑。见图2。

栽培品个体较大，呈长圆锥形，少为圆柱形，外皮显著皱纹。见图3。

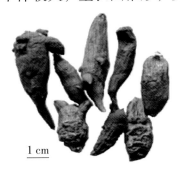

图2　野生铁棒锤药材图

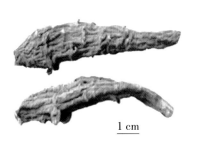

图3　种植铁棒锤药材图

【鉴别】（1）显微鉴别　原标准收载了块根的横切面显微鉴别。见图4。

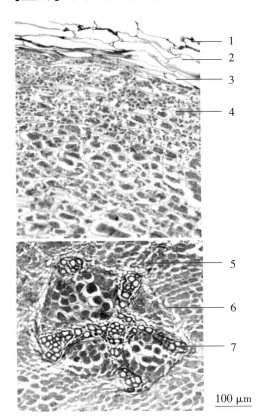

图4　伏毛铁棒锤母根横切面详图
1.后生皮层　2.皮层　3.内皮层
4.淀粉粒　5.韧皮部　6.形成层　7.木质部

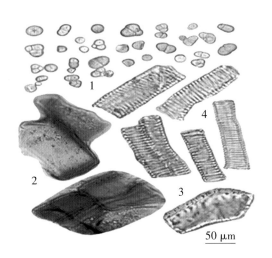

图5　伏毛铁棒锤粉末图
1.淀粉粒　2.后生皮层细胞
3.石细胞　4.导管

粉末灰黄色：淀粉粒众多，单粒呈类圆形、多角形或盔帽形，直径4～20μm，脐点明显，呈点状、飞鸟状、星状或裂缝状；复粒多见，由2～5（10）分粒组成。导管主为梯纹导管、网纹导管，直径14～83 μm，稀有具缘纹孔导管。后生皮层细胞黄棕色，呈长方形、类圆形或不规则形。石细胞极少见，类长方形、类椭圆形或不规则形，孔沟及壁孔明显。见图5。

铁棒锤母根中还可观察到少量木薄壁细胞、木纤维等组织结构；子根木化程度较低，未见木薄壁细胞、木纤维。

（2）薄层鉴别 本次增加的项目。参考文献[4]实验拟定。对不同色谱条件、温度、湿度条件进行考察。以正文收载方法的色谱效果较好。见图6。

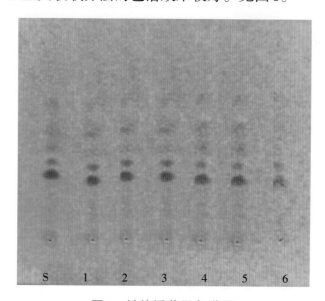

图6 铁棒锤薄层色谱图

S.铁棒锤对照药材 1-6.铁棒锤

【检查】水分、总灰分 本次增加的指标，分别按《中国药典》（四部通则0832第二法、2302）测定[4]，13批样品进行测定。见表1。

表1 13批样品测定结果（%）

编号	1	2	3	4	5	6	7	8	9	10	11	12	13
水分	10.1	11.0	10.8	11.7	11.4	10.5	11.6	10.7	10.9	10.0	7.8	8.0	6.0
总灰分	5.4	5.0	4.5	3.5	3.1	4.1	5.9	6.3	3.5	4.7	3.0	2.5	4.0
醇浸出物	25.6	19.0	17.1	13.8	16.8	33.9	13.2	16.7	17.6	38.3	21.8	28.1	41.7

注：1-13号样品，分别购置或采集于甘肃、青海、西藏产地或企业。

根据检验结果，水分范围6.0%～11.7%，拟定水分限度不得过12.0%。总灰分范围为2.5%～6.3%，拟定总灰分限度不得过7.0%。

乌头碱限量 由于乌头碱为主要毒性成分，在参考文献[5、6]的基础上建立乌头碱

（$C_{34}H_{47}NO_{11}$）限量测定方法。

　　方法学研究表明，精密度试验、稳定性试验和重复性试验结果良好。乌头碱在0.02102～10.51 μg范围内，线性关系良好。乌头碱检测的回收率在99.1%～99.2%，RSD为0.3%～1.0%，加样回收率试验结果良好。对11批测定样品进行测定，见表2。

表2　11批样品中乌头碱含量测定结果　（%）

编号	1	2	3	4	5	6	7	8	9	10	11
乌头碱	0.077	0.088	0.150	0.091	0.120	0.065	0.069	0.209	0.127	0.089	0.081
总生物碱	1.149	1.168	0.407	0.399	1.272	0.818	0.252	0.338	0.183	0.287	1.149

　　乌头碱含量为0.065%～0.150%，作为参考，不列入正文。

　　【浸出物】按《中国药典》（四部通则2201）[4]，考察了25%乙醇、50%乙醇、75%乙醇及95%乙醇提取效果，认为50%乙醇的提取效果好。结果见表1。

　　测定范围为13.2%～41.7%，产地对其质量影响较大，拟定醇性浸出物不得少于12.0%。

　　【含量测定】总生物碱含量　采用HPLC对铁棒锤所含的苯甲酰乌头碱、次乌头碱、新乌头碱、N-去乙基-3-乙酰乌头碱、N-去乙基—去氧乌头碱、乌头碱、去氧乌头碱、3-乙酰乌头碱进行含量测定；在参考文献[7]的基础上建立测定总生物碱的含量测定方法，结果生物碱种类差异较大。结果见表2。

　　总生物碱为0.183%～1.272%，含量差异较大，不列入正文，仅供参考。

　　【化学成分】伏毛铁棒锤含有3-脱氧乌头碱、3-乙酰乌头碱、乌头碱、3-脱氧乌头原碱-8-亚油酸酯、尼奥灵、宋果灵、乌头原碱-8-亚油酸酯、16，17-二氢-12β，16β-环氧欧乌头碱、12-表-欧乌头碱、欧乌头碱、6-O-去甲基尼奥灵等11种生物碱；铁棒锤主要含有牛七碱、3-乙酰乌头碱、乌头碱、华北乌头碱、去氧乌头碱、纳派林碱等6种生物碱[3、8]。

　　【药理作用】总碱及其中的乌头碱、3-乙酰乌头碱、去氧乌头碱等具有明显的镇痛、抗炎、局麻、解热及致心律失常作用的成分；3-乙酰乌头碱、去氧乌头碱镇痛强度比总碱高；3-乙酰乌头碱对小鼠和大鼠动物致痛模型四种测痛方法（扭体、热板、甲醛致痛和光热-甩尾法），其镇痛作用远比吗啡和阿司匹林强；伏毛铁棒锤总碱还具表面麻醉及浸润麻醉作用[3、8]。

　　【炮制】本品有大毒，通常采用浸漂法去毒。

　　【性味与归经】【功能与主治】【用法与用量】参照文献拟定[1、2、3]。

　　【注意】根据临床情况拟定。

【贮藏】置通风干燥处，防潮，防虫蛀。应按《医疗用毒性药品管理办法》有关规定管理。

参考文献

［1］甘肃省卫生局.甘肃中草药手册（第二册）［M］.兰州：甘肃人民出版社，1971：1035.

［2］中国医学科学院药物研究所，等.中药志（第一册）［M］.北京：人民卫生出版社，1979：142.

［3］甘肃省食品药品监督管理局.甘肃省中药材标准（2009年版）［S］.兰州：甘肃文化出版社，2009，34-36.

［4］国家药典委员会.中华人民共和国药典（2020年版·四部）［M］.北京：中国医药科技出版社，2020：59，114，232，234.

［5］陈燕，易进海，刘云华，等.HPLC法测定藏药材铁棒锤、榜嘎中酯型生物碱的含量［J］.中国民族医药杂志，2009，（6）：47.

［6］王毓杰，曾陈娟，姚喆，等.民族药铁棒锤不同药用部位中生物碱含量测定［J］.中成药，2015，32（8）：1390.

［7］折改梅，董红环，张强，等.分光光度法测定伏毛铁棒锤总生物碱含量［J］.北京中医药大学学报，2015，33（8）：555.

［8］王亭，徐暾海，徐海燕.伏毛铁棒锤的研究进展［J］.时珍国医国药，2008，19（9）：2162-2163.

高 乌 头

Gaowutou

ACONITI SINOMONTANI RADIX

本品为毛茛科植物高乌头 *Aconitum sinomontanum* Nakai 的干燥根。秋季采挖，除去残茎、须根，洗净泥土，晒干。

【性状】本品呈倒长圆锥形，或不规则的短柱状、条状，下部常有分枝，扭曲，长 5~20 cm，直径 1~4 cm。表面棕褐色至棕黑色，粗糙，有时因后生皮层脱落露出木质部，扭裂，剥去栓皮，木质部由多个细根状分生中柱缠绕呈绳状或辫子状。质轻而松脆，能折断，断面淡黄棕色，有的根中央已枯朽成空洞状。气微，味辛、苦、微麻。

【鉴别】取本品粉末 1 g，加甲醇 20 ml，超声处理 30 min，滤过，滤液浓缩至约 5 ml，作为供试品溶液。另取高乌甲素对照品，加甲醇制成每 1 ml 含 1 mg 的溶液，作为对照品溶液。照薄层色谱法（中国药典四部通则 0502）试验，吸取上述两种溶液各 10 μl，分别点于同一硅胶 GF_{254} 薄层板上，以二甲苯–甲醇（5:1）为展开剂，展开，取出，晾干，置紫外光灯（254 nm）下检视。供试品色谱中，在与对照品色谱相应的位置上，显相同颜色的荧光斑点。

【检查】水分　不得过 10.0%（中国药典四部通则 0832 第二法）。

总灰分　不得过 14.0%（中国药典四部通则 2302）。

酸不溶性灰分　不得过 4.0%（中国药典四部通则 2302）。

【浸出物】照水溶性浸出物测定法（中国药典四部通则 2201）项下的冷浸法测定，不得少于 17.0%。

【含量测定】照高效液相色谱法（中国药典四部通则 0512）测定。

色谱条件与系统适用性试验　以十八烷基硅烷键合硅胶为填充剂，以甲醇–0.1 mol/L 磷酸二氢钠溶液（72:28）为流动相；检测波长为 252 nm。理论板数按高乌甲素峰计算应不低于 1500。高乌甲素峰和内标物质峰的分离度应符合要求。

内标溶液的制备　取咖啡因适量，加甲醇制成每 1 ml 含 1 mg 的溶液，作为内标溶液。

对照品溶液的制备　精密称取高乌甲素对照品 50 mg，置 50 ml 量瓶中，加甲醇溶解并稀释至刻度，摇匀，精密吸取 2 ml 及内标溶液 1 ml，置同一 25 ml 量瓶中，加流动相稀释至刻度，摇匀，即得。

供试品溶液的制备　取本品粉末（过三号筛）约 4 g，精密称定，置 50 ml 量瓶中，加甲醇适量，浸泡 8 h 以上，超声处理（功率 300 W，频率 40 kHz）30 min，放至室温，加甲醇至刻度，摇匀，滤过，精密吸取续滤液2 ml及内标溶液1 ml，置同一25 ml量瓶中，加流动相稀释至刻度，摇匀，即得。

测定法　分别精密吸取对照品溶液与供试品溶液各20 μl，注入液相色谱仪，测定，按内标法计算，即得。

本品按干燥品计算，含高乌甲素（$C_{32}H_{44}N_2O_8$）不得少于0.50%。

【**性味与归经**】辛、苦，温。有毒。

【**功能与主治**】祛风除湿，行气止痛，活血消肿。用于风寒湿痹，脘腹冷痛，跌打损伤，瘰疬，疮疖。外用杀灭寄生虫。

【**贮藏**】置阴凉干燥处。应按《医疗用毒性药品管理办法》有关规定管理。

·起草说明·

【**别名**】麻布袋、麻布七、口袋七、灭虱草。

【**名称**】本品在甘肃民间称灭虱草[1]。现代作为原料使用，习惯以原植物名称之，原地方标准以高乌头为正名[2]。

【**来源**】据考证，高乌头入药见于清末[3]。本品在西北地区的民间主要用于止痛、跌打损伤和杀灭寄生虫等，因毒性很大，使用范围有限。后来从高乌头根中分离出非成瘾性镇痛成分高乌甲素，并投入生产。为了控制原料质量，将高乌头纳入地方标准。

【**原植物**】多年生草本，具直根。茎直立，略有棱，中空，上生稍弯曲的短毛，基生叶有长柄，叶柄基部呈鞘状；叶片肾圆形，5～7掌状深裂，裂片倒楔形，又有2浅裂，边缘有锐头缺刻，下面叶脉被金黄色短毛，边缘较密，上面除边缘外，无毛。茎生叶较小，柄极短。总状花序顶生及腋生；花紫色，约10朵，疏生；萼5片；花瓣2，具长爪；雄蕊多数，花丝基部扩大成长椭圆形之翼；心皮3。蓇葖果3枚，无毛。花期6～9月，果期7～10月（图1）。

生于海拔1600～3700 m的灌丛、林缘及林中沟谷溪旁。分布于武威、兰州、定西、临夏等地；四川、湖北、青海、陕西、河南等省区亦有分布。

高乌头属于毛茛科乌头属牛扁亚属牛扁组，其形态于本组牛扁 *Aconitum barbatum* pen var. *puberulum* Ledeb. 极相似。其主要以蓝紫色萼片与牛扁黄色萼片相区别，采收时应加以注意。

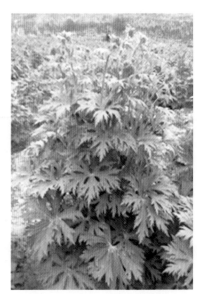

图1　高乌头原植物图

【产地】产于兰州、定西、临夏、武威等地。

【采收加工】秋季采挖，除去残茎、须根，洗净泥土，晒干即可。

【性状】根据商品药材，并对照植物标本描述。见图2。

【鉴别】（1）薄层色谱鉴别　参照《中国药典》方法拟定[5]，以高乌甲素作为对照品，制定薄层色谱鉴别方法。见图3。

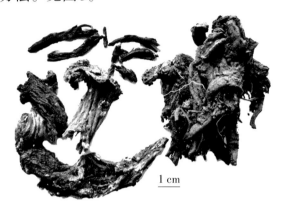

图2　高乌头药材图

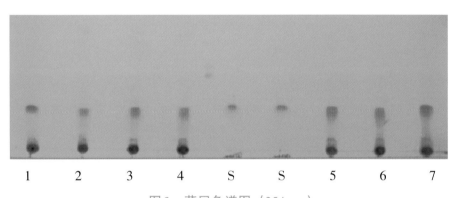

图3　薄层色谱图（254 nm）

S.高乌甲素对照品　1-7.不同产地样品（同表1）

该色谱条件斑点分离较好，专属性强，纳入本标准。

【检查】水分、总灰分、酸不溶性灰分　分别按《中国药典》（四部通则0832第二法、2302）[5]，对7批样品进行测定，结果见表1。

表1　7批样品测定结果（%）

样品	1	2	3	4	5	6	7
水分	7.9	8.3	8.1	9.2	8.3	8.7	7.5
总灰分	7.6	10.8	13.4	9.8	8.8	7.4	8.4
酸不溶性灰分	2.2	3.8	6.8	3.1	3.4	1.9	2.7

根据测定结果，分别拟定水分、总灰分和酸不溶性灰分分别不得过10.0%、14.0%和4.0%的限度。

【浸出物】按《中国药典》（四部通则2201）[5]，对7批样品进行水溶性浸出物和醇溶性浸出物测定，结果见表2。

表2　7批样品浸出物测定（%）

样品	1	2	3	4	5	6	7
水溶性浸出物	19.2	22.5	26.0	27.3	21.4	22.7	20.2
醇溶性浸出物	6.5	9.0	9.6	10.6	6.7	7.7	5.6

注：1～7号样品为市售品。

根据测定结果，以水溶性浸出物进行质量控制，拟定限度不得少于17.0%。

【含量测定】根据高乌头含有高乌甲素成分，建立同时测定高乌甲素含量方法[4]。方法学研究表明，高乌甲素在0.0808～2.424 μg范围内呈良好线性关系。平均回收率为94.40%，RSD为1.69%。

对照品和供试品的高效液相色谱图，见图4、图5。对7批测定样品进行测定，结果见表3。

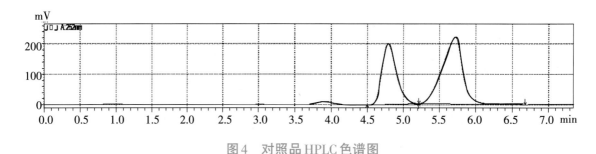

图4　对照品HPLC色谱图

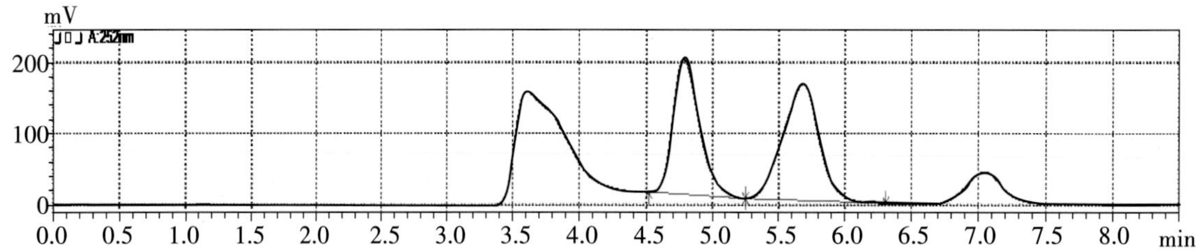

图5　供试品HPLC色谱图

表3　7批样品含量测定（%）

样品	1	2	3	4	5	6	7
高乌甲素含量	0.651	0.818	1.055	1.096	0.987	0.802	0.914

注：1.互助县　2.贵德县　3.湟中尖扎　4.天祝菊花　5.天祝兴土　6.天祝雪花　7.天祝禾都

根据对7批样品测定，高乌甲素含量在0.651%～1.096%，参考有关文献的报道，拟订高乌甲素含量不得少于0.50%。

该方法简便，精密度、重复性良好，纳入本标准，以控制药材质量。

【化学成分】高乌头中的主要成分为二萜生物碱类成分，分别为高乌甲素（lappaconitine）、冉乌碱（ranaconitine）、N–去乙酰高乌甲素（N–deacetyllappaco nitine）、高乌宁乙（sinomontanineB）、刺乌宁（lappaconine）、高乌酮碱（sinoranaconinone）、高乌宁碱 N（sinomontanine N）[6、7]。

【炮制】【性味与归经】【功能与主治】【用法与用量】及【贮藏】均参照文献[1、2]拟定。

【用法与用量】仅作为制剂原料，不列入。

参考文献

［1］甘肃省卫生局.甘肃中草药手册（第三册）［M］.兰州：甘肃人民出版社，1973：1386.

［2］甘肃省食品药品监督管理局.甘肃省中药材标准（2009年版）［S］.兰州：甘肃文化出版社，2009：117–118.

［3］张立军，李芸，戴海蓉，等.高乌头本草考证［J］.中国中医药信息杂志，2017，24（12）：1–5.

［4］张立军，戴海蓉，樊秦.高乌头药材常规项检查及高乌甲素、冉乌头碱含量测定［J］.中国中医药信息杂志，2017，24（11）：63–66.

［5］国家药典委员会.中华人民共和国药典（2020年版·四部）［S］.北京：中国医药科技出版社，2020：114，232，234.

［6］李梦然，曲玮，梁敬钰.乌头属化学成分和药理作用研究进展［J］.海峡药学杂志，2010，22（4）：1–3.

［7］张蕾，孙丽娜，等.高乌头化学成分及其药理作用研究进展［J］.西北药学杂志，2019，34（3）：412–416.

菊 芋

Juyu

HELIANTHI RHIZOMA

本品为菊科植物菊芋 *Helianthus tuberosus* L. 的干燥块茎或鲜品。秋季采挖，除去杂质，洗净，晒干，或鲜用。

【性状】 本品呈类椭圆形、类球形，常有球状的分枝，长 3～10 cm，直径 1～6 cm。外表灰黄色、棕黄色或浅紫红色，有近似环状的突起节，有芽痕，顶端残留茎基。质较硬。断面浅黄白色。气微，味微甜。

【检查】总灰分 不得过 5.0%（中国药典四部通则 2302）。

【浸出物】 照水溶性浸出物测定法（中国药典四部通则 2201）项下的冷浸法测定，不得少于 55.0%。

【炮制】 除去杂质，洗净，切厚片，干燥。

【性味与归经】 甘、微苦，性凉。归心、肝经。

【功能与主治】 清热凉血，消肿。用于热病，肠热出血，跌打损伤，骨折肿痛。

【用法与用量】 10～15 g；或鲜品适量生嚼服。

【贮藏】 置通风干燥处，防霉，防蛀。

·起 草 说 明·

【别名】 洋姜。

【名称】 沿用传统名称。

【来源】 原产北美洲，后传入中国，重要的经济作物。省内普遍种植，形成资源优势，省内中医药临床有调剂和使用历史，故纳入地方标准。

【原植物】 多年生草本。有块状的地下茎及纤维状根。茎被白色短糙毛或刚毛。叶通常对生、上部叶互生，下部叶卵圆形或卵状椭圆形，基部宽楔形或圆形，边缘有粗锯齿，上面被白色短粗毛、下面被柔毛，上部叶长椭圆形至阔披针形。头状花序较大，单生于枝端。总苞片多层，披针形，背面被短伏毛。舌状花黄色，长椭圆形；管状花花冠黄色。瘦果上端有2-4个锥状扁芒。花期8～9月，果期9～10月（图1）。

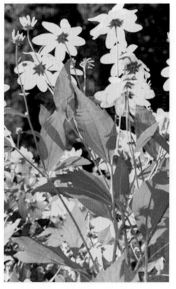

图 1　菊芋原植物图

省内大部分地方零星种植。

【产地】主产于庆阳、平凉、天水、定西等地。

【采收加工】按实际采收加工拟定。

【性状】根据榆中样品描述。见图2。

【检查】总灰分　按《中国药典》（四部通则2302），对8批样品测定，结果见表1。

测定结果，拟定总灰分不得过5.0%。

【浸出物】按《中国药典》(四部通则2201）水溶性浸出物的冷浸法，对8批样品测定，结果见表1。

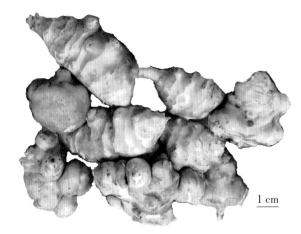

图2　菊芋鲜品图

表1　8批样品测定结果（%）

样品	1	2	3	4	5	6	7	8
总灰分	3.8	3.2	2.4	2.7	4.1	3.9	4.3	4.8
浸出物	79.8	83.4	78.6	61.3	56.4	57.9	64.7	58.3

根据测定结果，拟定浸出物限度不得少于55.0%。

【化学成分】菊芋含有甾体、酚酸、脂肪酸、萜类、黄酮类和菊糖[2]。

【药理作用】菊芋具有抗糖尿病、免疫调剂、抗氧化、保肝和抗肿瘤作用[2]。

【炮制】【性味与归经】【功能与主治】【用法与用量】及【贮藏】参照文献[1、2]拟定。

参考文献

［1］《中华本草》编委会.中华本草（第七册）［S］.上海：上海科学技术出版社，1999：861.

［2］李玲玉，孙晓晶，郭富金，等.菊芋的化学成分、生物活性及其利用研究进展［J］.食品研究与开发，2019，40(16)：213-216.

黄 姜

Huangjiang

DIOSCOREAE ZINGIBERENSIS RHIZOMA

本品为薯蓣科植物盾叶薯蓣 *Dioscorea zingiberensis* C.H. Wright 的干燥根茎。秋季地上部分枯萎后采挖，除去泥土和须根，晒干，或切厚片，晒干。

【性状】本品呈类圆柱形或不规则指状分支，直径1～3 cm；或片状、条状的厚片。表皮棕褐色或黄棕色，残留圆点状根痕及残留须根。质硬，易折断，断面较平坦，灰白色至黄白色，散有黄白色点状维管束。气微，味苦。

【鉴别】本品粉末灰黄色。淀粉粒较多，多为单粒，少数为复粒；单粒长圆形、椭圆形或肾形，直径7～24 μm，脐点点状或狭缝状。草酸钙针晶束易见，长42～95 μm。导管主为具缘纹孔导管，尚有网纹导管和梯纹导管。

【检查】**总灰分**　不得过14.0%（中国药典四部通则2302）。

酸不溶液灰分　不得过5.0%（中国药典四部通则2302）。

【炮制】除去杂质，闷润，切厚片，晒干。

【性味与归经】苦、微甘，凉；有小毒。归心、脾经。

【功能与主治】祛风除湿，活血化瘀，解毒消肿。用于风湿腰痛，胸痹心痛。外用治蜂螫虫咬。

【用法与用量】9～15 g。外用适量。

【贮藏】置通风干燥处，防蛀。

·起 草 说 明·

【别名】火头根。

【名称】国内普遍习称"黄姜"[1]，本标准沿用此名。

【来源】盾叶薯蓣是我国特有的植物资源[1]。20世纪50年代伴随着甾体激素药的兴起，我国开始了盾叶薯蓣的开发利用研究，盾叶薯蓣是合成避孕药、甾体激素类药物的重要原料[3、4]。

近年，陇南部分地方以"黄姜"收购和外销使用，故纳入本标准。

【原植物】缠绕草质藤本。根状茎横生，近圆柱形或不规则分枝，新鲜时断面黄色。茎左旋，光滑无毛。单叶互生；叶片厚纸质，三角状卵形、心形或箭形，通常3浅裂至3深裂，中间裂片三角状卵形或披针形，两侧裂片圆耳状或长圆形，两面光滑无毛。花单性，雌雄异株或同株。雄花常2-3朵簇生，再排列成穗状，花序单一或分枝，花基部常有膜质苞片3～4枚；花被片6，紫红色；雄蕊6枚，着生于花托的边缘，花丝与花药几等长。雌花序与雄花序相似；雌花具花丝状退化雄蕊。蒴果三棱形，每棱翅状，干后蓝黑色，表面常有白粉；种子通常每室2枚。花期5～8月，果期9～10月（图1）。

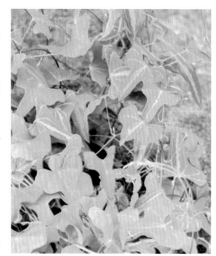

生于海拔600～1500 m林间灌丛、沟边或路旁。分布于天水、陇南等地。陕西、河南、湖南、湖北、四川等地亦有分布。

【产地】产于成县、康县等地，并有商品流通。

【性状】根据成县、康县收集的商品药材描述。商品多为个子货，也有加工成厚片。见图2。

图1　黄姜原植物图

【鉴别】根据成县样品描述粉末显微特征。见图3。

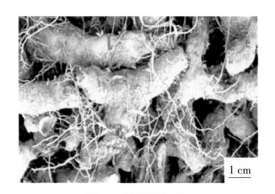

图2　黄姜药材图

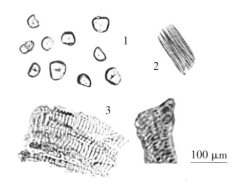

图3　黄姜粉末图

1.淀粉粒　2.草酸钙针晶束　3.导管

【检查】**总灰分、酸不溶性灰分**　按《中国药典》（四部通则2302）[2]，对8批样品测定，结果见表1。

表1　8批样品测定结果（%）

样品	1	2	3	4	5	6	7	8
总灰分	12.9	13.5	10.4	10.1	9.8	10.9	9.7	13.8
酸不溶性灰分	4.3	4.6	4.1	3.6	4.6	6.3	4.5	5.3

根据测定结果，分别拟定总灰分、酸不溶性灰分不得过14.0%、5.0%的限度。

【化学成分】盾叶薯蓣主要含有薯蓣皂苷，尚有生物碱、黄酮、强心苷、单宁、色素等化学成分[3]。

【炮制】【性味与归经】【功能与主治】【用法与用量】【贮藏】参照文献[4、5]拟定。

参考文献

［1］《中国植物志》编委会.中国植物志（第十六卷）［M］.北京：科学出版社，1985：60-12l.

［2］国家药典委员会.中华人民共和国药典（2020年版·四部）［S］.北京：中国医药科技出版社，2020：234.

［3］李军超，李向民，郭晓思.盾叶薯蓣研究进展［J］.西北植物学报，2003，23（10）：1842-1848.

［4］《中华本草》编委会.中华本草（第八册）［M］.上海：上海科学技术出版社，1999：252.

［5］赵汝能.甘肃中草药资源志（上册）［M］.兰州：甘肃科学技术出版社，2004：546.

硬 前 胡

Yingqianhu

PEUCEDANI RADIX

本品为伞形科植物华北前胡 *Peucedanum harry-smithii* Fedde ex Wolff 或少毛北前胡 *Peucedanum harry-smithii* Fedd ex Wolff var.*subglabrum*（Shan et Sheh） Shan et Sheh 的干燥根。冬季茎叶枯萎或春季未抽花茎时采挖，除去茎叶及须根，洗净，晒干。

【性状】 本品略呈圆锥形，或近根头处有1～4条支根，长3～16 cm，直径0.4～1.3 cm。表面棕褐色、黄褐色或深灰色，有细纵纹，根头少数可见稀疏的环纹；顶端残留坚硬茎基及纤维状叶鞘。质坚硬，难折断，折断面皮部较薄，木部宽广，呈黄白色或浅黄色。气微香，味淡，久嚼微苦、辛。

【鉴别】 （1）本品横切面：木栓层10～20列细胞。皮层10余列薄壁细胞，散在油室，或为大型溶性分泌腔，直径86～288 μm。韧皮部散有疏密不等的纤维群（细根中少见）；油室较多，成环排列，周围分泌细胞5～9个。木质部导管成群散在，纤维发达，几乎无薄壁细胞或近中央可见薄壁细胞；木射线1～3列，壁厚。近根头处可见髓，细胞壁厚化，有纹孔或不明显。

（2）取本品粉末1 g，加三氯甲烷25 ml，超声处理30 min，滤过，滤液蒸干，残渣加甲醇1 ml使溶解，作为供试品溶液。另取硬前胡对照药材1 g，同法制成对照药材溶液。照薄层色谱法（中国药典四部通则0502）试验，吸取上述两种溶液各4～8 μl，分别点于同一硅胶 G 薄层板上，以石油醚（60 ℃～90 ℃）-乙酸乙酯（3:1）为展开剂，展开，取出，晾干，置紫外光灯（365 nm）下检视。供试品色谱中，在与对照药材色谱相应的位置上，显相同颜色的荧光斑点。

【检查】 **水分** 不得过11.0%（中国药典四部通则0832第二法）。

总灰分 不得过9.5%（中国药典四部通则2302）。

酸不溶性灰分 不得过2.5%（中国药典四部通则2302）。

【特征图谱】 照高效液相色谱法（中国药典四部通则0512）测定。

色谱条件与系统适用性试验 以十八烷基硅烷键合硅胶为填充剂；以甲醇为流动相A，以水为流动相B，按表进行梯度洗脱；检测波长为320 nm；柱温为30 ℃。

表 1　流动相梯度洗脱比例

时间(min)	A(%)	B(%)
1～15	75→85	25→15
15～18	85→75	15→25
18～22	75	25

参照物溶液的制备　取硬前胡对照药材粉末（过三号筛）约 1 g，精密称定，置具塞锥形瓶中，精密加入甲醇 25 ml，密塞，称定重量，超声处理（功率 300 W，频率 40 kHz）30 min，放冷，再称定重量，用甲醇补足减失的重量，摇匀，滤过，取续滤液，即得。

供试品溶液的制备　取本品粉末（过三号筛）约 1 g，精密称定，按参照物溶液的制备方法制备。

测定法　分别精密吸取参照物溶液与供试品溶液各 10 μl，注入液相色谱仪，测定。

供试品特征图谱中，应呈现与硬前胡对照药材中的 6 个特征峰保留时间相对应的色谱峰。

【浸出物】照醇溶性浸出物测定法（中国药典四部通则 2201）项下的冷浸法测定，用 50%乙醇作溶剂，不得少于 10.0%。

【含量测定】照高效液相色谱法（中国药典四部通则 0512）测定。

色谱条件与系统适用性试验　以十八烷基硅烷键合硅胶为填充剂；以甲醇为流动相 A,以水为流动相 B，按【特征图谱】表进行梯度洗脱；检测波长为 320 nm；柱温为 30 ℃。理论板数按白花前胡甲素峰计算不低于 3000。

对照品溶液的制备　取白花前胡乙素对照品适量，精密称定，加甲醇制成每 1 ml 含 0.2 mg 的溶液，即得。

供试品溶液的制备　取本品粉末（过三号筛）约 1.0 g，精密称定，置具塞锥形瓶中，精密加入丙酮溶液 25 ml，密塞，称定重量，超声处理（功率 240 W，频率 40 kHz）30 min，放冷，再称定重量，用丙酮补足减失的重量，摇匀，滤过，取续滤液 10 ml，蒸干，残渣加甲醇转移至 10 ml 量瓶中，加甲醇至刻度，摇匀，即得。

测定法　分别精密吸取对照品溶液与供试品溶液各 10 μl，注入液相色谱仪，测定，即得。

本品按干燥品计算，含白花前胡乙素（$C_{24}H_{26}O_7$）不得少于 0.20%。

【炮制】除去茎叶等杂质，洗净，润透，切厚片，晒干。

【性味与归经】微苦、辛，微寒。归肺经。

【功能与主治】降气化痰，散风清热。用于风热咳嗽，痰稠痰多，胸闷气喘。

【用法与用量】3～9 g

【贮藏】置阴凉干燥处，防霉变，防虫蛀。

·起 草 说 明·

【别名】石防风、射香草、前胡（商品）。

【名称】本品根质地坚硬，甘肃产地有称硬前胡购销，原地方标准以硬前胡为正名收载。

【来源】关于甘肃的前胡品种，文献[1]记载为前胡 *Peucedanum terebinthaceum* Fisch.。而1987年普查时又记载为白花前胡 *Peucedanum praeruptorum*。

鉴于甘肃地产前胡品种的混乱状况，由甘肃省科技厅立项进行甘肃产前胡的资源调查及质量评价研究，在平凉、天水、陇南进行实际调查[2]，并鉴定（或查阅）甘肃省药品检验研究院及部分医药公司的植物标本，认为甘肃的地产前胡主要来源于少毛北前胡 *Peucedanum harry-smithii* var.*subglabrum*，在甘肃省长期以"前胡"为名收购使用，国内文献未见药用记载，属新药源，研究结果表明，硬前胡在化学成分、药理作用等方面与正品前胡相近，甘肃产量大，销往省内外，纳入地方标准[3]。

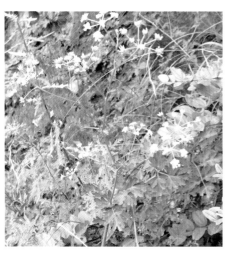

图1　硬前胡原植物图

结合进一步的调查，本次基原中增加华北前胡 *Peucedanum harry-smithii* Fedde ex Wolff。

【原植物】**华北前胡**　多年生草本。根圆锥形，木质化。茎具白色绒毛。叶三角形状卵形至宽卵形，长5～20 cm，二至三回羽状分裂或全裂，裂片菱状倒圆形、长卵形以至卵状披针形；叶腹面疏生短毛，背面叶脉显著突起，密生短毛；叶片干后呈灰蓝色，具1～3钝齿或圆锐齿；茎生叶二回羽状分裂，裂片较小。复伞形花序顶生或侧生，无总苞或有1至数枚；伞幅8～20朵；密生短毛；小总苞片6～10，条状披针形，有缘毛；小伞形花序具花12～20朵，花白色；萼齿狭三角形。双悬果，椭圆形或卵形，密被短毛，每棱槽内油管3～4，合生面6～9。花期8～9月，果期9～10月（图1）。

生于海拔1000～2400 m向阳的山坡草丛中。分布于平凉、定西、天水、陇南、甘南等地；华北、西北等省区亦有分布。

少毛北前胡　茎、叶、花序等毛较少，或有时近于无毛，果实通常有毛。

【产地】主产于平凉（华亭、灵台、庄浪）、天水（清水、北道）、陇南（康县、徽县、两当、西和、武都、文县、宕昌）等地。

【采收加工】参照文献[1]拟定。

【性状】根据采集样品，并对照商品药材描述。见图2。

【鉴别】（1）显微鉴别　原标准已收载[3]。见图3。

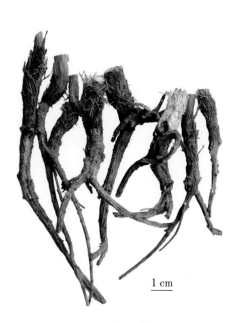

图2　硬前胡药材图

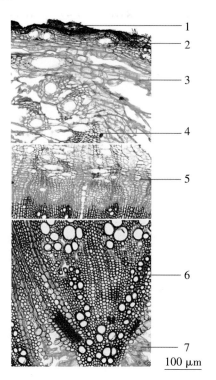

图3　硬前胡根横切面详图

1.木栓层　2.皮层　3.纤维　4.油室　5.韧皮
部　6.形成层　7.次生木质部　8.初生木质部

（2）薄层鉴别　参照《中国药典》前胡项拟定。见图4。

【检查】水分、酸不溶性灰分　按《中国药典》（四部通则0832第二法、2302）[4]，对10批样品测定，见表2。

【特征图谱】采用高效液相色谱法建立硬前胡的特征图谱分析。对10批硬前胡样品分析，发现有6个共有的特征色谱峰。见图5。

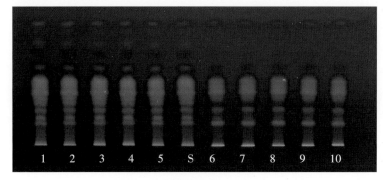

图4　硬前胡薄层色谱图

S.硬前胡对照药材　1-5.甘肃地产样品　6-10.市场商品

表2　10批样品测定结果（%）

样品	1	2	3	4	5	6	7	8	9	10
水分	8.01	7.92	6.53	10.32	7.68	8.62	6.96	6.92	9.63	7.22
酸不溶性灰分	2.05	1.94	2.38	2.22	1.97	1.26	2.24	1.36	2.32	2.39

测定结果，水分为6.53%～10.32%，拟定限度不得过于11.0%；酸不溶性灰分为1.26%～2.39%，拟定限度不得过于2.5%。

【浸出物】维持原标准不得少于10.0%的限度[3]。

【含量测定】香豆素类成分为硬前胡的主要成分[5]，选择白花前胡乙素（$C_{24}H_{26}O_7$）作为定量的质量控制指标[6]。

方法学研究表明，精密度试验、重现性试验和稳定性试验结果良好。白花前胡乙素在1.4～374.0 μg/ml范围内呈良好的线性关系。加样回收率为90.88%～101.41%，RSD为2.06%～2.24%，加样回收率试验结果良好。

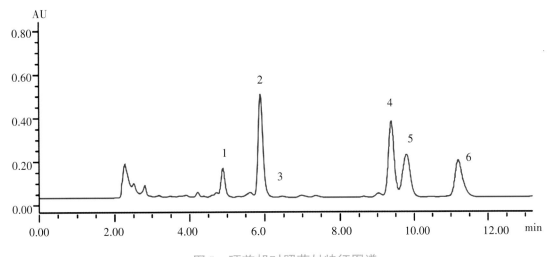

图5　硬前胡对照药材特征图谱

6个特征峰，其中：峰3.白花前胡甲素　峰5.白花前胡乙素　峰6.白花前胡丙素

对10批样品进行测定，结果见表3。

表3　10批样品含量测定结果（%）

样品	1	2	3	4	5	6	7	8	9	10
白花前胡乙素	0.364	0.229	0.526	0.434	0.214	0.262	0.276	0.185	0.329	0.306

白花前胡乙素含量在0.185%～0.526%，故拟定含量不低于0.20%。

该方法简便，精密度高、重复性良好，纳入本标准，以控制药材质量。

【化学成分】从华亭产硬前胡根的挥发油中检出105个组分，分离鉴定出79种化合物，主要有β-蒎烯（6.44%）、二表雪松烯-1-环氧（5.22%）、γ-松油烯（4.54%）、β-莒烯（3.71%）、δ-愈创木烯（3.18%）、棕榈酸（2.66%）、β-合金欢烯（2.21%）、α-癸烯酮（2.16%）、松油醇-4（2.43%）、间伞形花烃（2.07%）等。后分离出白花前胡素E、白花前胡丁素、北美芹素、亮蛇床素（Selinidin Ⅲ）等5个香豆素成分，以及β-谷甾醇、甘露醇和二十四烷酸等共9个化合物[5、6、7]。

【炮制】【性味与归经】【功能与主治】【贮藏】参照文献[1、3]拟定。

【用法与用量】根据文献[1]及浸出物，酌情拟定。

参考文献

[1] 甘肃省卫生局.甘肃中草药手册（第一册）[M].兰州：甘肃人民出版社，1970：339.

[2] 宋平顺，丁永辉，张伯崇，等.甘肃地产前胡的商品调查和原植物鉴定[J].中药材，1994（7）：13-14.

[3] 甘肃省食品药品监督管理局.甘肃省中药材标准（2009年版）[S].兰州：甘肃文化出版社，2009，119-122.

[4] 国家药典委员会.中华人民共和国药典（2020年版·四部）[S].北京：中国医药科技出版社，2020：114，232，234.

[5] 陈二林，封士兰，胡芳弟，等.少毛北前胡的化学成分研究[J].中草药，2009，40（4）：525-528.

[6] 沈孝丽，李文，陈同强，等.HPLC测定少毛北前胡中4种香豆素含量[J].中药材，2011，34（8）：1232-1234.

[7] 梁建娣，赵良功，刘小花，等.少毛北前胡化痰作用的谱效关系研究[J].中国中药杂志，2012，37（19）：2894-2897.

紫 丹 参

Zidanshen

SALVIAE PRZEWALSKII RADIX

本品为唇形科植物甘西鼠尾草 *Salvia przewalskii* Maxim. 或褐毛甘西鼠草 *Salvia przewalskii* Maxim.var.*mandarinorum*（Diels）Stib. 的干燥根。春、秋二季采挖，除去地上残茎、枯叶，洗净泥沙，干燥。

【性状】本品呈圆锥形，长 10～25 cm，直径 1～6 cm。表面暗棕色、棕褐色，外皮常有部分剥落而呈红褐色，外表粗糙，具不规则纵沟纹，根头单一或数个合生，根部由多数细根呈辫子状或扭曲状。质松脆，易折断，断面疏松，不平坦，皮部棕褐色、浅棕色，木质部黄白色。气微，味微苦涩。

【鉴别】（1）本品粉末棕褐色或暗棕色。导管主为网纹导管，直径 12～90 μm；具缘纹孔导管，纹孔类圆形，有的具网状三生增厚，偶见螺纹导管。纤维管胞长梭形、末端钝尖或稍平截，有的偏斜。木栓层浅棕色，呈多边形，

（2）取本品粉末 1 g，加乙醇 5 ml，超声处理 15 min，离心，取上清液作为供试品溶液。另取紫丹参对照药材 1 g，同法制成对照药材溶液。照薄层色谱法（中国药典四部通则 0502）试验，吸取上述两种溶液各 5 μl，分别点于同一硅胶 GF$_{254}$ 薄层板上，以三氯甲烷-甲苯-乙酸乙酯-甲醇-甲酸（6:4:8:1:4）为展开剂，展开，展至约 4 cm，取出，晾干，再以石油醚（60～90 ℃）-乙酸乙酯（4:1）为展开剂，展开，展至约 8 cm，取出，晾干，置日光下及紫外光灯（254 nm）下检视。供试品色谱中，在与对照药材色谱相应的位置上，显相同颜色的斑点。

【检查】水分　不得过 13.0%（中国药典四部通则 0832 第二法）。

总灰分　不得过 11.0%（中国药典四部通则 2302）。

酸不溶性灰分　不得过 2.0%（中国药典四部通则 2302）。

【含量测定】照高效液相色谱法（中国药典四部通则 0512）测定。

色谱条件与系统适用性试验　用十八烷基硅烷键合硅胶为填充剂，以甲醇-水（75:25）为流动相；检测波长为 270 nm。理论板数按丹参酮 II$_A$ 峰计算应不低于 2000。

对照品溶液的制备　取丹参酮 II$_A$ 对照品适量，精密称定，加甲醇制成每 1 ml 含 16 μg 的溶液，即得。

供试品溶液的制备　取本品粉末（过三号筛）约 0.3 g，精密称定，置具塞锥形瓶中，精密加入甲醇 50 ml，密塞，称定重量，加热回流 1 h。放冷，密塞，称定重量，用甲醇补足减失的重量，滤过，取续滤液，即得。

测定法　分别精密吸取对照品溶液与供试品溶液各 5 μl，注入液相色谱仪，测定，即得。

本品按干燥品计算，含丹参酮 II$_A$（$C_{19}H_{18}O_3$）不得少于 0.20%。

【炮制】除去杂质及残茎，洗净，润透，切厚片，干燥。

【性味与归经】苦，微寒。归心、肝经。

【功能与主治】活血祛瘀，调经止痛，清心除烦。用于月经不调，经闭痛经，癥瘕积聚，胸腹刺痛，热痹疼痛，心烦不眠，痈肿疮毒。

【用法与用量】9～15 g。

【注意】不宜与藜芦同用。孕妇忌服。

【贮藏】置干燥避光处。

·起 草 说 明·

【别名】甘肃丹参、鼠尾草、丹参（商品）。

【名称】本品为甘肃地产丹参，历史曾经以"甘肃丹参"称之，本品在西北、西南等省区作为丹参的地方代用品，今以紫丹参为正名收入地方标准[1]，与《中国药典》（一部）收载丹参相区别。

【来源】丹参为常用中药，据考证，历代本草所载丹参与中药丹参 *Saliva miltiorrhiza* Bge 相符。关于甘肃省地产丹参，20世纪50年代，兰州大学彭泽祥先生对其原植物研究确认，甘肃药用品种为甘西鼠尾草 *Salviae przewalskii* Maxim. 或褐毛甘西鼠尾草 *Salvia przewalskii* Maxim.var.mandarinorum（Diels）Stib.[2]。现成为甘肃丹参的主要商品来源，自产自销外，尚销往北京、上海、宁夏、青海等地[3]。

甘西鼠尾草 *Salvia przewalskii* Maxim. 或褐毛甘西鼠尾草 *Salvia przewalskii* Maxim.var.mandarinorum（Diels）Stib. 在甘肃省的产销历史较久，清代康照《岷县志》、乾隆《狄道州志》等地方志已有收录地产丹参，应指该品种而言。化学和药理研究表明，紫丹参与药典丹参具有相同的作用，已被认为是一种优良的代用品。

紫丹参在甘肃资源丰富，产量大，在全国销售丹参中占有较大的比重，临床常代用丹参入药，以其为原料的"甘肃丹参冲剂""复方甘肃丹参片"等制剂已用于临床，故纳入地方标准[1]。

【原植物】甘西鼠尾草　多年生草本，茎高30～60 cm。根肥厚，红褐色。茎丛生，四棱形，密被长柔毛。基生叶具长柄，茎生叶对生，叶树长1～4 cm；叶片三角状或椭圆状戟形，稀心状卵形，长8～20 cm，腹面被微硬毛，背面被白色绒毛，先端锐尖，基部心形至戟形。轮伞花序疏离，组成总状或圆锥花序；花冠紫红色，苞片卵形或椭圆形，两面被长柔毛；花二唇形，长15～17 mm，外密被具腺长柔毛，筒内具毛环；花丝长

4.5 mm；药隔长3.5 mm，弧形，上下臂近等长，上下臂顶端各横生药室，并相互联合。小坚果倒卵圆形。花果期6～8月，果实花后渐次成熟（图1）。

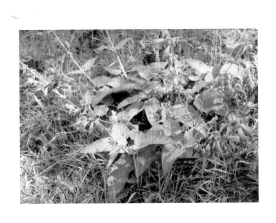

图1 甘西鼠尾草原植物图

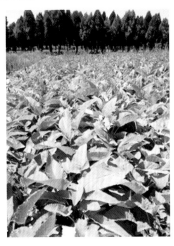

图2 甘西鼠尾草种植基地图

生于海拔2100～4000 m的山坡、草丛或灌丛。分布于定西、临夏、甘南、天水、兰州等地，定西、临夏等地栽培（图2）；四川、云南、西藏等省区亦有分布。

褐毛甘西鼠尾草 与原变种极相似，唯其叶背面密被色或污黄色柔毛。

生境、分布同甘西鼠尾草。

【产地】主产于天水、定西、临夏、甘南、兰州等地。

【采收加工】春、秋二季采挖，除去地上部分及泥沙，干燥。本品根表面粗糙，产地常采用快速水冲洗，除去残留的泥土。

【性状】根据药材样品描述。见图3、图4。

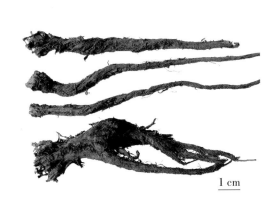

图3 紫丹参药材图

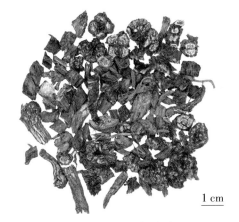

图4 紫丹参饮片图

【鉴别】（1）显微鉴别 根据商品药材描述显微特征。

根横切面：外皮层有时残留，木栓层为两层至多层。皮部宽广，有裂隙。较粗根中有分生维管束，数个散在，大小不一，韧皮部位于木质部外侧，导管较密集，常数个相聚，呈均匀分布。中央维管束较大，韧皮部位于木质部周围，导管数个切向排列，木射线不明显，木纤维位于导管周围，有少量的薄壁细胞。见图5。

紫丹参的根质地较疏松，完整的组织结构不易观察，正文未予收载。

粉末特征主要有网纹导管、具缘纹导管，以及长梭形的纤维管胞。见图6。

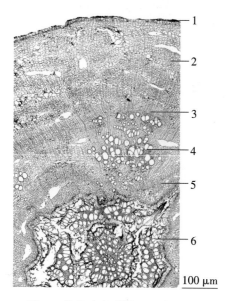

图5　紫丹参根横切面详图

1.木栓层　2.皮层　3.分生维管束韧皮部　4.分生维管束木质部　5.中央维管束韧皮部　6.中央维管束木质部

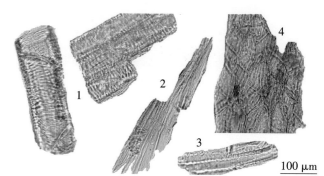

图6　紫丹参粉末图

1.导管　2.木纤维　3.管胞　4.木栓层

（2）薄层色谱鉴别　对原薄层色谱鉴别进行修订。参照《中国药典》丹参项[4]实验拟定，试验中同时考察了丹酚酸B对照品和丹参酮ⅡA对照品。以硅胶GF254薄层板代替硅胶G薄层板，在日光下和紫外光254 nm检视条件下，斑点更加清晰[3]。见图7、图8。

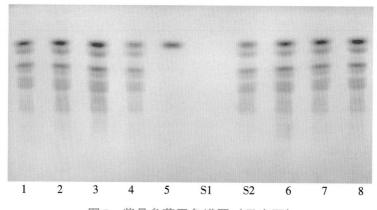

图7　紫丹参薄层色谱图（日光下）

S1.丹参酮ⅡA对照品　S2.丹酚酸B对照品　4.紫丹参对照药材　1-3、5-8.样品

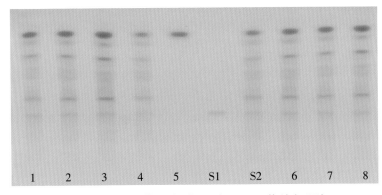

图 8　紫丹参薄层色谱图（254 nm 紫外灯下）

S1. 丹参酮 II$_A$ 对照品　S2. 丹酚酸 B 对照品　4. 紫丹参对照药材　1-3、5-8. 样品

结果甘西鼠尾草与丹参的薄层色谱基本相同，重现性强。

【检查】水分　按《中国药典》（四部通则 0832 第二法）[5]，对 6 批样品进行测定，见表 1。

表 1　6 批样品水分测定结果（%）

序号	1	2	3	4	5	6
水分	11.6	11.6	9.9	9.9	12.0	12.2

根据测定结果，拟定水分限度为不得过 13.0%。

总灰分、酸不溶性灰分　维持原标准的限度，分别为不得过 11.0% 和 2.0%。

【浸出物】照《中国药典》（四部通则 2201）[5]水溶性浸出物测定法，项下的热浸法，用 45% 稀乙醇为溶剂，测定 6 批样品，见表 2。

表 2　6 批样品浸出物测定结果（%）

序号	1	2	3	4	5	6
浸出物	26.9	15.6	41.5	45.9	12.2	9.2

根据测定结果，批次差异较大，暂不纳入标准正文。

【含量测定】原标准已收载，测定结果，见表 3，HPLC 色谱图见图 9。

表 3　12 批样品含量测定结果（%）

产地	定西	榆中	天水	陇西	漳县	平凉
丹参酮 II$_A$	0.41	0.60	0.61	0.32	1.24	0.80
产地	云南	兰州药材站	标本 1	标本 2	商品 1	商品 2
丹参酮 II$_A$	0.92	0.53	0.94	1.01	1.10	0.72

栽培品中丹参酮 II$_A$ 的含量有明显降低，为 0.23%～0.47%，本次对原限度进行了修订，规定丹参酮 II$_A$ 的含量不得少于 0.20%。

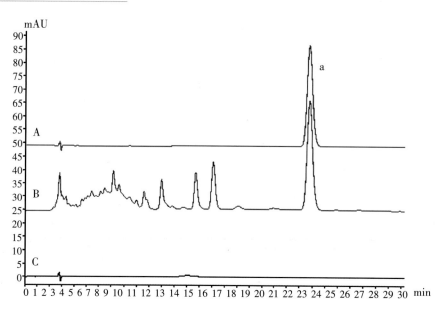

图9　对照品及紫丹参HPLC色谱图

A.对照品溶液（a.丹参酮ⅡA）　　B.供试品溶液　　C.空白溶剂

【化学成分】甘西鼠尾草所含化学成分与丹参基本相同，现已从中分离得萜类、酚酸类、木脂素类化合物以及挥发油成分[1、6]。主要有：丹参酮ⅡA、丹参酮Ⅰ、丹参酸甲酯、羟基丹参酮、隐丹参酮、紫丹参甲素（Przewaquinone A）、紫丹参乙素（Przewaquinone B）、次甲基丹参醌（Methytanshiquinone）、1、2-二氢丹参醌（1.2-dihy drotanshiquinone）、丹参新醌乙（danshenxinkun B）、丹参内酯（thanshenlactone）、去甲丹参酮（Nortanshinone）、二氢丹参酮Ⅰ（dihy-drotanshinone）、丹参酮ⅡB（tanshinone ⅡB）、齐墩果酸、丹参螺旋缩酮内酯（danshenspiroketallactone）、柳杉酚（Sugiol）、丹参新醌甲（danshenxinkun A）、4-羟基-3-甲氧基苯甲酸（4-hydroxy1-3-methoxy1-benzoic acid）、齐墩果酸、原儿茶醛（Protocatech-ualdchyde）和异阿魏酸（isoferulic acid）及12.13-环-蒲公英烷-14-酸衍生物、酚酸类化合物等。

【药理作用】甘西鼠尾草、褐毛甘西鼠尾草具有抑菌、抗炎、抗HIV活性作用，有醛糖还原酶抑制活性、抑制超氧自由基及抗氧化作用，有对心肌缺血及心肌缺血再灌注损伤的保护作用还有对血栓形成及微循环的影响[6]。

【炮制】紫丹参与丹参的炮制方法相同，故按丹参拟定；亦有切段[7、8]。

【性味与归经】【功能与主治】【用法与用量】和【注意】参照《中国药典》丹参拟定。

【贮藏】紫丹参药材久晒或置光照条件下久贮，会变色。红色褪去，是因丹参酮见光分解所致。但本室标本避光存放近十年，丹参酮ⅡA含量仍保持在0.94%以上。说明丹参宜避光贮存。故应"置干燥避光处"。

参考文献

［1］甘肃省食品药品监督管理局.甘肃省中药材标准（2009年版）［S］.兰州：甘肃文化出版社，2009：123-128.

［2］谢宗万.中药材品种论述［M］.上海：上海科学技术出版社，1990：114.

［3］宋平顺，张伯崇，卫玉玲，等.甘肃省中药材复杂品种及质量的调查研究（Ⅰ）—地区习用品种的调查［J］.中国中药杂志，1996，21（12）：717-720.

［4］国家药典委员会编.中华人民共和国药典（2020年版·一部）［S］.北京：中国医药科技出版社，2020：77.

［5］国家药典委员会编.中华人民共和国药典（2020年版·四部）［S］.北京：中国医药科技出版社，2020：114，232，234.

［6］杨阳，张凤，等.甘西鼠尾草化学成分及药理作用研究进展［J］.中药材，2008，31（5）：787-790.

［7］杨树声，宋平顺，等.鲜切甘肃丹参饮片工艺的初步研究［J］.中国实验方剂学杂志，2010，16（2）：45-47.

［8］宋平顺，杨树声，等.酒制甘肃丹参工艺研究［J］.中国中医药信息杂志，2010，17（5）：49-52.

黑 柴 胡

Heichaihu

BUPLEURI RADIX ET RHIZOMA

本品为伞形科植物黑柴胡 *Bupleurum smithii* Wolff、小叶黑柴胡 *Bupleurum smithii Wolff.var.parvifolium* Shan etY.Li 或黄花鸭跖柴胡 *Bupleurum commelynoideumde* Boiss.*var.flaviflorum* Shan et.Y. Li 的干燥根或根茎。春、秋二季采挖，除去茎叶及泥土，晒干。

【性状】**黑柴胡和小叶黑柴胡**　本品根呈圆柱形或圆锥形，常弯曲，稀有分枝，长 3～7 cm，直径 0.2～0.7 cm。根头增粗，有数个分枝根茎，具芽痕，顶端残留数个茎基，基部少有或无膜质叶基。表面黑褐色或棕褐色，粗糙，有多数疣状突起及须根断痕。质较松脆，易折断。断面略平坦，皮部浅棕色，具多数裂隙，木部黄白色，有放射状列隙。气微香，味微苦。

黄花鸭跖柴胡　本品根较细小，根茎细长或无。

【鉴别】（1）本品根横切面：木栓层 8～25 列细胞，排列整齐。皮层狭窄，有油管 10～15 个，断续排列成环。韧皮部较窄，常有裂隙；油管多数，呈 1～7 环列。形成层成环。木质束宽广，呈放射状排列，有的呈二歧分枝状，导管散在，或 2～5 个相聚；木纤维稀少、较少成群散在或较多略呈 1～3 个间断的环。

（2）取本品粉末 0.5 g，加甲醇 20 ml，超声处理 10 min，滤过，滤液浓缩至约 5 ml，作为供试品溶液。另取黑柴胡对照药材 0.5 g，同法制成对照药材溶液。再取柴胡皂苷 a 对照品、柴胡皂苷 d 对照品，加甲醇制成每 1 ml 各含 0.5 g 的混合溶液，作为对照品溶液。照薄层色谱法（中国药典四部通则 0502）试验，吸取上述三种溶液各 5 μl，分别点于同一硅胶 G 薄层板上，以乙酸乙酯-乙醇-水（8:2:1）为展开剂，展开，取出，晾干，喷以 2% 对二甲氨基苯甲醛的 40% 硫酸溶液，在 60 ℃加热至斑点显色清晰，置日光及紫外光灯（365 nm）下检视。供试品色谱中，在与对照品和对照药材色谱相应的位置上，显相同颜色的斑点或荧光斑点。

【检查】**杂质**　不得过 5%（中国药典四部通则 2301）。

总灰分　不得过 8.5%（中国药典四部通则 2302）。

酸不溶性灰分　不得过 2.0%（中国药典四部通则 2302）。

【含量测定】照高效液相色谱法（中国药典四部通则 0512）测定。

色谱条件与系统适用性试验　以十八烷基硅烷键合硅胶为填充剂；以乙腈为流动相 A，以水为流动相 B，按下表中的规定进行梯度洗脱；检测波长为 210 nm。理论板数按柴胡皂苷 a 峰计算应不低于 10000。

时间(min)	流动相A(%)	流动相B(%)
0～50	25→90	75→10
50～55	90	10

对照品溶液的制备 取柴胡皂苷a对照品、柴胡皂苷d对照品适量，精密称定，加甲醇制成每1 ml含柴胡皂苷a0.4 mg、柴胡皂苷d0.5 mg的溶液，摇匀，即得。

供试品溶液的制备 取本品粉末（过三号筛）约0.5 g，精密称定，置具塞锥形瓶中，加入含5%浓氨试液的甲醇溶液20 ml，超声处理（功率250 W，频率40 kHz）60 min，放冷，滤过，以甲醇10 ml分两次洗涤容器及药渣，合并洗液和滤液，置水浴上浓缩至近干，转移至5 ml量瓶中，加甲醇至刻度，摇匀，滤过，取续滤液，即得。

测定法 分别精密吸取对照品溶液与供试品溶液各20 μl，注入液相色谱仪，测定，即得。

本品按干燥品计算，含柴胡皂苷a（$C_{42}H_{68}O_{13}$）和柴胡皂苷d（$C_{42}H_{68}O_{13}$）的总量不得少于0.20%。

【炮制】拣净杂质，洗净，润透，切段或厚片，干燥。

【性味与归经】苦，微寒。归肝、胆经。

【功能与主治】解表退热，舒肝解郁。用于感冒发热，寒热往来，疟疾，胸肋胀满，月经不调，气虚下陷之子宫脱垂，脱肛等症。

【用法与用量】3～9 g。

【贮藏】置通风干燥处，防蛀。

·起 草 说 明·

【别名】软柴胡、柴胡（商品）。

【名称】黑柴胡在甘肃作柴胡收购、销售和应用已久，文献以柴胡为名收载[1]。为规范中医临床用药，反映甘肃药用特色，纳入地方标准，并以黑柴胡作为正名[2]。

【来源】甘肃柴胡属（Bupleurum）植物种类较多[3]，经调查共有13个品种各地药用。商品主要有两大类：柴胡（红柴胡）主要为柴胡B.chinensis，包括银州柴胡B.yinchowense、窄竹叶柴胡B.marginatum Wall.ex DC.var.stenophyllum（Wolff）Shan et Li.、狭叶柴胡B. scorzonerifolium Willd.和线叶柴胡B.angustissimum（Franch.）Kitagawa等品种，主产于庆阳、平凉、天水、陇南、定西等地，为甘肃柴胡的主要来源，销往全国各地。另一类柴胡（黑柴胡）在临夏、甘南、兰州、张掖等地生产和使用，也销往全省和国内部分地区，经药源调查，原植物主要有小叶黑柴胡B. smithii var. parvifolium、黑柴胡B. smithii及黄花鸭跖柴胡B. commelynoiedeum var.flaviflorum等品种。黑柴胡在甘肃分布较广，蕴藏量大，产地作柴胡药用由来已久[3]。黑柴胡作为柴胡的特色资源开发利用，故纳入地方标准。

经调查，同一地区分布多种柴胡属植物，存在交叉和过渡情况，因此商品药材常以一种为主而混有其它种，历史上，本省地产柴胡（红柴胡）与黑柴胡并不混淆，但近年发现柴胡（红柴胡）有时混有黑柴胡。

【原植物】小叶黑柴胡　多年生草本，植株矮小，高15～40 cm。根呈黑褐色，质松。茎常呈较密集的丛生，多弯曲，略呈弧形，基部稍触地，上部分枝少。基生叶丛生，茎生叶狭长圆形或长圆状披针形，长6～11 cm，宽0.3～0.7 cm，叶缘白色，膜质。小伞形花序直径0.8～1.1 cm，具伞梗4～9条，不等长；总苞片1～2或无；小苞片常5(8)，长0.3～0.6 cm，倒卵形，稍超出小伞形花序，先端具小尖头，基部渐狭。花瓣黄色，花柱基部干燥时黄褐色。双悬果卵形，棕褐色，具棱翼。花期7～8月，果期8～10月（图1）。

生于海拔1200～3000 m山坡草地、田埂。

分布于张掖、武威、兰州、定西、甘南及陇南等地，山西、内蒙古、宁夏、青海等省区亦有分布。

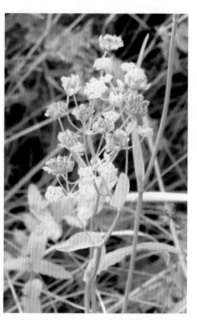

图1　小叶黑柴胡原植物图

黑柴胡　主要形态特征：叶狭长圆形或长圆状披针形，长10～20 cm，宽1～2 cm。小伞形花序直径1～2 cm，小苞片6～9，长0.6～1 cm，超出小伞形花序半倍至一倍（图2）。

分布于张掖、白银、兰州、定西、临夏、甘南等地。

黄花鸭跖柴胡　茎常数条丛生。基生叶细长的线形，长8～18 cm，宽0.2～0.4 cm；茎中部叶卵状披针形，下半部扩大，至基部略收宿而抱茎，顶端渐尖呈尾状，长8～11 cm，宽0.5～1 cm，叶缘白色，膜质。花黄色，小伞形花序直径0.8～1.2 cm，小苞片卵形，常7～9枚，呈两轮排列，超出小伞形花序不到一倍。

分布于定西、兰州、甘南等地。

【产地】主产于甘南、临夏、张掖及定西等地。

【采收加工】春、秋二季采挖，除去茎叶及泥土，晒干。

【性状】根据植物标本，对照商品药材描述。小叶黑柴胡与黑柴胡商品药材非常相近，两者的根茎发达，主根粗短，两者之间较难区别；黄花鸭跖柴胡的根茎少，常单一而

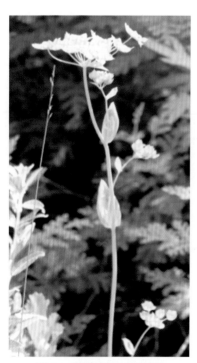

图2　黑柴胡原植物图

细长，或无。见图3。

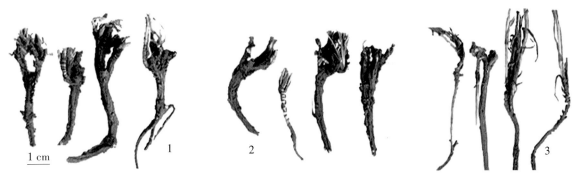

图3　黑柴胡药材图

1.小叶黑柴胡　2.黑柴胡　3.黄花鸭跖柴胡

甘肃地产商品中，8种柴胡药材的主要区别见检索表。

8种柴胡药材性状检索表

1.根坚硬，强烈木化，折断面显片状纤维性

 2.根圆锥形，少有或稀有分枝

  3.根细长圆锥形，稀有分枝，淡棕色 ……………………………… 银州柴胡

  3.根圆锥形，少有分枝，红棕色 ………………………………… 窄竹叶柴胡

 2.根粗短圆锥形，常分枝，根头常有数个残茎，棕褐色或黑褐色 ……………… 柴胡

1.根较软，轻度木化，折断面不显纤维性

  4.根头部不分枝，有毛刷状棕褐色叶鞘残留纤维 ……………… 狭叶柴胡或线叶柴胡

  4.根头部常分枝，有少数叶鞘残留纤维，或无；根黑褐色、棕褐色

   5.主根细小，根头部常无分枝根茎及疣状突起 ……………… 黄花鸭跖跖胡

   5.主根较粗，根头部有2～6分枝，疣状突起显著

    6.根茎常有芽痕，根少有支根，常无明显残留叶基…………… 小叶黑柴胡

    6.根茎多数无芽痕，根多有支根，常有残留叶基…………………… 黑柴胡

【鉴别】（1）显微鉴别　柴胡属植物来源复杂，显微特征有一定的鉴别意义，黑柴胡和小叶黑柴胡的木质部中纤维稀少，或较少而成群，黄花鸭跖柴胡的纤维较多有时成环。增加横切面显微鉴别。根据植物标本，并对照商品药材描述，分别见图4、图5。

（2）薄层色谱鉴别　照《中国药典》（四部通则0502法），在原标准基础上[2]，以柴胡皂苷a、柴胡皂苷d作为对照品，并增加黑柴胡对照药材，拟定薄层色谱鉴别方法，见图6、图7。

该色谱条件斑点分离较好，专属性强，纳入本标准。

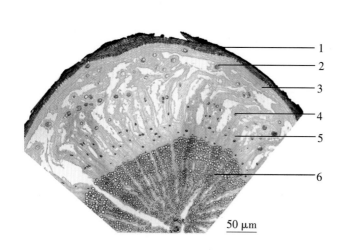

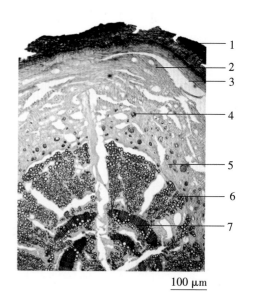

图4　小叶黑柴胡根横切面详图

1.木栓层　2.皮层油管　3.皮层　4.韧皮部油室　5.韧皮部　6.木质部

图5　黄花鸭跖柴胡根横切面详图

1.木栓层　2.皮层油管　3.皮层　4.韧皮部油管　5.韧皮部　6.木质部　7.木质部纤维

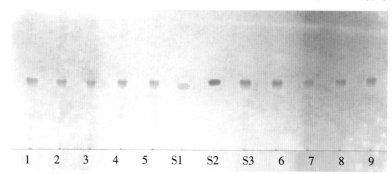

图6　黑柴胡薄层色谱图（日光下）

S1.柴胡皂苷a对照品　S2.柴胡皂苷d对照品　S3.黑柴胡对照药材

1-5.小叶黑柴胡　6-8.黑柴胡　9.黄花鸭跖柴胡

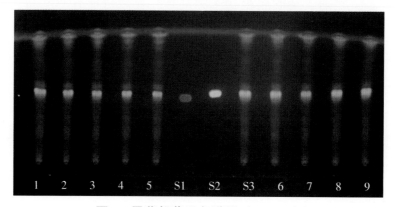

图7　黑柴胡薄层色谱图（365 nm）

S1.柴胡皂苷a对照品　S2.柴胡皂苷d对照品　S3.黑柴胡对照药材

1-5.小叶黑柴胡　6-8.黑柴胡　9.黄花鸭跖柴胡

【检查】杂质　商品黑柴胡常残留地上茎及枯叶，特此制订本条。照《中国药典》（四部通则2301）[4]，对10批样品检查，规定限度为不得过5%。见表1。

总灰分、酸不溶性灰分　原标准已建立总灰分、酸不溶性灰分检查方法[4]。对10批样品测定，规定总灰分限度不得过8.5%、酸不溶性灰分限度不得过2.0%，纳入本标准，见表1。

表1　10批样品含量测定结果（%）

样品	临洮	康乐	渭源	标本1	标本2	市售1	市售2	市售3	市售4	市售5
杂质	3	4	5	5	3	4	5	6	4	5
总灰分	5.8	4.8	8.5	5.1	4.2	4.9	7.6	7.8	5.4	8.2
酸不溶性灰分	0.8	0.9	1.1	0.4	0.4	0.5	0.6	0.7	0.5	1.1

【含量测定】　根据黑柴胡含有皂苷类成分，原标准已建立同时测定柴胡皂苷a（$C_{42}H_{68}O_{13}$）和柴胡皂苷d（$C_{42}H_{68}O_{13}$）含量的方法[2]。本次修订为梯度洗脱方法。

柴胡皂苷a、柴胡皂苷d的方法学验证表明，线性回归方程分别为$C=3.0\times10^{-6}A-0.0874$（$r=1.0000$），$C=3.0\times10^{-6}A-0.0772$（$r=1.0000$），柴胡皂苷a在2.65～15.90 μg，柴胡皂苷d在2.60～15.60 μg范围内呈良好的线性关系。精密度试验RSD分别为0.55%、0.85%。稳定性试验RSD分别为1.15%、0.52%，结果在12 h内基本稳定。平均回收率分别为103.28%、100.54%，RSD分别为2.75%、2.52%。

对照品和供试品的高效液相色谱图，见图8。

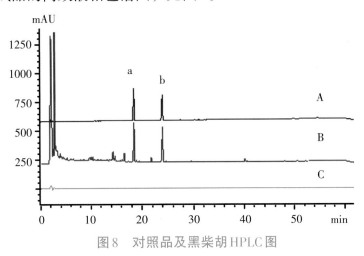

图8　对照品及黑柴胡HPLC图

A.对照品溶液（a.柴胡皂苷a　b.柴胡皂苷d）　B.供试品溶液　C.空白溶液

对10批测定样品进行测定，见表2。

根据对10批样品测定，柴胡皂苷a含量在0.170%～0.652%，柴胡皂苷d含量在0.107%～0.356%，柴胡皂苷a和柴胡皂苷d的总量在0.321%～0.923%，参考有关文献的报道，拟定两者总量不得少于0.20%。

表2　10批样品含量测定结果（%）

样品	临洮	康乐	渭源	标本1	标本2	市售1	市售2	市售3	市售4	市售5
柴胡皂苷a	0.228	0.292	0.364	0.321	0.257	0.652	0.311	0.214	0.170	0.277
柴胡皂苷d	0.124	0.136	0.327	0.174	0.356	0.271	0.210	0.107	0.123	0.174
两者总量	0.352	0.428	0.691	0.495	0.613	0.923	0.521	0.321	0.293	0.451

该方法简便、精密度高、重复性良好，纳入本标准，以控制药材质量。

【化学成分】从小叶黑柴胡挥发油中分离鉴定出47个化合物，占挥发油总量的69.25%，主要成分为顺-9，12-十八碳二烯酸、Falcarinol和油酸；另外，酞酸二异丁酯、十六烷酸、硬脂酸等亦占较大比例[5]。从小叶黑柴胡根中分离得5个三萜皂苷和2个三萜皂苷元，分别为柴胡皂苷a、d、b$_2$、b$_4$、Chikusaikoside I 和柴胡皂苷元F、柴胡皂苷元G[6、7]。

【药理作用】小叶黑柴胡水煎剂具解热作用；乙醚提取物及粗皂苷具显著抗炎作用及镇痛作用[7]。小叶黑柴胡水煎剂、乙醚提取物、粗皂苷给小鼠灌胃LD50大于200 g/kg、10.25±1.33 g/kg和6.00±1.11 g/kg[8]。小叶黑柴胡总黄酮明显缓解α-萘异硫氰酸酯引起的大鼠急性黄疸型肝损伤，可用于防治急性黄疸型肝损伤[9]。

【炮制】【性味与归经】【功能与主治】【用法与用量】【贮藏】参照文献[1、2]拟定。

参考文献

[1] 甘肃省卫生厅.甘肃中药手册[M].兰州：甘肃人民出版社，1959：37.

[2] 甘肃省食品药品监督管理局.甘肃省中药材标准（2009年版）[S].兰州：甘肃文化出版社，2009：129-133.

[3] 宋平顺，朱俊儒，卫玉玲，等.甘肃柴胡属植物资源及中药柴胡的商品调查[J].中草药，2002，33（11）：1036-1038.

[4] 国家药典委员会编.中华人民共和国药典（2020年版·四部）[S].北京：中国医药科技出版社，2020：234.

[5] 王燕萍.甘肃产柴胡挥发性成分的超临界萃取-气相色谱-质谱联用分析[J].兰州大学学报（医学版），2005，31（2）：61-63.

[6] 王英华，邢世瑞，羽野芳生，等.小叶黑柴胡中皂苷成分的研究[J].中国中药杂志，1998，23（2）：32-34.

[7] 张婷婷，高珊，贺建华.小叶黑柴胡化学成分与药理作用研究进展[J].中药材，2013，36（9）：932-934.

[8] 赵玉珍，陶上乘，邢永春，等.小叶黑柴胡的药理作用[J].中药材，1995，18（8）：72-74.

[9] 罗磊，武汉良，吉萍，等.小叶黑柴胡总黄酮缓解α-萘异硫氰酸酯引起的大鼠急性黄疸型肝损伤[J].中国生物化学与分子生物学报，2012，28（10）：946-951.

墓 头 回

Mutouhui

PATRINIAE RADIX ET RHIZOMA

本品为败酱科植物糙叶败酱 *Patrinia rupestris*（Pall.）Juss. *subsp. scabra*（Bunge）H.J. Wang 或异叶败酱 *Patrinia heterophylla* Bunge 的干燥根及根茎，或鲜品。秋季采挖，除去残茎及泥土，干燥。

【性状】**糙叶败酱**　根呈不规则的圆柱形，根头部粗大，常弯曲，少有分枝，长6～15 cm，直径0.4～5 cm。表面灰褐色或黑褐色，有的表面粗糙，栓皮剥落后呈棕黄色。根茎粗短，具节，折断面纤维性，具放射状裂隙。体轻，质松。具特异臭气，味微苦。

异叶败酱　根呈圆锥形，有分枝，直径0.2～0.6 cm。表面黄褐色，有细纵纹及点状支根痕，有的具瘤状突起。根茎粗短或横长，具节。质较硬，易折断，断面不平坦，木部黄白色，呈破裂状。臭气稍淡。

【鉴别】本品根横切面：**异叶败酱**　木栓层5～12列细胞，黄棕色，栓内层为1～3列。皮层细胞椭圆形至类圆形，常有裂隙。韧皮细胞呈颓废状，束间形成层不明显。初生木质部7～8型。木质部导管径向散列或2～3个成群，木纤维较少；木射线细胞宽数列至宽广。薄壁细胞含草酸钙簇晶。

糙叶败酱　初生木质部6～9原型。木质部纤维较多，木化明显，导管较稀少，多位于内侧，单个散在或数个相聚。

【检查】**总灰分**　不得过13.0%（中国药典四部通则2302）。

酸不溶性灰分　不得过2.0%（中国药典四部通则2302）。

【浸出物】照醇溶性浸出物测定法（中国药典四部通则2201）项下的热浸法测定，用乙醇作溶剂，不得少于16.0%。

【炮制】除去杂质，用清水洗净，润透，切厚片，干燥。

【性味与归经】辛、苦、微寒。归心、肝、小肠经。

【功能与主治】清热解毒，燥湿止带，祛瘀止痛，收敛止血。用于赤白带下，崩漏，泄泻痢疾，黄疸，疟疾，肠痈，疮伤肿痛，跌打损伤等症。

【用法与用量】6～15 g；外用适量，煎汤洗患处或鲜品捣敷。

【贮藏】置阴凉干燥处。

·起草说明·

【别名】追风箭、脚汗草、虎牙草、摆子草、臭脚跟。

【名称】墓头回为国内现代大多数文献记载名称[1、2]，地方标准沿用此名[3]。

【来源】《本草纲目》收载墓头回，而无形态描述。《救荒本草》记载"生密县山野中，苗高尺余，叶似野菊花叶而窄细，又似鼠尾草，叶亦瘦细，梢叶间开五瓣小黄花，其叶味微苦。"并有附图，从描述及附图看，与败酱科败酱属（Patrinia）植物相符。《本草原始》记载"山谷处处有之，根如地榆，长条黑色，闻之极臭，俗呼鸡粪草。""根色黑，气臭，用此草干久益善。"亦有附图，从其药用部位、形态、色泽、气味及附图等看，与现药用之败酱科糙叶败酱 *patrinia scabra* Bunge 相似[2]。

墓头回为甘肃重要的习用药材，来源于异叶败酱和糙叶败酱两种植物，历史上药用全草或根，原标准据商品规定药用部位为根及根茎[3]。

【原植物】**糙叶败酱**　多年生草本。根粗壮圆柱形；根茎粗短；具特异臭气。茎被短糙毛。基生叶倒卵形、卵形或长圆形，羽裂，叶缘具缺刻状缺齿；茎生叶对生，长卵形至椭圆形，长4～10 cm，宽1～2 cm，常3～6对羽状深裂至全裂，中央裂片较长大，倒披针形，两侧裂片镰状条形，常具缺刻状钝齿，两面被毛，腹面常粗糙；近花序之苞叶披针形，常不裂。聚伞花序圆锥状；花萼5，不明显；花冠筒状，黄色，筒基一侧稍大成短距状，先端5裂；雄蕊4。瘦果长圆柱状，背贴圆形膜质苞片，常带紫色。花期7～9月，果期8～11月（图1）。

生于海拔1000～3200 m的向阳山坡。分布于甘肃除河西外大部分地区；东北、华北、西北等省区亦有分布。

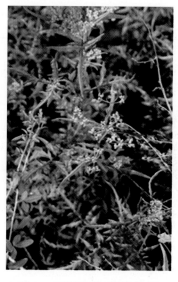

图1　糙叶败酱原植物图

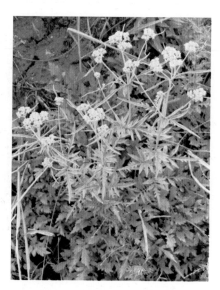

图2　异叶败酱原植物图

异叶败酱　根状茎横生，黄白色，根细小。基生叶丛生，叶边缘具齿，不分裂或羽状分裂至全裂，具1～4对侧裂片，裂片卵形至披针形，顶生裂片常较大，卵形至卵状披针形；具长柄；茎生叶多变，由3全裂至羽状分裂，先端裂片最大；茎上部叶常不裂。苞片叶状，条形，不裂（图2）。

生于海拔1000～2400 m的山坡。分布于甘肃除河西外部分地区；除西藏、青海、新疆外，全国其他省区均有分布。

【产地】甘肃多自产自销，近年多购进。

【采收加工】秋季采挖根及根茎，除去残茎及泥土，晒干。甘肃民间亦药用全草，夏季采收；根及根茎的鲜品亦药用。

【性状】糙叶败酱和异叶败酱外形差异较大。前者根较粗壮，根头部常膨大，分支较多，栓皮颜色较深、粗糙，臭味更浓厚。后者较细，常弯曲横走，栓皮不易剥落，气味较淡。

商品以糙叶败酱多见。如图3、图4所示。

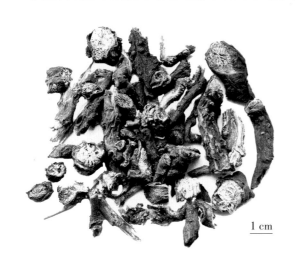

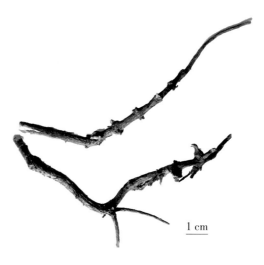

图3　糙叶败酱药材图　　　　　　　　　图4　异叶败酱药材图

【鉴别】墓头回的根部显微特征具一定的鉴别意义，据实物描述横切面显微特征。见图5、图6。

【检查】**总灰分、酸不溶性灰分**　按照《中国药典》（四部通则2302）[4]，对市场收集的10批样品测定，见表1。

表1　10批样品测定结果（%）

样品	1	2	3	4	5	6	7	8	9	10
总灰分	6.5	8.5	8.5	7.4	7.8	10.2	10.5	8.3	7.4	9.8
酸不溶性灰分	1.8	2.1	1.9	1.9	1.8	2.1	1.9	1.8	1.9	1.7

根据测定结果，维持原标准规定总灰分限度不得过13.0%，酸不溶性灰分不得过2.0%的限度。

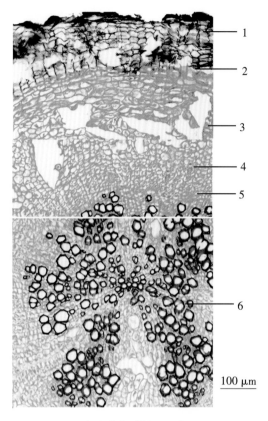

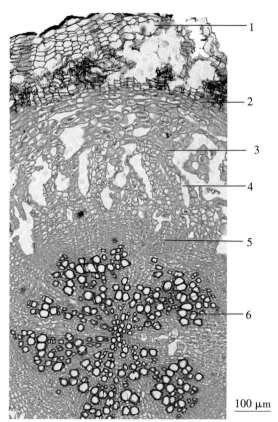

图5　异叶败酱根横切面详图　　　　　　图6　糙叶败酱草根横切面详图

1.木栓层　2.栓内层　3.皮层　4.草酸钙簇晶　5.韧皮部　6.木质部

【浸出物】按照《中国药典》（四部通则2201）的方法[4]，以乙醇作溶剂，采用热浸法，对市场收集的10批样品进行测定，结果见表2。

表2　10批样品浸出物测定结果（%）

样品	1	2	3	4	5	6	7	8	9	10
浸出物	26.1	19.1	17.0	18.8	19.9	21.4	19.8	20.7	21.7	21.1

根据测定结果，维持原标准规定浸出物不得少于16.0%的限度。

【化学成分】败酱属植物含有挥发油、三萜类及苷类、环烯醚萜类、黄酮类、生物碱、木脂素、多糖、香豆素类等成分[5]。从糙叶败酱的挥发油中鉴定出β-丁香烯（B-pcaryophyllene）、a-律草烯（g-humulene）、8-荜澄茄醇（8-eadinol）、β-芹子烯（pseli-nene）等26种化合物[5]；又报道分离出12种蒽醌类、黄酮类化合物[6]；白花败酱醇、黄花败酱、原儿茶酸、胡萝卜苷、油酸、β-谷甾醇和芥酸等[7]。

异叶败酱根含挥发油0.63%，主要成分为异戊酸（isovaleric acid），以及倍半萜烯类、倍半萜醇类和醛、酮、醇等含氧化合物及萜烯类[5]。

【药理作用】墓头回具有抗氧化、抗肿瘤、抗炎、抗病毒、抗菌作用和提高免疫力等广泛的药理活性作用[2、5、8]。

【炮制】【性味与归经】【功能与主治】【用法与用量】参照有关文献[1-3]拟拟定。

参考文献

[1] 甘肃省卫生局.甘肃中草药手册（第二册）[M].兰州：甘肃人民出版社，1971：1037.

[2]《中华本草》编委会，中华本草（第七册）[M].上海：上海科学技术出版社，1999：568.

[3] 甘肃省食品药品监督管理局.甘肃省中药材标准（2009年版）[S].兰州：甘肃文化出版社，2009：135-138.

[4] 国家药典委员会.中华人民共和国药典（2020年版·四部）[S].北京：中国医药科技出版社，2020：234.

[5] 卢佳林，王一奇，陈津.败酱属植物的化学成分及药理作用研究进展[J].中华中医药学刊，2011，29（8）：1801-1803.

[6] 刘富垒，冯锋，柳文媛.糙叶败酱化学成分研究[J].药学与临床研究，2010，18（4）：356-359.

[7] 马趣环，石晓峰，范彬，等.糙叶败酱化学成分研究[J].中药材，2012，35（8）：116-119.

[8] 迟寅秀，黄婧，白德成.墓头回药理活性研究进展[J].陇东学院学报，2016，27（5）：67-70.

瑞香狼毒

Ruixianglangdu

STELLERAE RADIX

本品为瑞香科植物狼毒 *Stellera chamaejasme* Linn. 的干燥根。春、秋二季采挖，除去杂质及泥土，晒干。

【性状】本品呈圆锥形、纺锤形，有的具分枝，略弯曲，长7～30 cm，直径1.5～7 cm。表面红棕色或棕褐色，有扭曲纵皱纹及横长皮孔，根头部有数个地上茎残基，尾部有分枝或已切除。体轻，质松而韧，不易折断。断面纤维性，具棉毛状纤维，皮部类白色或微黄色，可见异型维管束，木部浅黄色。气微，味微甘而辛。

【鉴别】（1）本品根横切面：木栓层由数列木栓细胞组成。皮层窄，外侧有少量纤维群。韧皮部宽广，射线2～3列细胞，略弯曲；纤维成束散在。形成层环状。木质部呈环状，内侧有1～2环异型维管束，偶见呈放射束状。薄壁细胞含淀粉粒。

（2）取本品粉末1 g，加乙醇25 ml，超声处理30 min，滤过，滤液蒸干，残渣加乙醇2 ml使溶解，作为供试品溶液。另取瑞香狼毒对照药材1 g，同法制成对照药材溶液。照薄层色谱法（中国药典四部通则0502）试验，吸取上述两种溶液各5～10 μl，分别点于同一硅胶G薄层板上，以石油醚（30～60 ℃）-乙酸乙酯-丙酮（6:2:1）为展开剂，展开，取出，晾干，置紫外光灯（365 nm）下检视。供试品色谱中，在与对照药材色谱相应的位置上，显相同颜色的斑点。

【检查】**水分**　不得过12.0%（中国药典四部通则0832第二法）。

总灰分　不得过7.0%（中国药典四部通则2302）。

酸不溶性灰分　不得过3.0%（中国药典四部通则2302）。

【浸出物】照醇溶性浸出物测定法（中国药典四部通则2201）项下的热浸法测定，用乙醇作溶剂，不得少于16.0%。

【炮制】除去杂质，入牛奶中煮1～2 h，取出，晾干。

【性味与归经】辛，苦，平。有大毒。归肺、心经。

【功能与主治】泻水逐饮，破积，杀虫，止痛。用于胸腹积水，水肿喘满，心腹疼痛。外用治疥癣，恶疮，杀蝇蛆。

【用法与用量】1～2.5 g。外用适量，鲜品磨汁涂或研末调敷。

【注意】本品有毒，内服宜慎，体弱者及孕妇忌服。不宜与密陀僧同用。

【贮藏】置通风干燥处。按《医疗用毒性药品管理办法》规定专柜管理。

·起草说明·

【别名】红狼毒、断肠草、打碗花、绵大戟。

【名称】甘肃民间及商品习称狼毒[1]，今以瑞香狼毒为正名，与大戟科狼毒等相区别。

【来源】狼毒始载于《神农本草经》。《图经本草》绘制石州狼毒，形态特征明确。《本草纲目》记载"狼毒出秦晋地。今人往往以草间茹为之，误矣。苗高二、三尺，根破之有黄浆汁。"以产地和形态来看，本草所载狼毒系指瑞香科瑞香狼毒 *Stellera chamaejasme* Linn. 在甘肃、宁夏、四川、陕西等省区分布，历来习用本品作狼毒，甘肃一些地区的民间中医有用药习惯，并形成商品，经营销售[2]，故纳入地方标准[3]。

【原植物】多年生草本，高20～40 cm。具粗大圆柱形或纺锤形的宿根。茎直立，丛生，平滑无毛，几乎为木质，淡褐色或紫红褐色。叶常互生，无柄，披针形至椭圆状披针形，长1.2～2.3 cm，宽1.5～3.5 mm，全缘，无毛。头状花序顶生，具绿色叶状总苞；花被筒细瘦，长8～12 cm，外表面为红色或紫红色，具明显纵纹，内表面为白色；顶端5裂，裂片长2～3 mm；雄蕊10，两轮，花丝极短，着生于花被筒中部以上；子房一室，上位，上部被淡黄色细柔毛。果实圆锥形，为花被管基部所包。种子一枚。花期5～6月，果期6～8月（图1）。

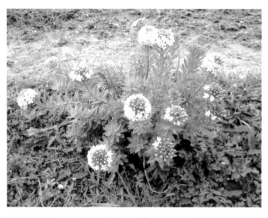

图1　瑞香狼毒原植物图

生于海拔1200～3600 m的干燥向阳坡地、草原、河滩。分布于兰州、定西、白银、平凉、天水及甘南等地；西北、华北、东北、西南等省区亦有分布。

【产地】主产于定西、兰州及甘南等地。

【采收加工】春、秋二季采挖，除去杂质及泥土，晒干。

【性状】根据甘南、榆中收购的商品药材描述。药材呈纺锤形、圆锥形或长圆柱形等多种形状，略弯曲，单一或有分枝。断面可见异型维管束，呈纤维状、具棉毛状纤维是其重要的性状特征。药材和饮片分别见图2、图3。

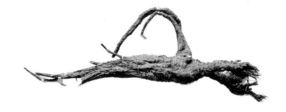

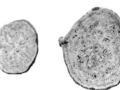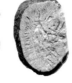

图2　瑞香狼毒药材图　　　　　图3　瑞香狼毒饮片图

【鉴别】（1）根据甘南样品描述显微组织特征。横切片在皮层、髓部薄壁组织中散在异型维管束，作为鉴别狼毒的重要依据之一，故列入正文。见图4。

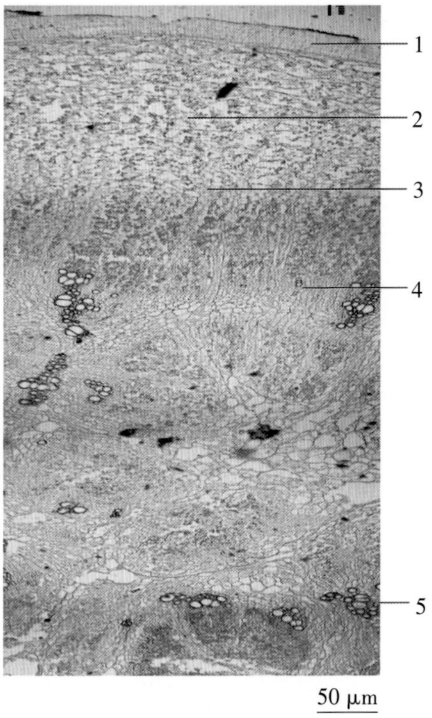

此外，瑞香狼毒粉末在紫外光灯（365 nm）下显淡蓝色荧光。木栓细胞黄棕色，韧皮部薄壁细胞圆形或不规则形，有细胞间隙。导管以网纹导管为主，直径30～50 μm，偶见具缘纹孔导管。纤维无色，直径7～15 μm。淀粉粒多为单粒，类圆形、盔帽形，层纹不明显，脐点点状或裂缝状，直径3～15 μm。仅供参考。

（2）薄层色谱鉴别　照《中国药典》（四部通则0502）拟定[4]。以瑞香狼毒药材作为对照药材，建立薄层色谱鉴别方法，见图5。

该色谱条件斑点分离较好，专属性强，纳入本标准。

【检查】水分　照《中国药典》（四部通则0832第二法）[4]，对10批不同产地市售的样品进行水分测定，结果见表1。

总灰分、酸不溶性灰分　照《中国药典》（四部通则2302）[4]，对10批样品进行测定，结果见表1。

根据测定结果，分别拟定水分不得过12.0%、总灰分不得过7.0%、酸不溶性灰分不得过3.0%的限度。

50 μm

图4　瑞香狼毒根部横切面详图
1.木栓层　2.皮层　3.韧皮部
4.木质部　5.髓部（异型维管束）

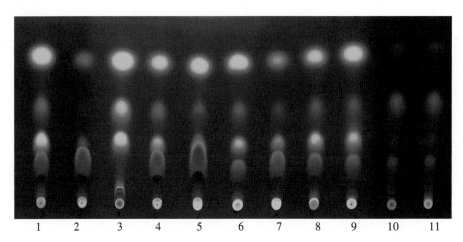

图5　瑞香狼毒薄层色谱图
1.瑞香狼毒对照药材　2-11.瑞香狼毒（不同产地样品）

表1 10批瑞香狼毒样品测定（%）

样品	1	2	3	4	5	6	7	8	9	10
水分	10.2	9.8	8.8	10.8	10.5	9.4	8.2	9.6	8.9	11.4
总灰分	5.2	6.8	6.5	5.7	6.0	5.9	6.6	7.0	7.4	6.8
酸不溶性灰分	2.0	1.8	2.5	2.3	2.2	1.9	1.7	1.6	2.2	2.6

【浸出物】原标准[3]已对10批样品测定，结果见表2，本标准沿用。

表2 10批瑞香狼毒浸出物（%）

样品	1	2	3	4	5	6	7	8	9	10
浸出物	21.9	24.8	27.5	16.7	15.7	30.3	24.6	25.5	16.4	17.8

注：1～10号样品为市售品。

【含量测定】瑞香狼毒主要成分有黄酮类、二萜类、香豆素类以及木脂素类。文献报道香豆素类化合物是瑞香科植物的特征性成分，多数具有较强生物活性。已建立同时测定瑞香素、伞形花内酯和东莨菪内酯方法[5]，作为瑞香狼毒药材质量控制。

对照品和样品的高效液相色谱图，见图6。

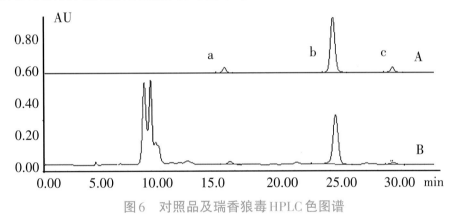

图6 对照品及瑞香狼毒HPLC色图谱
A.对照品溶液（a.瑞香素 b.伞形花内酯 c.东莨菪内酯）   B.供试品溶液

根据对10批样品测定，不同产地的样品差异较大，瑞香素含量在0.003%～0.017%，伞形花内酯0.043%～0.370%，东莨菪内酯含量在0.002%～0.020%，不易进行质量控制，仅供参考，未纳入本标准。

【化学成份】瑞香狼毒含有香豆素类、黄酮类、二萜类和木脂素类等成分。香豆素类是瑞香科植物的特征性成分，分离出牛防风素（又名6-甲氧基白芷素）、异佛手柑内酯、虎耳草素、异虎耳草素、伞形花内酯和瑞香内酯、东莨菪素、香豆素糖苷、伞形花内酯、7-羟基香豆素、7，8-二羟基香豆素、新瑞香素、西瑞香素、异西瑞香素B、黄酮类分离出狼毒素、7-甲氧基狼毒素、瑞香狼毒根等27种挥发性成分[6、7、9]。

【药理作用】瑞香狼毒具有广泛的生理活性[8、9]。(1)抗菌抗病毒作用：从根中提取的狼毒苷（原称川狼毒素）为抗菌成分；新狼毒素 B 和狼毒色原酮具有广谱性杀植物源性病菌的作用。(2)镇痛作用：本品煎剂灌服 0.6 g/kg，可提高小鼠痛阈 20%～50%。(3)抗肿瘤作用：本品醇提物和水提物，腹腔注射对 Lewis 肺癌的抑癌率分别为70.2%和59.91%；水提物 1.5 g/kg 腹腔注射对肝癌的抑癌率为 36.77%，对宫颈癌 U_{14} 的抑癌率为50.5%。(4)抗惊厥抗癫痫作用：瑞香狼毒多种粗提物对多种动物惊厥模型均有不同程度的抗惊厥作用。(5)抗氧化作用：狼毒总黄酮有显著的体外清除超氧阴离子自由基、羟基自由基的作用。(6)毒性作用：水提取物及狼毒素的 LD_{50} 分别为 184.3±12.1 和 8.22±1.32 g/kg。

【功能与主治】参照文献[1]及兰州市榆中等地中医临床经验拟定。

【炮制】【性味与归经】【用法与用量】【注意】参照文献[1、3]拟定。

参考文献

[1]甘肃省卫生局.甘肃中草药手册（第二册）[M].兰州：甘肃人民出版社，1971：1044.

[2]宋平顺，张伯崇，卫玉玲，等.甘肃省中药材复杂品种及质量的调查研究（Ⅰ）—地区习用品种的调查[J].中国中药杂志，1996，21（12）：717-720.

[3]甘肃省食品药品监督管理局.甘肃省中药材标准（2009年版）[S].兰州：甘肃文化出版社，2009：139-141.

[4]国家药典委员会.中华人民共和国药典（2020年版·四部）[S].北京：中国医药科技出版社，2020：114，234.

[5]武雪，张平，张明童，等.HPLC同时测定瑞香狼毒中瑞香素、伞形花内酯和东莨菪内酯的含量[J].中国现代应用药学，2017，34（8）：1171-1174.

[6]沈佳钰.瑞香狼毒药理活性研究进展[J].内蒙古中医药，2017，（8）：79-82.

[7]郭鸿儒，燕志强，金辉，等.甘肃瑞香狼毒叶面挥发性成分的HS-SPME-GC/MS测定[J].时珍国医国药，2016，27（4）：1147-1152.

[8]叶云云，韩璐，魏萍，等.狼毒属植物化学成分及药理活性研究进展[J].中国中药杂志，2015，40（22）：1279-1282.

[9]江苏新医学院.中药大辞典（下册）[M].上海：上海科学技术出版社，1986：1898-1899.

缬 草

Xiecao

VALERIANAE RADIX ET RHIZOMA

本品为败酱科植物缬草 *Valeriana pseudofficinalis* C.Y. Cheng et H.B.Chen 的干燥根及根茎。春、秋二季采挖，除去茎叶及泥土，晒干。

【性状】本品根茎呈不规则团块状，有时残留茎基和叶柄，四周丛生数条至十余条根。根长3～15 cm，直径1～4 mm；外表面黄棕色至灰棕色，有纵皱纹及细支根；质硬，易折断；断面皮部浅棕色，木部黄白色。气香特异，味微甜，稍苦、辣。

【鉴别】本品根横切面：表皮层1列细胞，呈切向或径向延长的类长方形，壁木栓化。下皮层1～2列细胞。皮层10余列细胞，靠近内皮层处细胞较小，内含有少量淀粉粒，油细胞呈散在。内皮层1列细胞。中柱鞘细胞1～2层，韧皮部狭窄，木质部导管多个相集；木纤维较少，随着根的增粗而连接呈环带。中央有时为薄壁细胞。

【检查】总灰分　不得过15.0%（中国药典四部通则2302）。

酸不溶性灰分　不得过3.0%（中国药典四部通则2302）。

【浸出物】照醇溶性浸出物测定法（中国药典四部通则2201）项下的热浸法测定，用乙醇作溶剂，不得少于8.0%。

【炮制】除去杂质，润透，切段，晒干。

【性味与归经】辛、苦，温。归心、肝经。

【功能与主治】镇静安神，理气止痛。用于心神不安，心悸失眠多梦，癔病，腰腹疼痛，胃脘胀痛，跌打损伤，月经不调。

【用法与用量】3～6 g。外用适量，研末或浸酒后使用。

【注意】体弱阴虚者慎用。

【贮藏】置阴凉干燥处。

·起草说明·

【别名】香草、满山香。

【名称】本品在我国历代本草未见记载，为近代民间草药。缬草名始见于《科学的民间药草》。《药材学》[1] 及《甘肃中草药手册》[2] 中以缬草收录，原地方标准以缬草收载[3]。

【来源】据报道，欧缬草 *Valeriana officinalis* Linn.原产欧洲，我国少数药用植物园虽有引种栽培，但无野生。《中国植物志》《中国高等植物图鉴》等均误将欧缬草之学名用于我国野生缬草，经诚静容教授鉴定，认为国产缬草应为一新种缬草 *Valeriana pseudofficinalis* C.Y. Cheng et H.B.Chen[4]。《全国中草药汇编（第二版）》收载的缬草采用该学名[5]。本品在甘肃民间应用，自产自销，故纳入地方标准[3]。

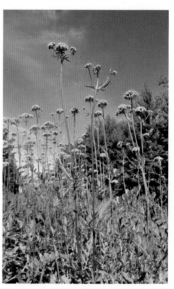

图1　缬草原植物图

【原植物】多年生草本，高达1.5 m。根茎匍匐生，有强烈气味。叶对生，3～9对羽状深裂；裂片披针形或线形，中央裂片稍宽，或与侧生裂片近等大，先端渐狭，基部下延，全缘或有时具齿，两面及叶柄稍有毛。伞房状三出圆锥聚伞花序；花萼内卷；花冠粉红色或白色，连花冠管长约5 mm，上部较宽，缘部5裂；雄蕊3，生于花冠管上；子房下位，花柱1条。瘦果卵形，长约4 mm，基部截形，顶端有羽毛状冠毛。花果期6-10月（图1）。

生于海拔900～2600 m的湿地、沟边和草原。

分布于陇南、天水、定西、平凉、兰州、甘南等地；东北、华北、华中、西北等省区亦有分布。

【产地】产于兰州、陇南、天水等地，自产自销或省外调进商品。

【采收加工】在初春草未发芽前，或秋末地上部分枯干时，连根挖出，切去苗茎，抖净泥沙，晒干。

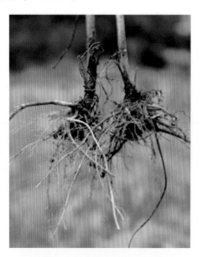

图2　鲜缬草药材图

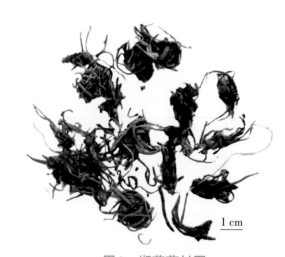

1 cm

图3　缬草药材图

【性状】按商品药材并参照标本拟定。观察甘肃产地标本，根茎粗短，多数呈不规则团块状。见图2、图3。

【鉴别】根据自采的缬草根进行横切显微特征描述。由于根粗细和位置不同，木纤维由稀少到较多，后者的木质部呈环带状；新生根常有非腺毛。见图4、图5。

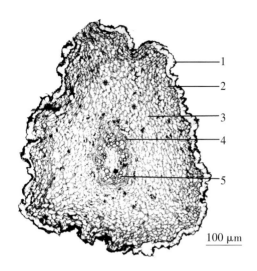

图4　缬草根横切面详图

1.表皮　2.油细胞　3.皮层　4.内皮层　5.维管束

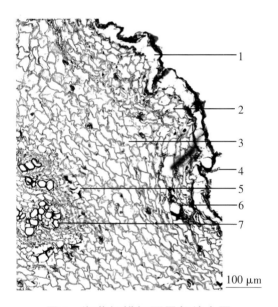

图5　缬草根横切面局部放大图

1.表皮　2.下皮层　3.皮层　4.非腺毛　5.内皮层　6.油细胞　7.维管束

【检查】总灰分、酸不溶性灰分　按照《中国药典》（四部通则2302）[6]，对10批样品进行测定，结果见表1。

表1　10批样品测定结果（%）

样品	1	2	3	4	5	6	7	8	9	10
总灰分	15.4	12.3	8.9	7.0	14.2	14.9	13.4	6.1	12.4	10.3
酸不溶性灰分	2.3	3.2	2.3	2.5	3.0	3.6	2.4	3.0	2.3	2.2

根据测定结果，本次增加检查指标，分别拟定限度为总灰分不得过15.0%、酸不溶

性灰分不得过3.0%。

【浸出物】按照《中国药典》四部通则2201的方法[6]，以乙醇作溶剂，采用热浸法，对10批样品进行测定，结果见表2。

表2　10批样品浸出物测定结果（%）

样品	1	2	3	4	5	6	7	8	9	10
浸出物	10.3	9.4	9.7	10.6	11.9	10.9	13.9	10.8	12.4	12.1

根据测定结果，拟定浸出物限度不得少于8.0%。

【化学成分】缬草含有挥发油、环烯醚萜、生物碱、木脂素和黄酮类等成分。其中，挥发油中的单萜和倍半萜类30余种、环烯醚萜30余种、单萜生物碱和阿卟菲型生物碱10余种、黄酮类10余种[5、7]。

【药理作用】缬草具有广泛的药理活性作用[5、7、8]：（1）对神经系统有镇静、催眠和抗惊厥作用；（2）对循环系统具有调节循环系统、增加心肾微循环血流量、改善微循环和抗心律失常的作用；（3）缬草环烯醚萜类成分具有较强的细胞毒作用和抗癌活性。（4）对脏器的保护作用；（5）抗氧化作用。

【炮制】【性味与归经】【功能与主治】【用法与用量】【注意】【贮藏】均参照文献[1、2、3]拟定。

参考文献

［1］南京药学院药材学教研组.药材学［M］.北京：人民卫生出版社，1960：659.

［2］甘肃省卫生局.甘肃中草药手册（第二册）［M］.兰州：甘肃人民出版社，1971：1171.

［3］甘肃省食品药品监督管理局.甘肃省中药材标准（2009年版）［S］.兰州：甘肃文化出版社，2009：142-144.

［4］陈虎彪，诚静容.国产败酱科药用植物种类整理［J］.中国中药杂志，1994，19（2）：67-70.

［5］《全国中草药汇编》编写组.全国中草药汇编（第二版上册）［M］.北京：人民卫生出版社，1996：945～947.

［6］国家药典委员会.中华人民共和国药典（2020年版·四部）［M］.北京：中国医药科技出版社，2020：234.

［7］《中华本草》编委会.中华本草（第二册）［M］.上海：上海科学技术出版社.1999：578.

［8］张丹，周立新，林能明.缬草的药理作用研究进展［J］.中国临床药学杂志，2014，23（6）：397-401.

二、种子果实类

小 山 楂

Xiaoshanzha

CRATAEGI KANSUENSIS FRUCTUS

本品为蔷薇科植物甘肃山楂 *Crataegus kansuensis* Wils. 或华中山楂 *Crataegus wilsonii* Sarg. 的干燥成熟果实。秋季果成熟时采收，晒干。

【性状】本品近球形，直径 0.5～1.2 cm。表面黄棕色至棕褐色，微具光泽，具抽缩的皱纹，顶端具宿存花萼，基部具果柄痕或果柄残基。果肉菲薄，可见 1～3 枚坚硬的果核，呈黄白色，表面有凹痕。质坚硬。气微香，味淡或微酸。

【含量测定】取本品细粉约 1 g，精密称定，置具塞锥形瓶中，精密加入水 100 ml，密塞，称定重量，浸泡 4 h，时时振摇，再称定重量，用水补足减失的重量，摇匀，滤过，精密量取续滤液 25 ml，加水 50 ml，加酚酞指示剂 2 滴，用氢氧化钠滴定液（0.1 mol/L）滴定，即得。每 1 ml 氢氧化钠滴定液（0.1 mol/L）相当于 6.404 mg 的枸橼酸（$C_6H_8O_7$）。

本品按干燥品计算，含有机酸以枸橼酸（$C_6H_8O_7$）计，不得少于 1.6%。

【炮制】除去杂质及脱落的果核。

【性味与归经】酸、甘，微温。归脾、胃、肝经。

【功能与主治】消食健脾，行气散瘀。用于胃脘腹胀，泻痢腹痛，瘀血经闭，产后瘀阻，心腹刺痛，疝气疼痛，高血脂症。

【用法与用量】9～12 g。

【贮藏】置通风干燥处，防虫蛀。

·起 草 说 明·

【别名】山楂、面旦子、平凉山楂。

【名称】本品原标准命名为平凉山楂[1]，作为全省使用的品种，原名称的地域性容易引起误解，本品果实明显小，本次修订命名小山楂，为与《中国药典》山楂和《卫生部药品标准·中药材》南山楂区别。

【来源】本品在甘肃民间沿用历史较久[2]，曾在平凉等地形成商品流通，做为中药山楂的代用品纳入地方标准[1]。

【原植物】甘肃山楂　乔木或灌木。小枝疏被毛，紫褐色。叶片宽卵形，长 3～6 cm，宽 2～5 cm，先端急尖，基部宽楔形或截形，边缘有较密锯齿，具 5～7 对浅裂片，裂片卵形，先端短渐尖；叶无毛或仅下部被疏毛；叶柄长 1.5～3 cm，无毛；托叶镰刀形，早落。伞房花序，具 8～20 朵花；总花梗及花梗均无毛，花梗长 4～5 cm；苞片膜质，边缘具齿，早落；花直径约 1 cm；萼筒钟状，萼片三角卵形，稍短于萼筒；花瓣卵形，白色；雄蕊 20，花药紫色，比花瓣稍短；花柱 2～3，基部被白色绒毛，柱头头状。果实近球形，直径约 1 cm，深红色，萼片宿存，反折；小核 2～3，两侧有凹痕。花期 5～6 月，果期 9～10 月（图1）

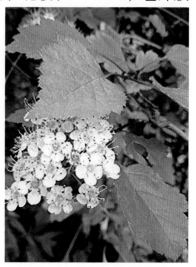

图1　甘肃山楂原植物图

生于海拔 1000～2500 m 的山坡灌木丛中。分布于庆阳、平凉、天水、定西、兰州等地；四川、陕西、河南等省区亦有分布。

华中山楂　叶基圆形至宽楔形，叶边有 3～7 对裂片，叶上面无毛，下面疏被毛。总花梗及花梗被白色绒毛，果实椭圆形，直径 0.6～0.8 cm。小核 1～3 枚（图2）。

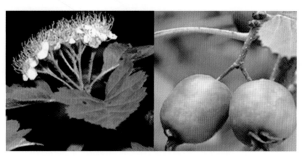

图2　华中山楂原植物图

生于海拔 800～2300 m 山谷林中。分布于天水、陇南地等；陕西、河南、湖北、四川等省区亦有分布。

【**产地**】　主产于环县、华亭、灵台等地。

【**采收加工**】　修订为秋季果成熟时采收，晒干。

【**性状**】　根据华亭、崆峒区自采的样品，对照商品描述性状。见图3。

【**鉴别**】（1）显微鉴别　甘肃山楂的粉末主要特征是：果皮表皮细胞多角形或类圆形，分布有稀疏的圆形气孔，含桔红色或红色色素。果肉细胞类圆形，壁稍厚，胞腔内含红色色素及草酸钙簇晶。石细胞众多，呈长方形、类圆形或多角形，孔沟及纹孔明显。种皮细胞表面观多角形，分布有众多的草酸钙方晶和黄色色素；侧面观长多角形。子叶细胞多角形，含脂肪油滴。见图4。

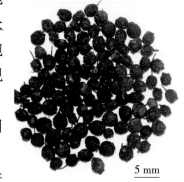

5 mm

图3　甘肃山楂药材图

华中山楂与甘肃山楂显微特征基本相同。由于性状特征明显，显微鉴别不列入标准正文。

（2）薄层色谱鉴别　参照《中国药典》山楂鉴别[3]，进行薄层色谱鉴别，结果与山楂相同，专属性不强，不列入标准正文。

【**含量测定**】　原标准对小山楂（平凉山楂）进行有机酸测定，本次增加样品批次，结果见表1。

表1　9批样品中有机酸含量测定结果（%）

样品	1	2	3	4	5	6	7	8	9
含量	8.3	6.5	4.7	3.1	3.8	2.6	2.4	2.2	1.6

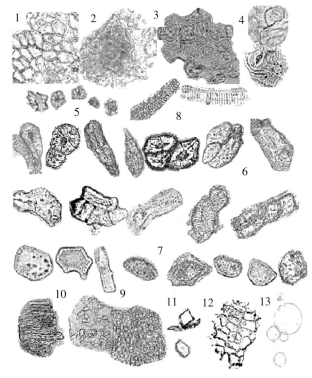

1.果皮表皮细胞（侧面观）

2.果皮表皮细胞（表面观）

3.果肉细胞

4.果皮表皮气孔

5.果肉草酸钙簇晶

6.厚壁石细胞

7.薄壁石细胞

8.网纹导管

9.种皮表皮细胞（表面观）

10.种皮表皮细胞（侧面观）

11.种皮草酸钙方晶

12.子叶薄壁细胞

13.脂肪油滴

图4　甘肃山楂粉末详图

根据测定结果，修订限度为含有机酸以枸橼酸（$C_6H_8O_7$）计，不得少于1.6%。

【化学成分】 山楂属植物果实含有黄酮类、三萜类、甾体类、有机酸类成分[4]。华中山楂果实含有黄酮类成分，以及槲皮素、芸香苷、金丝桃苷和枸橼酸、苹果酸、琥珀酸、亚油酸、硬脂酸等有机酸[5]。

【炮制】【性味与归经】【功能与主治】【用法与用量】【贮藏】 均参照文献[1、2、3] 拟定。

参考文献

［1］甘肃省食品药品监督管理局.甘肃省中药材标准（2009年版）[S].兰州：甘肃文化出版社，2009：150-152.

［2］甘肃省卫生局.甘肃中草药手册（第一册）[M].兰州：甘肃人民出版社，1970：28.

［3］国家药典委员会编.中华人民共和国药典（2020年版·一部）[S].北京：中国医药科技出版社，2020：33.

［4］楼陆军，罗洁霞，高云.山楂的化学成分和药理作用研究概述[J].中国药业，2014，（3）：92-93.

［5］赵汝能.甘肃中草药资源志（上册）[M].兰州：甘肃科学技术出版社，2004：196.

马 蔺 子

Malinzi

IRIDIS SEMEN

本品为鸢尾科植物马蔺 *Iris lactea* Pall.var.*chinensis*（Fisch.）Koidz. 的干燥成熟种子。秋季果实成熟时采收，晒干，搓出种子，除去果壳及杂质，晒干。

【性状】本品呈不规则多面体或扁卵形，长4～5 mm，宽3～4 mm。表面红棕色至棕褐色，多数边缘隆起，基部有浅色种脐。切断面胚乳肥厚，灰白色，角质；质坚硬，不易破碎。气微，味淡。

【鉴别】（1）本品种子横切面：种皮表皮为1列排列整齐的长方形细胞，壁厚，内含红棕色块状物，外壁被有角质层。其下5～7列皱缩的颓废薄壁细胞，最内层为3～4列排列整齐的棕色扁平细胞。内胚乳细胞呈圆形、长圆形，壁厚，胞腔内含糊粉粒。

粉末棕褐色。种皮表皮细胞长方形、类圆形或多角形，壁厚，内含棕红色块状物。种皮内细胞不规则形，黄色，细胞壁瘤状增厚。内胚乳细胞呈圆形、长圆形，壁厚，内含糊粉粒及脂肪油。

（2）取药材粉末0.5 g，加乙醚25 ml，超声处理20 min，滤过，滤液蒸干，残渣加乙醚1 ml使溶解，作为供试品溶液。另取马蔺子对照药材，同法制成对照药材溶液。照薄层色谱法（中国药典四部通则0502）试验，吸取上述两种溶液各2 μl，分别点于同一硅胶G薄层板上，以石油醚（60～90 ℃）-乙醚（3：1）为展开剂，展开，取出，晾干。置日光和紫外光灯（365 nm）下检视。供试品色谱中，在与对照药材色谱相应的位置上，显相同颜色的斑点或荧光斑点。

【检查】总灰分　不得过9.0%（中国药典四部通则2302）。

酸不溶性灰分　不得过2.5%（中国药典四部通则2302）。

【炮制】除去杂质。

【性味与归经】甘，平。归脾、胃、大肠经。

【功能与主治】清热利湿，消肿解毒。用于黄疸，泻痢，小便不利，吐血，衄血，血崩，便血，喉痹痛肿，疝气，疮肿，烫伤。

【用法与用量】3～9 g。外用适量，捣末调敷。

【贮藏】置通风干燥处，防虫蛀。

·起草说明·

【别名】蠡实、荔实、马连子、旱蒲子。

【名称】马蔺子为历代本草记载名称，本标准沿用。

【来源】本品原名"蠡实"。始载于《神农本草经》。《新修本草》记载"此即马蔺子也"。《图经本草》记载"马蔺子北人讹为马楝子"，对形态有详实描述"叶似薤而长厚，三月开紫碧花，五月结实作角子，如麻大而赤色有棱，根细长，通黄色。人取以为刷。三月采花，五月采实，并阴干用"。《本草纲目》进一步补充形态特征"蠡草生荒野中，就地丛生，一本二、三十茎，苗高三、四尺，叶中抽茎，开花结实"[1]。根据以上本草记述，与现在所用的马蔺子 *Iris lactea* pall.*var.chinensis* Koidz.基本相符[2、3]。

本品省内中医临床常用于配方[4]，故纳入地方标准[5]。

【原植物】多年生草本。根棕褐色，细长而坚韧；根状茎短粗。叶基生，成丛，坚韧，叶片条形，长达40 cm，宽6 mm，绿色，先端渐尖，全缘；老叶叶鞘裂成纤维状。花茎顶端具花1～3朵，苞片3，叶状；花蓝紫色，花被6，外轮3，花被片较大，匙形，向外弯曲而下垂，内轮3花被片，直立，花被下部联合成筒状；花柱3深裂，花瓣状，顶端2裂。蒴果长椭圆形，长4～6 cm，具6条纵肋，先端具尖喙。种子不规则形，棕褐色，有棱角。花期4～6月，果期7～9月（图1）。

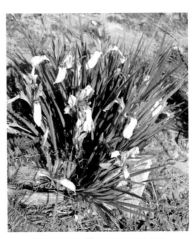

图1 马蔺子原植物图

生于向阳山坡草地、路旁、沟边。分布于甘肃各地；东北、华北、西北及华东等地亦有分布。

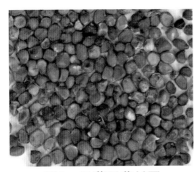

图2 马蔺子药材图

【产地】主产于陇南、天水、定西、平凉等地。

【采收加工】秋季果实成熟时采收，搓出种子，除去果壳及杂质，晒干。

【性状】根据商品药材描述。见图2。

【鉴别】根据商品药材显微特征拟定，见图3。

【检查】原标准对10批样品测定，结果见表1。

表1 10批样品测定结果（%）

样品	1	2	3	4	5	6	7	8	9	10
总灰分	8.9	7.8	8.5	5.7	5.8	7.9	7.6	5.5	6.4	8.8
酸不溶性灰分	2.5	1.6	2.5	2.1	2.2	1.7	1.5	1.7	1.8	2.7

本次维持原标准总灰分、酸不溶性灰分分别不得过9.0%和2.5%的限度。

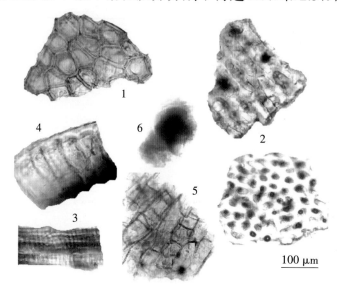

图3　马蔺子粉末图

1.种皮表皮细胞（顶面观）　2.胚乳细胞　3.导管

4.种皮表皮细胞（侧面观）　5.棕色细胞　6.棕色块状物

【化学成分】种皮含马蔺子甲素 Pallason A、马蔺子乙素 Pallason B、马蔺子丙素 Pallason C、β-谷甾醇、三萜类化合物[2]。

【药理作用】（1）抗肿瘤作用：马蔺子甲素腹腔注射或口服，对小鼠 U_{14} 和淋巴肉瘤、肝瘤实体有一定的抑制作用；对肝癌腹水和艾氏腹水有延长生命作用。对小鼠艾氏腹水癌细胞，腹腔注射，能使癌细胞总数显著下降，其作用是影响细胞 DNA 的合成[2]。（2）增强免疫作用：本品灌胃给药，对小鼠非特异性免疫吞噬功能有增强作用。此外对正常与带病小鼠的皮肤迟发过敏反应有增强作用，表明对细胞免疫也有促进作用[2]。

【功能与主治】《本草纲目》中记载"治小腹疝痛，腹内冷积，水痢诸病"。《中药大辞典》中功效主治为"清热，利湿，止血，解毒。治黄疸，泻痢，衄血，血崩，白带，喉痹，痈肿"[3]。据文献记载，结合甘肃临床用药经验而拟订。

【炮制】【性味与归经】【用法与用量】【贮藏】参照文献[2, 4]拟定。

参考文献

[1]（明）李时珍.本草纲目（校点本，上册）[M].北京：人民卫生出版社，1982：982.

[2] 中国医学科学院药物研究所，等.中药志（第三册）[M].北京：人民卫生出版社，1984：201.

[3] 江苏新医学院.中药大辞典（上册）[M].上海：上海科学技术出版社，1986：298.

[4] 甘肃省卫生局.甘肃中草药手册（第二册）[M].兰州：甘肃人民出版社，1971：617.

[5] 甘肃省食品药品监督管理局.甘肃省中药材标准（2009年版）[S].兰州：甘肃文化出版社，2009：145-147.

凤 眼 草

Fengyancao

AILANTHI FRUCTUS

本品为苦木科植物臭椿 *Ailanthus altissirma*（Mill.）Swingle 的干燥成熟果实。秋季果实成熟时采收，除去果柄和杂质，晒干。

【性状】 本品呈菱状的长椭圆形，扁平，两端稍卷曲，长 3～4.5 cm，宽 1～1.5 cm。表面黄棕色、淡黄褐色，微具光泽，有细密的纵脉纹。中部具一条横向的凸纹，中央隆起呈扁球形，内含种子一枚，少数翅果有残存的果柄；膜质。种子扁圆形，种皮黄褐色，子叶 2，黄绿色，油性。气微，味苦。

【鉴别】 取本品粉末 2 g，加无水乙醇 20 ml，加热回流 30 min，滤过，滤液照下述方法试验：

（1）取滤液 1～2 滴点于滤纸上，置紫外光灯（365 nm）下检视，显浅蓝紫色荧光。

（2）取滤液 2 ml，加 70% 盐酸羟胺甲醇溶液 2～3 滴，加 10% 氢氧化钠溶液 2～3 滴，置水浴上加热，冷后用稀盐酸调 pH 值为 3～4，加 1% 三氯化铁乙醇溶液 1～2 滴，溶液显浅紫红色。

【含量测定】 照高效液相色谱法（中国药典四部通则 0512）

色谱条件与系统适用性试验 以十八烷基硅烷键合硅胶为填充剂；以甲醇为流动相 A，0.4% 磷酸水溶液为流动相 B，按下表中的规定进行梯度洗脱；检测波长为 360 nm；流速 1 ml/min。理论板数按槲皮素峰计算应不低于 3000。

时间（min）	流动相 A（%）	流动相 B（%）
0～15	20→55	80→45
15～35	55→80	45→20
35～40	80→20	20→80

对照品溶液的制备 取槲皮素对照品、山柰素对照品适量，精密称定，加 80% 甲醇分别制成每 1 ml 含槲皮素 0.2 mg、山柰素 0.1 mg 的混合溶液，即得。

供试品溶液的制备 取本品粉末（过三号筛）约 1.5 g，置具塞锥形瓶中，精密加 80% 甲醇 50 ml，称定重量，加热回流 1 h，放冷，再称定重量，用 80% 甲醇补足减失的重量，摇匀，滤过，精密量取续滤液 25 ml，加盐酸 5 ml，加热回流 1 h，迅速冷却，移至 50 ml 的容量瓶中，加甲醇稀释至刻度，摇匀，滤过，取续滤液，即得。

测定法 分别精密吸取对照品溶液与供试品溶液各 20 μl，注入液相色谱仪，测定，即得。

本品按干燥品计算，含槲皮素（$C_{15}H_{10}O_7$）和山柰素（$C_{16}H_{12}O_6$）的总量不得少于0.40%。

【炮制】除去杂质。

【性味与归经】苦、涩，寒。归脾、大肠、小肠经。

【功能与主治】清利湿热，止痢止血，疏风止痒。用于痢前疾，便血，尿血，崩漏，白带，阴道滴虫，湿疹。

【用法与用量】3～15 g。外用适量，水煎冲洗。

【注意】脾胃虚寒便溏者慎服。

【贮藏】置阴凉干燥处。

·起 草 说 明·

【别名】樗树子、臭椿子、樗荚、凤眼子。

【名称】凤眼草为《本草品汇精要》所用的名称，现代商品常用之，沿用原标准的名称[1]。

【来源】椿樗始载于《新修本草》记载"香者名椿，臭者名樗"。《本草衍义》记载"椿、樗皆臭。其干端直者为椿，椿用木叶；其有花而荚，木身小，干多迁矮者为樗，樗用根、叶、荚，故曰未见椿上有荚者，惟樗木上有"。《本草纲目》将樗荚列入椿樗项下，释名为凤眼草。可见历代本草认为椿木、樗木为两种不同的药物，本草所述樗荚与现今的臭椿 *Ailanthus ahissima*（Mill.）Swingle 的翅果相符[2]。

甘肃各地收购，临床应用比较普遍，故纳入地方标准。

【原植物】为落叶乔木。单数羽状复叶，互生，长45～60 cm；小叶13～25片，有短柄，卵形披针状，长7～12 cm，宽2～4.5 cm，先端长渐尖，基部斜截形稍圆，不对称；近基部有1～2个大锯齿，齿背面有油腺1枚；上面深绿色，下面灰绿色，破裂后有特异臭味。圆锥花序生于枝端，花小、杂性、多数，白色带绿；萼片，花瓣各5片；雄蕊10枚，两性花及雌花的子房由5心皮组成，结果时分裂成5个长椭圆形的翅果。种子一枚。花期4～5月，果期8～9月（图1）。

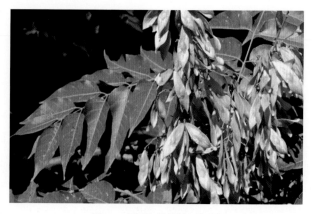

图1　凤眼草原植物图

全国各地广泛栽培。

【产地】主产于陇南、庆阳部分县市，自产自销。

【采收加工】根据产地实际加工描述。

【性状】根据样品描述。药材见图2。

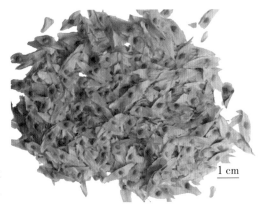

图2 凤眼草药材图

【鉴别】前述正文【鉴别】项下（1）、（2）均为检查内酯类成分，参照文献[3]拟定。

【含量测定】根据凤眼草含有黄酮类成分，建立同时测定其槲皮素和山柰素含量方法。

方法学表明，槲皮素在 0.0437~0.655 μg、山柰素在 0.0168~0.251 μg 范围内呈良好线性关系。槲皮素、山柰素平均回收率分别为 104.27%、95.83%，RSD 分别为 2.18%、2.76%。

对照品和样品的高效液相色谱图，见图3。

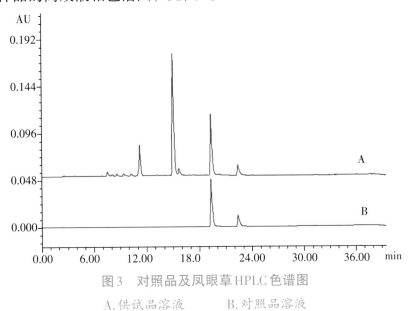

图3 对照品及凤眼草HPLC色谱图

A.供试品溶液　　　B.对照品溶液

10批测定结果见表1。

表1 10批样品含量测定结果（%）

样品	1	2	3	4	5	6	7	8	9	10
含量	0.174	0.234	0.317	0.051	0.014	0.048	0.123	0.133	0.0861	0.147

注：1-5号为秋季在甘肃各地自采的样品，5号为12月样品，6-10号市售样品。

检测发现，在秋季果实成熟期含量高，而冬季明显下降。结合测定结果，拟定槲皮素和山柰素的总和不得少于0.40%的限度。

该方法简单，准确度高，纳入本标准，以控制药材质量。

【化学成分】从凤眼草中分离出四种结晶形苦味素，其主要成分为凤眼草酮（ailanthone)、卡帕里酮（chaparrlinone）、凤眼草内酯（ailantholide）、2，6—二甲氧基对醌[3、4]。

【功能与主治】根据文献记载[2、4]，结合现代抗菌作用，正文增加对阴道滴虫治疗的描述。

【炮制】【性味与归经】【用法与用量】及**【贮藏】**参照文献[2、4]拟订。

参考文献

［1］甘肃省食品药品监督管理局.甘肃省中药材标准（2009年版）［S］.兰州：甘肃文化出版社，2009：148-149.

［2］（明）李时珍.本草纲目（校点本，下册）［M］.北京：人民卫生出版社，1982：1987.

［3］林启寿.中草药成分化学［M］.北京：科学出版社，1977：636.

［4］江苏新医学院.中药大辞典（上册）［M］.上海：上海科学技术出版社，1986：490.

白　平　子

Baipingzi

CARTHAMI FRUCTUS

本品为菊科植物红花 *Carthamus tinctorius* L. 的干燥成熟果实。秋季果实成熟时，割取地上部分，打下果实，除去杂质，晒干。

【性状】本品呈倒卵形或椭圆形，长 5～9 mm，直径 3～5 mm。表面类白色，光滑，具 4 条纵棱；顶端平截，四角鼓起，中央微凸，有圆点状花柱残基；基部稍狭呈楔形，侧面有一凹点状的果柄痕，4 条纵棱相交于此凹点。果皮坚硬，内表面灰绿色至棕绿色，微带光泽。种子 1 枚，卵圆形，种皮菲薄，外表面淡灰黄色至浅棕色，有光泽。子叶 2，黄白色，富油性。气微，味微苦、略辛。

【鉴别】（1）本品粉末类白色。外果皮细胞长多边形，纹孔密集。中果皮石细胞呈类长方形、多边形或类圆形，层纹较密，平直或呈波状弯曲。纤维成束或散在，呈梭形，先端尖或钝圆，壁厚，纹孔点状。内果皮厚壁细胞呈长梭形、分枝状、椭圆形或不规则形，细胞壁多呈波状弯曲，壁较厚，纹孔点状。色素块红棕色。种皮细胞黄棕色，呈栅栏状。子叶细胞多角形，含大量浅黄色脂肪油滴。

（2）取本品粉末 2.5 g，加 80% 乙醇 20 ml，超声处理 30 min，滤过，滤液蒸干，残渣加乙醇 2 ml 使溶解，作为供试品溶液。另取白平子对照药材 2.5 g，同法制成对照药材溶液。照薄层色谱法（中国药典四部通则 0502）试验，分别吸取上述两种溶液各 5 μl，分别点于同一硅胶 GF_{254} 薄层板上。以三氯甲烷-甲醇-水（40∶8∶1）为展开剂，展开，取出，晾干，喷以 10% 硫酸乙醇溶液，在 105 ℃加热至斑点显色清晰。供试品色谱中，在与对照药材色谱相应的位置上，显相同颜色的斑点；置紫外光灯（254 nm）下检视，显相同颜色的荧光斑点。

【检查】水分　不得过 5.0%（中国药典四部通则 0832 第二法）。

总灰分　不得过 4.0%（中国药典四部通则 2302）。

【浸出物】照醇溶性浸出物测定法（中国药典四部通则 2201）项下的热浸法测定，用乙醇做溶剂，不得少于 16.0%。

【炮制】除去杂质。用时捣碎。

【性味与归经】甘，温。归心、肺经。

【功能与主治】活血祛瘀，解毒止痛。用于痘疮不出，妇人气血瘀滞，产后烦渴。

【用法与用量】9～15 g。

【贮藏】置阴凉干燥处，防霉变。

·起 草 说 明·

【别名】红花子、红蓝子。

【名称】红花的果实因其色白面平滑,现代商品习称白平子,本标准沿用。

【来源】红花传统药用部位为花,果实药用始于《本草图经》记载"治膜内血气刺痛,红蓝子一升,捣碎,以无灰酒一大升八合拌了,曝令干,重捣蜜丸如桐子大,空腹酒下四十丸。"[1]可见果实有较长的用药历史。甘肃多数地方种植,河西地区规模化生产,近年收购果实形成商品,并外销,故纳入标准[2]。

【原植物】一年或二年生草本,全株无毛,高50～100 cm。茎直立,上部多分枝。叶互生,长椭圆形或卵状披针形,长4～12 cm,宽1～3 cm,先端尖,基部狭窄或圆形,近于无柄而微抱茎,边缘羽状齿裂,齿端有针刺;上部叶渐小,边缘不分裂,有不等的尖刺,两面无毛。头状花序顶生,直径3～4 cm,有梗,排成伞房状,总苞近球形,外层苞片卵状披针形,基部以上稍收缩,绿色,边缘具针刺,内层卵状椭圆形,上部边缘稍有短刺;花冠桔红色。瘦果椭圆形或倒卵形,长约5 cm,白色,基部稍歪斜,具4梭,冠无毛。花期6～7月,果期8～9月(图1)。

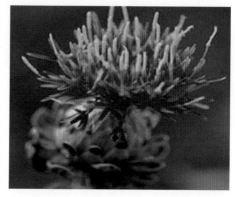

图1 白平子原植物图

河西、白银、定西、庆阳等地有栽培;全国各地亦广泛栽培。

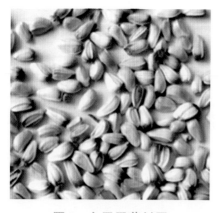

图2 白平子药材图

【产地】主产于河西等地。商品亦从省外调入。

【采收加工】秋季果实成熟时,割取地上部分,晒干,打下果实,除去杂质。

【性状】根据玉门、临泽、山丹等产地的样品描述,如标准正文。见图2。

【鉴别】(1)显微鉴别 在原标准[2]的粉末鉴别基础上,增加外果皮细胞、厚壁细胞、种皮细胞和色素块特征的描述。见图3。

(2)薄层色谱鉴别 有报道白平子中含有牛蒡子苷[3],对10批不同产地的样品在与牛蒡子苷对照品相应位置显示差异,不易判断。今以6号样品作为对照药材,建立白平子薄层色谱鉴别方法。见图4、图5。

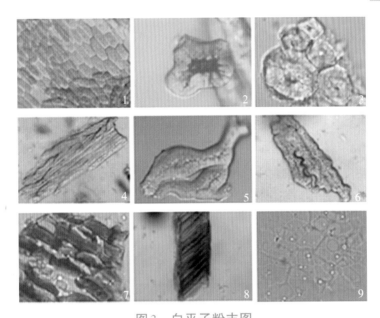

图3　白平子粉末图

1.外果皮细胞　2、3.中果皮石细胞　4.纤维　5、6.内果皮厚壁细胞
7.色素块　8.种皮细胞　9.子叶薄壁细胞

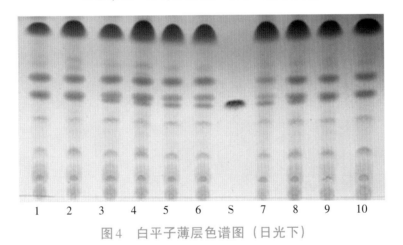

图4　白平子薄层色谱图（日光下）

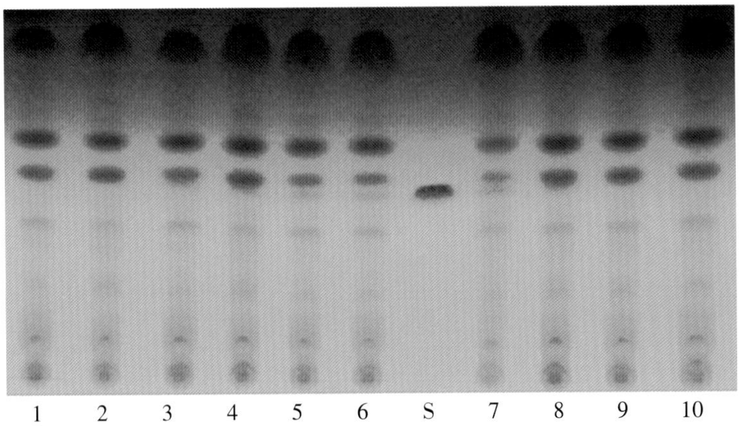

图5　白平子薄层色谱图（254 nm 下）

S.牛蒡子苷对照品　1-10.白平子（不同产地样品）

色谱条件适宜，图谱斑点清晰，专属性、重现性较好，故收入标准正文。

【检查】水分、总灰分　分别按《中国药典》（四部通则0832第二法、2302），对10批样品进行测定，结果见表1。

表1　10批样品测定结果（%）

样品	1	2	3	4	5	6	7	8	9	10
水分	3.6	4.0	4.2	3.4	4.1	4.3	4.4	4.3	3.9	3.8
总灰分	3.0	2.9	2.6	2.2	3.0	2.9	3.4	3.3	2.9	3.1
浸出物	23.5	21.8	19.5	22.0	14.4	21.6	19.8	25.4	23.3	20.1

注：1.临泽县板桥镇　2.临泽县倪家营镇　3.山丹县清泉镇　4.山丹县陈户乡　5.玉门市花海农场　6-8.玉门市柳湖镇　9.肃州区清水镇　10.肃州区总寨镇

根据测定结果，10批样品水分平均为4.0%、总灰分平均为2.9%，综合文献报道[4]，分别拟定水分、总灰分限度不得过5.0%和4.0%。

【浸出物】照醇溶性浸出物测定法（中国药典四部通则2201）项下的热浸法测定，用乙醇做溶剂，结果见表1。

根据测定结果，10批样品的平均值为21.1%，综合文献报道[4]，拟定浸出物的限度不得少于16.0%。

【化学成分】本品含脂肪油约24.2%，主要成分为亚油酸、亚麻酸、棕榈酸、油酸、十八碳三烯酸等；去油碎粉中分离出穗罗汉松树脂酚苷（matairesinol monoglucoside），并含2-羟基牛蒡酚苷（2-hydrozyaretiin）。此外，尚含半乳糖肌醇、棉子糖、蔗糖、糖醛酸等[1、3]。

【药理作用】红花籽油具有抗炎、调节免疫、降血脂、减肥、抗衰老等药理作用[1、3]。

【炮制】【性味与归经】【功能与主治】【用法与用量】【贮藏】参照文献[1、2、4]拟定。

参考文献

［1］江苏新医学院.中药大辞典（上册）［M］.上海：上海科学技术出版社，1986：1002.

［2］甘肃省食品药品监督管理局.甘肃省中药材标准（2009年版）［S］.兰州：甘肃文化出版社，2009：153-154.

［3］吕培霖，李成义，王俊丽.红花籽油的研究进展［J］.中国现代中药，2016，18（3）：387-889.

［4］南京药学院《中草药》编写组.中草药学（下册）［M］.南京：江苏人民出版社，1980：1157.

［5］班小军，孙芸，赵翠琴，等.白平子质量标准提升研究［J］.中国中医药科技，2019，28（6）：187-189.

光皮木瓜

Guangpimugua

CHAENOMELIS SISENSIS FRUCTUS

本品为蔷薇科植物榠楂 *Chaenomeles sinensis*（Thouin）Koehne 的干燥成熟果实。夏、秋二季果实绿黄色时采摘，纵剖成二至四瓣，置沸水中烫后，晒干。

【性状】本品多呈瓣状或条状，长4～9 cm，宽1.5～4.5 cm，厚1～2.5 cm。表面红棕色或紫红色，平滑不皱，或稍有不规则浅皱纹。剖面平坦，果肉黄棕色，显颗粒性。种子多脱落，呈扁平三角形。气微，味涩、微酸，嚼之有沙粒感。

【鉴别】（1）本品粉末红棕色或黄棕色。石细胞类圆形、类方形以及类三角形等，长154～244 μm，宽44～88 μm，层纹明显，孔沟易见。导管为网纹导管、螺纹导管。外果皮细胞呈类多边形，胞腔含有棕色物。中果皮细胞呈类圆形，细胞壁皱缩，有时可见草酸钙小方晶。

（2）取本品粉末1 g，加三氯甲烷10 ml，超声处理30 min，滤过，滤液蒸干，残渣加甲醇-三氯甲烷（1:3）混合溶液2 ml使溶解，作为供试品溶液。另取光皮木瓜对照药材1 g，同法制成对照药材溶液。再取熊果酸对照品，加甲醇制成每1 ml含0.5 mg的溶液，作为对照品溶液。照薄层色谱法（中国药典四部通则0502）试验，吸取上述三种溶液各1～2 μl，分别点于同一硅胶G薄层板上，以环己烷-乙酸乙酯-丙酮-甲酸（6:0.5:1:0.1）为展开剂，展开，取出，晾干，喷以10%硫酸乙醇溶液，在105 ℃加热至斑点显色清晰，分别置日光和紫外光灯（365 nm）下检视，供试品色谱中，在与对照药材色谱相应的位置上，显相同颜色的斑点和荧光斑点。

【含量测定】照高效液相色谱法（中国药典四部通则0512）测定。

色谱条件与系统适用性试验　以十八烷基硅烷键合硅胶为填充剂；以甲醇-水-冰醋酸-三乙胺（65:35:0.1:0.05）为流动相；检测波长为210 nm。理论板数按熊果酸峰计应不低于5000。

对照品溶液的制备　取熊果酸对照品适量，精密称定，加甲醇制成每1 ml含0.05 mg的溶液，即得。

供试品溶液的制备　取本品约0.5 g（过三号筛），精密称定，置具塞锥形瓶中，精密加入甲醇25 ml，密塞，称定重量，超声处理（功率250 W，频率40 kHz）20 min，放冷，再称定重量，用甲醇补足减失的重量，摇匀，滤过，取续滤液，即得。

测定法　分别精密吸取对照品溶液与供试品溶液各20 μl，注入液相色谱仪，测定，即得。

本品按干燥品计算，含熊果酸（$C_{30}H_{48}O_3$）不得少于0.10%。

【炮制】 洗净，润透或蒸透后切厚片，晒干。

【性味与归经】 酸、涩、温。归脾、肝经。

【功能与主治】 平肝舒筋，和胃化湿。用于风湿痹痛，关节不利，筋骨拘挛，腹痛，吐泻，脚气，水肿。

【用法与用量】 4.5～9 g。

【贮藏】 置阴凉干燥处，防潮，防虫蛀。

·起 草 说 明·

【别名】 木李、木梨、海棠、土木瓜。

【名称】 因本品表面平滑不皱，商品习称"光皮木瓜"，为与《中国药典》收载的木瓜相区别，原标准以光皮木瓜收载[1]。

【来源】 木瓜始载于《名医别录》，列为中品。《图经本草》记载"木瓜今处二有之，而宣城者为佳，花着生于春末而深红色，大者如瓜，小者如拳。榠樝木叶花实酷类木瓜，但比木瓜大而黄色，辨之惟看蒂间别，有重蒂如乳者为木瓜，无此则榠樝也。"[2] 本书实际描述了两种植物，所述前者与今皱皮木瓜，即贴梗海棠 *Chaenomeles speciosa* 相符，榠樝即今光皮木瓜。《植物名实图考》所述及所绘木瓜即光皮木瓜。

据调查，20世纪50年代，甘肃、江苏、山东等地自产自销，或在木瓜资源短缺时代用之[3]，曾收载于《中国药典（1977年版）》木瓜项下[4]。本品为甘肃地区习惯用药，有商品流通[5、6]，故收载于地方标准。

【原植物】 落叶灌木或小乔木。小枝紫红色或紫褐色，无刺，幼时被毛，后脱落。单叶互生，托叶膜质，卵状披针形，边缘具腺齿；叶柄长5～l0 mm，微被柔毛，有腺体；叶片椭圆卵形或长椭圆形、稀倒卵形，长5～8 cm，宽3.5～5.5 cm，先端急尖，基部宽楔形或圆形，边缘有刺芒状锯齿，齿尖有腺。花单生于叶腋，花直径2.5～3 cm；萼筒钟状，外面无毛，内面密被浅褐色绒毛，反折；花瓣5，倒卵形，淡粉红色；雄蕊多数，长不及花瓣之半；花柱3～5，基部

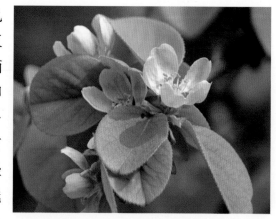

图1　光皮木瓜原植物图

合生。果实长椭圆形，长10～15 cm，暗黄色。花期4月，果期9～10月（图1）。

陇南、天水等地有栽培；陕西、山东、江苏、安徽、浙江、江西、河南、湖北、湖南、广东、广西、云南等省区有分布。

【产地】产于陇南、天水等地，近年多有购进。

【采收加工】秋季采收，新鲜时纵切为二或四瓣，仰面晒干。用前以沸水浸10～20 min，去净种子，放笼内蒸2 h，切横片，晾干用。

【性状】根据样品描述。本品表面平滑，不皱，断面充实，显颗粒状，可与皱皮木瓜区别。见图2。

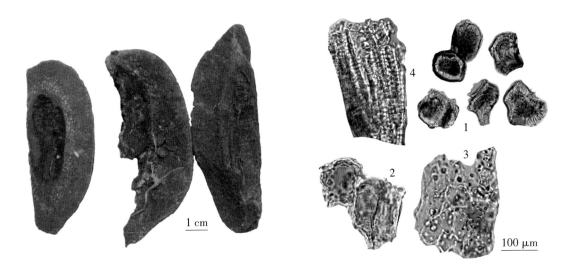

图2 光皮木瓜药材图   图3 光皮木瓜粉末详图

1.石细胞群 2.外果皮细胞 3.中果皮细胞 4.导管

【鉴别】（1）显微鉴别 本次增加粉末显微鉴别内容。见图3。

（2）薄层色谱鉴别 以光皮木瓜为对照药材，参照《中国药典》木瓜方法[7]，拟定薄层色谱鉴别方法。

该色谱条件斑点分离较好，专属性强，纳入本标准，见图4、图5。

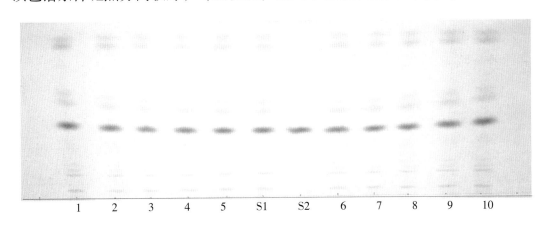

图4 光皮木瓜薄层色谱图（日光下）

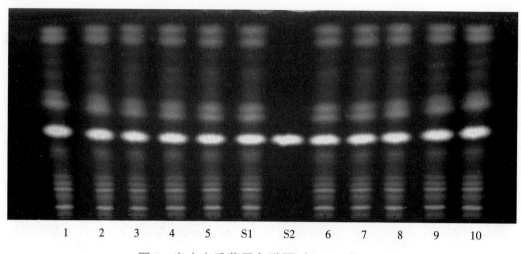

图5　光皮木瓜薄层色谱图（365 nm）

S1.光皮木瓜对照药材　　S2.熊果酸对照品　　1–10.光皮木瓜（表1中的1–10号样品）

【含量测定】参照《中国药典》木瓜方法[7]，建立测定齐墩果酸（$C_{30}H_{48}O_3$）和熊果酸（$C_{30}H_{48}O_3$）含量方法。

方法学验证表明，线性回归方程为 $C = 0.0001A$（$r=0.9999$），齐墩果酸在 8.766～483.3 μg/ml、熊果酸在 9.26～463 μg/ml 范围内呈良好的线性关系。精密度试验中 RSD 分别为0.84%、0.75%。稳定性试验中 RSD 分别为1.57%、0.98%，结果在10 h内基本稳定。平均回收率分别为101.83%、100.04%，RSD 分别为2.61% 、1.48%。

对照品和样品的高效液相色谱图，见图6。

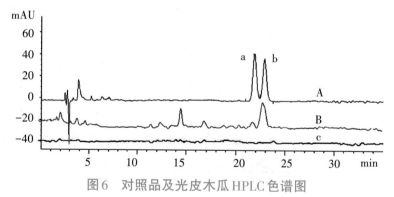

图6　对照品及光皮木瓜 HPLC 色谱图

A.对照品溶液（a.齐墩果酸　b.熊果酸）　　B.供试品溶液　　C.空白溶液

对10批测定样品进行测定，见表1。

表1　10批样品含量测定结果（%）

样品	文县	环县	静宁	天水	武都	市售1	市售2	市售3	市售4	市售5
齐墩果酸	0.021	0.014	0.026	0.010	0.024	0.015	0.016	0.015	0.014	0.017
熊果酸	0.173	0.124	0.122	0.121	0.175	0.164	0.260	0.144	0.153	0.211
两者总量	0.194	0.138	0.148	0.131	0.199	0.179	0.276	0.159	0.167	0.228

　　根据对10批样品测定，齐墩果酸含量在0.010%～0.026%，熊果酸含量在0.121%～0.260%，齐墩果酸和熊果酸的总量在0.131%～0.276%，因齐墩果酸含量较低，不再纳入标准。参考有关文献的报道，拟订熊果酸不得少于0.10%。

　　该方法简便，精密度、重复性良好，纳入本标准，以控制药材质量。

　　【化学成分】光皮木瓜含有机酸、黄酮类、木脂素苷类、三萜类、甾体类多酚类、联苯类和糖类成分；种子含氰氢酸[8、9]。

　　【药理作用】果实煎剂35 g/kg给小鼠灌胃，对蛋清性关节炎有消肿作用；光皮木瓜中提取物具有抗菌、降血糖、抗癌、抗流感病毒、抗过敏、抗氧化等作用[8、9]。

　　【性味与归经】【功能与主治】【用法与用量】参考有关文献[1、2、3、4]拟定。

参考文献

　　[1] 甘肃省食品药品监督管理局.甘肃省中药材标准（2009年版）[S].兰州：甘肃文化出版社，2009：159-160.

　　[2]（明）李时珍.本草纲目（校点本，下册）[M].北京：人民卫生出版社，1982：1768.

　　[3] 中国医学科学院药物研究所，等.中药志（第三册）[M].北京：人民卫生出版社，1984：213.

　　[4] 卫生部药典委员会.中华人民共和国药典（1977年版·一部）[S].北京：人民卫生出版社，1977：82.

　　[5] 甘肃省卫生局.甘肃中草药手册（第一册）[M].兰州：甘肃人民出版社，1970：84.

　　[6] 宋平顺，张伯崇，卫玉玲，等.甘肃省中药材复杂品种及质量的调查研究（Ⅰ）—地区习用品种的调查 [J].中国中药杂志，1996，21（12）：717-720.

　　[7] 国家药典委员会.中华人民共和国药典（2020年版·一部）[S].北京：中国医药科技出版社，2020：62.

　　[8] 杨蕾磊，靳李娜，陈科力.木瓜及其同属植物化学成分和药理作用研究进展 [J].中国药师，2015，18（2）：293-295.

　　[9] 尹震花，赵晨，等.光皮木瓜的化学成分及药理活性研究进展 [J].中国实验方剂学杂志，2017，23（9）：221-229.

李　仁

Liren

PRUNI SALICINAE SEMEN

本品为蔷薇科植物李 *Prunus salicina* Lindl. 的干燥成熟种子。秋季果实成熟时采收，除去果肉，洗净，砸破果壳取其种子，晒干。

【性状】本品呈扁长椭圆形、卵圆形，长 0.5～0.8 cm，宽 0.3～0.7 cm。表面黄棕色至深棕色，上部尖端及基部合点常偏向一侧，合点圆形，其外缘散出多数维管束纹理。种皮薄，内有子叶 2 枚，乳白色，富油性。气微，味苦。

【鉴别】本品粉末黄棕色。石细胞侧面观卵圆形、长圆拱形、高盔帽形和马蹄形，突出于表皮层部分壁厚，层纹不明显，胞腔小，孔沟可见；表面观呈圆形、椭圆形，有的两端稍尖，壁均匀增厚，孔沟较稀疏，层纹较少。种皮外表皮细胞黄棕色，类多角形。导管为螺纹导管。

【检查】**酸败度**　照酸败度检查法（中国药典四部通则 2303）。

酸值　不得过 10.0（中国药典四部通则 2303）。

羰基值　不得过 3.0（中国药典四部通则 2303）。

过氧化值　不得过 0.05（中国药典四部通则 2303）。

【含量测定】照高效液相色谱法（中国药典四部通则 0512）测定。

色谱条件与系统适用性试验　以十八烷基硅烷键合硅胶为填充剂；以甲醇-水（30：70）为流动相；检测波长为 210 nm。理论板数按苦杏仁苷峰计算应不低于 3000。

对照品溶液的制备　取苦杏仁苷对照品适量，精密称定，加甲醇制成每 1 ml 含 80 μg 的溶液，即得。

供试品溶液的制备　取本品粉末（过二号筛）约 0.3 g，精密称定，置具塞锥形瓶中，精密加入甲醇 50 ml，密塞，称定重量，超声处理（功率 250 W，频率 50 kHz）30 min，放冷，再称定重量，用甲醇补足减失的重量，摇匀，滤过，即得。

测定法　分别精密吸取对照品溶液与供试品溶液各 10 μl，注入液相色谱仪，测定，即得。

本品含苦杏仁苷（$C_{20}H_{27}NO_{11}$）不得少于 1.6%。

【炮制】除去杂质。用时捣碎。

【性味与归经】苦、甘，平。归肺、大肠、小肠经。

【功能与主治】润燥滑肠，下气，利水，祛瘀。用于津枯肠燥，食积气滞，腹胀便秘，水肿，脚气，小便不利，血瘀疼痛，跌打损伤。

【用法与用量】9～15 g。

【注意】脾虚便溏、肾虚遗精者禁服，孕妇慎用。

【贮藏】置阴凉干燥处，防虫蛀。

·起 草 说 明·

【别名】野李子、山李。

【名称】该品种在甘肃一直沿用郁李仁名称入药，商品药材中与《中国药典》郁李仁同等收购，原标准以李仁为正名，收载郁李仁作为副名，便于在本省使用[1]，考虑功效差异，本标准修订删除郁李仁名称。

【来源】郁李仁始载于《神农本草经》，历代本草记载的郁李仁来源不止一种，名称亦混淆[2]。甘肃产郁李仁最早见《宝庆本草折衷》记载"郁李仁，产天水、陇西。"《岷州志》《文县志》等地方志已有收录。关于原植物在20世纪50年代资源调查，发现来自蔷薇科植物李属（prunus）多种植物，后调查发现并以李 P.salicina 为主，60年代形成商品后渐趋向单一，即来源于李 Prunus salicina Lindl.的种子[3]。本品甘肃用药历史较长，疗效确切，资源比较丰富，曾形成大宗商品[4]，近年商品较少，仍然纳入标准。

【原植物】落叶小乔木。枝红褐色，小枝无毛。叶互生，叶柄顶端有腺体，叶长圆状倒卵形或圆形，长5～10 cm，宽3～4 cm，先端骤渐尖，基部楔形，边缘具细锯齿，表面绿色，无毛，叶柄长1～2 cm。花两性，常3朵簇生；萼筒杯

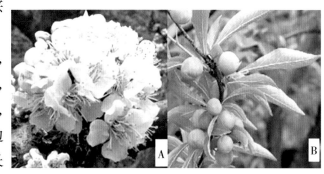

图1　李仁原植物图（A.花序　B.果实）

状，萼片及花瓣5，花白色，雄蕊多数，花梗长1～1.5 cm。核果卵圆形，直径3.5～5 cm，呈绿色、黄色或紫红色。花期4～5月，果期7～8月（图1）。

生于海拔800～2500 m的山坡林缘或山谷，亦有栽培。分布于甘肃东南部地区；宁夏、陕西及东北、华北、西南等省区亦有分布。

【产地】历史上主产于天水、武都、平凉、定西等地，现各地零星收购。

【采收加工】秋季果实成熟时采收，除去果肉，洗净，砸破果壳取其种子。

【性状】根据平凉自采样品描述药材特征。

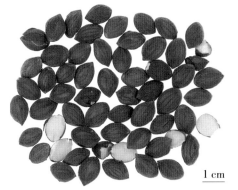

1 cm

图2　李仁药材图

药材形状主要是以扁长椭圆形为主，少数呈卵圆形。苦味较重，今一并修订。见图2。

【鉴别】本次对原标准的粉末鉴别进行了补充修订。粉末主要特征有石细胞、螺纹导管、胚乳细胞、子叶细胞含脂肪油滴。见图3。

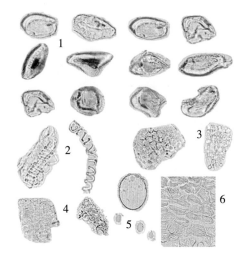 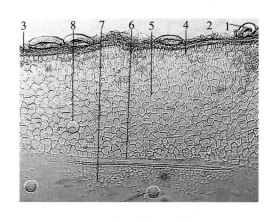

图3 李仁粉末详图

1.石细胞 2.螺纹导管 3.胚乳细胞 4.薄壁细胞 5.油细胞 6.种皮表皮细胞

图4 李仁横切面详图

1.石细胞 2.种皮表皮细胞 3.种皮薄壁细胞 4.种皮内表皮细胞 5.外胚乳层 6.内胚乳层 7.子叶细胞 8.油细胞

根据平凉自采样品，并参照文献[5]进行横切面描述，种皮表皮为1列薄壁细胞，散有黄色石细胞；石细胞上半部分露出，壁较厚，具层纹，下半部嵌在薄壁细胞间，壁较薄，具孔沟及纹孔；种皮薄壁细胞多皱缩，细胞界限不清楚，薄壁组织中可见导管；内表皮细胞1列，为压扁的椭圆形。外胚乳层细胞呈多边形；内胚乳细胞在种子腹缝处为1列，逐渐扩展至种子背面为12列；其内侧为子叶，细胞类多角形。不列入标准正文，仅供参考。见图4。

【检查】李仁在贮藏期间保存条件不当，容易出现虫蛀、走油，酸败变质，为保证质量，原标准对市售6批合格李仁的酸值、羰基值和过氧化值进行测定，结果分别在2.5～7.8、0.9～2.4和0.015～0.046之间，根据测定结果拟定限度。

【含量测定】根据李仁含有苦杏仁苷（$C_{20}H_{27}NO_{11}$）成分，原标准已建立含量测定方法，以控制药材质量[1]。

以苦杏仁苷对照品量为横坐标，峰面积（A）为纵坐标，得线性回归方程：$C=7.6440×10^{-7}A+5.1343×10^{-3}$（$r=0.9999$），表明苦杏仁苷在0.081～3.24 μg范围内呈良好的线性关系。精密度试验、重复性试验的RSD分别为1.43%、1.37%；样品中苦杏仁苷在12 h内基本稳定，RSD为2.39%；加样平均回收率为103.0%，RSD为2.11%，均符合要求。

对照品、样品HPLC见图5。

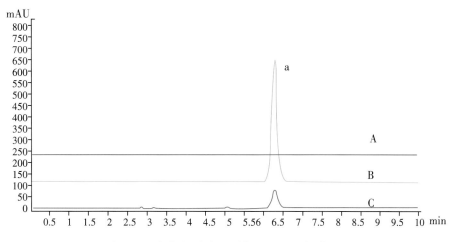

图5　对照品（a）及样品HPLC色谱图

A.空白溶剂　　B.对照品溶液（a.苦杏仁苷）　　C.供试品溶液

对9批样品测定，结果见表1。

表1　9批样品含量测定结果（%）

样品	红李子1	黄李子1	黄李子2	黑李子1	黑李子2	商品1	商品2	商品3	商品4
苦杏苷	1.7	3.4	3.9	3.1	2.8	1.6	3.4	3.2	2.6

根据测定结果，拟定本品限度为含苦杏仁苷不得少于1.6%。

【炮制】【性味与归经】【用法与用量】【注意】【贮藏】参照文献[2、3]拟定。

【功能与主治】《甘肃中草药手册》郁李仁项中记载"辛、苦、甘、平。润肠通便，利尿退肿。主治肠燥便结，便不利，水肿等症"。基本上与《中国药典》郁李仁相符[6]。郁李仁和李仁的功效存在差别，《四川中药志》（1960年版）郁李仁项中记载"活血化瘀，润燥滑肠，治跌打损伤，瘀血作痛，痰饮咳嗽，脚气，大便秘结等证"，植物来源除蔷薇科植物李 *Prunus salicica* Lindl.外，尚有杏李 *Prunus simonii* Carr。甘肃省习用品李仁的功能主治结合有关文献[2、3]拟定。

参考文献

［1］甘肃省食品药品监督管理局.甘肃省中药材标准（2009年版）［S］.兰州：甘肃文化出版社，2009：161-164.

［2］中国科学院药物研究所，等.中药志（第四册）［M］.北京：人民卫生出版，1984：80.

［3］甘肃省卫生局.甘肃中草药手册（第一册）［M］.兰州：甘肃人民出版社，1970：310.

［4］宋平顺，张伯崇，卫玉玲，等.甘肃省中药材复杂品种及质量的调查研究（Ⅰ）—地区习用品种的调查［J］.中国中药杂志，1996，21（12）：717-720.

［5］徐国钧，徐珞珊.常用中药材品种整理和质量研究（第二册）［M］.福州：福建科学技术出版社，1997：856.

［6］国家药典委员会.中华人民共和国药典（2020年版·一部）［S］.北京：中国医药科技出版社，2020：216.

苦 瓜

Kugua

MOMORDICAE CHARANTIAE FRUCTUS

本品为葫芦科植物苦瓜 *Momordica charantia* L.的干燥近成熟果实。夏、秋二季选取绿色近成熟果实，纵剖两瓣，除去瓤和种子后，切厚片，晒干。

【性状】本品呈卷片形或短条形，长2～4 cm，宽0.3～1.2 cm，厚0.2～0.5 cm。皱缩不平，弯曲，边缘向外略卷曲。外表面灰绿色或浅黄棕色，有皱缩的瘤状突起及深沟纹。内表面黄白色，可见种子脱落后残留的浅黄色疤痕。质硬脆。断面不整齐，外层灰绿色或浅黄棕色，内层黄白色。气微香，味苦。

【鉴别】(1) 本品粉末黄白色至黄绿色。中果皮厚角组织细胞呈类圆形、椭圆形、类多角形，壁呈波浪形或串珠状不均匀增厚；中果皮薄壁细胞侧面观为长椭圆形、椭圆形或扁长方形。外果皮细胞侧面观扁长方形，表面观呈类多角形。导管多为螺纹导管。纤维单个散在或成束。薄壁细胞中可见细小的草酸钙簇晶及方晶。淀粉粒少见，单粒呈类圆形，脐点点状、狭缝状，层纹不明显。

(2) 取本品粉末1 g，加75%乙醇30 ml，加热回流1 h，放冷，滤过，滤液蒸干，残渣加甲醇1 ml使溶解，作为供试品溶液。另取苦瓜对照药材1 g，同法制成对照药材溶液。照薄层色谱法（中国药典四部通则0502）试验，吸取供试品溶液与对照药材溶液各2～5 μl，分别点于同一硅胶G薄层板上，以三氯甲烷-丙酮-甲醇（10:1:0.5）为展开剂，展开，取出，晾干，喷以10%硫酸乙醇溶液，在105 ℃加热至斑点显色清晰，置日光及紫外光灯（365 nm）下检视。供试品色谱中，在与对照药材色谱相应的位置上，显相同颜色的斑点及荧光斑点。

【检查】水分 不得过13.0%（中国药典四部通则0832第二法）。

总灰分 不得过12.0%（中国药典四部通则2302）。

酸不溶性灰分 不得过1.0%（中国药典四部通则2302）。

【浸出物】照醇溶性浸出物测定法（中国药典四部通则2201）项下的热浸法测定，用75%乙醇作溶剂，不得少于30.0%。

【炮制】除去杂质，筛去灰屑。

【性味与归经】苦、寒。归心、脾、肺经。

【功能与主治】消暑清热，清肝明目，解毒，健胃。用于暑热烦渴，消渴，痢疾，赤眼疼痛，痈肿丹毒，恶疮。

【用法与用量】5～15 g。外用适量，鲜品捣碎或取涂汁。

【注意】脾胃虚寒者，忌服。

【贮藏】置通风干燥处，防霉变，防虫蛀。

·起 草 说 明·

【别名】锦荔枝、癞葡萄、凉瓜、癞瓜。

【名称】苦瓜在我国主要作为蔬菜食用，沿用通用名称。

【来源】苦瓜始载于《救荒本草》。《本草纲目》记载"苦瓜原出南番，今闽、广皆种之。五月下生子，生苗引蔓，茎叶卷须，并如葡萄而小。七八月开小黄花，五瓣如碗形。结瓜长者四五寸，皮上痱疬如癞及荔枝壳状，熟则黄色自裂，内有红瓤裹子，瓤味甘可食，其子形扁如瓜子，苦以味名"。所描述的植物形态与今苦瓜 *Momordica charantia* L. 相符[1]。

苦瓜为药食兼用的植物。目前，甘肃各地均有大棚栽培，民间用于预防疾病较为普遍，尤以防治糖尿病为多，原地方标准收载[2]。

【原植物】一年生攀援状草本。茎、枝被柔毛，多分枝。卷须则生于叶柄基部，不分枝。单叶互生，卵状肾形或近圆形，长和宽均为4～12 cm；叶脉掌状，脉上密被微柔毛；5～7深裂，裂片卵状长圆形，边缘具粗齿或有不规则形小裂片，先端钝圆形，基部弯曲成半圆形。花单生，雌雄同株；雄花单生于叶腋，花梗中部或下部具1苞片；花萼钟形，5裂；花冠黄色，裂片倒卵形；雄蕊3，离生，药室2回曲折；雌花单生，花梗基部具1苞片，花萼和花冠同雄花；子房密生瘤状凸起，柱头3、2裂。果实纺锤形或圆柱形，多瘤皱，长10～20 cm，成熟后橙黄色。种子多数，长圆形，两端各具3小齿，两面有刻纹。花、果期5～10月（图1）。

分布在地球热带至温带地区。甘肃各地均有大棚引种栽培；国内外广泛栽培。

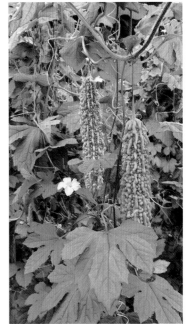

图1　苦瓜原植物图

【产地】陇南、平凉、兰州、白银、酒泉等地自产自销，或从外省购进。

【采收加工】选取绿色近成熟果实，纵剖两瓣，除去瓤和种子后，横切成片，晒干。民间亦药用鲜品。

【性状】根据11批自制样品的观察描述。见图2、图3。

购进商品多为带有籽瓤的果实，与本草记载不符。

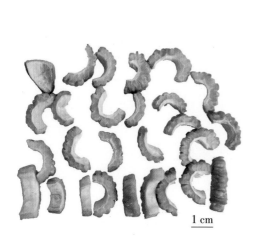

1 cm

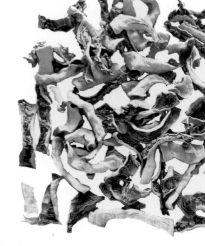

1 cm

图2　苦瓜鲜品图　　　　　　　　　图3　苦瓜药材图

【鉴别】（1）显微鉴别　根据自制样品的粉末观察描述。主要显微特征，见图4。

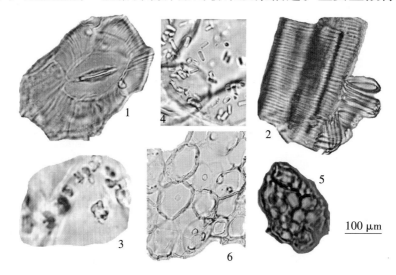

图4　苦瓜粉末图

1.气孔　2.导管　3.草酸钙簇晶　4.草酸钙方晶　5.淀粉粒　6.中果皮细胞

（2）薄层色谱鉴别　以β-谷甾醇作为对照品，对13批次的样品进行薄层色谱鉴别。见图5、图6。

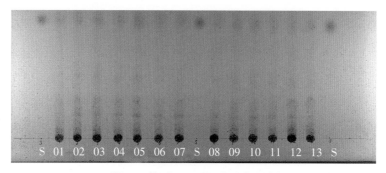

S　01　02　03　04　05　06　07　S　08　09　10　11　12　13　S

图5　苦瓜TLC图（日光下）

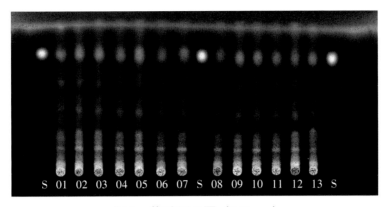

图6　苦瓜TLC图（365 nm）

S.β-谷甾醇对照品　01～11省内自制饮片，12～13购进外省饮片

薄层鉴别方法提取过程简便，且有一定品种专属性；拟定以质量较好的产于酒泉的03～05号样品作为对照药材，建立薄层色谱鉴别，并纳入本标准。

【检查】**水分、总灰分、酸不溶性灰分**　分别按《中国药典》（四部通则0832第二法、2302）[3]测定，结果见表1。

表1　13批样品测定结果（%）

样品	01	02	03	04	05	06	07	08	09	10	11	12	13
水分（RH43%）	9.8	9.8	9.7	9.8	9.5	9.9	9.5	9.9	9.5	9.4	9.3	9.9	9.3
水分（RH82%）	11.7	12.4	12.1	12.5	12.2	12.3	11.6	11.8	12.6	12.5	11.9	12.7	12.3
总灰分	12.3	9.9	10.0	8.3	8.6	10.0	10.1	8.1	11.3	10.3	9.7	8.9	11.5
酸不溶性灰分	0.1	0.1	0.1	0.1	0.5	0.1	0.2	0.1	0.4	0.4	0.4	0.1	1.0

根据测定结果，拟定水分、总灰分和酸不溶性灰分的限度分别不得过13.0%，12.0%和1.0%，纳入本标准。

【浸出物】按《中国药典》（四部通则2201）[3]，用75%乙醇作溶剂测定。见表2。

表2　13批样品测定结果（%）

样品	01	02	03	04	05	06	07	08	09	10	11	12	13
浸出物	35.6	37.9	37.9	37.0	39.4	39.9	36.6	41.7	39.8	38.3	37.9	38.2	34.8

测定平均值为38.0%，故拟定限度为不得少于30.0%，纳入本标准。

【化学成分】果实中三萜类成分主要有苦瓜皂苷A、B、C、D、E、G、F₁、F₂、I、K、L（momordicoside A、B、C、D、E、G、F₁、F₂、I、K、L）、苦瓜素苷F₁、G、I（momordicoside F₁、G、I）、苦瓜苷A（momordicoside A）、苦瓜内酯（momordicolide）等；含甾体类成分胡萝卜甾醇（daucosterol）、β-谷甾醇（β-sitosterol）、苦瓜苷（charantin）；另含尿嘧啶、腺苷、核黄素、鸟苷、胞嘧啶（cytosine）、柚皮苷（naringin）以及多种氨

基酸、微量元素、果胶等成分；还含α-苦瓜籽蛋白（α-Momorcharin）、β-苦瓜素（β-Momorcharin）[1、4、5]。

【药理作用】苦瓜具有广泛的药理作用[1、4、5]，（1）降低血糖作用：苦瓜提取物对高血糖小鼠具有明显的改善糖耐量和降低血糖作用，效果优于格列吡嗪。（2）抗癌作用：苦瓜水提取物25～400 μl/ml大鼠前列腺未分化腺癌细胞有抑制生长的作用。苦瓜汁可抑制杂环胺类物质的致突变和致癌。（3）抗病毒作用：苦瓜提取液可以通过抑制病毒培植和直接灭活两种方式来发挥抗腺病毒作用。苦瓜素可以明显降低受柯萨奇B_3病毒（CVB_3）感染小鼠的死亡率，能提高其生存率。（4）抗衰老氧化作用：研究发现苦瓜皂苷可以明显提高衰老小鼠肝脏、脑组织和血清中的GSH-P_x、SOD的活性，降低衰老小鼠肝脏、脑组织和血清中MDA的含量。（5）抗生育作用：α-苦瓜籽蛋白具有直接损伤滋养层细胞以及毒害蜕膜细胞而达到抗早孕的作用。苦瓜浸膏1.75 g，连服60天，可引起犬睾丸功能损害，精子发生减少，睾丸核糖核酸及蛋白质含量均减少。（6）其他作用：苦瓜籽蛋白有免疫抑制作用。对革兰氏阳性球菌、革兰氏阳性杆菌和革兰氏阴性杆菌有抑制作用。苦瓜果肉还有一定的抗动脉粥样硬化作用。

【毒理】据有关文献报道，妊娠大鼠灌服苦瓜浆汁6 ml/kg体重，引起子宫出血，并在数小时内死亡。正常的及患四氧嘧啶性糖尿病的大鼠每日灌服6 ml/kg体重，80%～90%在5～23天死亡。大鼠腹腔注射苦瓜汁15～40 ml/kg体重，6～18 h死亡。患四氧嘧啶性糖尿病的家兔，每天灌服苦瓜浆汁10 ml/kg体重，对大多数动物均表现毒性[1、4]。

【炮制】【性味与归经】【功能与主治】【用法与用量】【注意】及**【贮藏】**均参照文献[1、2]拟定。

参考文献

［1］《中华本草》编委会.中华本草（第五册）［M］.上海：上海科学技术出版社，1999：559.

［2］甘肃省食品药品监督管理局.甘肃省中药材标准（2009年版）［S］.兰州：甘肃文化出版社，2009：170-172.

［3］国家药典委员会.中华人民共和国药典（2020年版·四部）［S］.北京：中国医药科技出版社，2020：114，232，234.

［4］向亚林，凌冰，张茂新.苦瓜化学成分和生物活性的研究进展［J］.天然产物研究与开发，2005，17（2）：242-246.

［5］金灵玲，唐婷，邢旺兴.苦瓜化学成分及其药理作用［J］.健康研究，2015，35（1）：23-24.

苦 豆 子

Kudouzi

SOPHORAE ALOPECUROIDES SEMEN

本品为豆科植物苦豆子 *Sophora alopecuroides* L.的干燥成熟种子。秋季果实成熟后收取，打下种子，除去杂质，晒干。

【性状】 本品呈卵圆形，两端平截，略扁，长0.3～0.4 cm，直径约0.2 cm。表面黄色或淡棕黄色，光滑，具蜡样光泽，一侧有棕色条形种脐，较宽的一端可见圆形凹陷的珠孔。质坚硬，不易破碎。种皮革质，子叶2，黄色。气微，味苦。

【鉴别】（1）本品粉末灰黄色。种皮栅栏细胞类长条形，壁厚腔小；内种皮细胞类方形，侧壁增厚。胚乳细胞类长圆形、类多角形，含淀粉粒、脂肪油滴。

（2）取本品粉末0.5 g，加浓氨试液0.3 ml，三氯甲烷25 ml，放置过夜，过滤，滤液蒸干，残渣加三氯甲烷1 ml使溶解，作为供试品溶液。另取氧化苦参碱对照品，加甲醇制成每1 ml含0.6 mg的溶液，作为对照品溶液。照薄层色谱法（中国药典四部通则0502）试验，吸取供试品溶液1～2 μl、对照品溶液5 μl，分别点于同一用2%氢氧化钠溶液制备硅胶G薄层板上，以三氯甲烷–甲醇–浓氨试液（5∶0.6∶0.1）为展开剂，展开，取出，晾干，依次喷以改良碘化铋钾试液和亚硝酸钠乙醇试液后检视。供试品色谱中，在与对照品色谱相应的位置上，显相同颜色的斑点。

【检查】 水分 不得过9.0%（中国药典四部通则0832第二法）。

总灰分 不得过4.0%（中国药典四部通则2302）。

酸不溶性灰分 不得过1.0%（中国药典四部通则2302）。

【浸出物】 照水溶性浸出物测定法（中国药典四部通则2201）项下的热浸法测定，不得少于20.0%。

【含量测定】 照高效液相色谱法（中国药典四部通则0512）测定。

色谱条件与系统适用性试验 以十八烷基硅烷键合硅胶为填充剂；以乙腈–0.25 mol/L磷酸二氢钾溶液（75∶25）为流动相，检测波长为205 nm。理论板数按氧化苦参碱峰计算应不低于2000。

对照品溶液的制备 取苦参碱、氧化苦参碱对照品适量，精密称定，加甲醇分别制成每1 ml含苦参碱1.0 mg、氧化苦参碱2.5 mg混合对照品溶液。

供试品溶液的制备 取本品粉末（过三号筛）约0.5 g，精密称定，置具塞锥形瓶中，三氯甲烷25 ml和氨试液0.1 ml，密塞，称定重量，超声处理（功率240 W，频率40 kHz）30 min，放冷，滤过，蒸干，残渣加甲醇适量使溶解，转移至10 ml量瓶中，加甲醇至刻度，摇匀，即得。

测定法　分别精密吸取对照品混合溶液与供试品溶液各10 μl，注入液相色谱仪，测定，即得。

本品按干燥品计算，含苦参碱（$C_{15}H_{24}N_2O$）和氧化苦参碱（$C_{15}H_{24}N_2O_2$）的总量不得少于2.5%。

【炮制】除去杂质。

【性味与归经】苦，寒；有毒。

【功能与主治】清热燥湿，止痛，杀虫。用于痢疾，带下，湿疹，顽癣，牙痛胃痛，疮疡。

【用法与用量】0.5～1.0 g。外用适量，煎汤外洗患处，或用其干馏油制成软膏外擦。

【注意】本品毒性较大，应用时宜控制剂量。

【贮藏】置阴凉干燥处。

·起 草 说 明·

【名称】苦豆子名出《新疆中草药手册》。按药用部位称谓，其根和根茎称苦豆根，地上全草称苦豆草。本品药用其种子，故以苦豆子为正名[1]。

【来源】苦豆子历代本草未见收载，为甘肃等地的民间用药[2]。自20世纪70年代以来，关于苦豆子的研究报告较多，国内在资源开发和利用方面做了大量工作，苦豆草及苦豆草片曾收入《中国药典》1977年版[3]。近年来研究结果表明，其全草及种子均可提取苦参碱及苦豆子总碱，而种子的生物碱含量高于全草的含量，且不破坏植被，有利于保护生态及资源再生，因此，近几年来多采用种子提取苦参碱及苦豆子总碱。

甘肃以其提取物为主要原料的制剂克泻灵（苦豆草片）、妇炎栓等已大量用于临床，销往全国各地，为控制原药材质量，故将其纳入地方标准[1]。

【原植物】多年生半灌木。全株密被灰白色平伏绢毛。根茎横走，根纤细。茎，分枝甚多。叶互生，奇数羽状复叶；小叶15～25枚，灰绿色，长1.5～2.5 cm，宽0.4～1.0 cm，长圆形或长圆状披针形，顶端钝圆，基部近圆形或广楔形。总状花序顶生，长15～20 cm；花蝶形，萼钟状；花冠鲜黄色或黄白色，蝶形，长为花萼的2～3倍；雄蕊10，分离，花丝细，花药卵形；子房上位，棒状。荚果念珠状，长5～8 cm；种子卵形，黄褐色，5～12粒。

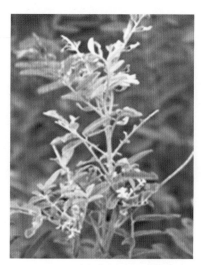

图1　苦豆子原植物图

花期5～6月，果期6～9月（图1）。

生长于荒漠草原、固定丘沙、田埂。分布于甘肃省河西等地区；内蒙古、新疆、青海、宁夏、河北、山西、陕西、西藏等省区亦有分布。

【产地】 主产于武威、张掖、酒泉等地。近年多为购进商品。

【性状】 比较了10批不同产地的样品，性状特征相同。见图2。

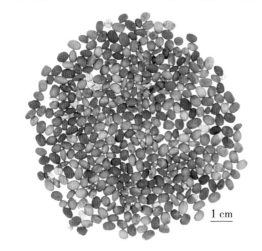

图2　苦豆子药材图

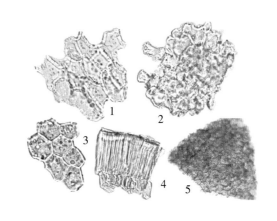

图3　苦豆子粉末图

1、2.内种皮细胞　3.胚乳细胞

4.栅栏细胞（纵面观）5.栅栏细胞（顶面观）

【鉴别】（1）显微鉴别　增加苦豆子粉末显微鉴别。主要组织有种皮栅栏石细胞、内种皮细胞、胚乳细胞、淀粉粒和脂肪油滴。见图3。

（2）薄层色谱鉴别　参照文献[4]，考察氧化苦参碱作为对照品的薄层色谱鉴别，10批样品色谱分离效果较好。本次修订增加薄层色谱鉴别。见图4。

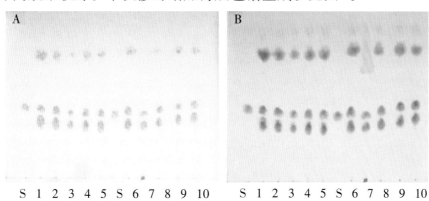

图4　苦豆子薄层色谱图

（A-喷以改良碘化铋钾试液，B-喷以5%亚硝酸钠乙醇试液）

（S.氧化苦参碱对照品；1-10不同样品批次）

【检查】 **水分、总灰分、酸不溶性灰分**　本次增加的指标，分别按《中国药典》（四部通则0832第二法、2302）测定[4]，10批样品进行测定。见表1。

根据10批苦豆子样品测定结果，分别拟定水分不得过9.0%、总灰分不得过4.0%和酸不溶性灰分不得过1.0%的限度。

表1　10批样品测定结果（%）

样品	1	2	3	4	5	6	7	8	9	10
水分	8.39	7.69	7.21	7.44	7.35	7.50	7.22	7.46	8.47	7.19
总灰分	2.58	2.68	2.62	2.67	2.66	2.68	2.69	3.08	2.86	2.82
酸不溶性灰分	0.20	0.21	0.22	0.21	0.19	0.20	0.22	0.32	0.26	0.24

【浸出物】按《中国药典》（四部通则2201）[4]，分别采用水、稀乙醇的热浸物测定方法，对10批样品进行测定。见表2。

表2　10批样品测定结果（%）

样品	1	2	3	4	5	6	7	8	9	10
水浸物	27.44	27.80	26.98	27.01	27.62	27.37	26.36	20.59	25.08	24.29
醇浸物	25.47	25.66	25.34	25.61	25.45	25.66	26.49	26.87	25.07	24.86

水浸出物的平均值为26.05%，醇溶性浸出物的平均值为25.65%，数据基本相同。今以水溶性浸出物计算，拟定限度不得少于20.0%。

【含量测定】苦豆子主要含有氯化苦参碱、苦参碱、槐定碱、槐果碱等20多种生物碱，含量约8.11%[5]。本次标准增加苦参碱（$C_{15}H_{24}N_2O$）和氧化苦参碱（$C_{15}H_{24}N_2O_2$）含量指标。

方法学研究表明，精密度试验、稳定性试验及重复性试验结果均良好。苦参碱对照品溶液在3.8～98.0 μg/ml内线性关系良好，苦参碱回收率为96.30%～102.61%，RSD为1.88%～2.64%。氧化苦参碱在9.2～235.0 μg/ml范围内线性关系良好，氧化苦参碱回收率为95.37%～103.81%，RSD为1.18%～2.40%。加样回收率良好。

对照品和样品的色谱图，见图5。

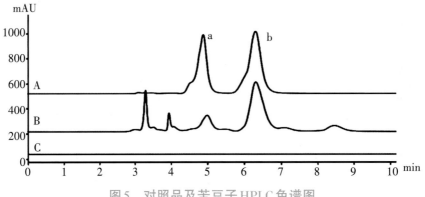

图5　对照品及苦豆子HPLC色谱图

A.对照品溶液（a.苦参碱　b.氧化苦参碱）　B.供试品溶液　C.空白溶液

对10批样品进行测定，结果见表3。

表3　10批样品含量测定结果（%）

样品	1	2	3	4	5	6	7	8	9	10
苦参碱	0.881	0.520	0.498	0.503	0.512	0.496	0.627	0.014	0.469	0.518
氧化苦参碱	2.670	3.786	3.771	3.729	3.781	3.754	3.332	0.143	3.373	3.414

测定了10批样品，除8号样品外，9批样品中苦参碱和氧化苦参碱总量范围在3.55%～4.30%之间，平均值为4.06%，故拟定苦豆子中苦参碱和氧化苦参碱总量不得少于2.5%。

该方法简便，精密度、重复性良好，纳入本标准，以控制药材质量。

【化学成分】苦豆子含生物碱、黄酮类、有机酸、氨基酸、多糖类、脂肪酸等成分[5-8]。生物碱主要有槐定碱（sophridine）、金雀花碱（sophorine 即野靛碱）、脱氢苦参碱（sophocarpine，即槐果碱）、3-α-羟基槐定（3-α-Hydrox ysophordine）、膺靛叶碱（baptifoline）、苦豆碱（aloperine）、槐胺（sophoramine）、苦参碱（matrine）、氧化苦参碱（oxymatrine）、氧化槐果碱（owysophocarpine）和新槐胺等。

【药理作用】苦豆子具有广泛的药理作用[5-8]：（1）苦豆子中生物碱是主要的活性成分，多种生物碱具有镇静、镇痛、平喘、镇咳及降温作用。（2）苦豆子干浸膏有抗炎作用，对痢疾杆菌有抗菌作用，并可抑制结核杆菌。（3）苦豆子总碱具有体外抑菌，抗辐射及抗肿瘤等作用。（4）苦豆子总黄酮有抗心律失常和抗乙肝病毒的作用。（5）毒性反应以循环系统和神经系统较为显著。

【炮制】根据实际情况拟定。

【性味与归经】【功能与主治】【用法与用量】【注意】参照文献[1、2、3]，综合拟定。

【贮藏】根据实际情况拟定[1]。

参考文献

[1] 甘肃省食品药品监督管理局.甘肃省中药材标准（2009年版）[S].兰州：甘肃文化出版社，2009：168-169.

[2] 甘肃省卫生局.甘肃中草药手册（第三册）[M].兰州：甘肃人民出版社，1973：1516.

[3] 卫生部药典委员会.中华人民共和国药典（1977年版·一部）[S].北京：人民卫生出版社，1977，325.

[4] 国家药典委员会.中华人民共和国药典（2020年版·四部）[S].北京：中国医药科技出版社，2020：114，232，234.

[5] 杨巧丽，顾政一，黄华.中药苦豆子的研究进展[J].西北药学杂志，2011，26（3）：232-234.

[6] 钟仁山.苦豆子的研究及其应用[M].银川：宁夏人民出版社，1983.

[7] 史芳芸，邱明宁，李国中，等.苦豆子资源现状、化学成分、毒性及其开发利用研究进展[J].黑龙江畜牧兽医，2019（13）：34-38.

[8] 于蕾，张连芳，东方，等.苦豆子中主要生物碱药理作用的研究进展[J].北京联合大学学报，2015，29（2）：61-66.

南 瓜 子

Nanguazi

CUCURBITAE SEMEN

本品为葫芦科植物南瓜 *Cucurbita moschata*（Duch.ex Lam.）Duch.ex Poirte. 的干燥成熟种子。夏、秋二季食用南瓜时，收集成熟种子，除去瓤膜，洗净，晒干。

【性状】本品呈扁椭圆形，长 1.0～2.0 cm，宽 0.5～1.5 cm。表面淡黄白色至淡黄色，光滑或粗糙，两面平坦而微隆起，边缘稍有棱，一端略尖，先端有珠孔，种脐位于尖的一端，种脐稍突起或不明显。种皮薄或稍厚，除去种皮，可见绿色薄膜状的胚乳，子叶2，黄色，肥厚，富油性。气微香，味淡。

【检查】水分　不得过6.0%（中国药典四部通则0832第二法）。

【浸出物】照醇溶性浸出物测定法（中国药典四部通则2201）项下的热浸法测定，用乙醇作溶剂，不得少于16.0%。

【炮制】除去杂质，用时捣碎。

【性味与归经】味甘，性平。归大肠经。

【功能与主治】驱虫，消肿，下乳。用于绦虫、蛔虫、钩虫、蛲虫、血吸虫病，四肢浮肿，痔疮，产后缺乳。

【用法与用量】30～60 g。外用适量，煎水熏洗。

【贮藏】置通风干燥处。

·起 草 说 明·

【别名】南瓜仁、白瓜子、金瓜子。

【名称】本标准沿用传统名称。

【来源】南瓜始载于《滇南本草》，但无形态描述。《本草纲目》所述甚详，即今南瓜 *Cucurbita moschata* （Duch.ex Lam.）Duch.ex Poirte.，南瓜子为其种子[1]，古今药用相同。甘肃自产自销，临床应用较为普遍，故纳入地方标准[2]。

【原植物】一年生蔓生草本。常节部生根，密被白色刚毛。单叶互生；叶柄粗壮，被刚毛；叶片宽卵形或卵圆形，有5角或5浅裂，长 12～25 cm，宽 20～30 cm，先端尖，基部深心形，两面均被刚毛和茸毛。卷须稍粗壮，3～5枝。花单性，雌雄同株；雄花单生，花萼筒钟形，长 5～6 mm，裂片条形；花冠黄色，钟状，5中裂，裂片边缘反卷；雄蕊3，花丝腺体状，花室折曲；雌花单生，子房1室，花柱短，柱头3，膨大，先端2裂，果梗粗壮，有棱槽，瓜蒂扩大成喇叭状。瓠果形状多样。种子多数，长卵形或长圆形，白色、灰白色、淡黄白色至淡黄色。花期6～7月，果期8～9月（图1、图2）。

全国各地广泛栽培。甘肃栽培的品种有小金瓜、黑皮南瓜、籽南瓜、裸仁南瓜、天壳南瓜。

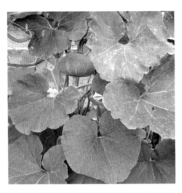 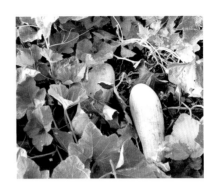

图1　圆形南瓜图　　　　　　　　　图2　长形南瓜图

【产地】全省各地均有栽培，其中金昌、白银、张掖栽培面积较大。

【采收加工】根据实际情况描述。

【性状】根据药材样品描述。由于南瓜子的品系较多，南瓜子的形状、颜色、大小略有不同，正文描述主要品系的种子特征。见图3。

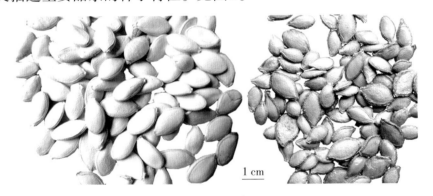

1 cm

图3　南瓜子药材图

【鉴别】本品为药食同源品种，种子性状特征明显，故未收入鉴别项目。

【检查】水分　按《中国药典》（四部通则0832第二法）[3]，对10批样品测定，见表1。

表1　10批样品测定结果（%）

样品	1	2	3	4	5	6	7	8	9	10
水分	4.4	4.0	4.4	5.1	4.1	4.7	4.7	4.1	3.9	4.3

10批平均值为4.4%，以平均值的120%设限为5.3%，故拟定水分限度不得过6.0%，纳入本标准。

【浸出物】按《中国药典》（四部通则2201）[3]，分别采用不同的浸出方法（冷浸法、热浸法），不同的浸出溶剂（水、30%乙醇、50%乙醇、70%乙醇、95%乙醇）对10批样品进行测定，见表2。

表2　10批样品测定结果（%）

样品	1	2	3	4	5	6	7	8	9	10
浸出物	21.2	23.7	20.6	25.2	19.3	20.8	24.8	23.7	21.2	28.7

结果是采用热浸法，以乙醇为溶剂的浸出物量最高，平均值为22.9%，以平均测定值的70%设限为16.0%，故设定浸出物限度不得少于16.0%。

【化学成分】南瓜子油中含脂肪酸，主要为亚油酸、油酸、棕榈酸、硬脂酸、亚麻酸、肉豆蔻酸；脂类成分有三酰甘油（triglyceride）、二酰甘油（diglyceride）、单酰甘油、甾醇、甾醇酯，以及磷脂酰胆碱（phosphatidyl choline）、磷酯酰乙醇胺（phosphatidyl ethanolamine）、磷脂酰丝氨酸（phosphatidyl setine）、脑苷脂（cerebroside）等；南瓜子中含南瓜子氨酸（cucurbitine）约0.15%，以及蛋白质及维生素B_1、B_2、C和19种类胡萝卜素，还含有28种微量元素[1、2、5]。

【药理作用】驱虫作用、抗血吸虫作用、抗炎作用，具有对前列腺细胞增殖的影响、改善尿流动力学等作用[4]。

【炮制】根据实际情况拟定。

【性味与归经】参照文献[1]拟定。《甘肃中草药手册》仅记载"甘，温。"[4]

【功能与主治】根据参考文献[1、4]拟定。尚记载"利水消肿。用于产后手足浮肿，百日咳，痔疮。"现代临床研究证明南瓜子可治疗前列腺疾病（前列腺炎、前列腺增生、前列腺肥大）[5]。

【用法与用量】参照文献[1]拟定。

【贮藏】根据实际情况拟定。

参考文献

[1]《中华本草》编委会.中华本草（第五册）[M].上海：上海科学技术出版社.1999：528.

[2] 甘肃省食品药品监督管理局.甘肃省中药材标准（2009年版）[S].兰州：甘肃文化出版社，2009：173-174.

[3] 国家药典委员会.中华人民共和国药典（2020年·四部）[S].北京：中国医药科技出版社，2020：114，232.

[4] 甘肃省卫生局.甘肃中草药手册（第二册）[M].兰州：甘肃人民出版社，1971：967.

[5] 黄泰康，等.现代本草纲目（下册）[M].北京：中国医药科技出版社.2001：1853.

莳 萝 子

Shiluozi

ANETHI FRUCTUS

本品为伞形科植物莳萝 *Anethum graveolens* L.的干燥成熟果实。夏季果实成熟时采收果枝，晒干，打落果实，除去杂质。

【性状】本品多为分果，每一分果呈扁平广卵形，长3～4.5 mm，宽1.5～3 mm，厚1～2 mm。表面黄棕色、棕黑色，背面有3条不甚明显的棱线，两侧棱向外延伸成翅状。双悬果基部有残存的果柄。气芳香，味辛、麻舌。

【鉴别】本品果实横切面：外果皮为1列扁平细胞，外被角质层。中果皮纵棱处有维管束，其周围有多数木化网纹细胞；背面纵棱间各有大的椭圆形棕色油管1个，接合面有油管2个，共6个。内果皮为1列扁平薄壁细胞。种皮细胞扁长，含棕色物。胚乳细胞多角形，含多数糊粉粒，每个糊粉粒中含有细小草酸钙簇晶。

【检查】杂质　不得过4%（中国药典四部通则2301）

水分　不得过8.0%（中国药典四部通则0832第四法）

总灰分　不得过10.0%（中国药典四部通则2302）

酸不溶性灰分　不得过2.0%（中国药典四部通则2302）

【浸出物】照水溶性浸出物测定法（中国药典四部通则2201）项下的热浸法测定，不得少于15.0%。

【含量测定】挥发油　照挥发油测定法（中国药典四部通则2204）测定。

本品含挥发油不得少于2.5%（ml/g）。

【炮制】取原药材，除去杂质及果柄，筛去灰屑。

【性味与归经】辛，温。归脾、胃、肝、肾经。

【功能与主治】散寒止痛，理气和胃。用于寒疝腹痛，睾丸偏坠，痛经，脘腹胀痛，食少吐泻，睾丸鞘膜积液。

【用法与用量】3～9 g。

【贮藏】置通风干燥处。

·起草说明·

【别名】莳萝椒、土茴香。

【名称】本品在《海药本草》中以莳萝子为正名记载，原地方标准沿用[1]。

【来源】《开宝本草》记载"（莳萝）生佛誓国，如马芹子，辛香"。《本草图经》记载"今岭南及近道皆有之。三四月生苗，花、实大类蛇床而香辛，六月、七月采实"。《本草纲目》记载"其子蔟生，状如蛇床子而短，微黑，气辛臭，不及茴香"。《本草蒙荃》记载"颗粒似蔓椒开口，俗呼为莳萝椒"。据上所述，古今药用莳萝的原植物一致[2、3]。

莳萝子在甘肃主要作为油料植物栽培，已形成稳定的产区，除作为芳香植物油提取外，已形成药用习惯，临床认为其开胃散寒，理气止痛疗效较好，纳入地方标准[1]。

国内有些地区曾作为"小茴香"使用，应区别药用。

【原植物】一年生本草，或稀二年生草本，高60～120 cm。茎单一，直立，全株无毛。基生叶有柄，叶柄长4～8 cm，基部有阔叶鞘；叶片轮廓宽卵形，三至四回羽状全裂，末回裂片丝状，长4～25 mm，宽不及0.5 mm；茎上部叶较小，分裂次数少，无叶柄，仅有叶鞘。复伞形花序顶生，直径5～15 cm，伞辐10～25，无小总苞片；花黄色，长圆形，小舌片近长方形，内曲；萼齿不明显；花柱短。双悬果椭圆形，长4～5 mm，宽2～3 mm，背棱稍凸起，侧棱狭扁带状。花期5～6月，果期6～7月（图1）。

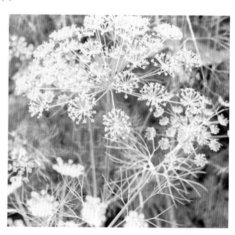

图1 莳萝子原植物图

原产欧洲南部。武威、张掖等地栽培；东北地区，以及四川、广东、江苏、安徽等省区亦有栽培。

【产地】主产于武威（民勤、古浪），定西、平凉等地亦产。

【采收加工】夏、秋季果实成熟时采收，晒干，打落果实，除去杂质。

【性状】根据商品药材描述，见图2。

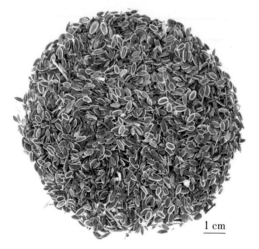

图2 莳萝子药材图

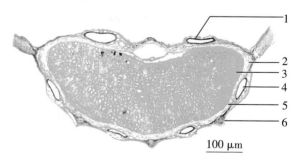

图3 莳萝子横切面详图

1.外果皮 2.中果皮 3.胚乳
4.油管 5.内果皮 6.维管束

【鉴别】本次增加显微鉴别。果实横切面：呈类肾形，两侧特长。背面纵棱间各有大的椭圆形棕色油管1个，接合面有油管2个，种皮薄壁细胞种内油管散状分布，接合面处油管较大。见图3。

【检查】杂质　本品容易混入茎枝等杂质，原标准拟定限度[1]。

水分、总灰分、酸不溶性灰分　按《中国药典》（四部通则0832第四法、2302）[4]，对10批样品进行测定，结果见表1。

表1　10批样品测定结果（%）

样品	1	2	3	4	5	6	7	8	9	10
水分	6.1	5.5	7.1	6.9	6.2	6.9	5.7	5.6	5.0	6.1
总灰分	5.5	9.1	14.3	15.3	7.0	8.8	8.2	7.6	8.3	8.6
酸不溶性灰分	0.36	2.24	6.61	7.72	0.33	1.55	0.26	0.33	0.21	0.27

注：样品1-3号、4-10号样品，分别采集于2018年和2019年。

根据测定结果，水分范围为5.0%～7.1%，拟定水分限度不得过8.0%。总灰分范围为5.5%～15.3%，拟定总灰分限度不得过10.0%；酸不溶性灰分范围为0.21%～7.72%，样品间的差异较大，拟定酸不溶性灰分限度不得过2.0%。

【浸出物】按《中国药典》（四部通则2201）[4]，以水、乙醇为溶剂，采用热浸法测定10批样品，结果见表2。

表2　10批样品浸出物测定结果（%）

样品	1	2	3	4	5	6	7	8	9	10
水浸出物	20.78	24.16	13.32	12.63	21.34	16.14	26.21	22.24	17.56	21.58
醇浸出物	25.37	22.81	12.68	13.02	21.09	16.53	22.86	20.97	17.54	20.47

根据测定结果，水溶性浸出物为12.63%～26.21%，醇溶性浸出物为12.68%～25.37%，3、4号样品纯度差，浸出物明显偏低。本标准选择水溶性的浸出物进行质量控制，拟定限度不得少于15.0%。

【含量测定】原标准规定含挥发油不得少于2.5%（ml/g）[1]，维持原标准的限度。

【化学成分】含有挥发油、黄酮、酚酸、香豆素及葡萄糖苷等成分，含挥发油2%～4%。甘肃产地的油分离出16个化合物中主要含α-香芹酮、柠檬烯、二氢香芹酮、α-水芹烯等；其他产地的精油中主要成分基本相近。还含有β-D-吡喃葡糖苷、绿原酸、杨梅黄酮、原花青素、槲皮素、芦丁、木犀草素、山奈酚等，还含有咖啡酸等[3、5、6]。

【药理作用】莳萝子及精油具有抑菌、抗氧化、抗溃疡、降血糖、调血脂等药理作用[6]。

【炮制】【性味与归经】【功能与主治】【用法与用量】【贮藏】参考有关文献[1、2、3]

拟定。

参考文献

［1］甘肃省食品药品监督管理局.甘肃省中药材标准（2009年版）［M］.兰州：甘肃文化出版社，2009，175-176.

［2］南京药学院药材学教研室.药材学［M］.北京：人民卫生出版社，1950：900.

［3］江苏新医学院.中药大辞典（下册）［M］.上海：上海科学技术出版社，1986：1808.

［4］国家药典委员会.中华人民共和国药典（2020年版·四部）［M］.北京：中国医药科技出版社，2020：114，232.

［5］金育忠，石长栓，王玉洁，等.莳萝籽精油的成分研究［J］.中草药，1995，（7）：654.

［6］贺伟平，黄宝康.莳萝化学成分和药理作用研究进展［J］.现代药物与临床，2011，26（6）：457-460.

甜杏仁

Titanxingren

ARMENLACAE SEMEN

本品为蔷薇科植物杏 *Prunus armeniaca* L. 干燥成熟的味甜种子。夏季采收成熟果实，除去果肉和核壳，取出种子，晒干。

【性状】本品呈扁心形，长 1.6～2.6 cm，宽 1.2～1.6 cm，厚 0.5～0.6 cm。表面淡棕色至暗棕色，一端尖锐有珠孔，傍有种脐。另端钝圆，肥厚，左右不对称，在合点处分出多数深棕色的脉纹。除去种皮，可见乳白色子叶 2 片，富油性。气微，味微甜。

【鉴别】本品粉末淡黄色。种皮石细胞呈圆多角形、类长圆形或贝壳形，黄棕色至棕色，单个散在或数个相连。外表皮细胞类圆形，细胞壁常皱缩，浅黄色至棕黄色，常与种皮石细胞相连。

【炮制】除去杂质，用时捣碎。

【性味与归经】甘，平。归肺、大肠经。

【功能与主治】止咳平喘，润肠通便。用于肺虚咳嗽，肠燥便秘。

【用法与用量】4.5～9 g。

【贮藏】置阴凉干燥处，防虫蛀。

· 起 草 说 明 ·

【别名】巴蛋杏、叭哒杏。

【名称】甜杏仁为民间药用名称，原地方标准收载[1]。

【来源】早期本草收载杏仁无苦、甜之分，《本草从新》始有甜杏仁记载"巴旦杏仁，形扁皮白尖弯如鹦哥嘴者真，形圆皮黄尖者名甜杏仁，出山东、河南，不入药。"[2]据历代本草中所载杏仁的性味，或苦、温，或甘、苦、温。说明苦、甜两种杏仁通用。《饮膳正要》记载"巴蛋仁，味甘，无毒，止咳下气，消心腹逆闷"。《本草纲目》已单列出"巴蛋杏"，并描述："甘、平、湿、无毒。止咳下气，消心腹逆闷"[3]。现代商品区分甜杏仁和苦杏仁，药用以苦杏仁为主，甜者常供食品、饮料工业做原料[4、5]。

甜杏仁商品主要来源于家种杏 *Prunus armeniaca* L.（沿用《中国药典》拉丁学名）味甜的干燥成熟种子，为有利于生产，指导临床合理用药，原标准收载甜杏仁[1]。

【原植物】落叶乔木。树枝略带赤褐色。叶呈阔卵形或圆卵形，长 5～10 cm，先端急尖至短渐尖，基部广楔形或截行；叶缘有细锯齿；叶片两面有毛或无毛；叶柄多带红色，长2～3 cm，近叶基部有腺点。花单生，白色或粉红色；萼片5枚，披针形，向下反卷；花瓣5枚；雄蕊多数，着生于萼缘；子房下位，花柱延长。核果，球形，黄红色，近光滑，直径约3 cm；核略扁，平滑，边缘锋利，内含种子1枚。种子表面有微细网纹，味甜不苦。花期3～4月，果期6月（图1）。

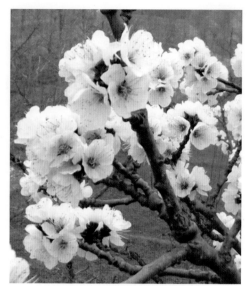

图1 甜杏仁原植物图

甘肃各地均有分布或栽培；全国各地栽培。

【产地】主产于庆阳、平凉、天水及兰州等地。

【采收加工】夏季果实成熟收集杏核，捶破取核仁，晒干即得。以干燥、洁净，无走油及霉变者为合格品。

【性状】根据商品药材描述。见图2。

【鉴别】增修显微特征鉴别，根据采集的曹杏仁药材描述。见图3。

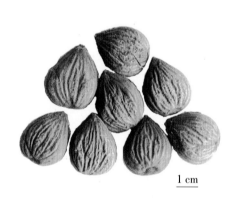

图2 甜杏仁药材图

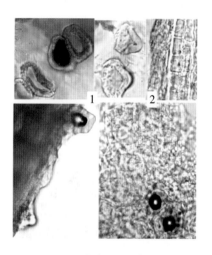

图3 甜杏仁粉末图

1.石细胞 2.种皮表皮细胞

【含量测定】按《中国药典》苦杏仁项下的方法测定，7批甜杏仁所含苦杏仁苷在0.01%～0.55%之间，未纳入正文。见表1。

表1 7批样品中含量测定结果（%）

样品	白皮杏	小接杏	曹杏1	曹杏2	大接杏1	大接杏2	李光杏
含量	0.157	0.018	0.381	0.546	0.023	0.039	0.026

注：李光杏（*Amygdalus vulgaris* Lam *var glabra* S.X.Sun）

【化学成分】含苦杏仁苷、脂肪、蛋白质、不饱和脂肪酸、多元酚酸类、黄酮类、P、Fe、Zn等无机元素、天然维生素E、硒的含量较高[4、6]。

【药理作用】具有抗炎、抗氧化、抗肿瘤、抗真菌、保肝、降血糖、降血脂等药理作用[6]。

【炮制】按常规拟定。

【功能与主治】《本草纲目》记载"主治止咳，下气，消心腹逆闷"。《四川中药志》记载"能润肺宽胃，祛痰止咳。治虚劳咳嗽，心腹逆闷，尤以治干性、虚性之咳嗽最宜"[5]，结合文献[5、6]综合拟定。

【炮制】【性味与归经】【用法与用量】【贮藏】参照文献[5、6]拟定。

参考文献

［1］甘肃省食品药品监督管理局.甘肃省中药材标准（2009年版）［S］.兰州：甘肃文化出版社，2009：180-181.

［2］（清）吴仪洛.本草从新（卷十）［M］.北京：中国书店，1985.

［3］（明）李时珍.本草纲目（校点本，下册）［M］.北京：人民卫生出版社，1984：1735.

［4］中国医学科学院药物研究所，等.中药志（第三册）［M］.北京：人民卫生出版社，1984：72.

［5］中国科学院四川中医中药研究所.四川中药志［M］.成都：四川人民出版社，1960：1630.

［6］程鹏，李薇红，华剑，等.甜杏仁的药理作用研究进展［J］.现代药物与临床，2011，26（11）：365-368.

绿 豆

Lüdou

VIGNAE RADIATAE SEMEN

本品为豆科植物绿豆 *Vigna radiata* (Linn.) Wilczek. 的干燥成熟种子。秋季种子成熟时采收全株，打落种子，筛去灰屑，晒干。

【性状】本品呈矩圆形，长4～6 mm，直径3～4 mm。表面绿黄色或暗绿色，有光泽。种脐位于一侧，长约为种子的1/3，呈白色纵向线性。种皮薄而韧，子叶2，黄白色或淡黄绿色，肥厚。质坚硬。气微，味淡，嚼之有豆腥味。

【鉴别】本品粉末灰白色。淀粉粒众多，单粒呈肾形、类圆形、圆三角形或不规则形，脐点点状、星状或裂缝状。种皮栅状细胞横断面细胞1列，外壁增厚，光辉带不明显。种皮支持细胞侧面观哑铃状，可见环状增厚壁。导管主要为螺纹导管和环纹导管。

【浸出物】照水溶性浸出物测定法（中国药典四部通则2201）项下的热浸法测定，不得少于14.0%。

【炮制】除去杂质，洗净，干燥。用时捣碎。

【性味与归经】甘，凉。归脾、肺、心经。

【功能与主治】清热解毒，消暑，利水。用于暑热烦渴，水肿，泻痢，丹毒，痈肿，热毒，小便不利，周身浮肿，药物、食物中毒。

【用法与用量】15～30 g。

【注意】脾胃虚寒滑泄者慎服。

【贮藏】置阴凉干燥处，防霉变，防虫蛀。

·起 草 说 明·

【别名】青小豆。

【名称】沿用历史名称。

【来源】绿豆始载于《开宝本草》[1]。本品虽为食品，但中医临床及民间应用较广，甘肃广为栽培，故纳入地方标准[2]。

【原植物】一年生草本。全株被稀疏褐色长硬毛。茎直立，有时顶部稍成蔓性。三出复叶；托广卵形，小托叶线形；小叶3，叶片卵形、广卵形或菱状卵形，长4～10 cm，宽3～5.5 cm，基部广楔形或近圆形，先端渐尖，两侧小叶基部歪斜而略小，全缘。总状花序腋生；苞片卵形或近长圆形，小苞片线状披针形或长圆形；萼斜钟形，萼齿4；花冠淡绿黄色或淡黄色；旗瓣近肾形，顶端微凹，基部心形，翼瓣有较长的耳部（与瓣爪近等长），龙骨瓣与翼瓣近等长，上端弯曲约半圈，其中一片于中部以下有角状突起；雄蕊10，两体；子房线形，无柄。荚果圆柱形，长6～9 cm，宽约6 mm，散生淡褐色长硬毛，成熟时近黑绿色，裂开；含种子10余粒，呈椭圆形或近长圆形，稍具棱角，熟时一般为暗绿色或黄绿色。

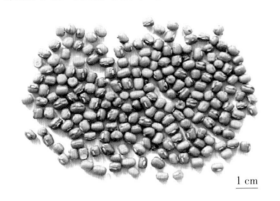

图1　绿豆原植物图

花期6～7月，果期8月（图1）。

甘肃各地均有栽培；全国大部分地区亦广泛栽培。

【产地】　主产于庆阳、定西、天水等地。

【采收加工】　立秋后种子成熟时采收全株，晒干，打下种子，除去杂质。

【性状】　本品为常用谷类食物，根据庆阳地产商品药材描述。见图2。

【鉴别】　本次标准修订增加粉末显微特征，主要有淀粉粒、种皮栅状细胞，种皮支持细胞不易可见。见图3。

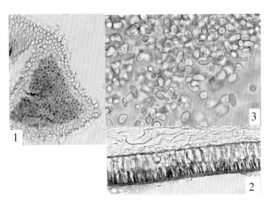

图2　绿豆药材图

图3　绿豆粉末图

1.种皮细胞表面观　2.种皮栅状细胞横断面　3.淀粉粒

【检查】　对10批庆阳地产样品进行检查，结果见表1。

【浸出物】　照水溶性浸出物测定法《中国药典》（四部通则2201）项下的热浸法，对10批庆阳地产样品进行测定，结果见表1。

表1　10批样品测定结果（%）

样品	华池1	华池2	华池3	华池4	华池5	庆城	环县1	环县2	环县3	环县4
水分	12.1	11.3	11.7	11.3	11.2	10.3	13.2	11.1	10.5	11.1
总灰分	3.2	3.2	2.8	3.1	2.9	3.5	3.7	3.6	3.3	3.2
浸出物	16.8	16.8	15.5	16.9	14.6	16.5	16.5	15.7	16.1	16.4

　　10批样品中水分在10.5%～13.2%之间，总灰分在2.9%～3.7%之间，产地加工对其没有明显影响，暂不设定限度。10批样品中浸出物在14.6%～16.9%之间，为保证质量，拟定不得少于14.0%的限度。

　　【化学成分】含蛋白质、脂肪、碳水化合物、钙、磷、铁、硒、磷等元素，维生素E、胡萝卜素、视黄醇、硫胺素、核黄素、尼克酸和氨基酸等；含有饱和脂肪酸、磷脂成分等。绿豆所含的化学成分还包括鞣质、香豆素、生物碱、植物甾醇、皂苷和黄酮类化合物等[3]。

　　【药理作用】绿豆具有抗菌抑菌、降血脂、抗肿瘤、解毒等作用。经常食用绿豆可改善肠道菌群，减少有害物质吸收，又有局部止血和促进创面修复的作用[3]。

　　【炮制】【性味与归经】【功能与主治】【用法与用量】【注意】【贮藏】参照文献[1、2]拟定。

参考文献

　　[1] 江苏新医学院，等.中药大辞典（下册）[M].上海：上海科学技术出版社，1986：2271-2273.

　　[2] 甘肃省食品药品监督管理局.甘肃省中药材标准（2009年版）[S].兰州：甘肃文化出版社，2009：182-184.

　　[3] 李敏.绿豆化学成分及药理作用的研究概况[J].上海中医药杂志，2001，35（5）：47-49.

菠 菜 子

Bocaizi

SPINACIAE FRUCTUS

本品为藜科植物菠菜 *Spinacia oleracea* L. 的干燥成熟果实。果实成熟时采收地上部分，晒干或低温干燥，打下果实，除去杂质。

【性状】本品呈类卵圆形或扁圆形，长1.8～5.6 mm，宽1.5～3.6 mm。表面灰绿色至灰褐色，一端略尖或具1～4刺，刺长0.7～5 mm，两刺之间夹角30°～180°。质硬。种皮红褐色至棕褐色，不易剥离；种子卵圆或类圆形，种脐位于狭端，稍突出，两侧具凹陷纵沟，子叶2。气微，味微涩。

【鉴别】（1）本品粉末灰白至灰褐色。淀粉粒众多。石细胞呈类圆形、多角形或长多角形，壁厚，孔沟明显，偶见含晶石细胞。螺纹导管、网纹导管易见，直径6～15 μm。纤维大多成束，直径9～31 μm，壁微木化。种皮细胞栅状成片，呈黄色至棕褐色，表面观呈类多角形，壁增厚。

（2）取本品粉末2.5 g，加甲醇25 ml，超声处理30 min，放冷，滤过，滤液蒸干，残渣加甲醇1 ml使溶解（于-20 ℃放置2 h），作为供试品溶液。另取β-蜕皮激素对照品加甲醇制成每1 ml含0.1 mg的溶液，作为对照品溶液。照薄层色谱法（中国药典四部通则0502）试验，吸取上述两种溶液各10～20 μl，分别点于同一硅胶G薄层板上，以三氯甲烷-甲醇（8:2）为展开剂，展开，取出，晾干，喷以10%硫酸乙醇溶液，在105 ℃加热至斑点显色清晰，置紫外光灯下（365 nm）检视。供试品色谱中，在与对照品色谱相应的位置上，显相同颜色的斑点。

【检查】**水分**　不得过10.0%（中国药典四部通则0832第二法）。

总灰分　不得过7.0%（中国药典四部通则2302）。

【浸出物】照水溶性浸出物测定法（中国药典四部通则2201）项下的热浸法测定，不得少于8.0%。

【炮制】除去杂质。

【性味与归经】微温，微辛、甜。归脾、肺经。

【功能与主治】清肝明目，止咳平喘。用于风火目赤肿痛，咳喘。

【用法与用量】9～15 g；或研末冲服。

【贮藏】置通风干燥处。

·起 草 说 明·

【别名】菠薐菜子

【名称】入药部位为果实，商品常以菠菜子称之，本标准沿用。

【来源】菠菜子始见于《本草纲目》记载"雌着结实，状如蒺藜子"[1]，据考证，所说菠菜子实际上是菠菜 *Spinacia oleracea* L.的果实[2、3、4]。

我国学者研究认为菠菜 *Spinacia oleracea* L.又分为有刺 var.*spinosa* Moench 和无刺 var.*inermis* Peterm.两个变种，其主要分类依据是其果实是否有刺以及叶片特征[5]。菠菜子本省医疗机构制剂作为成方制剂"抗痨益肺胶囊"的原料，故纳入本标准。

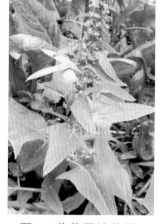

【原植物】茎直立，中空，脆弱多汁，不分枝或有少数分枝。叶戟形至卵形，鲜绿色，柔嫩多汁，全缘或有少数牙齿状裂片。雄花集成球形团伞花序，再于枝和茎的上部排列成有间断的穗状圆锥花序；花被片通常4，花丝丝形，花药不具附属物；雌花团集于叶腋；小苞片两侧稍扁，顶端残留2小齿，背面通常各具1棘状附属物；子房球形，柱头4或5。胞果卵形或近圆形，直径约2.5 mm，两侧扁；果皮褐色（图1）。

全国各地广为栽培。

【产地】产于庆阳、陇南、定西、酒泉等地。

【采收加工】6～7月种子成熟时，割取地上部分，采取果实。

图1　菠菜原植物图

【性状】采集了甘肃各地34批样品，结果有刺16批，无刺18批，并对果实平均长茎、果实平均短茎、果实平均刺长、果实刺平均夹角进行测量，综合拟定。见图2。

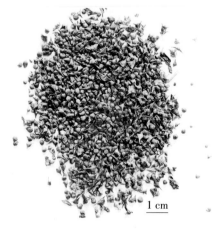

图2　菠菜子药材图

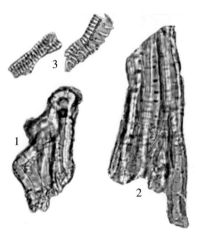

图3　菠菜子粉末图

1.石细胞　2.纤维　3.导管

【鉴别】（1）显微鉴别 根据实际观察拟定粉末特征。见图3。

（2）薄层色谱鉴别 根据实验拟定，17批样品的薄层色谱图，见图4。

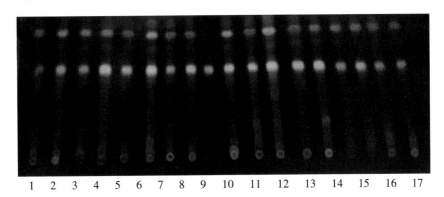

图4 菠菜子薄层色谱图（1-17号样品）

【检查】**水分、总灰分、酸不溶性灰分** 分别按《中国药典》（四部通则0832第二法、2302）测定[6]，10批样品进行测定，见表1。

表1 10批样品测定结果（%）

样品	1	2	3	4	5	6	7	8	9	10
水分	8.42	7.88	7.98	7.53	8.03	7.84	8.33	8.71	8.64	9.0
总灰分	7.41	8.02	12.06	5.99	7.87	6.72	4.74	5.32	6.03	4.09
酸不溶性灰分	0.63	0.97	1.82	0.24	1.36	0.31	0.12	0.15	0.44	0.62

10批样品测定结果，水分在7.53%～9.10%，拟定限度不得过10.0%；总灰分在4.09%～12.06%，拟定限度不得过7.0%；酸不溶性灰分在0.04%～1.80%，样品间偏差较大，暂不纳入。

【浸出物】按《中国药典》（四部通则2201）[6]，对两种方法比较，结果水溶性浸出物含量高于醇溶性浸出物含量，见表2。

表2 10批样品测定结果（%）

样品	1	2	3	4	5	6	7	8	9	10
含量	12.35	11.34	12.74	12.49	9.31	11.84	10.51	9.59	8.33	14.65

水溶性浸出物在8.33%～14.65%之间，拟定含量不得少于8.0%。

【含量测定】参考文献建立β-蜕皮激素HPLC含量测定方法。以β-蜕皮激素对照品峰面积为纵坐标（A），浓度为横坐标（C），得线性回归方程$C=5.0×10^{-8}A-1.62×10^{-3}$（$r=0.9994$），线性范围为0.034～3.4 μg。精密度试验、重复性试验的RSD分别为0.71%、1.49%；样品中β-蜕皮激素在12 h内基本稳定，RSD为0.86%；加样平均回收率为98.25%，RSD为1.20%，均符合要求。

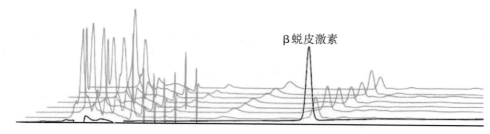

图5 对照品和供试品溶液 HPLC 色谱图

高效液相色谱图如图5。测定了24批样品，其中结果见表3。

表3 24批样品含量测定结果（mg/g）

样品	1	2	3	4	5	6	7	8	9	10	11	12
含量	0.081	0.122	0.093	0.219	0.109	0.198	0.060	0.092	0.095	0.09	0.190	0.060
样品	13	14	15	16	17	18	16	20	21	22	23	24
含量	0.255	0.089	0.106	0.131	0.200	0.170	0.121	0.152	0.109	0.106	0.127	0.25

根据24批菠菜子样品中β-蜕皮激素含量在0.060～0.255 mg/g之间，含量差异较大，仅供参考，不列入正文。

【化学成分】 菠菜子含有小龙骨素B、蜕皮甾酮、α-菠菜甾醇、豆甾烯醇、豆甾烷醇等，还含有棕榈酸、亚油酸、油酸等十三种脂肪酸，菠菜子经提取、分离、纯化后还可得到胰蛋白酶抑制剂[2、4]。

【性味与归经】 参考《中华本草》《滇南本草》[2、7]记载拟定。

【炮制】【功能与主治】【用法与用量】【贮藏】 参考文献[2]拟定。

参考文献

[1]（明）李时珍.本草纲目（校点本，下册）[M].北京：人民卫生出版社，1982：1645.

[2]《中华本草》编委会.中华本草（第二册）[M].上海：上海科学技术出版社，1999：1477-1479.

[3]《浙江药用植物志》编写组.浙江药用植物志（上册）[M].杭州：浙江科学技术出版社，1980：261.

[4]李波，张馨元，刘鸿雁，等.菠菜和菠菜子的本草考证[J].中国中医药信息杂志，2020，27（1）9-13.

[5]孟淑春.菠菜果实和种子形态比较及遗传多样性研究[D].北京：中国农业大学，2017.

[6]国家药典委员会.中华人民共和国药典（2020年版·四部）[M].北京：中国医药科技出版社，2020：114，232，234.

[7]兰茂.滇南本草（第二卷）[M].昆明：云南人民出版社，1977：87-89.

椒 目

Jiaomu

ZANTHOXYLI SEMEN

本品为芸香科植物花椒 *Zanthoxylum bungeanum* Maxim.的干燥成熟种子。立秋前后采收成熟果实，除去果壳及杂质，干燥。

【性状】本品呈圆球形、半球形或卵球形，种脐斜平，直径3～4 mm。表面黑色，具光泽。表皮脱落部分露出黑色网状纹理。质坚硬。剖开可见淡黄白色的胚乳及子叶2枚，显油性。气芳香，味辛。

【鉴别】本品粉末红棕色。种皮表皮细胞多角形，壁连珠状增厚，呈红棕色或棕黑色。种皮下皮细胞多角形，壁木质化，具明显的网状纹理，呈淡黄色。胚乳细胞多角形，内含糊粉粒及油滴，油滴淡黄色。石细胞呈方形、类圆形或多角形，直径10～82 μm，孔沟及纹孔明显。可见细小的草酸钙砂晶。

【检查】**水分** 不得过9.0%（中国药典四部通则0832第三法）。

总灰分 不得过8.0%（中国药典四部通则2302）。

酸不溶性灰分 不得过1.0%（中国药典四部通则2302）。

【浸出物】照醇溶性浸出物测定法（中国药典四部通则2201）项下的热浸法测定，用95%乙醇作溶剂，不得少于12.0%。

【炮制】除净杂质，炒出汗（油）。

【性味与归经】苦、辛，温。归脾、肺、膀胱经。

【功能与主治】利水消肿，祛痰平喘。用于水肿胀满，痰饮喘息，哮喘。

【用法与用量】3～9 g。

【注意】阴虚火旺者忌服。

【贮藏】置阴凉干燥处。

·起 草 说 明·

【别名】花椒籽、花椒目。

【名称】本标准沿用历代习用名称。

【来源】椒目始载于《本草经集注》。《新修本草》《金匮要略》《本草纲目》等主要本草均见收载。本草记载的秦椒、蜀椒均为芸香科花椒属（*Zanthoxylum*）植物，主要来源即花椒 *Zanthoxylum bungeanum*[1]。《本草纲目》记载"蜀椒肉厚皮皱，其子光黑，如人之瞳仁，故谓之椒目"。与现代所用椒目一致。

　　甘肃省花椒产量较大，椒目有生产、收购和使用历史，故纳入地方标准[2]。

　　【原植物】落叶灌木或小乔木。枝干处表皮灰色或紫褐色，具细小皮孔或皮刺。单数羽状复叶互生，叶轴边缘有狭翅，叶背面及腹面基部均有小皮刺，小叶常7～9，纸质或厚纸质，近于无柄，卵形或卵状长圆形，长1.5～7 cm，宽0.8～3 cm，顶端急尖或短渐尖，基部圆形或钝，边缘具钝齿，齿缝处有粗大透明的腺点。聚伞状圆锥花序顶生，花轴被短柔毛，花单生，雌雄异株，雄花与叶同时出生。蓇葖果球形，红色或紫红色，密生大而凸出的腺点。种子类圆形，直径约3.5 mm，黑色有光泽。花期3～5月，果期7～10月（图1）。

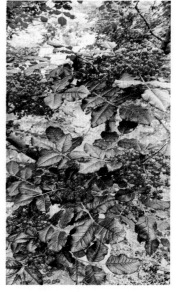

图1　椒目原植物图

　　生于海拔1000～3600 m的山坡、山谷及杂木林中。甘肃中部及东南部广泛栽培；我国部分省区亦有分布。

　　【产地】主产于陇南、天水、定西、庆阳等地。

　　【采收加工】立秋前后果实熟时采收，除去果壳及杂质，干燥。

　　【性状】根据商品药材描述。见图2。

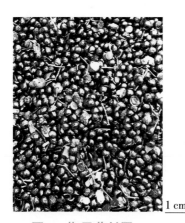

图2　椒目药材图

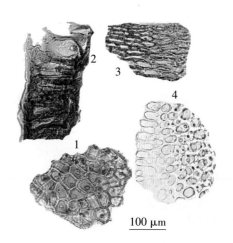

图3　椒目粉末图

1.表皮细胞表面观　2.表皮细胞侧面观

3.下表皮细胞　4.胚乳细胞及油滴

　　【鉴别】显微鉴别　根据实物观察描述显微特征，石细胞较少，不易发现。见图3。

　　【检查】水分、总灰分、酸不溶性灰分　本次标准增加检查项。分别按《中国药典》（四部通则0832第三法、2302）[3]，对11批样品进行测定，结果见表1。

表1　11批样品测定结果（%）

样品	1	2	3	4	5	6	7	8	9	10	11
水分	7.73	7.56	5.86	7.07	6.65	7.34	7.47	7.20	6.93	7.20	8.74
总灰分	5.96	5.93	5.92	6.19	5.70	6.10	5.28	6.65	5.51	5.55	6.20
酸不溶性灰分	0.28	0.87	0.31	0.65	0.41	1.22	0.33	0.72	0.50	0.40	0.61

根据结果，分别拟定限度为水分不得过9.0%、总灰分不得过8.0%、酸不溶性灰分不得过1.0%。

【浸出物】本次标准修订中增加浸出物指标。按《中国药典》（四部通则2201）[3]，分别以95%乙醇、水作溶剂对11批样品进行热浸法测定，结果见表2。

表2　11批样品测定结果（%）

样品	1	2	3	4	5	6	7	8	9	10	11
水浸出物	9.45	8.04	8.18	6.91	6.15	7.07	8.29	7.05	8.35	7.64	8.50
醇浸出物	12.98	12.79	25.48	21.08	21.57	18.62	16.64	20.76	24.88	19.60	16.04

水溶性浸出物范围为6.15%～9.45%，醇溶性浸出物范围为12.79%～25.48%。根据测定结果，以醇溶性浸出物为质量指标，拟定含量不得少于12.0%。

【化学成分】椒目含脂肪酸、挥发油、黄酮、氨基酸和微量元素等成分[4-6]，脂肪酸主要有棕榈酸（palmitic acid）、硬脂酸（stearic acid）、油酸（oleic acid）、亚油酸（linoleic acid）、α-亚麻酸（linolenic acid），后两者的总量在45.5%～64.7%。挥发油中含有芳樟醇、月桂烯、柠檬烯等单萜、倍半萜及其含氧衍生物30余种。分离出金丝桃苷、槲皮素、异欧前胡素、异茴芹素、β-谷甾醇、胡萝卜苷等。

【药理作用】具有抗血栓、调血脂、祛痰、平喘镇咳及抗炎等药理作用[4、6]。

【炮制】【性味与归经】【功能与主治】【用法与用量】【注意】【贮藏】均参照文献[1-3]拟定。

参考文献

[1] 丁永辉.中药花椒的本草学研究[J].甘肃药学，1992，（1）：17-19.

[2] 甘肃省食品药品监督管理局.甘肃省中药材标准（2009年版）[S].兰州：甘肃文化出版社，2009：184-185.

[3] 国家药典委员会.中华人民共和国药典（2020年版·四部）[M].北京：中国医药科技出版社，2020：114，232，234.

[4]《中华本草》编委会.中华本草（第四册）[M].上海：上海科学技术出版社，1999：982.

[5] 赵兴红，李兆琳.闪蒸-毛细管气相色谱-质谱法分析花椒籽的挥发性成分[J].中药材，1990，13（4）：33-35.

[6] 王文泽，赵燕燕，李铣.椒目的化学成分与生物活性研究进展[J].中草药，2007，38（18）：1913-1914.

黑果枸杞

Heiguogouqi

LYCII RUTHENICI FRUCTUS

本品系藏族、维吾尔族习用药材。为茄科植物黑果枸杞 *Lycium ruthenicum* Murr. 的干燥成熟果实。夏、秋二季果实呈紫黑色时采收，热风烘干，或晒干，除去果梗。

【性状】 本品呈类圆形，直径3～10 mm。表面紫黑色，顶端有微小突起的花柱痕，基部有白色的果梗痕。果皮皱缩；果肉柔润。种子20～50粒，呈类圆形，扁平，直径1～2 mm，表面棕黄色。气微，味甜。

【鉴别】 本品粉末紫黑色。外果皮表皮细胞表面观呈类多角形或长多角形，垂周壁平直或细波状弯曲，外平周壁表面有平行的角质条纹。中果皮薄壁细胞呈类多角形，壁薄，胞腔内含橙红色或红棕色球形颗粒。种皮石细胞表面观不规则多角形，壁厚，波状弯曲，层纹清晰。可见草酸钙小方晶。

【检查】 杂质 不得过5%（中国药典四部通则2301）。

水分 不得过15.0%（中国药典四部通则0832第二法）。

总灰分 不得过8.0%（中国药典四部通则2302）。

【性味与归经】甘，平。

【功能与主治】维药 清心热，强肾，润肝明目，健胃补脑，抗衰及通经。用于心热病，月经不调，虚劳精亏，腰膝酸痛，眩晕耳鸣，阳萎遗精，内热消渴，血虚萎黄，目昏不明。

藏药 清心热。治心热，妇科病。

【用法与用量】6～12 g。

【贮藏】置阴凉干燥处，防闷热，防潮，防蛀。

· 起 草 说 明 ·

【名称】现时商品称为黑果枸杞，本标准沿用。

【来源】黑果枸杞是我国重要的民族药，在藏族、维吾尔族中具有悠久的药用历史，收载于《四部医典》《晶珠本草》等著名典籍。据《维吾尔药志》记载，黑果枸杞果实及根皮在民间多用其作滋补强壮、明目降压。对于尿道结石、癣疥、齿跟出血等疾病，治疗效果显著[1、2]。

历史上黑果枸杞就有药用记载，在藏族、维吾尔族民间应用较广泛，现国家已批复为新资源食品，作为一种药食同源资源，具有进一步发掘的药用价值。甘肃种植面积逐年增加，以其为原料的各类产品畅销国内外[3、4、5]，为推动黑果枸杞药用资源开发，保证原料药材质量，本次纳入地方标准。

【原植物】多棘刺灌木；分枝斜升或横卧于地面，白色或灰白色。叶2～6枚簇生于短枝上，在幼枝上互生，肥厚肉质，近无柄，条形、条状披针形或条状倒披针形，顶端钝圆，基部渐狭，长0.5～3 cm，宽0.2～0.7 cm。花1～2朵生于短枝上。花萼狭钟状，不规则2～4浅裂；花冠漏斗状，浅紫色，筒部向檐部稍扩大，5浅裂；雄蕊着生于花冠筒中部，花丝离基部稍上处有疏绒毛。浆果紫黑色，球状。种子肾形，褐色。花果期5～10月（图1）。

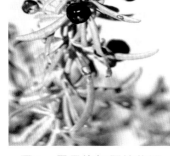

图1　黑果枸杞原植物图

生于盐碱土荒地、沙地或路旁，分布于甘肃、新疆、青海、西藏等地；甘肃河西、青海等地广为种植。

【产地】主产于酒泉、张掖等地。

【采收加工】根据实际情况拟定。

【性状】观察了甘肃、青海产地的12批样品，外观性状相同。见图2。

【鉴别】根据甘肃产地样品，观察描述显微鉴别特征。见图3。

【检测】**杂质、水分、总灰分**　按《中国药典》（四部通则2301、0832、2302）[6]，对10批样品进行测定，结果见表1。

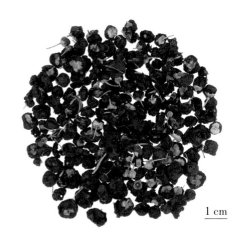

图2　黑果枸杞药材图

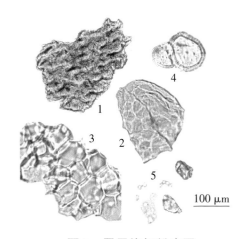

图3　黑果枸杞粉末图

1–2.外果皮细胞（1.侧面观　2.顶面观）
3.中果皮细胞　4.石细胞　5.草酸钙方晶

表1　10批样品测定结果（%）

样品	1	2	3	4	5	6	7	8	9	10
杂质	1	4	4	3	4	4	2	1	1	2
水分	11.2	10.9	12.7	14.4	13.8	10.6	12.3	12.8	14.9	15.2
总灰分	6.7	7.9	5.1	5.4	5.5	5.3	6.2	6.5	5.5	6.3

杂质主要为果梗等非药用部位，在1%～5%之间，拟定限度不得过5%。分别拟定水分、总灰分的限度不得过15.0%、8.0%。

【含量测定】原花青素是一种天然的自由基清除剂和抗氧化剂，参考有关文献[7]，建立其含量测定方法。

方法学验证，以吸光度（A）为纵坐标，质量（C）为横坐标，绘制标准曲线，得 $C=1.4407A-0.0979$（$r=0.9994$）。在 0.031～0.612 mg 范围内呈良好线性关系，精密度、稳定性和重复性的 RSD 分别为 0.08%、0.53% 和 0.21%。紫外光谱图见图4。

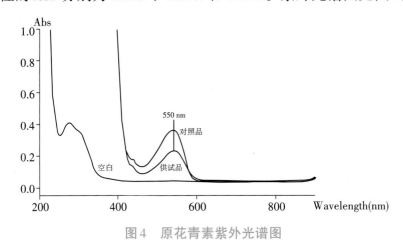

图4　原花青素紫外光谱图

表2　14批样品含量测定测定（%）

样品	1	2	3	4	5	6	7	8	9	10	11	12	13	14
含量	3.82	3.2	5.18	6.53	8.52	5.95	4.74	4.12	6.88	5.87	3.26	4.73	1.71	0.86

注：1.民勤野生　2、4、5、8、10.酒泉肃州区　3.青海诺木洪　6、7.新疆吐鲁番　9.瓜州县 11、12.金塔县　13、14.酒泉市售品

结果由于产地、采收期和干燥方法不同，对原花青素含量影响较大，也没有法定的对照品，暂不纳入标准正文。

【化学成分】含有花色苷、原花青素、多糖、黄酮及多酚类成分[8]。

【药理作用】具有抗氧化、清除氧自由基、延缓衰老、抗动脉粥样硬化、降血脂、抗疲劳、增强非特异性免疫功能等生物活性[8]。

【**性味与归经**】【**功能与主治**】【**用法与用量**】【**贮藏**】参照文献[1、2]，以藏族、维吾尔族临床药用拟定。

参考文献

［1］刘勇民.维吾尔药志（下）［M］.乌鲁木齐：新疆科技卫生出版社，1999：478-485.

［2］甘青海.浅述藏药的研究［J］.中草药，2001，32（4）：371-373.

［3］韩丽娟，叶英，索有瑞.黑果枸杞资源分布及其经济价值［J］.中国野生植物资源，2014，33（6）：55-57.

［4］冯建森，刘志虎.酒泉市野生黑果枸杞资源及利用［J］.林业实用技术，2013，（2）：62-64.

［5］杨小玉，刘格，郝莉雨.黑果枸杞研究现状及发展前景分析［J］.食品与药品，2018，20（6）：473-476.

［6］国家药典委员会.中华人民共和国药典（2020年版·四部）［M］.北京：中国医药科技出版社，2020：114，234.

［7］赵文娟，宋扬，李文婧，等.响应面法优化黑果枸杞中原花青素提取工艺［J］.食品工业科技，2017，38（9）：252-256.

［8］林丽，张裴斯，晋玲，等.黑果枸杞的研究进展［J］.中国药房，2013，24（47）：4493-4496.

瘪 桃 干

Bietaogan

PRUNI PERSICAE FRUCTUS

本品为蔷薇科植物桃 *Prunus persica*(L.)Batsch. 或山桃 *Prunus davidiana*(Carr.)Franch. 的干燥未成熟果实。4~6月采收或拾取自落的未成熟果实，除去杂质，晒干。核已硬化者习称"瘪桃干"，核未硬化者习称"瘪桃奴"。

【性状】瘪桃干　本品呈扁卵形，长2~4 cm，直径2~3 cm，厚1~2 cm。表面黄绿色或棕黄色，具网状皱缩纹理，被黄白色茸毛，先端渐尖，基部不对称，有的残留棕色果柄。质坚硬，不易破开。断面内果皮厚而硬化，内含未成熟种子一枚。气微，味微酸涩。

瘪桃奴　呈扁压状卵形，长1~2 cm，直径1~1.5 cm，厚0.4~0.8 cm。表面茸毛更明显。质软，断面内果皮较薄，未硬化。

【鉴别】本品粉末棕黄色。非腺毛众多，为单细胞，呈淡黄色，多自基部断离，呈纤维状，微弯，长33~612（2700）μm，直径17~40 μm，壁厚，表面有螺纹状角质纹理。内果皮石细胞成片，呈类圆形、类方形或不规则形，直径14~45 μm，壁较薄，微木化，纹孔、孔沟细密，明显。草酸钙簇晶可见，直径7~21 μm。

【炮制】除去杂质。

【性味与归经】酸、苦，平。归肺、肝经。

【功能与主治】敛汗止血。用于盗汗，虚汗，吐血，妊娠下血。

【用法与用量】5~10 g。

【贮藏】置通风干燥处，防霉、防蛀。

·起 草 说 明·

【别名】碧桃干、桃干、毛桃、桃枭、桃奴。

【名称】本品为未成熟、干瘪的毛桃，现代商品称瘪桃干，地方标准沿用[1]。

【来源】《名医别录》记载桃奴或桃枭，是桃着树经冬不落者。《本草纲目》记载"桃子干悬如枭首磔木之状，故名，奴者，言其不能成实也"[2]。历代本草记载与近代使用有所不同。本品近代使用的是未成熟、外形干瘪的毛桃，习称"瘪桃干"；如果幼嫩核尚未硬化者，习称"瘪桃奴"。商品及中医临床以前者为主。

瘪桃干主要来源于家种桃 *Prunus persica*(L.)Batsch 的未成熟果实。定西、天水、陇南等地使用的商品瘪桃干亦有山桃 *Prunus davidiana*(Carr.)Franch。商品常是瘪桃干和瘪桃奴的混合品，干后均可作瘪桃干使用。

油桃及蟠桃类的未成熟果实习惯不宜作瘪桃干药用。

【原植物】桃 落叶小乔木。叶互生，在短枝上呈簇生状；叶片椭圆状披针形至卵状披针形，长8～15 cm，宽2～4 cm，先端长尖，基部阔楔形，边缘具细锯齿，两面无毛；叶柄长1～2 cm，具腺点。花常单生，先于叶开放，具短梗，萼片5，基部合生成短萼筒，外被柔毛，具绿色或红色斑点。花瓣5，倒卵形，粉红色；雄蕊多数，着生于萼筒边缘，子房

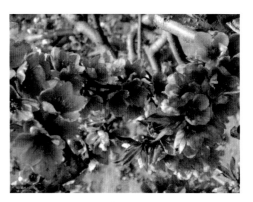

图1 桃原植物图

一室，花柱细长，柱头小，圆头状。果实卵球形，大多数外有短绒毛，颜色因品种不同而异；核极硬，有不规则深沟及凹点，种子一枚，扁卵状心形。花期4月，果期6～9月（图1）。

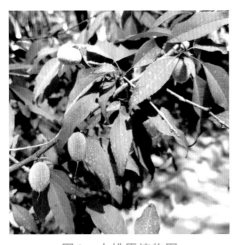

图2 山桃原植物图

全省各地栽培。

山桃 树皮光滑。叶片卵状披针形，基部最宽。萼片外无毛。核近圆形（图2）。

生于海拔1000～2400 m山谷、山坡。分布于陇南、天水、平凉、庆阳、定西等地；陕西、四川等省区亦有分布。

【产地】 主产于定西、天水、陇南等地区。

【采收加工】 本品摘取后，即摊开，翻晒4～6天，由青色变为青黄色即得。

【性状】 根据商品药材描述。两者性状略有差异，分别描述。见图3。

【鉴别】 显微鉴别：根据实验样品观察描述。见图4。

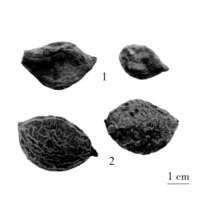

图3 瘪桃干药材图
1.瘪桃奴 2.瘪桃干

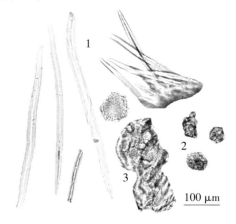

图4 瘪桃干粉末图
1.非腺毛 2.簇晶 3.石细胞

【化学成分】本品经初步预试含有机酸和酚性成分；成熟果实的果肉中含桃苷、柚素、山茶精、奎宁酸；种子中含苦杏仁苷、苦杏仁酶等[4]。

【性味与归经】【功能与主治】【用法与用量】参照文献[2、3]拟定。

瘪桃干现代临床主要用于敛汗止血，文献记载[2]其它功效目前已较少应用。

【贮藏】本品如保管不当易虫蛀、易霉变。

参考文献

[1] 甘肃省食品药品监督管理局.甘肃省中药材标准（2009年版）[S].兰州：甘肃文化出版社，2009：189-191.

[2]（明）李时珍.本草纲目（校点本，下册）[M].北京：人民卫生出版社，1982：1745.

[3] 江苏新医学院.中药大辞典（下册）[M].上海：上海科学技术出版社，1986：2521.

[4] 浙江省卫生局，等.浙江药用植物志（上册）[M].杭州：浙江科学技术出版社，1980：504.

三、全草类

小伸筋草

Xiaoshenjincao

LYCOPODII ANNOFINI HERBA

本品为石松科植物多穗石松 Lycopodium annotinum L. 的干燥全草或鲜品。夏、秋二季茎叶生长茂盛时采收，除去杂质，晒干；或采集鲜品。

【性状】本品茎呈圆柱形，细长弯曲，长可达 1 m，直径 1～3 mm，茎上部有分枝，下部有的具根托。表面黄绿色或淡黄棕色，具突起的棱脊；质柔韧，不易折断；断面近白色，有木心。叶螺旋状排列，线状披针形，长 4～7 mm，宽约 1 mm；叶基部略变狭，顶部渐尖，有芒刺，边缘有疏细齿。有时可见单生的孢子囊穗。气微，味淡。

【鉴别】本品茎横切面：表皮层 1 列细胞，呈类方形，外被角质层。表皮下有 10 余列厚壁细胞组成的环带，在棱脊表皮下为数列薄壁细胞，细胞类圆形。内皮层 1 列。中柱鞘细胞数列。木质部呈数条的狭带或"U"带，与韧皮部相间排列。

【炮制】除去杂质，抢水洗净，稍润，切段，干燥。

【性味与归经】苦、辛，温。

【功能与主治】祛风散寒，除湿消肿，舒筋活血。用于风寒湿痹，关节酸痛，四肢软弱，水肿，跌扑损伤。

【用法与用量】9～15 g。外用适量，研末包敷；或鲜品捣烂，包敷患处。

【贮藏】置通风干燥处。

·起 草 说 明·

【别名】伸筋草（商品）。

【名称】本品在甘肃作为伸筋草药用[1]，地方标准以小伸筋草收载[2]。

【来源】早期文献记载甘肃的伸筋草不止一种[3]。甘肃药用伸筋草以多穗石松 Lycopodium annotinum L. 为主要来源[1、4]，多穗石松民间用药历史长，能形成商品，故纳入地方标准[2]。

【原植物】多年生草本。主茎长，匍匐，圆柱形，禾秆色，向上有直立的分枝，向下断续生有根托。叶互生，螺旋状排列，紧密，无柄；叶片线状披针形，长 6～8 mm，宽 1～1.2 mm，基部略变狭，顶部渐尖，有芒刺，边缘有疏细齿；背面中脉明显；叶近革质，坚韧，两面光滑。孢子囊单生于小枝顶，无柄，圆柱形，长 2～3 cm，宽 5～6 mm；孢子叶覆瓦状排列，紧密，阔卵形，长约 3 mm，宽约 2 mm，顶部急渐尖，边缘有不整齐的钝锯齿；孢子囊圆，肾形，横生，孢子球圆面体形，表面有网纹（图1、图2）。

生于海拔600～2500 m山谷、沟边及山坡草丛中。分布于陇南、甘南等地；陕西、黑龙江、吉林、辽宁、四川等省区亦有分布。

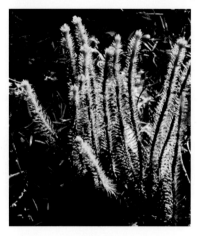

图1 小伸筋草原植物图

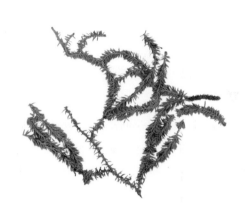

图2 小伸筋草药材图

【产地】主产于文县、舟曲、宕昌等地。近年多有调进商品

【性状】根据在陇南采集的药用植物标本及地产药材样品描述。

【鉴别】根据取自植物标本描述茎横切显微特征，见图3。

【化学成分】伸筋草属植物含有生物碱、三萜、脂肪醇、挥发油、蒽醌类化合物[1、5]。

【药理作用】伸筋草属植物所含生物碱、三萜具有抗炎、镇痛、抗菌、抑制乙酰胆碱酯酶活性等[5]。

【炮制】【性味与归经】【功能与主治】【用法与用量】【贮藏】参照文献[1、3、4]拟定。

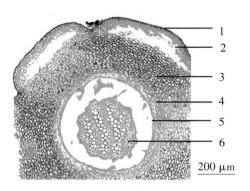

图3 小伸筋草茎横切面详图

1.表皮　2.薄壁细胞　3.厚壁细胞
4.内皮层　5.中柱鞘　6.韧皮部与
木质部

参考文献

[1] 赵汝能.甘肃中草药资源志（上册）[M].兰州：甘肃科学技术出版社，2004：1143.

[2] 甘肃省食品药品监督管理局.甘肃省中药材标准（2009年版）[S].兰州：甘肃文化出版社，2009：192-193.

[3] 甘肃省卫生局.甘肃中草药手册（第一册）[S].兰州：甘肃人民出版社，1970：252-255.

[4] 张耀甲.甘肃药用蕨类植物的初步研究[J].兰州大学学报（自然科学版），1984，20（3）：106-114.

[5] 蔡卓亚，周自桂，李萍.伸筋草化学成分及药理作用研究进展[J].中草药，2015，46（2）：297-304.

毛　细　辛

Maoxixin

ASARI HIMALAICI HERBA

本品为马兜铃科植物单叶细辛 *Asarum himalaicum* Hook.f. et Thoms. ex Klotzsch. 的干燥全草。夏季果熟期采挖，除去泥沙等杂质，阴干。

【性状】 本品根茎圆柱形，横走；分枝或不分枝，直径1～2 mm，表面黄棕色至黄褐色，质脆；节间长2～3 cm；节上有数条细长须根，常扭曲。叶单生于节上；叶片完整者呈心形，全缘，纸质，长宽相近，为5～10 cm，顶端短渐尖，基部心形；上面深绿色，下面灰绿色，两面均被毛茸；叶柄长8～20 cm。偶见花或果实。气微辛香，味辛、麻，微苦。

【鉴别】 （1）本品根茎横切面：表皮层1列，细胞呈方形或长方形。皮层6～15列薄壁细胞，类圆形，常可见类圆形黄色油细胞。内皮层细胞凯氏点明显。中柱鞘细胞2列，形状不规则。维管束外韧型，6～8（14）个排列成环；木质部由导管和木薄壁细胞组成。髓部薄壁细胞类圆形。薄壁细胞中含淀粉粒，有时可见草酸钙簇晶。

叶表面观：上表皮细胞形状较规则，垂周壁略弯曲，较下表皮细胞大；非腺毛长83～655 μm，直径21～73 μm，由2～12个细胞组成，表面有纹孔；无气孔。下表皮细胞形状不规则，垂周壁波状弯曲；非腺毛长750～2288 μm，直径31～42 μm，略弯，由12～27个细胞组成，表面光滑。气孔不定式，副卫细胞4～8个。

【检查】 **总灰分** 不得过14.0%（中国药典四部通则2302）。

酸不溶性灰分 不得过2.0%（中国药典四部通则2302）。

马兜铃酸Ⅰ限量 照高效液相色谱法（中国药典四部通则0512）测定。

色谱条件与系统适用性试验 以十八烷基硅烷键合硅胶为填充剂；以乙腈为流动相A，以0.05%磷酸溶液为流动相B，按下表中的规定进行等度洗脱；检测波长为260 nm。理论板数按马兜铃酸Ⅰ峰计算应不低于5000。

时间（min）	流动相A（%）	流动相B（%）
0～10	30→34	70→66
10～18	34→35	66→65
18～20	35→45	65→55
20～30	45	55
30～31	45→53	55→47
31～35	53	47
35～40	53→100	47→0

对照品溶液的制备　取马兜铃酸Ⅰ对照品适量，精密称定，加甲醇制成每1 ml含10 μg的溶液。

供试品溶液的制备　取本品粉末约0.5 g，精密称定，置具塞锥形瓶中，精密加入70%甲醇25 ml，密塞，称定重量，超声处理（功率500 W，频率40 kHz）30 min，放冷，再称定重量，用70%甲醇补足减失的重量，摇匀，滤过，取续滤液，即得。

测定法　分别精密吸取对照品溶液与供试品溶液各10 μl，注入液相色谱仪，测定，即得。

本品按干燥品计算，含马兜铃酸Ⅰ（$C_{17}H_{11}NO_7$）不得过0.001%。

【**浸出物**】照水溶性浸出物测定法（中国药典四部通则2201）项下的热浸法测定，不得少于16.0%。

【**炮制**】取原药材，除去杂质，抢水洗净，稍润，切段，阴干。

【**性味与归经**】辛，温。归心、肺、肾经。

【**功能与主治**】祛风散寒，镇痛，止咳祛痰。用于风寒头痛，关节痛，牙痛，风湿痹痛，痰饮咳喘，脘腹胀痛。

【**用法与用量**】1.5～6 g。外用适量，研末吹鼻、敷脐，或煎水含漱。

【**注意**】不宜与藜芦同用。

【**贮藏**】置阴凉干燥处。

·起草说明·

【**别名**】细辛（商品名）、单叶细辛、马蹄细辛、水细辛、毛细辛。

【**名称**】本品为西北、西南及中南地区中药细辛的习用品种[1]。为与《中国药典》收载细辛及其他习用品种区别，原地方标准以毛细辛为名收载[2]。

【**来源**】细辛始载于《神农本草经》。本草记载细辛原植物不止一种，《吴普本草》记载"细辛入葵叶，赤色，一根一叶相连，三月、八月采根"。《名医别录》记载"细辛生华阴山谷"。《图经本草》记载"细辛生华山，今处处有之，然他处所处者，不及华州（陕西华县）者为真"。《本草衍义》记载"今为华州者佳"。《本草原始》中记载另一种细辛"西细辛根粗而叶多；辽细辛细、辛香，色白叶少"。据本草记载，历史上细辛主要来源为细辛 *Asarum sieboldii* 和辽细辛 *Asarum heterotropoides* var.*mandsharicum*；细辛属（Asarum）其他植物仍在各地作细辛或土细辛使用[3]。

经考证，清代甘肃地方志已收载地产细辛[4]。本品在甘肃分布较广，资源丰富[4、5]，用药历史较久，有商品流通，故纳入地方标准。

【**原植物**】多年生本草。根状茎横走，常分枝，节间短，结节上生多数细长须根。叶单生，心形或肾形，长、宽5～10 cm，先端短渐尖，基部心形，深凹成耳状，全缘，两面被贴生白色粗毛，沿脉较密，边缘毛较长；叶腹面深绿色，背面灰绿色；叶柄纤弱，长8～25 cm。花单生于叶腋；花钟状，深紫红色，花被3裂，裂片呈三角形，先端反折；雄蕊12枚，花药长约1.5 mm，花丝长1.5～2.0 mm，柱头6裂。蒴果类球形，具宿存花被，内有种子多数。花期4～6月，果期7～9月（图1）。

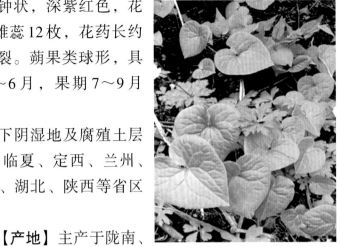

图1　毛细辛原植物图

生于海拔1300～2400 m的高山林下阴湿地及腐殖土层深厚处。分布于陇南、天水、甘南、临夏、定西、兰州、平凉及庆阳等地；西藏、四川、云南、湖北、陕西等省区亦有分布。

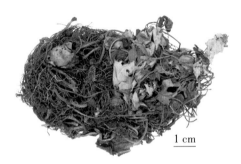

图2　毛细辛药材图

【产地】主产于陇南、定西、天水、平凉等地。

【采收加工】秋季果期采挖。因全草含挥发油，不宜暴晒，阴干为宜。

【性状】根据商品药材，并参考采集于武都、临洮等地的原植物标本描述。见图2。

【鉴别】本品系全草入药，原标准以根茎切面及叶片表面组织作为鉴别特征收入；有文献报道根茎中检出石细胞。分别见图3、图4。

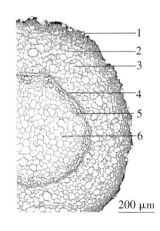

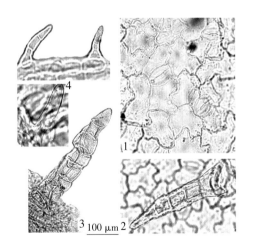

图3　单叶细辛根茎横切面详图
1.表皮　2.皮层　3.油细胞　4.内皮层
5.维管束　6.髓

图4　单叶细辛叶表面观详图
1.气孔　2-3.叶表皮非腺毛　4.叶脉非腺毛

【检查】总灰分、酸不溶性灰分　维持原标准不得过14.0%和2.0%的限度。结果见表1。

本次对收集的6批样品测定，结果是16.5%、14.3%和13.3%（武都）、17.5%（临洮）、12.7%（陇西）和17.2%（商品），总灰分明显较高，质量有所下降。

表1　10批样品测定结果（%）

样品	1	2	3	4	5	6	7	8	9	10
总灰分	13.1	11.2	8.5	7.1	8.5	12.1	9.7	10.8	11.1	8.2
酸不溶性灰分	1.7	1.2	1.0	0.4	0.9	1.6	1.3	0.7	1.8	0.8

马兜铃酸Ⅰ限量测定　本次修订增加的项目。毛细辛中含有毒性成分马兜铃酸类化合物，可致癌及肾损害。参考《中国药典》中收载的细辛以马兜铃酸Ⅰ为指标成分[7]，对细辛进行限量测定。

方法学研究表明，精密度试验、稳定性试验和重复性试验结果良好。马兜铃酸Ⅰ在0.078～10.1 μg/ml范围内呈良好的线性关系。加样回收率为90.88%～101.41%，RSD为2.06%～2.24%，加样回收率试验结果良好。

对照品和样品的色谱图，见图5。

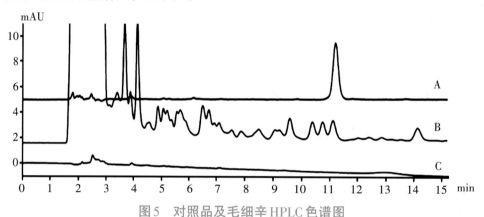

图5　对照品及毛细辛HPLC色谱图
A.对照品溶液　B.供试品溶液　C.空白溶液

对6批样品进行测定，结果见表2。

表2　6批样品限量测定结果（%）

样品	武都1	武都2	武都3	商品	临洮	陇西
马兜铃酸Ⅰ	0.001	0.001	0.002	0.002	0.001	0.002

马兜铃酸Ⅰ含量在0.001%～0.002%，文献报道为0.0002%～0.002%[9]，故拟定毛细辛药材中马兜铃酸Ⅰ限量不得过0.001%。

该方法简便，精密度、重复性良好，纳入本标准，以控制药材质量。

【浸出物】本次增加项目。按《中国药典》（四部通则2201）项下热浸法[6]，以45%乙醇、水为溶剂分别测定6批样品，结果见表3所示。

表3　6批样品测定结果（n=3 %）

样品	武都1	武都2	武都3	商品	临洮	陇西
水浸出物	30.28	24.43	29.94	26.75	22.53	18.14
醇浸出物	27.53	20.12	25.66	22.12	20.76	16.63

　　测定结果，水溶性、醇溶性浸出物分别为18.14%～30.28%、16.63%～27.53%，今以水溶性浸出物为指标，拟定限度不得少于16.0%。

　　【化学成分】本品含挥发油约0.4%，油中含橄榄香脂素、丁香酚甲醚、黄樟醚等[8]。4-去甲氧基马兜铃酸BII（4-demethoxyaristolochic acid BII）、马兜铃酸Ⅰ（aristolochic acid I）[6]、马兜铃酸Ia（aristolochic acid Ia）、7-羟基马兜铃酸Ⅰ（7-hydroxyaristolochic acid I）、马兜铃酸Ⅳ（aristolochic acid IV）、马兜铃次酸Ⅱ（aristolic acid Ⅱ）、青木香酸（debilic acid）、马兜铃内酰胺Ⅰ（aristololactam I）等[11]。

　　【药理作用】对单叶细辛挥发油进行实验[3、8、10]，具有（1）中枢抑制作用，（2）解热镇痛作用，（3）抗炎作用。单叶细辛水提液的半数致死量为$LD_{50}22.65 \pm 0.6$ g/kg；单叶细辛挥发油的半数致死量为$LD_{50}0.059 \pm 0.03$ g/kg。

　　【用法与用量】据文献报道[3、8、10]，单叶细辛药用剂量与辽细辛、华细辛不同。研究结果表明，单叶细辛挥发油小鼠ip等安全剂量为辽细辛油的2.7倍，并在等安全剂量时，单叶细辛油的作用强于辽细辛油，而辽细辛挥发油含量为单叶细辛的4.6倍。辽细辛与华细辛的常用量为1～3 g，根据以上结果分析，将单叶细辛的用量规定为1.5～6 g，以保证毛细辛的临床疗效。

　　【炮制】【性味与归经】【功能与主治】【注意】【贮藏】均参考文献[2、5、8]拟定。

参考文献

［1］杨兆起，封秀娥.中药鉴定手册（第三册）［M］.北京：科学出版社，1997：252.

［2］甘肃省食品药品监督管理局.甘肃省中药材标准（2009年版）［S］.兰州：甘肃文化出版社，2009：198-201.

［3］中国医学科学院药用资源开发研究所，等.中药志（第四册）［M］.北京：人民卫生出版社，1988：115.

［4］宋平顺，刘效栓，丁永辉，等.甘肃细辛的植物资源调查兼论细辛产区的变迁［J］.中草药［J］.2002，33（1）：78-79.

［5］甘肃省卫生局.甘肃中草药手册（第一册）［M］.兰州：甘肃人民出版社，1970：286.

［6］国家药典委员会.中华人民共和国药典（2020年版·四部）［S］.北京：中国医药科技出版社，2020：234.

［7］国家药典委员会.中华人民共和国药典（2020年版·一部）［S］.北京：中国医药科技出版社，2020：230.

［8］邢世瑞.宁夏中药志（上卷）［M］.银川：宁夏人民出版社，1991：140.

［9］宋双红，色林格，陈蓓，等.HPLC法测定4种细辛中马兜铃酸Ⅰ和细辛脂素［J］.中成药，2014，36（8）：1711-1715.

［10］黄世佐，明海霞，刘家骏，等.单叶细辛的急性毒性观察及半数致死量的测定［J］.中国中医药信息杂志，205，12（9）：23-25.

［11］Wang B，Qi W，Wang L，et al. Comparative study of chemical composition, antinociceptive effect and acute toxicity of the essential oils of three Asarum drugs［J］.中国药学（英文版），2014，23（7）：480-489.

北败酱草（北败酱）

Beibaijiangcao

SOCNHI ARVENSIS HERBA

本品为菊科植物全叶苦苣菜 *Sonchus transcaspicus* Nevski. 或苦苣菜 *Sonchus oleraceus* L. 的干燥全草或幼苗。春季采幼苗，或夏季采全草，除去杂质，晒干。

【性状】**全叶苦苣菜**　本品根茎呈长圆柱形，直径2～5 mm；表面浅黄棕色，上部有环状突起的叶痕，或突起的根痕。幼茎长达6 cm；茎生叶卷缩或破碎，完整者展平后呈长圆状披针形、长披针形，先端多圆钝或具短尖，叶缘具稀疏的缺刻或不整齐的羽状分裂，或不分裂，边缘有小尖齿；上表面灰绿色，下表面较浅，基部渐狭成柄；茎生叶互生，基部耳形，抱茎。头状花序总苞钟状，舌状花黄色。质脆。气微，味微苦。

苦苣菜　根圆锥形。茎圆柱形，断面中空。完整者叶长圆形或圆状广披针形。长7～20 cm，宽2.5～10 cm；羽状分裂，顶裂片大，边缘有刺状尖齿，小叶的叶柄有翅，基部扩大抱茎，中上部叶无柄，叶基耳状。花序梗和苞片外表面有褐色槌状腺毛。

【鉴别】（1）叶表面观：**全叶苦苣菜**　上、下表皮细胞呈多角形，垂周壁平直，或微弯曲；上表皮气孔较少，下表皮气孔众多，气孔为不等式或不定式，副卫细胞3-5个。

苦苣菜　叶上、下表皮细胞垂轴壁呈深波状弯曲；气孔多数为不定式，少有不等式。

茎横切面：**全叶苦苣菜**　表皮层1列细胞，呈切向延长，局部木栓化。皮层宽广，8～15列细胞，呈切向延长的圆形。韧皮部筛管群明显，外侧少数细胞含浅黄色物，韧皮射线数列。形成层不明显。木质部导管束放射状排列，呈1～3歧分枝状；木纤维不发达，导管较少。髓细胞类圆形。

苦苣菜　表皮层为1列细胞，呈切向延长。皮层外1～3列细胞隔角增厚，内侧1～5列薄壁细胞为切向延长，呈类方形、长方形。韧皮部筛管群明显，外侧少数细胞含浅黄色物。导管均匀散在，或径向排列；木纤维较发达，连成环状，部分维管束内侧有少量筛管群。髓细胞类圆形、长圆形。

（2）取本品粉末0.1 g，加醋酐2 ml，冷浸过滤，吸取上清液1～2滴，滴于白磁板上，滴加浓硫酸1～2滴，显紫红色。

（3）取本品粗粉2 g，加入石油醚（30～60 ℃）10 ml，冷浸24 h，滤过。滤渣挥尽溶剂，加入甲醇10 ml，超声提取30 min，滤过。取滤液点于滤纸片上，挥去溶剂，置紫外光灯（365 nm）下斑点显天蓝色；用氨熏后，日光下显亮黄色，于紫外光灯下，显黄绿色。

【检查】**总灰分**　不得过15.0%（中国药典四部通则2302）。

酸不溶性灰分 不得过2.0%（中国药典四部通则2302）。

【浸出物】照水溶性浸出物测定《中国药典》（四部通则2201）项下的热浸法测定，不得少于20.0%。

【含量测定】照高效液相色谱法（中国药典四部通则0512）测定。

色谱条件与系统适用性试验 用十八烷基硅烷键合硅胶为填充剂；以甲醇为流动相A，0.4%磷酸水溶液为流动相B，按下表中的规定进行梯度洗脱；流速为1 ml/min；检测波长为340 nm；柱温为室温。理论板数以木犀草素峰计应不低于8000。

时间（min）	流动相A（%）	流动相B（%）
0～25	10→35	90→65
25～35	35→42	65→58
35～60	42→90	58→10
60～70	90→10	10→90

对照品溶液制备 称取木犀草素对照品适量，加甲醇制成每1 ml含300 μg的溶液，作为对照品溶液。

供试品溶液制备 取本品粉末（过三号筛）约0.5 g，精密称定，置具塞锥形瓶中，精密加入70%甲醇25 ml，称定重量，超声处理（功率300 W，频率40 kHz）40 min，放冷，再称定重量，用70%甲醇补足减失的重量，摇匀，滤过，取续滤液，即得。

测定法 分别精密吸取对照品溶液与供试品溶液各10 μl，注入液相色谱仪，测定，即得。

本品按干燥品计算，含木犀草素（$C_{15}H_{10}O_6$）不得少于0.010%。

【炮制】除去杂质，抢水洗净，稍润，切断，晒干。

【性味与归经】苦，微寒。归胃、大肠、肝经。

【功能与主治】清热解毒，清肿排脓，活血行瘀。用于疮毒痈肿，肺痈肠痈所致痢疾，产后瘀血，腹痛等。

【用法与用量】9～15 g。外用鲜品适量，捣烂敷患处或煎汤熏洗。

【贮藏】置通风干燥处。

·起 草 说 明·

【别名】野苦菜、苦苦菜、麻苦苣。

【名称】败酱始载于《神农本草经》，其后历代本草均沿用此名。但现代中药"败酱草"来源复杂。甘肃地产败酱草在北方习惯称北败酱，原标准收载[1]。

【来源】据调查，全国各地所用败酱草包括败酱科、菊科与十字花科的约10多种植物，其中较广泛使用的有三类，华北、西北地区用菊科苣荬菜 Sonchus arvensis L. 和苦荬菜属的数种植物的带根全草；华东和中南地区用十字花科植物菥蓂 Thlaspi arvense L. 的果枝；败酱科植物黄花败酱 Patrinia scabiasaofolia Fisch 和白花败酱 P.villosa Juss. 仅在黑龙江、河北承德、浙江、四川等地民间使用[2]。

甘肃地产败酱草以菊科植物全叶苦苣菜和苦苣菜为主[3、4]，沿用至今，故收入地方标准。

【原植物】全叶苦苣菜　多年生草本，茎高30～100 cm，全体含白色乳汁。有匍匐的根状茎。茎有纵棱，光滑无毛。基生叶与茎生叶同形，长椭圆形、披针形、倒披针形、灰绿色或青绿色，长4～27 cm，宽1～4 cm，先端钝或急尖，基部渐狭，无柄，边缘有刺尖、浅齿或全缘，两面无毛，茎上部叶渐小。头状花序少数或多数在茎枝顶端排列成伞房状，但在头状花序下部通常有蛛丝状柔毛；总苞钟状，直径1.5～2 mm；总苞片3～4层，外层三角形或披针形，中内层渐长，长椭圆披针形或长披针形，全部总苞片先端钝或急尖，光滑无毛；舌状花多数，黄色；冠毛白色，单毛状；子房下位。果实椭圆形，暗褐色，压扁三棱形，每面有5条细纵肋，肋间有横皱纹。花果期6～9月（图1）。

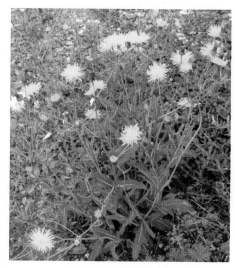

图1　全叶苦苣菜原植物图

生于海拔600～3200 m的山坡草地、路边、田边、荒地、水边湿地。分布于甘肃各地；东北、华北、西北及西南等省区亦有分布。

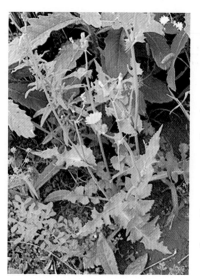

图2　苦苣菜原植物图

苦苣菜　根细长圆锥形。叶长圆状广披针形，羽状不规则分裂，顶裂片宽大。花序梗和总苞片外面有褐色槌状腺毛（图2）。

生于海拔600～3000 m的山坡草地、田边、水边湿地。分布于甘肃各地；东北、华北、西北及河南、湖南、四川等省区亦有分布。

【产地】主产于天水、陇南、定西、平凉等地。

【采收加工】全叶苦苣菜与苦苣菜在甘肃均以败酱草采收加工，商品以前者为主。春、秋二季花开前采挖除去杂质，晒干，商品以春季为主。

【性状】根据植物标本对照商品药材描述。

两种植物的药用部位略有不同，全叶苦苣菜为带根茎的幼苗，近年也有花期全草（多做为原料），本次修订性状特征；而苦苣菜则为带花序的全草。药材形状有所区别，今分别描述。见图3、图4、图5。

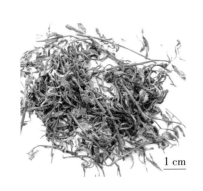 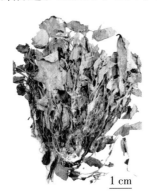 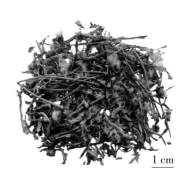

图3　全叶苦苣菜药材图（花期）　　图4　全叶苦苣菜药材（幼苗期）图　　图5　苦苣菜药材图

【鉴别】（1）根据自采植物标本描述显微特征。见图6。

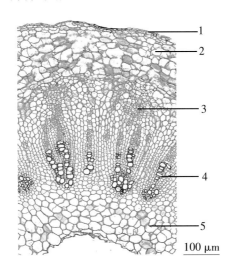

图6　全叶苦苣菜茎横切面详图

1. 表皮　2. 皮层　3. 韧皮部　4. 木质部　5. 髓部

（2）检查甾醇类。（3）检查黄酮类。均参照文献实验拟定[5]。

【检查】原标准根据对10批样品测定，见表1。

表1　10批样品测定结果（%）

样品	1	2	3	4	5	6	7	8	9	10
总灰分	14.9	10.8	10.5	15.7	10.7	14.6	8.3	9.5	9.4	10.2
酸不溶性灰分	1.7	1.4	1.5	1.5	1.8	1.6	1.4	1.6	0.9	1.3

维持原标准拟定总灰分不得过15.0%、酸不溶性灰分不得过2.0%的限度。

【特征图谱】照高效液相色谱法（中国药典四部通则0512）测定。

色谱条件与系统适用性试验　以十八烷基硅烷键合硅胶为填充剂，以甲醇为流动相A，以0.4%磷酸溶液为流动相B，按下表中的规定进行梯度洗脱；柱温35 ℃；检测波长为340 nm。理论板数按木犀草苷峰计算应不低于5000。

时间(min)	流动相A(%)	流动相B(%)
0～25	10→35	90→65
25～35	35→42	65→58
35～60	42→100	58→0
60～70	100→10	10→90

参照物溶液的制备　取北败酱草对照药材约0.5 g，精密称定，置具塞锥形瓶中，精密加入70%甲醇25 ml，称定重量，超声（功率300 W，频率40 kHz）处理40 min，放冷，再称定重量，用70%甲醇补足减失的量，摇匀，滤过，取续滤液作为对照药材参照物溶液。另取绿原酸对照品适量，精密称定，加甲醇制成每1 ml含300 μg的对照品溶液，作为对照品参照物溶液。

供试品溶液的制备　取本品粉末（过三号筛）约0.5 g，精密称定，置具塞锥形瓶中，精密加入70%甲醇25 ml，称定重量，超声（功率300 W，频率40 kHz）处理40 min，放冷，再称定重量，用70%甲醇补足减失的重量，摇匀，滤过，取续滤液，即得。

测定法　分别精密吸取参照物溶液与供试品溶液各20 μl，注入液相色谱仪，测定，即得。

供试品特征图谱中应呈现6个特征峰，并应与对照药材参照物色谱峰中6个特征峰相对应，其中峰1应与对照品参照物特征峰保留时间相一致。见图7。未纳入标准正文。

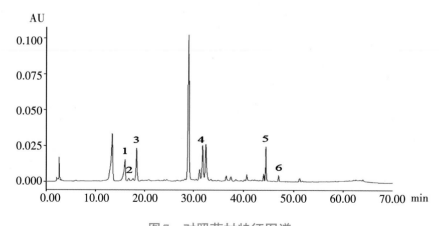

图7　对照药材特征图谱

峰1.绿原酸　峰2.秦皮乙素　峰3.咖啡酸
峰4.木犀草苷　峰5.木犀草素　峰6.芹菜素

【浸出物】 原标准对10批样品测定，见表2。

表2   10批样品测定结果（%）

样品	1	2	4	5	6	7	8	9	10
浸出物	34.5	35.8	28.6	30.7	29.6	33.3	27.2	2.31	19.5

维持原标准拟定水溶性浸出物不得少于20.0%的限度。

【含量测定】苦苣菜属（Sonchus）植物含有倍半萜、黄酮、甾体和多酚类等成分，具有广泛药理药效作用，本次标准增修含量测定。

方法学表明，木犀草素线性方程为 $C = 8.1×10^{-7}A+0.0935$（r=0.9998），在 0.31～13.01 μg·ml^{-1}范围内呈良好线性关系，平均回收率为101.27%，RSD为1.18%。[7]

对照品和样品的高效液相色谱图，见图8。测定结果见表3。

表3   10批样品含量测定结果（%）

样品	1	2	3	4	5	6	7	8	9	10
含量	0.174	0.160	0.081	0.051	0.064	0.078	0.233	0.038	0.182	0.019

检测发现，由于样品存在幼苗与全草的差异，含量变化幅度较大。结合测定结果，拟定木犀草素不得少于0.010%的限度。为了控制药材质量，纳入本标准。

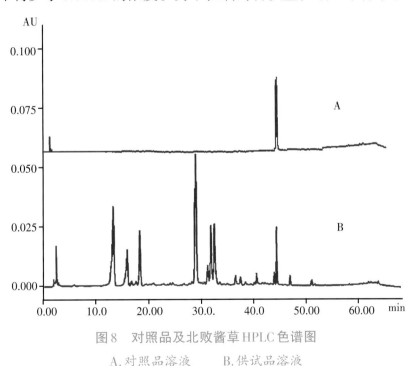

图8   对照品及北败酱草HPLC色谱图
A.对照品溶液   B.供试品溶液

【化学成分】苦苣菜全草含蒲公英甾醇、氨基酸，花中含有多种黄酮类化合物，并含多种脂肪酸[5、6]。

【药理作用】本品具有抗肿瘤作用，苦苣菜的酸性提取物对肉瘤37（sarcoma 37）有明显损伤作用[5、6]。

【性味与归经】【功能与主治】【贮藏】 参照文献拟定[3、4、5]。

参考文献

［1］甘肃省食品药品监督管理局.甘肃省中药材标准（2009年版）［S］.兰州：甘肃文化出版社，2009：212-215.

［2］罗集鹏，等.中药败酱草的组织形态学研究［J］.药学学报，1985，20（9）：666-680.

［3］宋平顺，张伯崇，卫玉玲，等.甘肃省中药材复杂品种及质量的调查研究（Ⅰ）—地区习用品种的调查［J］.中国中药杂志，1996，21（12）：717-720.

［4］赵汝能.甘肃中草药资源志（上册）［M］.兰州：甘肃科学技术出版社，2004：690-693.

［5］中国医学科学院药物研究所.中药志（等四册）［M］.北京：人民卫生出版社，1988：65-68.

［6］江苏新医学院，等.中药大辞典.（上册）［M］.上海：上海科学技术出版社，1986：186-189.

［7］刘志浩，宋平顺，杨平荣，张春江.高效液相色谱法同时测定北败酱草中6个成分的含量［J］.药物分析杂志，2020，40（4）：607-612.

甘肃棘豆

Gansujidou

OXYTROPIS HERBA

本品为豆科植物甘肃棘豆 *Oxytropis kansuensis* Bunge 的干燥地上部分。6～7月采集全草，洗净，晾干。

【性状】 本品茎呈圆柱形，有细纵棱，被黑色短柔毛和白色糙毛。羽状复叶；小叶呈矩圆形，皱缩，被灰白色或黄色柔毛。总状花序。花萼管状，被黑白混生短柔毛；花冠蝶形，淡黄色，稀见幼小荚果。气微臭，味微苦，微涩。

【鉴别】 （1）本品茎横切面：表皮层1列细胞，呈类方形。皮层6～12列细胞。韧皮部狭窄，外侧具韧皮纤维，数个散在或成群。木质部导管均匀散在，与木纤维连续呈环，有薄壁细胞。髓部较宽广。

粉末棕褐色。非腺毛众多，由单细胞组成，顶端尖锐。纤维多见，多呈长梭形。可见梯纹导管、螺纹导管。易见草酸钙方晶。花粉粒偶见，呈椭圆形，萌发孔3个。

（2）取本品粉末3 g，加70%酸性乙醇（盐酸调 pH=4）25 ml，加热回流1 h，滤过，滤液蒸干，残渣加水25 ml使溶解，用酸水饱和正丁醇（pH=4）萃取3次，每次20 ml，弃去正丁醇液，水层再加碱水饱和正丁醇（pH=9）萃取3次，每次20 ml，合并正丁醇液，蒸干，残渣加甲醇1 ml溶解，作为供试品溶液；另取甘肃棘豆对照药材3 g，同法制成对照药材溶液。照薄层色谱法（中国药典四部通则0502）试验，吸取上述两种溶液各5 μl，分别点于同一硅胶G薄层板上，以三氯甲烷–甲醇–氨水（7∶3∶1）的下层为展开剂，展开，取出，晾干，先喷过氧化氢，置105 ℃加热10 min，放凉，再喷10%醋酸酐无水乙醇溶液，置105 ℃加热，待闻不到酸味时，放凉，喷以2%对二甲氨基苯甲醛的2%浓盐酸的无水乙醇溶液，105 ℃加热至斑点显色清晰，置日光下检视。供试品色谱中，在与对照药材色谱相应的位置上，显相同颜色的斑点。

【检查】 水分 不得过10.0%（中国药典四部通则0832第二法）。

总灰分 不得过8.0%（中国药典四部通则2302）。

【浸出物】 照醇溶性浸出物测定法（中国药典四部通则2201）项下的热浸法测定，用稀乙醇作溶剂，不得少于8.0%。

【炮制】 除去残根，洗净，晾干。

【性味与归经】 微辛，温。

【功能与主治】 解毒医疮，止血，利尿。用于各种内出血，水肿，疮疡等。

【用法与用量】 6～15 g。

【贮藏】置阴凉干燥处。

·起草说明·

【别名】棘豆。

【名称】藏医称塞嘎入药[1]，以甘肃棘豆为汉语名。甘肃民间以棘豆或甘肃棘豆为名[2、3]，今以甘肃棘豆为正名收载于本标准。

【来源】藏药塞嘎的来源为豆科植物甘肃棘豆 *Oxytropis kansuensis* Bunge 和黄花棘豆 *Oxytropis ochrocephala* Bunge[1]。

甘肃棘豆 *Oxytropis kansuensis* Bunge 在甘肃省分布较为广泛，蕴藏量巨大，民间药用较为普遍，在治疗水肿，疮疡方面具进一步开发前景[2、3]，故纳入地方标准。

【原植物】多年生草本，高15～20 cm。基部有分枝，疏生白色长柔毛，间有黑色短柔毛。单数羽状复叶，长5～10 cm；叶轴密生白色间黑色长柔毛；托叶与叶柄分离；小叶13～25，卵状矩圆形至披针形，长8～13 mm，宽4～6 mm，先端渐尖，基部圆形，两面有密长柔毛。总状花序近头状；总花梗长5.5～15 cm，有白色间黑色长柔毛；花萼钟状，长约9 mm，宽约3 mm，密生黑色间有白色长柔毛，萼齿条形，与筒部近等长；花冠黄色。荚果长椭圆形或矩圆状卵形，膨胀，密生黑色长柔毛。花期6～7月，果期7～8月（图1）。

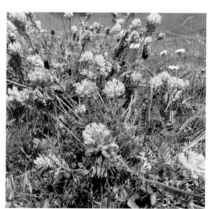

花序

植株　　荚果

图1　甘肃棘豆原植物图

生于海拔3300～5300 m的干燥草原及山坡草地。分布于甘南、武威、张掖、兰州等地；青海、四川、云南、西藏等省区亦有分布。

【产地】产于甘南、武威、张掖等地。

【性状】根据甘肃棘豆结合样品描述。见图2。

【鉴别】（1）显微鉴别　棘豆属植物来源较为复杂，显微特征有一定的鉴别意义。根据植物标本，并对照商品药材描述。见图3。

（2）薄层色谱鉴别　参照有关文献[4]，以苦马豆素（加甲醇制成每1 ml含5 mg的溶液）作为对照品，拟定薄层色谱鉴别方法。结果见图4。

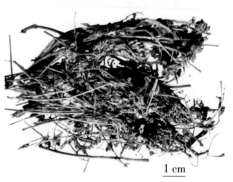
1 cm

图2　甘肃棘豆药材图

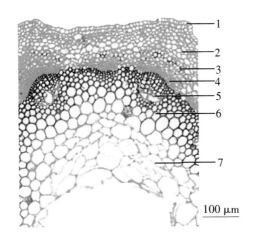

图3 甘肃棘豆茎横切面详图

1.表皮 2.皮层 3.韧皮纤维 4.韧皮部图 5.薄壁细胞 6.木质部 7.髓

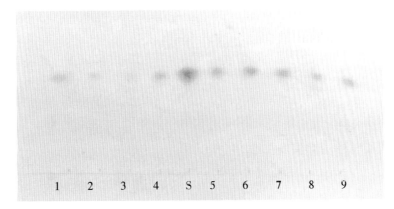

图4 甘肃棘豆薄层色谱图

S.苦马豆素 6.甘肃棘豆对照药材 1-5、7-9.不同产地样品

该色谱条件斑点分离较好，专属性强，纳入本标准。

【检查】**水分、总灰分** 按《中国药典》（四部通则0832第二法、2302）[5]，对10批样品测定，见表1。

根据测定结果，拟定水分不得过10.0%、总灰分不得过8.0%的限度，纳入本标准。

【浸出物】按《中国药典》（四部通则2201）[5]，对10批样品采用热浸法测定，见表1。

表1 10批样品测定结果（%）

样品	1	2	3	4	5	6	7	8	9	10
水分	8.23	8.72	8.24	8.27	8.68	8.20	8.24	8.20	8.57	8.76
总灰分	6.02	6.00	6.75	6.25	6.19	6.32	6.83	6.29	6.56	6.92
浸出物	10.42	11.92	10.57	12.10	10.92	9.62	11.24	10.85	11.78	12.23

根据测定结果，拟定浸出物不得少于8.0%，纳入本标准。

【化学成分】甘肃棘豆中的化学成分有生物碱类、黄酮类、脂肪酸等；从甘肃棘豆中分离出了苦马豆素、氮氧化苦马豆素、斑荚素、倒千里光裂碱、鼠李柠檬素、鼠李柠檬素-3-O-β-D-半乳糖苷、β-谷甾醇、大豆皂苷、领苯二甲酸二丁酯、十六碳酸乙酯、正十六碳酸等[6、7]。

【药理作用】据报道甘肃棘豆具有止血、利尿、解毒疗疮的功效，主治各种内出血、水肿、疮疡。现代研究认为甘肃棘豆具有抗肿瘤、免疫调节作用；甘肃棘豆中含有的生物碱—苦马豆素被认为是其抗肿瘤的主要活性化合物[6、7]。

【炮制】【性味与归经】【功能与主治】【用法与用量】及【贮藏】均参照文献[2、7]拟定。

参考文献

［1］西藏自治区药品监督管理局.西藏自治区藏药材标准（2004版）［S］.拉萨：西藏人民出版社，2004：94.

［2］赵汝能.甘肃中草药资源志（下册）［M］.兰州：甘肃科技出版社，2007：636-637.

［3］孙继周，徐九龙.甘肃棘豆属植物的分类及分布［J］.甘肃科学学报，1992，4（3）：34-40.

［4］黄新异，赵宇，柳军玺，等.逆流萃取法提取甘肃棘豆中的苦马豆素［J］.精细化工，2007，24（4）：341-344.

［5］国家药典委员会.中华人民共和国药典（2020年版·四部）［S］.北京：中国医药科技出版社，2020：114，232.

［6］李海燕，黄新异，葛斌，等.甘肃棘豆的研究进展［J］.天然产物研究与开发，2018，40（3）：663-667.

［7］《中华本草》编委会.中华本草（等四册）［M］.上海：上海科学技术出版社，1999：585.

列　当

Liedang

OROBANCHAE HERBA

本品为列当科植物列当 *Orobache coerulescens* Steph. 的干燥全草。春、秋二季采收，除去泥沙，晒干。

【性状】 本品茎呈圆柱形，直径 1～3.5 cm，或呈段状，全株疏少被白色柔毛。表面棕褐色或浅黄棕色，具纵向沟纹；略肉质，质稍硬而脆。鳞叶互生，卵状披针形，呈黄棕色。花序穗状；花萼杯状，顶端 4 浅裂；有时残留黄褐色或淡紫色的花。气微，味微苦。

【鉴别】 本品粉末绿褐色。木纤维呈长梭形，壁较薄，具单斜狭缝状纹孔。导管为网纹导管和螺纹导管。花粉粒类球形或椭圆形，直径 11～25 μm，外壁光滑或具细密的小刺，萌发孔不明显。非腺毛细胞 1～4 个。木薄壁细胞类长方形，壁具斜纹孔。

【炮制】 除去杂质，洗净，润透，切厚片，干燥。

【性味与归经】 甘，温。归肝、肾、大肠经。

【功能与主治】 补肾助阳，强筋健骨，润肠通便。用于肾虚阳痿，遗精，腰膝疼痛，耳鸣，肠燥便秘，宫冷不孕。

【用法与用量】 6～9 g。

【贮藏】 置通风干燥处。

·起草说明·

【别名】 草苁蓉、独根草。

【名称】 沿用传统药用名称。

【来源】 列当首见于《开宝本草》记载"生山南岩石上，如藕根，初生掘取阴干，亦名栗当，一名草苁蓉"。在《新修本草》中肉苁蓉项下，也有记载"今人所用亦草苁蓉，刮取花用代氏肉（苁蓉）尔。草苁蓉四月中旬采，长五六寸至一尺已来，茎圆紫色，采取，压扁日干，原州（镇原）、秦州（天水）、灵州（灵台）皆有之"[1]。《图经本草》记载"草苁蓉与肉苁蓉极相类，刮去花，压扁代肉（蓉）功力殊劣"。李时珍认为此即列当[2]。今考证，历代所述草苁蓉产区分布在今甘肃东部、宁夏、陕西、河北等地者当指列当属（Orobsnehe）植物而言[3]。

甘肃省自古是列当的主产地，资源丰富，民间自采自用，故收入地方标准[4]，以利开发利用。

【原植物】寄生性草本。根状茎肉质肥厚。茎直立，粗厚，单一，暗黄褐色，被绒毛。叶退化为小鳞片状，卵状披针形，长8～20 mm，先端渐尖。穗状花序顶生；苞片2，卵状披针形，先端锐尖；被绒毛；萼片披针形或卵状披针形，先端2裂，长约为花冠的一半；花淡紫色，长1.2～2 cm，下部筒形，上部稍弯曲，具2唇，上唇宽，先端长凹，下唇3裂，裂片卵圆形；雄蕊4枚，2强，花丝基部具毛，子房一室，柱头头状，2裂，黄色。蒴果卵状椭圆形。种子多数，黑色。花期6～8月，果期8～9月（图1）。

生于海拔1000～3800 m的固定、半固定沙丘、山坡、路边。分布于省内大部分地区；东北、华北、西北和西南等省区亦有分布。

【产地】产于河西、定西、庆阳等地，自采自用，近年常从省外购进。

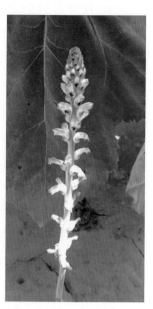

图1　列当原植物图

【采收加工】春、秋二季采挖，除去泥沙，晒干。

【性状】根据市场购置样品，参考植物标本描述，见图2。现代市场商品多为段。

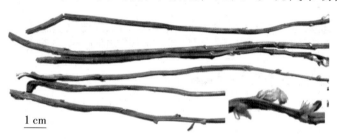

1 cm

图2　列当药材图

【鉴别】根据自采样品实验观察描述。分别观察了茎、叶（小鳞片）、花粉粒的显微组织，标准综合了各部位的主要特征。见图3。

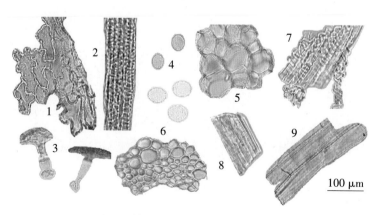

100 μm

图3　列当粉末图

1.叶表皮细胞　2.叶部导管　3.叶部非腺毛　4.花粉粒　5.茎髓细胞
6.茎皮层细胞　7.茎部导管　8.茎部木纤维　9.茎部木薄壁细胞

列当中含有少量的淀粉粒，多为单粒，呈类圆形、卵圆形及椭圆形，脐点点状、裂隙状及星状，层纹不明显。复粒少见。

【化学成分】列当含有包括苯乙醇苷、木脂类、黄酮、三萜、甾体等成分。已分离到叶升麻苷、异类叶升麻苷、crenatoside、cistanosideF、sinapoyl-4-O-β-D-glucoside、腺苷[5]；还有甘露醇、β-谷甾醇、豆甾醇、二十烷酸-1-甘油酯、β-胡萝卜苷、琥珀、Crenatoside、麦角甾苷、D-松醇等[6]。

【炮制】【性味与归经】【功能与主治】【用法与用量】【贮藏】参考文献[1、2、3、8]拟定。

参考文献

[1]（宋）唐慎微.证类本草［M］.北京：人民卫生出版社，1957：285.

[2]（明）李时珍.本草纲目（校点本·上册）［M］.北京：人民卫生出版社，1982：729.

[3] 宋平顺、丁永辉.肉从蓉的本草学研究［J］.甘肃中医，1996，9（3）：41-42.

[4] 甘肃省食品药品监督管理局.甘肃省中药材标准（2009年版）［S］.兰州：甘肃文化出版社，2009：228-229.

[5] 赵军，闫明，黄毅，等.紫花列当水溶性成分的研究［J］.天然产物研究与开发，2009，21（4）；619-620.

[6] 邵红霞，杨九艳，鞠爱华.蒙药列当的化学成分研究［J］.中华中医药杂志，2011，26（1）：129-131.

[7] 曲正义，金银萍，张玉伟，等.列当属药用植物化学成分、生物活性及临床应用研究进展［J］.实验方剂学杂志，2018，24（1）：209-216.

[8]《中华本草》编委会.中华本草（第七册）［M］.上海：上海科学技术出版社，1999：514.

地 丁 草

Didingcao

VIOLAE PRIONANTHAE HERBA

本品为堇菜科植物早开堇菜 *Viola prionantha* Bunge 的干燥全草。春季采收，除去杂质，晒干。

【性状】本品多皱缩成团。根呈圆锥形，黄白色。叶基生，灰绿色，叶片展开后呈卵形或卵状披针形，长3～5 cm，宽0.5～1.2 cm；先端钝，基部平截或微心形，叶缘锯齿状，两面有疏毛或近无毛；叶柄上部有狭翅。有时可见紫堇色的花，花距细管状。易见椭圆形蒴果，常开裂；种子多数，淡棕色，有时可见浅色条纹。气微，味微苦。

【鉴别】本品叶表面观：下表皮细胞长方形或类多角形，垂周壁波状弯曲，呈串珠状增厚，局部可见角质纹理。表皮有单细胞非腺毛，长95～133 μm，直径21～30 μm，壁厚4～8 μm，表面有的具明显疣状突起。气孔不等式，偶见垂周式，副卫细胞3～5个，往往有两个气孔公用一个副卫细胞。上表皮细胞大于下表皮细胞，垂周壁平直，可见细小串珠状增厚。

叶中脉横切面：上表皮细胞1列，切向延长，外具角质层。主脉区的上、下表皮层之内各有1～2列厚角细胞；栅状细胞1～2列。主脉区上下均呈凸起状，主脉维管束外韧型，常1个，木质部导管放射状排列。薄壁细胞中含草酸钙小簇晶。

根横切面：木栓层1～4列，细胞呈长方形，内切向壁有的呈波状。皮层宽广，细胞椭圆形，可见草酸钙小簇晶，由外向内体积逐渐增大。韧皮射线明显；形成层明显呈环；木质部放射状排列，导管聚生或呈单列径向排列，木射线不明显，木质部呈一定的偏性。

【特征图谱】照高效液相色谱法（中国药典四部通则0512）测定。

色谱条件与系统适用性试验　以十八烷基硅烷键合硅胶为填充剂，以甲醇为流动相A，以0.4%磷酸溶液为流动相B；按下表中的规定进行梯度洗脱；柱温35 ℃；检测波长为327 nm。理论板数按秦皮乙素峰计算应不低于5000。

时间(min)	流动相A(%)	流动相B(%)
0～25	10→35	90→65
25～35	35→42	65→58
35～60	42→100	58→0
60～65	100→10	0→90

参照物溶液的制备　取地丁草对照药材约2 g，精密称定，置具塞锥形瓶中，精密加入70%乙醇25 ml，密塞，称定重量，超声处理（功率300 W，频率40 kHz）40 min，放冷，再称定重量，用70%乙醇补足减失的重量，摇匀，滤过，取续滤液，作为对照药材参照物溶液。另取秦皮乙素对照品溶液适量，精密称定，加甲醇制成每1 ml含80 μg的对照品溶液，作为对照品参照物溶液。

供试品溶液的制备　取本品粉末（过三号筛）约2 g，精密称定，置具塞锥形瓶中，精密加入70%乙醇25 ml，密塞，称定重量，超声处理（功率300 W，频率40 kHz）40 min，放冷，再称定重量，用70%乙醇补足减失的重量，摇匀，滤过，取续滤液，即得。

测定法　分别精密吸取参照物溶液与供试品溶液10 μl，注入液相色谱仪，测定，即得。

供试品特征图谱中应呈现6个特征峰，并应与对照药材参照物色谱峰中6个特征峰相对应，其中峰2应与对照品参照物峰保持时间相一致。图1。

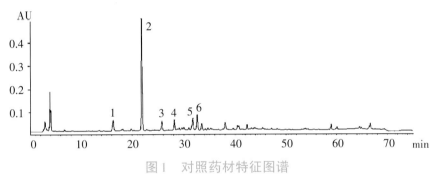

图1　对照药材特征图谱

6个特征峰中　峰1.秦皮甲素　峰2.秦皮乙素（峰3—峰6未确定）

【含量测定】照高效液相色谱法（中国药典四部通则0512）测定。

色谱条件与系统适用性试验　同【特征图谱】色谱条件与系统适用性试验。

对照品溶液的制备　取秦皮乙素对照品适量，精密称定，加甲醇制成每1 ml含1.0 mg的溶液，即得。

供试品溶液的制备　同【特征图谱】供试品溶液的制备。

测定法　分别精密吸取对照品溶液与供试品溶液各10 μl，注入液相色谱仪，测定，即得。

本品按干燥品计算，含秦皮乙素（$C_9H_6O_4$）不得少于1.8%。

【炮制】除去杂质，抢水洗净，稍润，切段，干燥。

【性味与归经】苦、辛，寒。归心、肝经。

【功能与主治】清热解毒，散结消肿。用于疔疮肿毒，痈疽发背，丹毒，毒蛇咬伤。

【用法与用量】15～30 g。外用鲜品适量，捣烂敷患处。

【贮藏】置干燥处。

·起 草 说 明·

【别名】紫花地丁、犁头草。

【名称】本省产地习惯以紫花地丁为名称收购，也称地丁草购销，为与《中国药典》紫花地丁区别，原地方标准以地丁草为正名[1]。

【来源】《甘肃中草药手册》中记载的紫花地丁（地丁）为紫花地丁 *Viola patrinii* DC[2]，据描述的形态和附图，似与长萼堇菜 *Viola inconspicua* Blume 相符[3]。1987年全省中草药资源普查时记载为紫花地丁 *Viola yedoensis* Makino。鉴于本省地产紫花地丁存在品种差异与复杂现象。我们对庆阳、平凉、天水、陇南等地进行原植物及商品的调查，认为甘肃地产商品地丁主要来源为早开堇菜 *Viola prionantha*，商品有时是该品种与紫花地丁 *V. yedoensis* Makino. 或东北堇菜 *Viola mandshurica* W.Beck. 的混合品。早开堇菜在甘肃分布广泛，资源丰富，医药部门长期作为紫花地丁收购，销省内外[4、5]，故纳入地方标准。

【原植物】多年生草本。根灰白色；地下茎较粗短；通常无地上茎。叶基生，叶片披针形或卵状披针形，长3～5 cm，顶端钝圆，基部截形或有时近心形，稍下延，边缘有细圆齿；托叶边缘白色。花大，两侧对称，连距长1.5～2 cm；萼片5片，披针形或卵状披针形，附器稍长；花大，紫堇色或淡紫色，喉部色淡并有紫色条纹，直径1.2～1.6 cm，距长5～9 mm，粗1.5～2.5 mm，末端钝圆且微向上弯；子房无毛。果实椭圆形，种子深褐色。花期4～5月，果期5～6月（图2）。

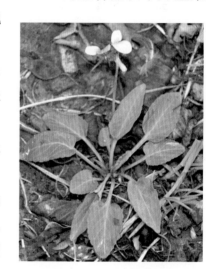

图2　地丁草原植物图

生于海拔1000～1800 m的山坡、路边。分布于庆阳、平凉、天水、陇南、定西、甘南、临夏及兰州等地；东北、华北以及陕西、湖北等省区亦有分布。

【产地】主产于平凉、清水、甘谷、徽县、文县等。

【性状】根据平凉、甘谷、徽县等地产的商品药材，对照原植物描述。一般情况，花朵不易见到，而常常可见成熟开裂的蒴果，经对采集标本观察，种子表面具有浅色条纹，本次进行了性状修订。见图3。

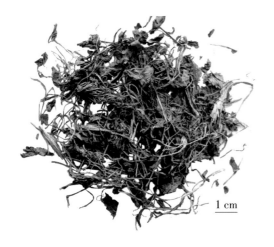

图3 地丁草药材图

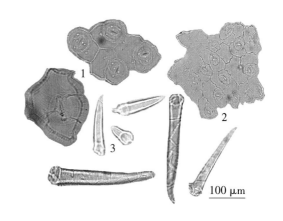

图4 地丁草叶解离图

1.上表皮细胞 2.上表皮细胞 3.非腺毛

【鉴别】根据兰州采集的植物标本，对照甘谷、徽县样品描述，本次对原标准叶表面观的气孔类型进行补充，叶脉横切面不变，增加根部的显微鉴别。见图4、图5。

【含量测定】参考文献[6、7]，本次建立了秦皮乙素（$C_9H_6O_4$）含量测定方法。方法学验证表明，秦皮乙素线性回归方程：$C=1291537A-45046$（$r=0.9997$），$0.2920\sim17.5225$ μg/ml 范围内呈良好的线性关系。精密度试验中 RSD 为 1.33%，稳定性试验中 RSD 为 1.81%，结果在 12 h 内基本稳定，平均回收率分别为 100.6%，RSD 为 0.98%。

对照品和样品的高效液相色谱图，见图6。

对11批样品进行测定，结果见表1。

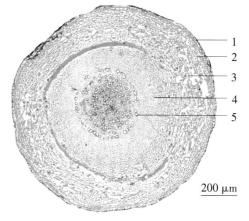

图5 地丁草根横切面详图

1.木栓层 2.皮层 3.草酸钙小簇晶
4.韧皮部 5.木质部

表1 11批样品含量测定（%）

样品	1	2	3	4	5	6	7	8	9	10	11
含量	5.67	6.28	1.95	4.44	5.34	2.19	6.82	8.21	2.20	8.50	11.76

根据对11批样品测定，秦皮乙素含量在1.76%～1.95%，拟定秦皮乙素含量为不得少于1.8%的限度。

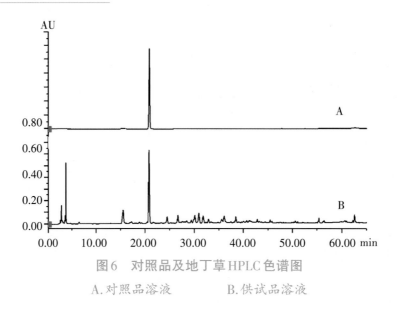

图6　对照品及地丁草HPLC色谱图

A.对照品溶液　　　　　　B.供试品溶液

该方法简便，精密度、重复性良好，纳入本标准，以控制药材质量。

【化学成分】从早开堇菜叶中分离出早开堇菜苷（prionanthosiode）、七叶内酯（esculetin）、菊苣苷（cichoriin）[8]。

【药理作用】早开堇菜中所含早开堇菜苷、七叶内酯及菊苣苷对金黄色葡萄球菌、大肠杆菌、绿脓杆菌及变形杆菌有明显的抑制作用[8]。

【炮制】【性味与归经】【功能与主治】【用法与用量】【贮藏】参照文献[1、2]拟定。

参考文献

［1］甘肃省食品药品监督管理局.甘肃省中药材标准（2009年版）［S］.兰州：甘肃文化出版社，2009：222-224.

［2］甘肃省卫生局.甘肃中草药手册（第一册）［M］.兰州：甘肃人民出版社，1970：185.

［3］中国科学院《中国植物志》编辑委员会.中国植物志（第五十一卷）［M］.北京：科学出版社，1991：8，83.

［4］宋平顺，赵建邦，卫玉玲，等.甘肃产地丁的原植物调查及鉴定中药材［J］.1995，18（2）：75.

［5］宋平顺，张伯崇，卫玉玲.甘肃省中药材复杂品种及质量的调查研究—地区习用品种的调查［J］.中国中药杂志，1996，21（12）：717-720.

［6］陈胡兰，汤沛然，张梅，等.不同产地紫花地丁中秦皮乙素的含量比较［J］.成都中医药大学学报，2010，33（01）：72-73.

［7］秦波，陈庆平，等.紫花地丁中三种香豆素类成分的HPLC含量测定（英文）［J］.Journal of Chinese Pharmaceutical Sciences，1994，3（2）：157-163.

［8］楼之岑，秦波.常用中药材品种整理和质量研究（第二册）［M］.北京：北京医科大学，中国协和医科大学联合出版社，1998：565-670.

百 蕊 草

Bairuicao

THESII HERBA

本品为檀香科植物百蕊草 *Thesium chinense* Turcz.的干燥全草。夏季茎叶茂盛期采收，除去杂质，晒干。

【性状】本品全草长 20～40 cm。根呈细圆锥形，表面黄白色。茎簇生，淡绿色或灰绿色，有细纵棱，质脆，断面中空。叶互生，近无柄，呈线形，长 1.5～3.5 cm，宽 0.5～1.5 mm，全缘，暗绿色。小花少见，果实单生于叶腋，坚果椭圆形或球形，直径约 3 mm，表面有桃核状雕纹。气微香，味微苦、涩。

【鉴别】木品粉末黄绿色或浅黄棕色。石细胞呈类椭圆形、类长方形或不规则多边形，淡黄色，壁厚，孔沟明显。纤维呈长梭形，具有稀疏单纹孔，壁厚。导管为网纹导管、螺纹导管及环纹导管。叶表皮细胞垂周壁有的呈波状弯曲。气孔为平轴式。可见草酸钙方晶。

【炮制】除去杂质，闷润，切段，晒干。

【性味与归经】微苦，寒。归肺、脾、肾经。

【功能与主治】清热解毒，利湿，补肝肾。用于风热感冒，中暑，肺痈，乳痈，疖肿，淋症，腰痛。

【用法与用量】9～30 g。外用适量，研末调敷。

【贮藏】置阴凉干燥处。

·起 草 说 明·

【别名】麦黄草、黄草。

【名称】甘肃商品称为麦黄草，以传统百蕊草为标准正名。

【来源】《图经本草》收载"百乳草"，并绘制"秦州百乳草"，所述为檀香科植物百蕊草 *Thesium chinense* Turcz.[1]。《甘肃中草药手册》收录[2]。

近年调查，庆阳、天水、陇南等地收购，形成商品流通。为了进一步促进开发利用，本标准新增加品种。

【原植物】多年生草本。全株多少被白粉，无毛。茎细长，簇生，基部以上疏分枝，斜升，有纵沟。叶线形，长 1.5～4 cm，宽 0.5～1.5 mm，顶端急尖或渐尖。花单一，花梗短或很短；苞片 1 枚，线状披针形；小苞片 2 枚，线形；花被绿白色，花被管呈管状，花被裂片，顶端锐尖，内弯，内面的微毛不明显。坚果椭圆状或近球形，淡绿色，表面有隆起的网脉，顶端的宿存花被近球形。花期4～5月，果期6～7月（图1）。

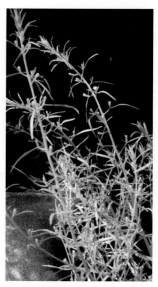

图1　百蕊草原植物图

生于湿润山坡、林缘、草地或小溪边。分布于省内除河西外各地区。

【产地】主产于庆阳（合水、宁县、镇原）、天水（清水）、陇南（徽县、成县）等地。

【性状】根据合水县、清水县商品药材描述。见图2。

【鉴别】显微鉴别　根据对清水县的商品药材观察描述，分别观察了根、茎、叶和果实部位的粉末特征，正文收载主要特征。见图3。

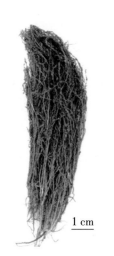

图2　百蕊草药材图

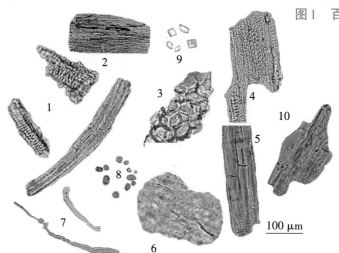

图3　百蕊草粉末图

1.根部导管　2.根部纤维　3.石细胞　4.茎部导管　5.茎部纤维
6.表皮气孔　7.非腺毛　8.淀粉粒　9.草酸钙方晶　10.茎部厚壁细胞

【化学成分】含有黄酮、有机酸、生物碱、酚类和挥发油等成分[3]。

【药理作用】具有抗菌、抗病毒、抗肿瘤、镇痛和镇咳作用[3]。

【炮制】【性味与归经】【功能与主治】【用法与用量】及**【贮藏】**参照文献[1、2]拟定。

参考文献

[1]《中华本草》编委会.中华本草（第五册）[M].上海：上海科学技术出版社.1999：595.

[2] 甘肃省卫生局.甘肃中草药手册（第二册）[M].兰州：甘肃人民出版社，1971：776.

[3] 王峥，刘近明，李绍顺.百蕊草的研究进展[J].中国药师，2006，9（11）：1059-1061.

秃疮花

Tuchuanghua

DICRANOSTIGMAE HERBA

本品为罂粟科植物秃疮花 *Dicranostigma leptopodum*（Maxim.）Fedde的干燥全草或鲜品。夏、秋二季采收，除去杂质，晒干或鲜用。

【性状】 本品根肥厚。全体被白柔毛。茎呈圆柱形，长20～50 cm，直径0.2～0.6 cm；表面灰绿色，老茎上具纵沟。基生叶卷折皱缩，常脱落，展平后呈狭长椭圆形，长8～15 cm，宽1.5～5 cm，羽状全裂或深裂，裂片具缺刻或浅裂；茎生叶卵形，羽状全裂；叶呈灰绿色。花瓣黄色；雄蕊多数。蒴果长圆柱形。气微，味微苦。

【鉴别】 （1）本品茎横切面：表皮层1列细胞，外具微齿；被非腺毛，由4～25个细胞组成，基部多排成2～3列，呈多边形，中部以上排列单列，呈长方形。下皮细胞1列，壁略增厚。皮层外侧2～4列细胞薄壁，内侧数列厚壁。维管束15～27束呈辐射状排列。具韧皮部纤维群，韧皮部狭小。木质部呈三角形状，导管均匀散在。中央为宽广髓，部分细胞具壁孔。

叶表面观：上、下表皮均有气孔，气孔不定式，副卫细胞3～6个。上皮细胞垂周壁平直或较平直，呈多边形。下表皮细胞垂周壁呈波浪状、不规则，有非腺毛。

（2）取本品粉末0.5 g，加70%甲醇10 ml，超声处理10 min，放冷，滤过，滤液减压浓缩蒸干，残渣加甲醇4 ml使溶解，作为供试品溶液。另取异紫堇碱对照品，加甲醇制成每1 ml含0.4 mg的溶液，作为对照品溶液。照薄层色谱法（中国药典四部通则0502）试验，吸取供试品溶液5～10 μl、对照品溶液3 μl，分别点于同一硅胶G薄层板上，以甲苯-丙酮-乙醇-浓氨试液（4:5:0.6:0.4）为展开剂，展开，取出，晾干，置紫外光灯（365 nm）下检视。再喷以改良碘化铋钾试液显色。供试品色谱中，在与对照品色谱相应的位置上，显相同颜色的斑点。

【检查】 杂质　不得过8%（中国药典四部通则2301）。

水分　不得过8.0%（中国药典四部通则0832第二法）。

总灰分　不得过10.0%（中国药典四部通则2302）。

酸不溶性灰分　不得过2.0%（中国药典四部通则2302）。

【浸出物】 照水溶性浸出物测定法（中国药典四部通则2201）项下的热浸法测定，不得少于12.0%。

【含量测定】 照高效液相色谱法（中国药典四部通则0512）测定。

色谱条件与系统适用性试验　以十八烷基硅烷键合硅胶为填充剂；以乙腈溶液为流

动相A，以0.5%三乙胺水溶液为流动相B，检测波长为280 nm。理论板数按异紫堇碱峰计算应不低于10000。

对照品溶液的制备　取异紫堇碱对照品适量，精密称定，加甲醇制成每1 ml含0.4 mg的对照品溶液。

供试品溶液的制备　取本品粉末（过三号筛）约0.5 g，精密称定，置具塞锥形瓶中，精密加入70%甲醇50 ml，密塞，称定重量，超声处理（功率240 W，频率40 kHz）30 min，放冷，再称定重量，用70%甲醇补足减失的重量，摇匀，滤过，蒸干滤液，残渣加甲醇溶解，转移至10 ml量瓶中，加甲醇至刻度，摇匀，即得。

测定法　分别精密吸取对照品溶液与供试品溶液各10 μl，注入液相色谱仪，测定，即得。

本品按干燥品计算，含异紫堇碱（$C_{20}H_{23}NO_4$）不得少于0.10%。

【炮制】除去杂质，抢水洗净，稍润，切段，晒干。

【性味与归经】苦、涩，凉。有毒。

【功能与主治】清热解毒，消肿，止痛，杀虫。用于咽喉肿痛，齿龈肿痛，瘰疬，疔疮疥癣、痈疽。

【用法与用量】9～15 g。外用煎水洗或鲜品捣烂敷患处。

【贮藏】置阴凉干燥处．

·起 草 说 明·

【别名】红茂草、秃子花、勒马回。

【名称】秃疮花名见《陕西中草药》，为西北地区民间习惯称谓，本地方标准沿用[1]。

【来源】秃疮花 *Dicranostigma leptopodum*（Maxim.）Fedde为民间草药，20世纪70年代中草药资源普查时，甘肃、陕西、河北等省发现其根及全草民间药用，有清热解毒、消肿、止痛、杀虫功效[1、2、3]。

近年对秃疮花进行化学、药理、毒理、免疫等方面的基础研究，发现具有广泛的药理生理活性作用，以秃疮花为原料的浸膏、注射液及复方制剂试用于临床，在治疗各类结核病方面有良好的效果。本品资源较丰富，省内部分地方民间自采配方或作为制剂与原料用于创伤、肺结核等的治疗，疗效确切，现代研究表明具有良好的开发利用前景，为加强对原药材的管理，纳入地方标准[4]。

【原植物】多年生草本，高20～30 cm。根肥厚。全体被白毛。叶基生，羽状全裂或深裂，裂片具缺刻或浅裂，叶长10～15 cm，宽2～6 cm，茎生叶少数苞状。聚伞花序，直径3 cm，具花1～5朵；萼片2，卵形，有长尖；花瓣4，橙黄色，圆形；雄蕊多数。

蒴果长圆柱形，长约5～8 cm。花期3～5月，果期6～7月（图1）。

生于海拔700～2800 m的溪边、田间及草地。分布于天水、陇南、平凉、庆阳、定西等地；陕西、河南等省区亦有分布。

【产地】主产于天水、陇南等地，自产自销。

【采收加工】夏、秋二季采收，除去杂质及枯叶，晒干。

【性状】根据药材样品描述。见图2、图3。

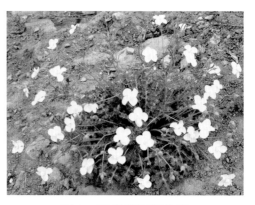

图1 秃疮花原植物图

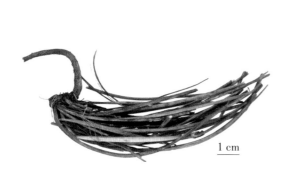

图2 秃疮花药材图

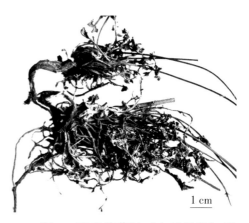

图3 秃疮花药材（自采样品）图

【鉴别】（1）显微鉴别 维持原标准。见图4、图5。

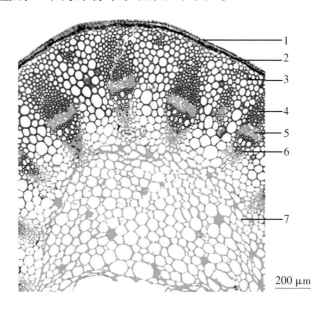

图4 秃疮花茎横切面详图

1.表皮 2.下皮层 3.皮层 4.韧皮部纤维群
5.韧皮部 6.木质部 7.髓部

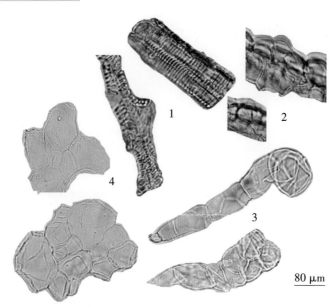

80 μm

图5　秃疮花叶粉末图

1.导管　2.叶表皮组织　3.非腺毛　4.气孔

（2）薄层鉴别　参考文献[5]，拟定以异紫堇碱为对照的薄层色谱鉴别，结果12批样品之间存在差异，见图6、图7。

【检查】杂质　秃疮花中基生枯叶较多，原标准规定杂质不得过8%。

水分、总灰分　本次增加的检查指标，分别按《中国药典》（四部通则0832第二法、2302）[6]，对7批样品测定，结果见表1。

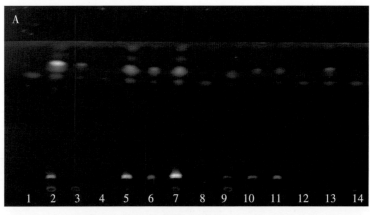

图6　秃疮花薄层色谱图（365 nm）

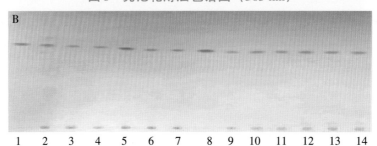

图7　秃疮花薄层色谱图（喷以改良碘化铋钾试液）

1，8-异紫堇碱　2-7、9-14为样品1-12

表1　7批样品测定结果（%）

样品	1	2	3	4	5	6	7
水分	6.6	7.7	7.7	5.6	5.9	6.2	7.8
总灰分	6.6	9.1	8.7	5.6	7.4	9.7	10.1
酸不溶性灰分	0.7	0.8	0.5	1.1	0.9	0.7	1.2
浸出物	15.6	17.9	14.2	23.4	15.2	21.7	17.4

注：样品采集于秦州、合水、崇信、泾川、灵台、会宁和市场流通商品

根据测定结果可知，拟定限度为水分不得过8.0%、总灰分不得过10.0%、酸不容性灰分不得过2.0%。

【浸出物】按《中国药典》（四部通则2201）[6]测定法，见表1。根据结果，拟定水溶性浸出物含量不得少于12.0%。

【含量测定】秃疮花的化学成分主要包括生物碱，异紫堇碱有着重要的生理活性等作用。故本标准以异紫堇碱（$C_{20}H_{23}NO_4$）作为秃疮花质量控制指标。

方法学研究表明，精密度试验、稳定性试验和重复性试验结果良好。异紫堇碱在1.9～406.0 μg/ml范围内呈良好的线性关系，平均回收率为94.15%～102.54%，RSD为0.39%～1.42%，加样回收率试验结果良好。

对照品和样品的色谱图，见图8。

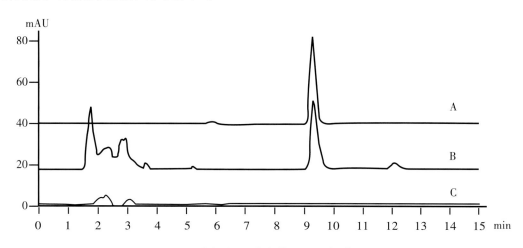

图8　对照品及秃疮花HPLC色谱图

A.对照品溶液　B.供试品溶液　C.空白溶液

对12批样品进行测定，见表2。

表2　12批样品中异紫堇碱含量测定结果（%）

样品	1	2	3	4	5	6	7	8	9	10	11	12
异紫堇碱	0.70	0.23	0.45	0.58	0.23	0.30	0.12	0.35	0.54	0.94	0.65	0.65

　　12批异紫堇碱含量结果为0.118%～0.940%，不同产地的秃疮花中异紫堇碱含量差异较大，拟定秃疮花中异紫堇碱含量不得少于0.10%。

　　该方法简便，精密度、重复性良好，纳入本标准，以控制药材质量。

　　【化学成分】秃疮花含有生物碱类、甾醇类、挥发油等成分[5、7、8]。生物碱，主要有紫堇碱、异紫堇碱、顺式/反式普罗托品季铵盐、二氢血根碱、6-丙酮基二氢血根碱、青风藤碱、秃疮花红碱、原阿片碱和木兰碱；此外还包括β-谷甾醇、β-胡萝卜苷等。

　　【药理作用】秃疮花及制剂具有抑菌、抗病毒、免疫调节作用，对移植性S_{18D}肉瘤有50%以上抑制率；并对CCl_4造成的肝损伤有明显保护作用；所含紫堇碱具有抗癌活性；其中生物碱具有抗溶血、改善微循环，对中枢和平滑肌有抑制、提高机体免疫力等作用；异紫堇碱具有镇痛、镇静及缓解平滑肌作用[5、7、8]。

　　【毒性实验】秃疮花注射液的最大致死剂量为40 g/kg体重，LD_{50}为16.39±0.04 g/kg体重[8]。

　　【炮制】【性味与归经】【功能与主治】【用法与用量】【贮藏】参照文献[1-4]，综合拟定。

参考文献

［1］李世全.秦岭巴山天然药物志［M］.西安：陕西科学技术出版社，1988：601.

［2］甘肃省卫生局.甘肃中草药手册（第一册）［M］.兰州：甘肃人民出版社，1970：258.

［3］中科院西北植物研究所.秦岭植物志（第二册）［M］.北京：科学出版社，1979：359.

［4］甘肃省食品药品监督管理局.甘肃省中药材标准（2009年版）［S］.兰州：甘肃文化出版社，2009：232-234.

［5］刘大护，张天才，柳军玺，等.秃疮花生物碱类化学成分研究［J］.中草药，2011，42（8）：1505-1508.

［6］国家药典委员会.中华人民共和国药典（2020年版·四部）［S］.北京：中国医药科技出版社，2020：114，232，234.

［7］畅行若，王宏新，马广恩.秃疮花化学成分的研究［J］.中国药学杂志，1981，16（2）：45-47.

［8］赵强，王廷璞，孙国禄，等.秃疮花生物碱成分分析及药理作用研究进展［J］.陇东学院学报，2010，21（2）：53-57.

苍 耳 草

Cangercao

XANTHII HERBA

本品为菊科植物苍耳 *Xanthium sibiricum* Patrin ex Widder. 的干燥地上部分或鲜品。夏季开花时采割，除去杂质，晒干或鲜用。

【性状】本品茎呈稍扁的圆柱形，长20～65 cm，直径0.2～0.7 cm；表面棕黄或绿褐色，散有黑褐色斑点；全株被白色短毛，上部有分枝；质脆，断面黄白色，髓部疏松，类白色。叶互生，叶片多皱缩，展平后完整者呈卵状三角形，长6～10 cm，宽5～10 cm，先端尖，基部浅心形，边缘3～5浅裂，有不规则粗锯齿，上表面灰绿色，下表面色较淡，两面被疏毛。气微，味微苦。

【鉴别】（1）本品叶表面观：气孔不定式，副卫细胞3～4个。非腺毛1～4个细胞，在上表皮中呈浅棕色，末端细胞细长尖锐。腺毛由2或4个细胞组成，柄部由1～2个细胞组成。导管主要为螺纹导管。含有细小草酸钙簇晶。

（2）取本品粗粉1 g，加75%乙醇10 ml，加热回流20 min，滤过，取滤液滴于滤纸上，置紫外光灯（254 nm）下检视，显蓝紫色荧光。

（3）取本品粗粉1 g，加75%乙醇10 ml，加热回流20 min，滤过，取滤液置点滴板内，加重氮对硝基苯胺试液4～6滴，生成棕红色沉淀。

【炮制】除去杂质及老茎，洗净，润软，切段，晒干。鲜品捣碎使用。

【性味与归经】苦、辛，寒；有小毒。归脾、胃、肝经。

【功能与主治】祛风散热，解毒杀虫，通鼻窍。用于头风鼻渊，目赤目翳，皮肤瘙痒，麻风病，疔疮，疥癣，痔疮。

【用法与用量】9～15 g。外用适量，捣敷或煎水洗。

【贮藏】置通风干燥处。

·起 草 说 明·

【别名】猪耳、痴头婆、卷耳、狗耳朵草、疔疮草、虱麻头、粘粘葵。

【名称】苍耳之名始载于《尔雅》，《图经本草》记载"尔雅谓之苍耳，广雅谓之枲耳，皆以实得名。"商品习称地上部分为"苍耳草"，原地方标准沿用[1]。

【来源】本品原名"枲耳"始载于《神农本草经》。《救荒本草》记载"苍耳叶青白，类黏糊菜叶。秋间结实，比桑椹短小而多刺"。《本草纲目》记载"其叶形如枲麻，故有桑耳之名。"并记载其果实、茎叶皆入药。据以上本草的描述，与现在的苍耳 Xanthium sibiricum Patr. 一致[2]。

本品主要作为生产六神曲的原料，民间亦有药用，故纳入地方标准。

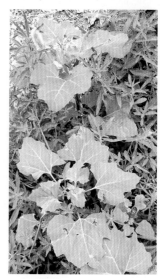

【原植物】一年生草本，高30～100 cm。茎粗糙，有短毛。叶互生，三角状卵形，长6～10 cm，宽5～l0 cm；先端尖，基部浅心形，边缘3～5浅裂，有不规则粗锯齿，两面有粗毛，基出三脉；叶柄长3～11 cm。头状花序顶生或腋生，雌雄同株，雄花序密集枝顶；球形花冠管状，5齿裂；雌花序生于叶腋，卵形，有2花总苞片2～3层，愈合成1个2室的囊状硬体，外生有钩刺和疏毛，顶端有2喙。瘦果椭圆形，包在带刺的总苞内。花果期7～9月（图1）。

生于海拔700～2300 m的山坡及草地。省内各地分布；东北、华北、西北及华中等地亦有分布。

图1　苍耳草原植物图

【产地】主产于天水、平凉、庆阳、陇南、定西等地。

【采收加工】作为生产六神曲的原料，以5～7月间茎叶幼嫩采收为佳，除去根茎及杂质，晒干。

【性状】根据采集于天水、兰州市的样品描述。见图2。

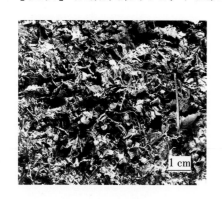

图2　苍耳草药材图

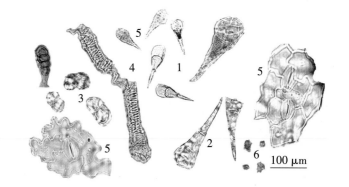

图3　苍耳草叶粉末图

1.叶上表皮非腺毛　2.叶下表皮非腺毛
3.腺毛　4.导管　5.气孔　6.草酸钙簇晶

【鉴别】（1）显微鉴别　根据天水采集样品，描述叶表皮解离特征。见图3。

（2）为黄酮类荧光鉴别；（3）为苍耳内酯反应。均参考有关文献[2]拟定。

【化学成分】全草含苍耳苷（strumaroside）、黄质宁（xanlthinin）、苍耳明（xanthumin）等倍半萜内酯成分；此外尚含有查耳酮衍生物、挥发油、有机酸及1，4-二咖啡酰奎宁酸（1，4-dicaffeoylquinic acid）、延胡索酸[2、3、4、5]等。

【药理作用】叶浸剂能增加离体兔肠的运动；抑制蛙心的兴奋传导；在离体兔耳上，可使血管扩张，在蛙后肢灌流中，引起血管的先扩张后收缩。叶的酊剂对猫静脉注射可引起短暂的血压下降，并抑制脊髓反射的兴奋性[3]。苍耳草中的咖啡酰基化合物有良好的抑制作用[4]。苍耳草水煎液有明显的抗炎作用[5]。

【功能与主治】现代用本品水煎服，治深部脓肿；并能治疗麻风、慢性鼻炎及早期血吸虫病[3]。

【炮制】【性味与归经】【功能与主治】【用法与用量】【贮藏】参照文献[2、6]拟定。

参考文献

［1］甘肃省食品药品监督管理局.甘肃省中药材标准（2009年版）［S］.兰州：甘肃文化出版社，2009：230-231.

［2］南京药学院《中草药学》编写组.中草药学（下册）［M］.南京：江苏科学技术出版社，1980：1211.

［3］雷雨，李伟东，等.苍耳草的研究进展［J］.现代中药研究与实践，2011，25（4）：81-83.

［4］陶鑫，张婷婷，曹美娇，等.苍耳草的酚酸成分及其抗菌作用研究［J］.中药材，2017，40（6）：1326-1330.

［5］敬小莉，蒋桂华，张俊，等.苍耳草的急性毒性及抗炎作用研究［J］.成都中医药大学学报，2015，38（2）：34-58.

［6］江苏新医学院.中药大辞典（上册）［M］.上海：上海科学技术出版社，1986：1070-1071.

珍珠透骨草

Zhenzhutougucao

SPERANSKIAE HERBA

本品为大戟科植物地构叶 *Speranskia tuberculata*（Bunge）Baill．的干燥地上部分。夏、秋二季采割，除去杂质及非药用部分，晒干。

【性状】本品茎呈圆柱形，长10～30 cm，直径0.1～0.5 cm；表面淡绿色至灰绿色，茎多分枝状，被白色柔毛，微有棱。叶呈灰绿色，常破碎，完整者呈披针形、椭圆状披针形，叶上部全缘、下部多具缺刻状齿，两面均被白色柔毛，下表面叶脉凸起。枝梢有时可见总状花序或残存果序，带有小花或三棱状果实，蒴果二棱状扁圆形，被疏毛及疣状小突。茎质脆，易折断，断面黄白色，中空，疏松呈纤维状。气微，味淡而后微苦。

【鉴别】（1）本品茎横切面：表皮层1列细胞，外被角质层，有非腺毛，多为单细胞，壁厚，有细小的疣状突起。皮层外侧为2～3列厚壁细胞；皮层有5～9列薄壁细胞，内含草酸钙簇晶。中柱鞘纤维呈断续的环带。韧皮部为6～9列薄壁细胞。形成层环不明显。木质部导管单个或数个相聚；木射线细胞常单列，略厚壁化。髓部薄壁细胞中含草酸钙簇晶，直径10～42 μm。

叶柄横切面：上下表皮细胞各一列，均被非腺毛。栅栏组织一列位于上表皮内侧，海绵组织则位于下表皮内侧，可见草酸钙簇晶。主脉在上、下表皮均突出，下表皮更为明显，上下表皮内侧主脉位置均可见厚角组织。

（2）取本品粉末1 g，加甲醇10 ml，浸泡2 h，滤过，取滤液2 ml于试管中，加2%铁氰化钾、2%三氯化铁试液2～3滴，显蓝紫色。

【检查】总灰分　不得过15.0%（中国药典四部通则2302）。

酸不溶性灰分　不得过3.0%（中国药典四部通则2302）。

【浸出物】照水溶性浸出物测定法（中国药典四部通则2201）项下的热浸法测定，不得少于20.0%。

【炮制】除去杂质及残根，抢水洗净，稍润，切段，干燥。

【性味与归经】辛，温。归肝、胃经。

【功能与主治】祛风除湿，消肿，舒筋通络，活血止痛。用于风湿痹痛，筋骨挛缩，塞湿脚气，疮癣，肿毒，跌打损伤。

【用法与用量】6～9 g。外用适量，煎水熏洗，或切末外敷

【贮藏】置阴凉干燥处。

·起草说明·

【别名】地构菜、透骨草（商品名）。

【名称】本品为国内"透骨草"品种来源之一，习称"珍珠透骨草"。甘肃亦以透骨草为名收购、销售和使用，原标准以珍珠透骨草为正名[1]。

【来源】据考证，古代药用的透骨草不止一种，《本草原始》记载"透骨草高一、二尺，叶尖，有齿，至夏抽3～4穗，花黄色，结实三棱，类蓖麻也。"此描述与大戟科地构叶 *Speranskia tuberculate* 相似[2]。

目前全国各地称透骨草药用的种类较多，其中主要品种有珍珠透骨草和凤仙透骨草。甘肃历史上生产、药用的透骨草以珍珠透骨草为主[3]，纳入本标准。

【原植物】多年生草本或亚灌木，高20～60 cm，全株密被柔毛。茎直立，多分枝。单叶互生，无柄或具短柄；叶片拔针形至长椭圆状枝针形，厚纸质，长1.5～7 cm，宽0.5～2 cm，先端钝或渐尖，基部阔楔形或近圆形，叶片上部全缘，下部2/3具3～6对缺刻状钝齿，两面被白色柔毛。总状花序顶生，长4～14 cm；花小，单性、雌雄同株；雄花着生于花序上部，具2枚叶状苞片，苞片内通常具1～3朵花；萼片5（4），花瓣5（4），长约2 mm，被柔毛，雄性花瓣较萼宽而稍短；雄蕊10～15，花丝在芽内直立，花盘腺体5，黄色；雌花花瓣小，子房上位3室。蒴果为三角

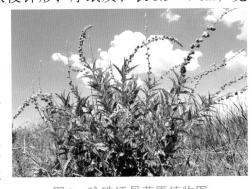

图1　珍珠透骨草原植物图

状扁球形，被柔毛和小疣状突起。花期4～5月，果期5～6月（图1）。

野生于山坡及草地。分布于平凉、庆阳、陇南、天水、定西、兰州、武威、临夏等地；东北、华北、西北及华中等省区亦有分布。

【产地】主产于天水、平凉、庆阳、陇南、定西、临夏等地。

【采收加工】春、秋二季开花结果时采收，除去根茎及杂质，晒干。

【性状】根据平凉的商品药材描述。本品有时

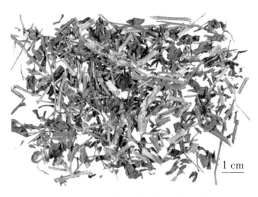

图2　珍珠透骨草药材图

1 cm

茎上存留根。见图2。

【鉴别】（1）根据商品药材与植物标本比较观察描述，正文收入茎横切面、叶柄横切面显微特征。见图3、图4。

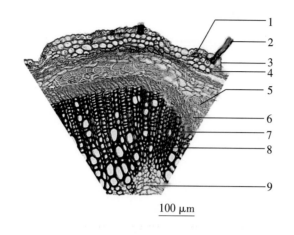

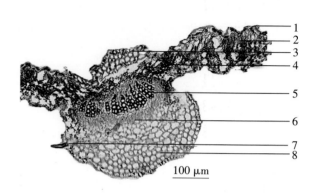

图3　珍珠透骨草茎横切详图

1.草酸钙簇晶　2.非腺毛　3.表皮层
4.厚壁细胞　5.中柱鞘纤维　6.韧皮
部　7.形成层　8.髓　9.薄壁细胞

图4　珍珠透骨草叶脉横切详图

1.上表皮　2.栅栏组织　3.草酸钙簇
晶　4.海绵组织　5.木质部　6.韧皮
部　7.非腺毛　8.厚角组织

药材粉末特征：粉末淡灰绿色或黄绿色。草酸钙簇晶多见，棱角多尖锐，直径14～45 μm。非腺毛为单细胞，壁较厚，约4 μm，表面有显著疣状突起，长104～370 μm，基部直径约16～29 μm。可见叶肉组织碎片。导管主要为梯纹导管和螺纹导管。还可见气孔及破碎的薄壁细胞。

做为参考列入起草说明部分。见图5。

（2）酚类鉴别反应，参照文献拟定[4]。临用时将两种溶液等量混合。

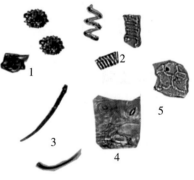

图5　珍珠透骨草粉末图

1.草酸钙簇晶　2.导管
3.非腺毛　4.气孔　5.薄壁细胞

【检查】总灰分、酸不溶性灰分　原标准已收载。今按照《中国药典》（四部通则2302）[5]，对10批样品进行测定，结果见表1。

表1　10批样品测定结果（%）

样品	1	2	3	4	5	6	7	8	9	10
总灰分	14.5	10.5	10.4	14.3	14.0	13.7	10.1	9.7	11.5	9.7
酸不溶性灰分	2.1	2.8	1.4	2.8	2.0	2.9	2.6	1.4	2.3	2.9

结合测定结果，对原标准限度进行修订，拟定总灰分限度不得过15.0%、酸不溶性灰分限度不得过3.0%。

【浸出物】原标准已收载水溶性浸出物，10批浸出物含量在21.5%～33.5%之间。今用乙醇作为溶剂提取，对10批样品测定，浸出物含量在8.1%～9.7%之间。维持原标准的浸出物测定方法及不得少于20.0%的限度。

【含量测定】参照文献，自拟珍珠透骨草中总黄酮的含量测定方法。方法学验证表明，线性回归方程 $C=0.0473A-1.3×10^{-4}$（$r=0.9997$），芦丁质量浓度在 $0.008\sim0.04$ mg/ml 范围内吸光度呈良好的线性关系。精密度试验中 RSD=0.73%。采用亚硝酸钠-硝酸铝-氢氧化钠络合法显色后，珍珠透骨草中总黄酮吸光度在 50 min 内基本稳定，RSD=0.68%；平均回收率为 98.05%，RSD 为 1.06%。

对 10 批珍珠透骨草中总黄酮进行含量测定，结果见表2。

表2　10批样品中总黄酮含量测定（mg/g）

样品	西峰	宁县	灵台	泾川	崇信	内蒙古	市售1	市售2	市售3	市售4
含量	10.28	9.48	15.71	7.67	8.53	11.64	7.25	10.17	9.65	6.98

珍珠透骨草总黄酮含量在 0.698%～1.164% 之间，结果较低，暂不列入正文。

【化学成分】从甘肃地构叶中分离鉴定出阿魏酸、香草酸、对香豆酸（pcoμmatie acid）、软脂酸（palmitic acid）、β-谷甾醇、三十烷醇、胸腺嘧啶、尿嘧啶及单萜类等化合物[6]。另对甘肃地构叶挥发油进行分析，共鉴定出 68 个化合物，占挥发油 78.09%，挥发油中含有较多的脂肪酸类及少量的萜类、芳香族化合物[7]。

【炮制】【性味】【功能与主治】【用法与用量】【贮藏】参照文献[1、2、4]拟定。

参考文献

[1] 甘肃省食品药品监督管理局.甘肃省中药材标准（2009年版）[S].兰州：甘肃文化出版社，2009：235-238.

[2] 谢宗万.中药材品种论述（中册）[M].上海：上海科学技术出版社，1994：230.

[3] 宋平顺，张伯崇，卫玉玲，等.甘肃省中药材复杂品种及质量的调查研究（Ⅰ）—地区习用品种的调查[J].中国中药杂志，1996，21（12）：717-720.

[4] 江苏新医学院.中药大辞典（上册）[M].上海：上海科学技术出版社，1986：415，1878.

[5] 国家药典委员会编.中华人民共和国药典（2020年·四部）[S].北京：中国医药科技出版社，2020：234.

[6] 范云柏，赵玉英，等.地构叶化学成分的研究[J].天然产物研究与开发，1996，8（4）：20-22.

[7] 高海翔，鲁润华，等.透骨草挥发性成分分析[J].中草药，2000，31（18）：574-556.

鬼 针 草
Guizhencao
BIDENTIS BIPINNATAE HERBA

本品为菊科植物鬼针草 *Bidens bipinnata* L.的干燥地上部分或鲜品。夏、秋二季采收，除去泥土，鲜用或干燥。

【性状】本品茎略呈四棱形，长20～80 cm，直径0.2～0.6 cm；表面暗绿色或带紫色，嫩茎被短毛。叶对生，多皱缩或破碎，常脱落，完整叶片展开后呈1～2回羽状浅裂或深裂，裂片具不规则锯齿，两面疏生短毛。有时可见头状花序，总苞杯形，被短毛；花浅黄色。瘦果易见，呈线形，具棱，顶端有3～4条刺状冠毛。气弱，味微苦。

【鉴别】（1）本品茎横切面：表皮层1列细胞，呈方形或类方形，外被角质层。皮层4～10列细胞，在四棱处常有厚角细胞。外韧型维管束12～23（30）个断续成环列。韧皮纤维成群，壁厚。木质部导管类圆形、椭圆形，单个散在或2～3个相聚，木纤维发达。髓部宽广。

总叶柄横切面：横切面呈"螃蟹形"。上、下表皮各1列细胞，切向延长，呈长方形或方形。维管束外韧型，常5（3）个，木质部导管2～4个排列成行或成群。可见多细胞非腺毛。

叶表面观：不定式气孔，副卫细胞3～5个，细胞壁深波浪状，常有一个共有副卫细胞。非腺毛5～11个细胞。

（2）取本品粉末1 g，加甲醇20 ml，超声处理30 min，滤过，滤液挥干，残渣加甲醇1 ml使溶解，作为供试品溶液。另取鬼针草对照药材，同法制成对照药材溶液。照薄层色谱法（中国药典四部通则0502）试验，吸取供试品溶液、对照药材溶液各2～4 μl，分别点于同一硅胶G薄层板上，以石油醚（60～90 ℃）–丙酮（9:2）为展开剂，展开，取出，晾干，置紫外光灯（365 nm）下检视。供试品色谱中，在与对照药材色谱相应的位置上，显相同颜色的荧光斑点。

【检查】水分　不得过9.0%（中国药典四部通则0832第二法）。

总灰分　不得过8.0%（中国药典四部通则2302）。

酸不溶性灰分　不得过2.0%（中国药典四部通则2302）。

【浸出物】照水溶性浸出物测定法（中国药典四部通则2201）项下的热浸法测定，不得少于10.0%。

【炮制】取原药材，除去杂质，抢水洗净，稍润，切段，干燥。

【性味与归经】微苦，微寒。

【功能与主治】清热解毒，祛风除湿，散瘀，消肿。用于咽喉肿痛，痢疾，黄疸，肠痛，风湿痹痛，跌打损伤，痈肿疮痛，蛇虫咬伤。

【用法与用量】15～30 g。外用鲜品适量，捣烂敷患处。

【贮藏】置阴凉干燥处。

·起 草 说 明·

【别名】粘身草、鬼钗草、婆婆针。

【名称】本品在甘肃民间习称鬼针草[1]，原地方标准沿用[2]。

【来源】鬼针草，原作鬼钗草，始见于《本草拾遗》记载"鬼钗草味苦、辛，无毒。主蛇及蜘蛛咬，杵碎敷之，亦杵绞汁服。生池畔，叶有桠，方茎，子做钗脚，著人衣如针，北人呼为鬼针，南人呼为鬼钗。"所述鬼钗草叶分裂，茎呈方形，果实分钗，结合功效来看，与今鬼针草相符。《植物名实图考》附有鬼针草药图，当指鬼针草 *Bidens bipinnata* L.而无疑[3]。

甘肃省使用的鬼针草除正文收载品种外，尚发现白花鬼针草 *Bidens pilosa* L. var. radiata Sch.-Bip.、小花鬼针草 *Bidens parviflora* Willd.和狼把草 *Bidens tripartita* L.，前两者商品中少见，故本标准仅收鬼针草 *Bidens bipinnata* L.[2]。

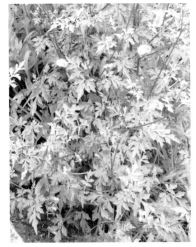

图1 鬼针草原植物图

【原植物】一年生草本。茎直立，略呈方形，多分枝，无毛或上端被稀疏毛，近基部略带淡紫色，叶对生，二回羽状深裂，小裂片三角状或菱状披针形，叶缘具粗糙齿或缺刻状，头状花序直径6～10 mm。总苞杯状，苞片线状椭圆形，顶端尖或钝；舌状花1～3朵，黄色，筒状花黄色，裂片5，瘦果条形、顶端渐尖，顶端常具3～4枚芒刺，具倒刺毛，花期8～10月，果期9～11月（图1）。

生于海拔600～2200 m的路旁、田野、荒地，分布于陇南、天水、平凉、定西等地；国内大部分省区均有分布。

【产地】主产于定西、平凉、天水、陇南等地。近年多购进。

【性状】共收集15批省内外的样品，结果药用部位以粗茎为主，有的几乎全是老茎，难见到叶、花序、果实。性状依据药用部位描述。见图2。

【鉴别】（1）显微鉴别 原标准收载茎、叶中脉横切面特征，本次进行修订，同时增加叶表面和总叶柄横切面显微特征。见图3、图4、图5。

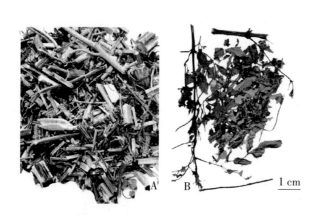

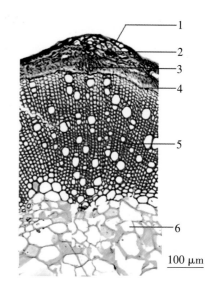

图2　鬼针草药材图

A.商品　B.自采样品

图3　鬼针草茎横切面详图

1.表皮　2.厚角组织　3.韧皮纤维

4.韧皮部　5.木质部　6.髓

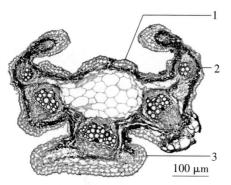

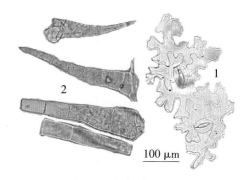

图4　鬼针草总叶柄横切面详图

1.上表皮　2.维管束　3.下表皮

图5　鬼针草叶粉末图

1.气孔　2.非腺毛

（2）薄层色谱鉴别　参考有关文献[3]，拟定以鬼针草为对照药材的薄层色谱鉴别。如图6。

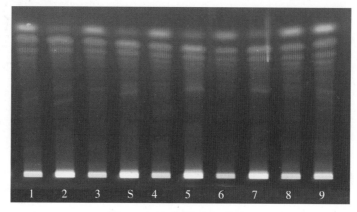

图6　鬼针草薄层色谱图

S.鬼针草对照药材　1-9.不同批次样品

另外，从市场收集的14批样品的色谱差异较大，可能与样品混杂有关。该色谱条件斑点分离较好，专属性强，纳入本标准。

【检查】水分、总灰分、酸不溶性灰分　原标准中没有检查，分别按《中国药典》（四部通则0832第二法、2302）[5]，对13批样品进行测定，结果见表1。

表1　13批样品测定结果（%）

批号	1	2	3	4	5	6	7	8	9	10	11	12	13
水分	7.92	7.82	7.51	7.35	5.76	7.44	7.22	7.83	6.97	6.37	6.94	6.95	7.09
总灰分	5.61	5.03	7.08	5.78	6.62	4.56	6.53	6.58	5.94	4.72	7.37	6.53	4.96
酸不溶性灰分	0.33	0.29	0.41	0.35	0.32	0.30	0.32	0.32	1.30	0.21	1.54	1.27	0.72

根据测定结果，故拟定水分、总灰分和酸不溶性灰分的限度，分别不得过9.0%、8.0%和2.0%。

【浸出物】　按照《中国药典》（四部通则2201）[5]，分别以水和稀乙醇为溶剂，对13批样品进行测定，结果见表2。

表2　13批样品测定结果（%）

批号	1	2	3	4	5	6	7	8	9	10	11	12	13
水浸出物	14.2	14.1	11.8	21.4	23.7	14.6	13.3	11.7	14.8	14.6	13.5	20.4	10.9
醇浸出物	9.5	8.7	12.2	14.6	19.2	11.3	11.5	14.9	11.0	13.8	15.3	16.0	15.2

根据测定结果，以水溶性浸出物为指标，拟定限度不得少于10.0%。

【含量测定】　根据鬼针草含槲皮苷成分，本次修订中建立了测定槲皮苷（$C_{21}H_{20}O_{11}$）含量的方法。

槲皮苷线性回归方程为 $C=40633.5908A-26.837$（$r=0.9994$）（最低定量限为 1.172×10^{-2}/ml，最低检测限为 3.9×10^{-3} μg/ml），槲皮苷浓度在 1.1718 μg/ml～150 μg/ml 范围内线性关系较好，方法学研究符合规定。

对照品、样品、空白溶剂液相色谱图见图7。

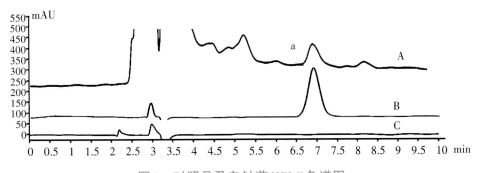

图7　对照品及鬼针草HPLC色谱图

A.对照品溶液（a.槲皮苷）　　B.供试品溶液　C.空白溶剂

含量测定结果见表3。

表3　13批样品含量测定结果（%）

样品	1	2	3	4	5	6	7	8	9	10	11	12	13
槲皮苷	0.021	0.012	0.003	0.032	0.076	0.016	0.187	0.007	0.018	0.008	0.018	0.015	0.005

样品中槲皮苷为0.0070%～0.1879%，平均值为0.0397%，差异很大，结果普遍太低。故不列入标准。

【化学成分】鬼针草含黄酮类、挥发油类、酚酸类、鞣质类、生物碱类、皂苷类、氨基酸、微量元素及维生素[4、6]。黄酮类包括查尔酮类（异甘草素、甘草查尔酮A等）、黄酮醇类（芦丁、芹菜素、香叶木素、槲皮素、木犀草素 luteolin、山奈酚、槲皮苷、金丝桃苷）、二氢黄酮醇类（紫铆素、异奥卡宁、二氢木犀草素、柚皮素）、色原酮类、苯丙素类、酚酸类（原儿茶酸、咖啡酸、对羟基桂皮酸、没食子酸、苄基-O-β-D-吡喃葡萄糖苷 benzyl-O-β-D-glucopyranoside）；挥发性物质（大香叶烯、α-蒎烯、β-石竹烯等）。

【药理作用】鬼针草的各类提取部位具有抑菌消炎、保护心脑血管、保肝、抗肿瘤、抗炎、镇痛、降血糖、降血脂、抗干眼、抗肝纤维化、抗衰老、抗疟疾、降血压、抑制血小板聚集、抗肿瘤等多种药理作用[4、6]。

【炮制】【性味与归经】【功能与主治】【用法与用量】【贮藏】参考文献[1、2、4]拟定。

参考文献

[1] 甘肃省卫生局.甘肃中草药手册（第二册）[M].兰州：甘肃人民出版社，1971：1049.

[2] 甘肃省食品药品监督管理局.甘肃省中药材标准（2009年版）[S].兰州：甘肃文化出版社，2009，239-241.

[3] 汤迎爽，康阿龙，罗定强，等.陕西产鬼针草药材质量标准研究[J].中草药，2017，32（6）：694-695.

[4] 江苏新医学院.中药大辞典（下册）[M].上海：上海科学技术出版社，1986：1694.

[5] 国家药典委员会.中华人民共和国药典（2020年版·四部）[M].北京：中国医药科技出版社，2020：114，232，234.

[6] 曹园，瞿慧，姚毅，等.鬼针草化学成分研究[J].中草药，2013，44（24）：3435-3439.

[6] 沈艺玮，林丽清，林新华，等.鬼针草的化学成分及药理活性研究进展[J].福建医科大学学报，2015，49（1）：58-61.

皱叶鹿衔草

Zhouyeluxiancao

PYROLAE RUGOSAE HERBA

本品为鹿蹄草科植物皱叶鹿蹄草 *Pyrola rugosa* H.Andres. 的干燥全草。全年可采收，除去杂质，晒至叶片抽缩时，堆起发热，待叶片变紫红色，再晒干。

【性状】本品根茎细长。叶基生，革质，呈卵圆形或近圆形，长2～5 cm。表面紫红色或紫褐色，少有暗绿色者；先端圆钝，全缘，边缘常反卷；上表面因叶脉下陷，而呈皱缩状，下表面叶脉突出，有时具白粉；基部圆形或圆截形。总状花序，着花3～8朵；萼片5，宽三角形。蒴果扁球形，直径5～9 mm，5纵裂。气弱，味微苦。

【鉴别】本品叶中脉横切面：上、下表皮为1列厚壁细胞；中脉处上下表皮内侧可见厚角细胞。栅栏组织不明显；海绵组织1～3细胞，含草酸钙簇晶。中脉维管束呈卵圆形，木质部新月形，导管呈放射状排列。

根茎横切面：表皮层1列细胞，类圆形或类方形。下皮细胞1～2列。皮层约占根茎横切面的1/3。维管束外韧皮型，韧皮部狭窄，木质部较发达，导管均匀散在分布，射线不明显。髓部较大，约占中柱的1/2。薄壁细胞含有淀粉粒和草酸钙簇晶。

【炮制】除去杂质，抢水洗净，稍润，切段，晒干。

【性味与归经】微苦，温。归肝、肾经。

【功能与主治】祛风湿，强筋骨，止血，调经。用于风湿疼痛，筋骨酸软，月经不调，胞衣不下，内外出血。

【用法与用量】9～15 g。外用适量，研末撒或煎水洗。

【贮藏】置于燥处，防潮。

·起草说明·

【别名】鹿衔草、鹿含草（商品）。

【名称】本品甘肃产地常称鹿含草收购，并与《中国药典》收载的鹿衔草同等使用，故以皱叶鹿衔草为正名，收载于地方标准[1]。

【来源】文献记载，甘肃药用的鹿衔草为鹿蹄草 *Pyrola rotundifolia* L. [2]，该品种我省不分布，据描述实为鹿蹄草 *P. calliantha* H. Andres，为《中国药典》收载的鹿衔草之一。

皱叶鹿蹄草 *P. rugosa* H. Andres. 为民间药，亦称鹿含草（鹿衔草）入药[3]。据我们调查，20世纪70年代康乐、舟曲等地医药部门收购的鹿含草中，除正品外，尚有皱叶鹿蹄草 *P. rugosa* H. Andres.，产地不加区别，将两者同等收购，销省内外，并出口创汇[4]。鉴于有一定的资源并已形成商品，疗效确切，故纳入地方标准[1]。

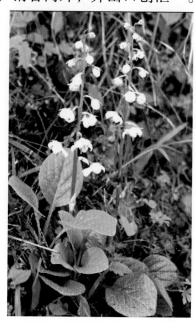

图1　皱叶鹿蹄草原植物图

【原植物】多年生常绿草本。根状茎横生或斜生，基部簇生叶多数。叶厚而硬，宽卵形至近圆形，长3～4.5 cm，宽2.8～4.3 cm，顶端钝，基部圆形或圆截形，上面叶脉深凹入，背面叶脉强度隆起，叶柄长等于或近于叶片。花葶具1～2枚苞片；总状花序，具花4～10朵；苞片披针形，长等于花梗或略长；花白色，俯垂，钟状，直径9～10 mm；萼片长3～4 mm，基部宽约2 mm，绿色；花瓣卵圆形至近圆形，长约8 mm；花柱不外露，近直或斜倾，顶端膨大。蒴果扁圆球形，直径约8～9 mm。花期6～8月，果期9～10月（图1右植株）。

生于海拔1200～2400 m林下荫湿处。分布于陇南（文县、康县）、甘南（舟曲、卓尼）、临夏（康乐、临夏县）等地；四川北部、陕西等省区亦有分布。

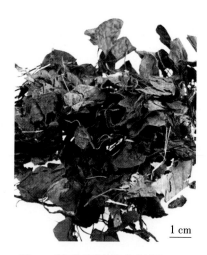

1 cm

图2　皱叶鹿蹄草药材图

【产地】主产于舟曲、康乐。

【采收加工】参照文献[2]方法拟定。直接晒干叶片常易破碎。

皱叶鹿蹄草 *P. rugosa* H. Andres.未见单独的商品，常与鹿蹄草 *P. calliantha* H. Andres同等采收。

【性状】根据商品药材描述。产地加工不规范时，叶片有时呈暗绿色。本品上表面叶脉凹陷呈皱褶，下表面叶脉隆起为其特征。见图2（混合样品）。

【鉴别】根据药材样品描述叶中脉、根茎横切面显微特征。见图3、图4。

【化学成分】鹿蹄草属植物含醌类、酚苷类、萜类、黄酮类及挥发油类化学成分[5]。

【药理作用】鹿蹄草属植物具有抗氧化、抗肿瘤、抗菌、抗心肌缺血及抗炎作用[5]。

【炮制】【性味与归经】【功能与主治】【用法与用量】及【贮藏】均参照文献[2、3]拟定。

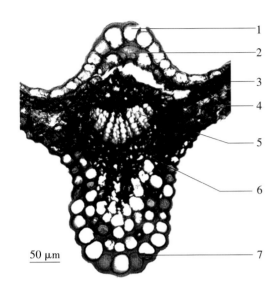

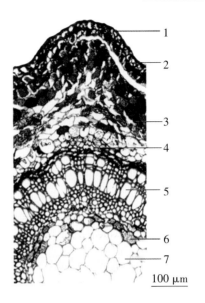

图3 皱叶鹿蹄草叶脉横切面详图

1.上表皮 2.厚角组织 3.栅栏组织
4.海绵组织 5.木质部 6.韧皮部 7.下表皮

图4 皱叶鹿蹄草根茎横切面详图

1.表皮 2.下皮层 3.皮层 4.韧皮部
5.木质部 6.草酸钙簇晶 7.髓

参考文献

[1] 甘肃省食品药品监督管理局.甘肃省中药材标准（2009年版）[S].兰州：甘肃文化出版社，2009：245-246.

[2] 甘肃省卫生局.甘肃中草药手册（第二册）[M].兰州：甘肃人民出版社，1971：1065.

[3] 中科院西北植物研究所.秦岭植物志（第一卷第四册）[M].北京：科学出版社，1983.

[4] 宋平顺，张伯崇，卫玉玲，等.甘肃省中药材复杂品种及质量的调查研究（Ⅰ）—地区习用品种的调查[J].中国中药杂志，1996，21（12）：717-720.

[5] 赵泽丰，吴妮，田雪，等.鹿蹄草属植物化学成分、药理活性与质量控制研究进展[J].中国中药杂志，2016，42（12）：619-627.

盐生肉苁蓉

Yanshengroucongrong
CISTANGHES SAISAE HERBA

本品为列当科植物盐生肉苁蓉 *Cistanche salsa*（C.A.Mey.）G.Beck. 的干燥带鳞叶的肉质茎。春季刚出土时采挖，除去花序，晒干。

【性状】本品呈圆柱形，略弯曲，长6～13 cm，直径1～2.5 cm。表面暗棕色或灰棕色，具纵皱纹，肉质鳞叶呈覆瓦状排列，卵形或卵状披针形，或先端断裂，宽5～8 mm。体重，质坚实，微有韧性，不易折断。断面黄棕色至暗棕色，有多数黄白色点状维管束，排列成齿轮状。气微，味甜而后微苦。

【鉴别】（1）本品茎横切面：表皮为1列扁平细胞，外被角质层；具少数不定式气孔，副卫细胞5～7个。皮层薄壁细胞达30列，含色素。叶迹维管束散在。维管束长梭形，排列成深波状的环。韧皮部处具少数韧皮纤维群。木质部呈茎向延长，导管均匀散在，壁薄，微木化，具单斜纹孔。髓宽广。

鳞叶横切面：上、下表皮各1列细胞，呈扁长方形。上、下表皮均具少数不定式气孔。叶肉组织为海绵组织，细胞类圆形，散在10～17个外韧型维管束。

（2）取本品粉末1 g，加甲醇20 ml，超声处理15 min，滤过，滤液浓缩至近干，残渣加甲醇2 ml使溶解，作为供试品溶液。另取松果菊苷对照品、毛蕊花糖苷对照品，加甲醇分别制成每1 ml含1 mg的溶液，作为对照品溶液。照薄层色谱法（中国药典四部通则0502）试验，吸取上述三种溶液各2 μl，分别点于同一聚酰胺薄层板上，以甲醇-冰醋酸-水（2:1:7）为展开剂，展开，取出，晾干，置紫外光灯（365 nm）下检视。供试品色谱中，在与对照品色谱相应的位置上，显相同颜色的荧光斑点。

【炮制】除去杂质，洗净，润透，切厚片，干燥。

【性味与归经】甘、咸，温。归肾、大肠经。

【功能与主治】补肾阳，益精血，润肠通便。用于阳萎，不孕，腰膝酸软，筋骨乏力，肠燥便秘。

【用法与用量】6～9 g。

【贮藏】置通风干燥处，防虫蛀。

·起 草 说 明·

【别名】草苁蓉、大芸、肉苁蓉（商品）。

【名称】本品在甘肃产地常称肉苁蓉收购，并与《中国药典》收载的肉苁蓉同等使用，原标准以盐生肉苁蓉收载[1]。

【来源】肉苁蓉为常用中药。甘肃河西地区自古为肉苁蓉的道地产地，该地区分布列当科肉苁蓉属（Cistanche）多种植物，历史上多视为肉苁蓉入药[2]；产于张掖、酒泉、武威等地的同属植物盐生肉苁蓉 Cistanche salsa（G.A.Mey.）G. Beck 的干燥肉质茎亦作肉苁蓉[3、4]。肉苁蓉 Cistanche deserticola Ma 为甘肃省主要商品来源。由于使用历史较久，疗效确切，故纳入地方标准。

【原植物】多年生草本，高 10～45 cm。有时具少数绳束状须根。茎肉质，圆柱形，黄色，不分枝或有时基部分 2～3 枝。鳞片状叶卵形至矩圆状披针形，在茎下部排列紧密，上部较疏松而渐长，黄色或淡褐黄色。肉穗花序圆柱状；苞片卵形或矩圆状披针形，较短，长度约等于花的二分之一；小苞片披针状矩圆形，与萼近等长；花萼钟状，淡黄色或白色，5 浅裂，裂片卵形或近圆形，花萼长度约为花的三分之一；花冠管状钟形，裂片半圆形，冠筒淡黄白色，裂片紫色或淡紫色，干后常保持原色不变。蒴果椭圆形，2 瓣开裂，种子近球形。花期 5～6 月，果期 6～7 月（图1）。

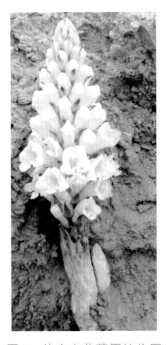

图1　盐生肉苁蓉原植物图

生于荒漠草原地带及荒漠区的湖盆低地、盐化低地。根寄生于盐爪爪 Kalidium foliatum（Pall.）Moq.、红砂 Reaumuria soongrica（Pall.）Maxim.、珍珠柴 Salsola passerina Bunge、白刺 Nitraria sibirica Pall.、芨芨草 Achnatherum splendens（Trin.）Nevski 等。分布于甘肃河西；内蒙古、宁夏、青海、新疆等省区亦有分布。

【产地】产于张掖、酒泉、武威等地部分县。商品量较少。

【采收加工】野生品常于春、秋二季采收。过去春季采收，除去花序，采挖以后置沙土中半埋半露，晒干即为甜大芸；秋季采收者水分大，多制成盐大芸，入药时需用水漂去盐。现时常直接晾晒干燥，本次对原标准记载加工方法进行修订。

【性状】根据酒泉玉门市商品药材描述。鲜品见图2，药材见图3、图4。

【鉴别】（1）根据玉门商品药材观察描述。茎横切面组织图，见图5。

此外，鳞叶横切面维管束 10～17 束，为其主要特征，故收入正文。

（2）为盐生肉苁蓉的专属性薄层鉴别反应，参照文献[5]拟定，见图6。

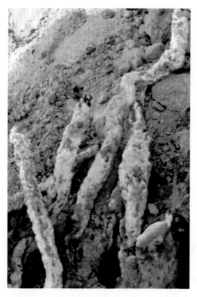

图2　盐生肉苁蓉（鲜品）图

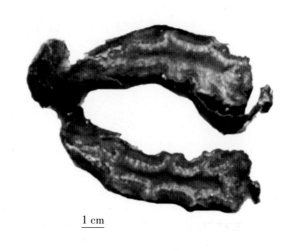

图3　盐生肉苁蓉药材（断面）图

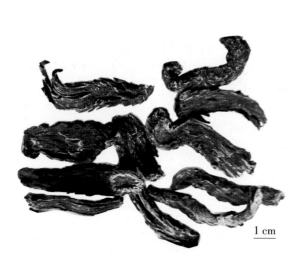

图4　盐生肉苁蓉药材图

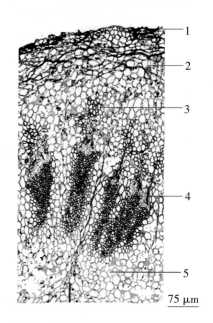

图5　盐生肉苁蓉茎横切面详图

1.表皮　2.皮层　3.韧皮纤维　4.中柱维管束　5.髓

【含量测定】采用文献[6]方法，对盐生肉苁蓉进行含量测定，结果苗未出土时样品中松果菊苷为0.17%，毛蕊花糖苷为0.12%；苗出土时样品松果菊苷为0.53%，毛蕊花糖苷为0.40%。收集的样品批次较少，不列入此项，仅供参考。

【化学成分】含有：肉苁蓉苷A、B、C、D、F、I（cistcmosideA、B、C、D、F、I），麦角甾苷（acteoside），海旦苷等苯丙醇苷类；肉苁蓉苷E、G、H（cistanoside E、G、H）等苯乙醇苷类；以及β-谷甾醇、D-甘露醇、甜菜碱等[6、7、8]。

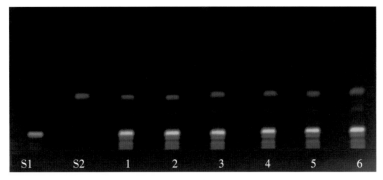

图6 盐生肉苁蓉薄层色谱图

S1.毛蕊花糖苷对照品 S2.松果菊苷对照品 1-6.盐生肉苁蓉样品

【药理作用】盐生肉苁蓉具强壮、抗辐射、润肠通便、益精作用；对呼吸系统、心血管系统有显著的药理作用[6、7、8]。研究发现，水煎剂对氢化可的松所致的小鼠阳虚模型比较，盐生肉苁蓉效果优于肉苁蓉[9]。

【炮制】【性味与归经】【功能与主治】【用法与用量】【贮藏】参照文献[1、3]拟定。

参考文献

［1］甘肃省食品药品监督管理局.甘肃省中药材标准（2009年版）［S］.兰州：甘肃文化出版社，2009：242-244.

［2］宋平顺，丁永辉.中药肉苁蓉的本草考证［J］.甘肃中医，1996，9（3）：41.

［3］甘肃省卫生局.甘肃中草药手册（第三册）［M］.兰州：甘肃人民出版社，1973：1442.

［4］宋平顺，张伯崇，卫玉玲，等.甘肃省中药材复杂品种及质量的调查研究（Ⅰ）—地区习用品种的调查［J］.中国中药杂志，1996，21（12）：717-720.

［5］国家药典委员会.中华人民共和国药典（2020年版·一部）［S］.北京：中国医药科技出版社，2020：135-140.

［6］徐文豪，郊声祥.肉苁蓉和盐生肉苁蓉化学成分和药理作用的比较［J］.中草药，1995，26（3）：143-146.

［7］雷丽，宋志宏，屠鹏飞.盐生肉苁蓉化学成分的研究［J］.中草药，2003，34（4）：293-294.

［8］屠鹏飞，李顺成，等.肉苁蓉类润肠通便药效比较［J］.天然产物研究与开发，2003，11（1）：48-50.

［9］屠鹏飞，李顺成，等.三种肉苁蓉补肾阳药效比较［J］.中药材，1996，19（8）：420-422.

笔 管 草

Biguancao

EQUISETI DEBILES HERBA

本品为木贼科植物笔管草 *Equisetum ramosissimum* Desf subsp. *debile*（Roxb. ex Vauch.）Hauke 的干燥地上部分。夏、秋二季割取地上部分，除去杂质，晒干或阴干。

【性状】本品呈长圆柱状，具分枝，长 30～50 cm，直径 0.2～0.5 cm。表面灰绿色或黄绿色，有 6～20 条棱脊，手捻之有粗糙感；节间长 2～9 cm，每节具数个分枝；叶鞘筒状，鞘齿短三角形，鞘齿和基部常呈黑棕色。体轻，质脆。折断面中空。气微，味淡、微涩。

【鉴别】本品茎横切面：表皮 1 列细胞，呈类方形，外被角质层，棱脊上有透明硅质疣状突起 1 行，沟槽内有凹陷气孔 2 个；棱脊内侧的厚壁组织成楔形伸入皮层薄壁组织中。皮层薄壁细胞呈类圆形或外侧长圆形，沟槽下方有一较大空腔。内皮层 1 例，凯氏点明显；维管束中均有束中腔，韧皮部正对着束中腔，两侧为侧生木质部。中央为髓。

【检查】水分　不得过 10.0%（中国药典四部通则 0832 第二法）。

【浸出物】照水溶性浸出物测定法（中国药典四部通则 2201）项下的热浸法测定，不得少于 9.0%。

【炮制】取原药材，除去枯茎及残根，喷淋，稍润，切段，干燥。

【性味与归经】甘、微苦，平。归肝经。

【功能与主治】清热，明目，止血，止痢。用于风寒感冒，咳嗽，目赤肿痛，云翳，鼻衄，血尿，肠风下血，淋症，黄疸，带下。

【用法与用量】6～15 g。

【贮藏】置干燥处。

·起草说明·

【别名】木贼草、节节草、驳骨草。

【名称】本品为民间草药，国内商品、中药制剂中普遍以笔管草为名，本标准沿用。

【来源】本品始于《滇南本草》记载"一名节节草，一名笔管草（一名斗眼草），一名豆根草，味辛，微苦，性微温"，据考证应为本种[1、2]。本品作为中药制剂的原料，今收载于地方标准。

笔管草拉丁学名修订为 *Equisetum ramosissimum* Desf. subsp. *debile*（Roxb.ex Vauch.）

Hauke[3]，一般文献为Equisetum debile Roxb.ex Vauch。

【原植物】多年生植物。主枝高可达60 cm或更多，直径3～7 mm，节间长3～10 cm，绿色，有分枝而常不多；主枝有脊10～20条，脊的背部弧形，有一行小瘤或有浅色小横纹；鞘筒短，下部绿色，顶部略为黑棕色；鞘齿10～22枚，狭三角形，上部淡棕色，膜质，早落或有时宿存，下部黑棕色革质，扁平，两侧有明显的棱角，齿上气孔带明显或不明显。侧枝有脊8～12条，鞘齿6～10个，披针形，膜质，淡棕色，早落或宿存。孢子囊穗短棒状或椭圆形，顶端有小尖突，无柄（图1）。

分布于西南、华南、华中及甘肃、陕西等地。

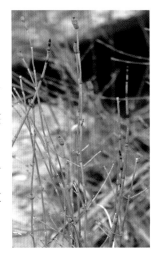

图1　笔管草原植物图

【产地】陇南等地曾经有收购，近年购置于云南、广东、广西等地。

【性状】根据商品药材对照植物标本描述。本品的特征具明显的主枝与幼枝，主枝较粗，具分枝，而幼枝的轮生分枝不明显，鞘齿黑棕色或淡棕色。见图2。

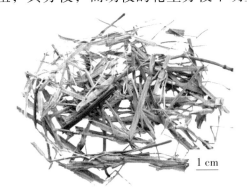

图2　笔管草药材图

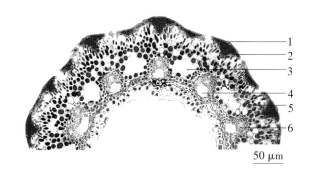

图3　笔管草茎横切面详图
1.表皮　2.厚壁组织　3.空腔　4.皮层薄壁组织　5.韧皮部　6.木质部

【鉴别】茎的横切面组织图，根据植物标本观察描述，见图3。

本品粉末灰绿色。茎表皮碎片表面观细胞呈长方形或长条形，近无色或淡黄色，细胞壁波状增厚，胞腔内含淡黄色颗粒状物，深陷气孔纵向排列；气孔类圆形或类椭圆形，保卫细胞内壁具多数横向平行的条状增厚；叶鞘表皮碎片棕黄色，细胞表面观呈长方形或长梭形，细胞壁较薄略波状增厚，内含棕褐色颗粒状物或块状物；内皮层细胞表面观长方形，壁略增厚，微波状弯曲；管胞主为梯纹，增厚壁略呈

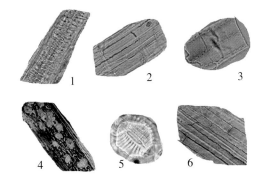

图4　笔管草粉末图
1.管胞　2.内表皮细胞　3.茎表皮细胞　4.气孔纵向排列　5.气孔放大　6.叶鞘表皮细胞

哑铃状，纹孔大，椭圆形。见图4。

粉末鉴别项目未列入标准正文，仅供参考。

【检查】杂质、水分、总灰分、酸不溶性灰分　分别按《中国药典》（四部通则2301、0832水分测定法第二法和2302）测定。结果见表1。

表1　6批样品测定结果（%）

样品	1	2	3	4	5	6	平均值
杂质	0.78	0.68	0.71	0.76	0.66	0.58	0.70
水分	8.0	8.1	8.3	8.4	8.1	7.9	8.1
总灰分	20.6	19.8	20.5	20.1	19.5	20.0	20.1
酸不溶性灰分	12.2	12.6	12.9	12.1	12.7	12.5	12.5

杂质主要是残留的根茎，样品中杂质较少，暂不拟定限度。水分限度拟定不得过10.0%。总灰分、酸不溶性灰分的检测数据较高，需要生产加工中严格控制，进一步积累数据，暂不拟定限度。

【浸出物】按水溶性浸出物测定法《中国药典》（四部通则2201）项下的热浸法对6批样品测定，结果见表2。

表2　6批样品中浸出物测定（%）

样品	1	2	3	4	5	6	平均值
浸出物	13.1	13.3	13.5	12.9	12.5	13.2	13.1

6批样品的平均值为13.1%，拟定限度不得少于9.0%，纳入标准正文。

【化学成分】笔管草含有烟碱、黄酮苷等[1]。后分离鉴定出megastigmane型化合物和4个黄酮苷成分[4]。

【炮制】【性味与归经】【功能与主治】【用法与用量】及**【贮藏】**参照文献[1、3]拟定。

参考文献

[1] 江苏省植物研究所，等.新华本草纲要（等三册）[M].上海：上海科学技术出版社，1990：634.

[2]《中华本草》编委会.中华本草（第四卷）[M].上海：上海科学技术出版社.1999：60-61.

[3]《中国植物志》编委会.中国植物志（第六卷第三分册）[M].北京：科学出版社。2004：203-2307.

[4] 许小红，阮宝强，蒋山好，等.笔管草中Megastigmane及黄酮苷类化学成分（英文）[J].中国天然药物，2005，3（2）：42-46.

蛇 莓

Shemei

DUCHESNEAE INDICAE HERBA

本品为蔷薇科植物蛇莓 *Duchesnea indica* （Andr.）Focke 的干燥全草。花期前后采收，洗净，鲜用或晒干。

【性状】本品根茎粗短，有多数长而纤细的匍匐茎，全体有白色柔毛。叶互生，掌状复叶，小叶3片，顶生小叶较大，完整者展平后呈菱状卵形，边缘具钝齿；托叶窄卵形。花易见，呈黄色，具长柄，单生于叶腋。肉质花托扁球形或长椭圆形，棕色至棕褐色。气微，味微酸。

【鉴别】本品叶表面观：上表皮细胞类多角形，下表皮细胞略波状弯曲，垂周壁念珠状增厚。下、上表皮均有非腺毛，呈单细胞，长160～900 μm，表面有螺状纹理；腺毛头部2细胞，直径25～32 μm，柄部2～3细胞。气孔不定式或不等式，副卫细胞4～5个。叶肉细胞含草酸钙簇晶。

【检查】水分　不得过12.0%（中国药典四部通则0832第二法）。

总灰分　不得过15.0%（中国药典四部通则2302）。

酸不溶性灰分　不得过7.0%（中国药典四部通则2302）。

【浸出物】照醇溶性浸出物测定法（中国药典四部通则2201）项下的热浸法测定，用70%乙醇作溶剂，不得少于18.0%。

【炮制】除去杂质，切段，干燥。

【性味与归经】甘、苦，寒。归肺、肝、大肠经。

【功能与主治】清热解毒，散瘀消肿，凉血止血。用于热病，惊痫，咳嗽，吐血，咽喉肿痛，痢疾，痈肿，疔疮，蛇虫咬伤，汤火伤，感冒，黄疸，目赤，口疮，疟腮，疬肿，崩漏，月经不调，跌打肿痛。

【用法与用量】9～15 g；鲜品30～60 g。外用适量，捣敷或研末撒。

【贮藏】置通风干燥处，防虫蛀。

·起 草 说 明·

【别名】鸡冠果、野杨梅、蛇蛋果、小草莓、蛇不见、龙球草、蛇葡萄。

【名称】蛇莓为传统用名，本地方标准沿用。

【来源】始载于《名医别录》，其后诸多本草均有记录。如《蜀本草》记载"《图经》

云，（蛇莓）省下湿处。茎端三叶，花黄子赤，若覆盆子，根似败酱，二、八月采根，四、五月收子。所在有之。"《本草纲目》记载"蛇莓，就地引细蔓，节节生根，每枝三叶，叶有齿刻，四、五月开小黄花，五出，结果鲜红，状似复盆，而面与蒂则不同也。"本草所述的蛇莓与蔷薇科蛇莓属植物相符，国内普遍以蛇莓 *Duchesneae indica*（Andr.）Focke 为其来源[1]。

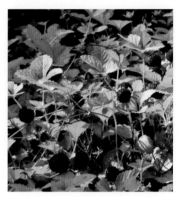

图1　蛇莓原植物图

蛇莓为省内中药制剂的原料，本地方标准收载。

【原植物】多年生草本。根茎短，粗壮；匍匐茎多数，有柔毛。小叶片倒卵形至菱状长圆形，长 2～3.5（5）cm，宽 1～3 cm，先端圆钝，边缘有钝锯齿，两面皆有柔毛，或上面无毛，具小叶柄；叶柄长 1～5 厘米，有柔毛；托叶窄卵形至宽披针形，长 5～8 mm。花单生于叶腋；直径 1.5～2.5 cm；花梗长 3～6 cm，有柔毛；萼片卵形，先端锐尖，外面有散生柔毛；副萼片倒卵形，比萼片长，先端常具 3～5 锯齿。花瓣倒卵形，长 5～10 mm，黄色，先端圆钝；雄蕊 20～30；心皮多数，离生；花托在果期膨大，海绵质，鲜红色，有光泽，直径 10～20 mm，外面有长柔毛。瘦果卵形，长约 1.5 mm，光滑或具不明显突起，鲜时有光泽。花期 6～8 月，果期 8～10 月（图1）。

生于山坡、道旁及杂草间。分布于全国大部分地区。

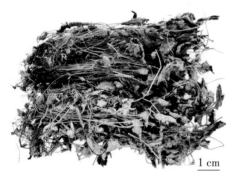

1 cm

图2　蛇莓药材图

【性状】根据采集标本，对照商品药材描述。见图2。

【鉴别】根据采集标本，对照商品药材描述。见图3。

【产地】产于陇南等地，主要购进省外商品，

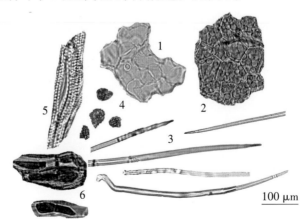

100 μm

图3　蛇莓叶粉末图

1.气孔（下表皮）　2.上表皮　3.非腺毛　4.草酸钙簇晶　5.导管　6.棕色块

此外，采用甲醇超声处理，进行薄层色谱鉴别，结果色谱斑点信息量较少，故该项未纳入标准正文。

【检查】**水分、总灰分、酸不溶性灰分**　按照《中国药典》（四部通则0832第二法、2302）[2]，对9批样品进行测定。见表1。

表1　9批样品测定结果（%）

样品	1	2	3	4	5	6	7	8	9
水分	10.4	9.8	9.6	11.2	9.4	9.7	10.0	11.7	10.1
总灰分	14.5	15.5	13.2	13.0	14.8	14.2	14.1	11.0	14.7
酸不溶性灰分	5.8	6.1	3.9	3.8	7.1	5.7	7.1	3.1	4.3

注：1.山东　2.湖北1　3.安徽　4.河南　5.甘肃武山　6.甘肃天祝　7.甘肃武都　8.湖北2　9.湖北3

根据测定结果，拟定水分、总灰分和酸不溶性灰分限度分别不得过12.0%、15.0%和7.0%。

【浸出物】照《中国药典》（四部通则2201）[2] 醇溶性浸出物测定法冷浸法及热浸法，以70%乙醇、95%乙醇作为溶剂分别测定9批样品。结果见表2。

表2　9批样品测定结果（%）

样品图1	1	2	3	4	5	6	7	8	9
70%乙醇（冷浸法）	20.3	26.1	17.0	22.6	21.7	16.8	24.3	21.3	13.0
70%乙醇（热浸法）	30.5	34.3	32.8	31.4	24.8	24.3	29.2	26.4	18.0
95%乙醇（热浸法）	24.5	28.9	26.5	24.3	20.6	17.0	25.5	21.3	12.4

注：1.山东　2、8、9.湖北　3.安徽　4.河南　5.甘肃武山　6.甘肃天祝　7.甘肃武都

根据测定结果，选用热浸法，以70%乙醇为溶剂，拟定浸出物限度为不得少于18.0%。

【炮制】【性味与归经】【功能与主治】【用法与用量】及【贮藏】均参照文献[1、2]拟定。

参考文献

[1] 江苏新医学院.中药大辞典（下册）[M].上海：上海科学技术出版社，1986：2996.

[2] 国家药典委员会.中华人民共和国药典（2020年版·四部）[M].北京：中国医药科技出版社，2020：114，232，234.

童子益母草

Tongziyimucao

LEONURI JAPONICI FOLIUM

本品为唇形科植物益母草 *Leonurus japonicus* Houtt. 的干燥基生叶。夏初采收栽培一年生基生叶，除去杂质，晒干。

【性状】本品叶多皱缩卷曲，展平后为广卵圆形至圆心形，直径达4 cm，上表面灰黄绿色，下表面灰绿色，两面均被糙伏毛，边缘5~9浅裂，每一裂片又具2~3钝齿。叶柄长4~7 cm。气清香，味微淡。

【鉴别】（1）本品粉末灰绿色。非腺毛较多，1~4细胞，长35~115 μm，表面有细小疣状突起。腺鳞稀少，顶面观类圆形或椭圆形，直径33~50 μm，柄极短。腺毛头部1~4个细胞，侧面观类圆形，直径18~27 μm，柄1~2个细胞。叶片表皮细胞呈多角型，垂周壁平直。草酸钙小针晶、小方晶，存在于叶肉细胞中。导管以螺纹导管为主，少见梯纹及具缘纹孔导管。

（2）取〔含量测定〕项下的供试品溶液10 ml，蒸干，残渣加无水乙醇1 ml使溶解，取上清液作为供试品溶液。另取盐酸水苏碱对照品，加无水乙醇制成每1 ml含1 mg的溶液，作为对照品溶液。照薄层色谱法（中国药典四部通则0502）试验，吸取上述两种溶液各5~10 μl，分别点于同一硅胶G薄层板上，以丙酮-无水乙醇-盐酸（10:6:1）为展开剂，展开，取出，晾干，在105 ℃加热15 min，放冷，喷以稀碘化铋钾试液-三氯化铁试液（10:1）混合溶液至斑点显色清晰。供试品色谱中，在与对照品色谱相应的位置上，显相同颜色的斑点。

【检查】**水分**　不得过10.0%（中国药典四部通则0832第二法）。

总灰分　不得过15.0%（中国药典四部通则2302）。

【浸出物】照水溶性浸出物测定法（中国药典四部通则2201）项下的热浸法测定，不得少于25.0%。

【含量测定】照高效液相色谱法（中国药典四部通则0512）测定。

色谱条件与系统适用性试验　以丙基酰胺键合硅胶为填充剂；以乙腈-0.2%冰醋酸溶液（80:20）为流动相；用蒸发光散射检测器检测。理论板数按盐酸水苏碱计算应不低于6000。

对照品溶液的制备　取盐酸水苏碱对照品适量，精密称定，加70%乙醇制成每1 ml含0.5 mg的溶液，即得。

供试品溶液的制备　取本品粉末（过三号筛）约1 g，精密称定，置具塞锥形瓶中，精密加入70%乙醇25 ml，称定重量，加热回流2 h，放冷，称定重量，用70%乙醇补足减失的重量，摇匀，滤过，取续滤液，即得。

测定法　分别精密吸取对照品溶液10 μl、20 μl，供试品溶液10 μl，注入液相色谱仪，测定，用外标两点法对数方程计算，即得。

本品按干燥品计算，含盐酸水苏碱（$C_7H_{13}NO_2 \cdot HCl$）不得少于1.5%。

【炮制】取原药材，除净杂质，抢水洗净，稍润，切段。

【性味与归经】辛、苦、微寒。归肝、心包、膀胱经。

【功能与主治】活血调经，利尿消肿，清热解毒。用于月经不调，痛经闭经，恶露不净，水肿尿少，疮疡肿毒。

【用法与用量】9～30 g。

【注意】孕妇慎用。

【贮藏】置阴凉干燥处。

·起 草 说 明·

【别名】坤草、益母草。

【名称】栽培益母草幼苗或当年基生叶国内习称童子益母草，原地方标准收载[1]。

【来源】益母草为常用中药，传统药用部位为地上全草。国内将栽培益母草幼苗或当年基生叶供入药，已形成商品流通，甘肃也有一定商品，现纳入地方标准[1]。

【原植物】一年生或二年生草本。茎直立，钝四棱形，少被糙伏毛，多分枝。基生叶类圆形，具长柄，5～9浅裂，基部心形；茎下部叶卵圆形，基部宽楔形，掌状3裂，裂片具2～3钝齿，表面绿色，被糙伏毛，背面淡绿色，被疏柔毛及腺点；中部叶菱形，有短柄，3全裂，裂片近披针形，中央裂片常再3裂，侧裂片再1～2裂，小裂片先端渐尖，边缘疏生锯齿或全缘；最上部花序苞叶近于无柄，线形或线状披针形，上面被糙伏毛。轮伞花序腋生，具花8～15朵，组成长穗状花序；花萼管状钟形，外面贴生微柔毛，先端5齿裂，下方2齿比上3齿长；花冠唇形，粉红至淡紫红色，外被柔毛，上下唇几等长；雄蕊4，二强，花丝丝状，花药2室；雌蕊1，子房4裂，花柱丝状，柱头2裂。小坚果长圆状三棱形，淡褐色，光滑。花期6～9月，果期9～10月（图1）。

生于海拔100～3400 m的山坡、田埂、草丛。甘肃东南部有分布，河西等地有栽培；全国各地均有分布。

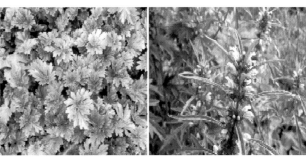

图1　童子益母草原植物图

【产地】主产于张掖甘州区、民乐、山丹等地。

【采收加工】夏初采收栽培益母草幼苗或当年基生叶，除去杂质，晒干。

【性状】根据药材样品描述。见图2。

【鉴别】（1）显微鉴别　根据药材样品并参考文献[2]描述粉末特征。见图3。

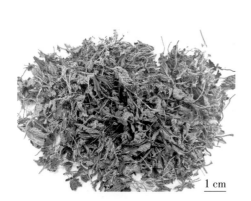

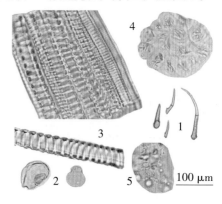

图2　童子益母草药材图　　　　　　　　图3　童子益母草粉末图

1.非腺毛　2.腺毛　3.导管　4.草酸钙方晶　5.淀粉粒

（2）薄层色谱鉴别　参照《中国药典》益母草鉴别方法[3]，拟定童子益母草薄层色谱鉴别。见图4、图5。

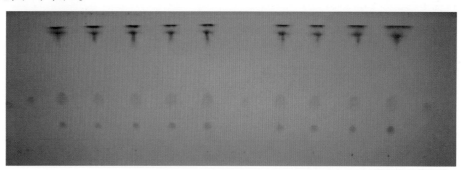

图4　童子益母草薄层色谱图（显色后）

1、7、12.盐酸水苏碱对照品　2-6，8-11.样品

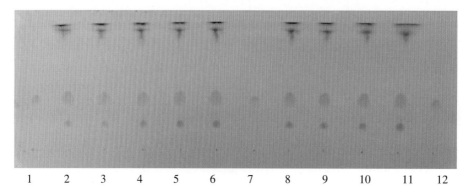

图5　童子益母草薄层色谱图（显色前）

1、7、12.盐酸水苏碱对照品　2-6，8-11.样品

【检查】水分、总灰分　分别按《中国药典》（四部通则0832第二法、2302）[3]，对10批样品测定。见表1。

表1　10批样品测定结果（%）

序号	1	2	3	4	5	6	7	8	9	10
水分	6.8	6.7	6.5	6.5	6.1	6.3	6.2	6.6	6.1	6.1
总灰分	12.6	12.7	12.5	12.8	12.3	12.2	12.6	12.9	12.9	12.9

注：1-4.甘州区　5.民乐　6-10.山丹

根据测定结果，拟定水分限度为不得过10.0%，拟定总灰分限度为不得过15.0%。

【浸出物】　参考《中国药典》益母草项[4]，对10批样品测定，见表2。

表2　10批样品测定结果（%）

序号	1	2	3	4	5	6	7	8	9	10
浸出物	33.3	33.4	32.4	32.1	30.7	31.2	31.1	31.5	30.0	30.1

根据测定结果，拟定浸出物限度为不得少于25.0%。

【含量测定】　参照《中国药典》益母草项下**【含量测定】**方法拟定[4]。

方法学研究显示，盐酸水苏碱在2.5～12.7 μg范围内呈良好线性关系。重复进样6次，精密度实验RSD为0.51%；同一供试品溶液分别在0、2、4、8、12、24 h，测定稳定性RSD为0.87%；平均加样回收率为102.45%，RSD为1.75%。

对照品、样品的高效液相色谱图，见图6、图7。

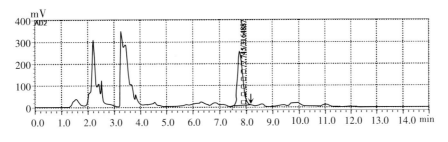

图6　盐酸水苏碱对照品HPLC色谱图

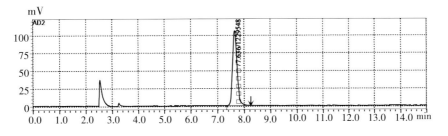

图7　样品HPLC色谱图

表3　10批样品含量测定结果（%）

序号	1	2	3	4	5	6	7	8	9	10
含量	2.70	2.71	2.65	2.68	2.76	2.56	2.55	2.61	2.68	2.66

对10批样品中盐酸水苏碱含量测定，拟定含盐酸水苏碱（$C_7H_{13}NO_2 \cdot HCl$）不得少于1.5%的限度，见表3。

【化学成分】益母草全草主含生物碱类成分：益母草碱（leonurine）、水苏碱（stachydrine）、益母草啶（leonuridine）、益母草宁（leonurinine）；含有挥发油、二萜类、黄酮类、多糖等成分[5、6]。

【炮制】【性味与归经】【功能与主治】【用法与用量】【贮藏】参照有关文献[1、7]及甘肃省民间用药拟定。

参考文献

［1］甘肃省食品药品监督管理局.甘肃省中药材标准（2009年版）［S］.兰州：甘肃文化出版社，2009：266-267.

［2］张贵君.常用中药鉴定大全［M］.哈尔滨：黑龙江科学技术出版社，1993：707-709.

［3］国家药典委员会编.中华人民共和国药典（2020年版·四部）［S］.北京：中国医药科技出版社，2020：114，232.

［4］国家药典委员会编.中华人民共和国药典（2020年版·一部）［S］.北京：中国医药科技出版社，2020：290-291.

［5］范美华，王健鑫，李鹏，等.益母草的研究进展［J］.中国药物与临床，2006，6（7）：528-530.

［6］蔡晓菡，车镇涛，吴斌，等.益母草的化学成分［J］.沈阳药科大学报，2006，23（1）：13-14，21.

［7］肖培根.新编中药志（第三卷）［M］.北京：化学工业出版社，2002：264.

溪 黄 草

Xihuangcao

RABDOSLAE HERBA

本品为唇形科植物线纹香茶菜 *Isodon lophanthoides*（Buch.-Ham.ex D.Don）H.Hara 及其变种纤花香茶菜 *Isodon lophanthoide*（Buch. - Ham. ex D. Don）Hara var. *graciliflora*（Benth.）H. Hara 或溪黄草 *Isodon serra*（Maxim.）Kudo 的干燥地上部分。夏、秋二季采收，除去杂质，晒干。

【性状】**线纹香茶菜**　茎呈方柱形，长 30～80 cm，直径 0.4～0.8 cm。表面棕褐色，具柔毛及腺点；质脆，断面黄白色，髓部有时中空。叶对生，多皱缩，易破碎，完整者展开后呈卵圆形或阔卵形，长 3～8 cm，宽 2～5 cm；顶端钝，基部楔形或圆形，边缘具圆锯齿；上下表面灰绿色，被短毛，下表面具红褐色腺点。有时可见圆锥花序顶生或侧生。宿萼二唇形，后 3 齿较小，前 2 齿较大。气微，味微甘、微苦。

纤花香茶菜　完整叶片展开后呈卵状披针形至披针形，先端渐尖，基部楔形。

溪黄草　茎基部近无毛，向上密被倒向微柔毛，腺点少见。完整叶片展开后呈卵圆形或卵圆状披针形或披针形，顶端近渐尖，基部楔形，边缘具粗大内弯的锯齿；叶脉上被微柔毛。宿萼非二唇形，齿近等大。味苦。

【鉴别】（1）本品茎横切面：表皮为 1 列细胞，切向延长，外被角质层，着生多数腺鳞、腺毛和非腺毛。四棱处皮层外侧有 6～9 列厚角细胞，皮层中有分泌道散在。中柱鞘纤维束断续排列成环，韧皮部较窄，木质部在棱角处较发达，导管径向排列。髓部薄壁细胞大或中空。

叶表面观：上表皮细胞垂周壁微弯曲，气孔偶见。下表皮细胞垂周壁波状弯曲，气孔直轴式或不定式。非腺毛 1～9 个细胞。腺鳞较多，腺头扁球形，由 4～8 个细胞组成。小腺毛，头部单细胞，类圆形，柄部单细胞甚短。

（2）取本品粉末 5 g，加水 80 ml，加热回流 30 min，滤过，滤液加乙酸乙酯振摇提取 2 次，每次 15 ml，合并乙酸乙酯液，蒸干，残渣加无水乙醇 0.5 ml 使溶解，作为供试品溶液。另取溪黄草对照药材 5 g，同法制成对照药材溶液。照薄层色谱法（中国药典四部通则 0502）试验，吸取上述两种溶液各 5 μl，分别点于同一硅胶 G 薄层板上，以三氯甲烷–丁酮–甲醇–甲酸（10 : 1.5 : 0.8 : 0.15）为展开剂，展开，取出，晾干，喷以 2% 三氯化铁乙醇溶液。供试品色谱中，在与对照药材色谱相应的位置上，显相同颜色的斑点。

（3）取本品粉末 2 g，加甲醇 50 ml，超声处理 30 min，滤过，滤液蒸干，残渣加甲醇 2 ml 使溶解，作为供试品溶液。另取迷迭香酸对照品，加甲醇制成每 1 ml 含 1 mg 的溶液，作为对照品溶液。照薄层色谱法（中国药典四部通则0502）试验，吸取上述两种溶液各2 μl，分别点于同一硅胶G薄层板上，以甲苯-三氯甲烷-乙酸乙酯-甲醇-甲酸（2:3:4:0.5:2）为展开剂，展开，取出，晾干，置紫外光灯（365 nm）下检视。供试品色谱中，在与对照品色谱相应的位置上，显相同颜色的荧光斑点。

【检查】**水分**　不得过14.0%（中国药典四部通则0832第二法）。

总灰分　不得过10.0%（中国药典四部通则2302）。

酸不溶性灰分　不得过2.0%（中国药典四部通则2302）。

【浸出物】照水溶性浸出物测定法（中国药典四部通则2201）项下的热浸法测定，不得少于12.0%。

【炮制】除去杂质，切段。

【性味与归经】苦，寒。归肝、胆、大肠经。

【功能与主治】清热利湿，凉血散瘀。用于湿热黄疸，腹胀胁痛，热毒泻痢，跌打损伤。

【用法与用量】15～30 g。

【贮藏】置干燥处。

· 起 草 说 明 ·

【别名】苦味草、熊胆草、溪沟草、香茶菜、黄汁草、手擦黄、血风草。

【名称】民间以鲜叶搓揉有黄色的汁液渗出而得名，沿用传统名称。

【来源】溪黄草是我国华南、西南等地的民间草药，为唇形科香茶菜属植物线纹香茶菜 *Isodon lophanthides*（Buch. -Ham. ex D. Don）H. Hara [1]。《中国药典》收载为唇形科植物线纹香茶菜或溪黄草 *Isodon serra*（Maxim.）Kudo 的干燥地上部分 [2]。后广东收载为线纹香茶菜及其变种纤花香茶菜 *Isodon lophanthoides* var. *graciliflora* 或溪黄草的干燥地上部分 [3]。湖南、广西记载为线纹香茶菜 [4、5]，云南记载为狭基线纹香茶菜 *Isodon lophanthides* var. *gerardiana*（Benth.）Hara [6]。另据报道，市场使用的溪黄草比较混乱 [7]。

溪黄草为省内企业生产消炎利胆片、十味溪黄草颗粒等中成药的主要原料，为保证采购的质量，本标准以线纹香茶菜及其变种纤花香茶菜或溪黄草的干燥地上部为基原，收载于甘肃地方标准。

【原植物】**溪黄草**　多年生草本。茎直立，钝四棱形，近无毛，向上密被倒向微柔毛；上部多分枝。茎叶对生，卵圆形或卵圆状披针形或披针形，长3.5～10 cm，宽1.5～4.5 cm，先端近渐尖，基部楔形，边缘具粗大内弯的锯齿，两面仅脉上密被微柔毛，散布淡黄色腺点。圆锥花序生于茎及分枝顶上，总梗、花梗与序轴均密被微柔毛；苞叶在下部者叶状，苞片及小苞片细小。花萼钟形，外密被灰白微柔毛，萼齿5，与萼筒等长。花冠紫色，外被短柔毛，冠檐二唇形，上唇外反，下唇内凹。雄蕊4。花柱丝状，先端相等2浅裂。花盘环状。成熟小坚果阔卵圆形，具腺点及白色髯毛。花、果期8～9月（图1）。

生于山坡、路旁、田边、溪旁、河岸、草丛、灌丛，分布于东北、华北、华南及西北等地。甘肃有线纹香茶菜分布。

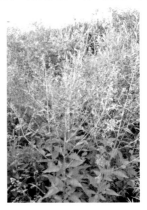

图1　溪黄草原植物图

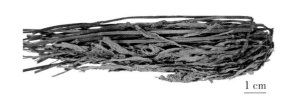

图2　溪黄草药材图

【采收加工】夏、秋二季采收，除去杂质，晒干。

【性状】按商品药材实际，参考文献[1]拟定。见图2。

此外，线纹香茶菜和纤花香茶菜水浸后以手揉之，有明显棕黄色液汁，而溪黄草无此特征。

【鉴别】（1）显微鉴别：根据样品制片，参照文献[3]拟定。见图3、图4。

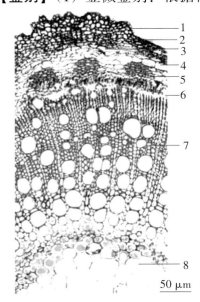

图3　溪黄草茎横切面详图

1.表皮　2.厚角细胞　3.皮层　4.分泌道
5.中柱鞘纤维　6.韧皮部　7.木质部　8.髓部

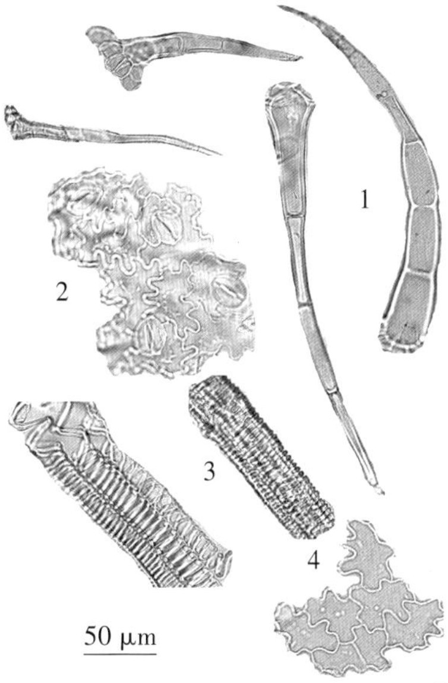

图4　溪黄草叶粉末图

1.非腺毛　2.气孔　3.导管　4.表皮细胞

粉末棕褐色。表皮细胞类长方形、多边形或不规则形，垂周壁平直或呈波状弯曲。气孔不定式，3～5个。螺纹导管、梯纹导管和网纹孔导管。非腺毛2～8个细胞；腺鳞红褐色，头部扁球形。分泌道多已破碎，分泌细胞中含棕色分泌物。

（2）薄层色谱鉴别　建立以迷迭香酸对照品为对照的薄层色谱鉴别，见图5。

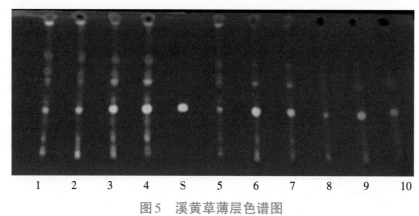

图5　溪黄草薄层色谱图

1-10.供试品　S.迷迭香酸对照品　（室温28℃，湿度40%）

【检查】**水分、总灰分、酸不溶性灰分**　按照《中国药典》（四部通则0832第二法、2302）[2]，对10批样品测定。见表1。

表1　10批样品测定结果（%）

样品	1	2	3	4	5	6	7	8	9	10
水分	12.3	10.5	13.4	11.6	12.8	13.2	13.6	12.7	12.6	13.1
总灰分	8.6	9.8	9.1	9.6	9.3	9.5	9.8	9.5	9.4	9.2
酸不溶性灰分	1.6	1.8	1.3	1.5	1.4	1.3	1.5	1.6	1.4	1.8

注：1～10号样品为市售品。

根据测定结果，分别拟定限度为水分不得过14.0%、总灰分不得过10.0%和酸不溶性灰分不得过2.0%。

【浸出物】照水溶性浸出物测定法《中国药典》（四部通则2201）[2]的热浸法，对10批样品测定。见表2。

表2　10批样品浸出物测定结果（%）

样品	1	2	3	4	5	6	7	8	9	10
浸出物	12.9	13.5	12.8	13.1	12.5	12.6	12.8	12.7	12.3	12.6

注：1～10号样品为市售品。

根据测定结果，拟规定浸出物限度不得少于12.0%。

【含量测定】根据溪黄草含有化学成分齐墩果酸和熊果酸，建立同时测定齐墩果酸及熊果酸含量的方法[10]。

方法学研究表明，齐墩果酸在5.066～50.6642 μg/ml、熊果酸在9.735～97.352 μg/ml

范围内呈良好线性关系；齐墩果酸、熊果酸平均加样回收率分别为99.78%、100.685%，RSD分别为0.56%、0.67%。

对照品及供试品色谱图见图6。

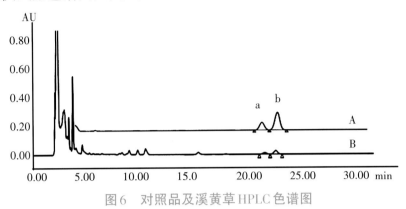

图6 对照品及溪黄草HPLC色谱图

A.对照品溶液（a.齐墩果酸 b.熊果酸） B.供试品溶液

依法测定10批溪黄草中齐墩果酸和熊果酸的含量，仅做为参考。见表3。

表3 10批样品中齐墩果酸和熊果酸总量测定结果（mg/g）

样品	1	2	3	4	5	6	7	8	9	10
总量	2.436	2.644	1.385	2.571	1.592	1.405	2.631	1.561	2.623	2.019

注：1～10号样品为市售品。

【化学成分】溪黄草主要含有萜类、黄酮类、挥发油、甾醇类、香豆素类、酚类等多种化学成分[11]。

【药理作用】具有免疫增强、抗肿瘤、保肝利胆、抗氧化和抗菌防腐作用[11]。

【炮制】【性味与归经】【功能与主治】【用法与用量】及【贮藏】参考文献[1、3]拟定。

参考文献

[1]《全国中草药汇编》编写组.全国中草药汇编（上册）[M].北京：人民卫生出版社，1978：860.

[2] 国家药典委员会编.中华人民共和国药典（2020年版·四部）[S].北京：中国医药科技出版社，2020：114，232，234.

[3] 广东省食品药品监督管理局.广东省中药材标准（第二册）[S].广州：广东科学技术出版社，2011：347-353.

[4] 湖南省卫生厅.湖南省中药材质量标准（1993年版）[S].长沙：湖南科学技术出版社，1993：353.

[5] 广西壮族自治区卫生厅.广西中药材标准（第二册）[S].南宁：广西科学技术出版社，1996：279.

[6] 云南省食品药品监督管理局.云南省中药材标准（2005年版第二册）[S].昆明：云南科学技术出版社，2007：95-96.

[7] 陈建南，赖小平，刘念.广东溪黄草药材的原植物调查及商品鉴定 [J].中药材，1996，32（2）：212.

[8] 邓乔华，王德勤，黄亦南，等.溪黄草考证及性状鉴别法的验证 [J].现代中药研究与实践，2014，28（2）：15-17.

[9] 国家药典委员会.中华人民共和国药典（2020年版·四部）[S].北京：中国医药科技出版社，2020：114，232，234.

[10] 马鹏文，师庆媛，任一杰.溪黄草药材质量控制含量测定方法研究 [J].中兽医医药杂志，2019，38（6）：41-43.

[11] 谢兴亮，盛艳梅.溪黄草的研究进展 [J].医药导报，2011，30（4）：494-497.

辣 蓼

Laliao

POLYGONI HYDROPIPERIS HERBA

本品为蓼科植物辣蓼 *Polygonum hydropiper* L. 的干燥地上部分或鲜品。夏季花开时采割，除去杂质，晒干或鲜用。

【性状】 本品茎呈圆柱形，有分枝，长 25～70 cm。表面灰绿色或棕红色，有细棱线，节膨大；质脆，易折断，断面浅黄色。叶互生，有柄；叶片皱缩或破碎，完整者展平后呈披针形或卵状披针形，长 5～10 cm，宽 0.7～1.5 cm；先端渐尖，基部楔形，全缘；上表面棕褐色，下表面褐绿色，有棕黑色斑点及细小半透明的腺点；托叶鞘筒状，紫褐色。总状花序长 5～10 cm；花被 5 裂，淡绿色或浅棕色，裂片被腺点。气微，味辛辣。

【鉴别】 本品茎横切面：表皮层为 1 列扁平近长方形细胞，外被角质层。皮层由 3～6 列细胞组成，细胞壁增厚，内侧可见少量薄壁细胞。维管束 20～30 个连续排列成环。韧皮部狭窄，韧皮纤维束较多，呈弯月形或相连。形成层不明显。木质部导管 2～5 个相聚，木纤维较发达，壁较薄。髓部细胞类圆形，细胞中有的含有草酸钙簇晶。

叶表面观：上表皮细胞呈多角形，垂周壁较平直。下表皮细胞垂周壁波状弯曲，气孔多为平轴式，偶见不等式。腺毛头部呈卵圆形，多由 4 个细胞组成，柄由 1～2 个细胞组成，非腺毛由 2～5 个细胞组成，壁稍厚。

【炮制】 除去残根及杂质，洗净，切段，晒干，或鲜用捣碎。

【性味与归经】 辛，苦，平；有小毒。归脾、胃、大肠经。

【功能与主治】 除湿，化滞，散瘀止血，祛风止痒，解毒。用于痢疾，肠炎，食滞；外治皮肤瘙痒，灭蛆。

【用法与用量】 15～30 g。外用适量，煎汤洗患处，或鲜品捣敷。

【注意】 孕妇忌服。

【贮藏】 置阴凉干燥处。

·起 草 说 明·

【别名】 辣蓼草、水蓼。

【名称】 现代习惯以辣蓼称之，原地方标准沿用 [1]。

【来源】 水蓼始于《新修本草》记载"水蓼主蛇毒，捣敷之。绞汁服，止蛇毒入内心闷。水煮渍捋脚消气肿。叶似蓼，茎赤，味辛，生下湿水旁。"《本草纲目》记载"此乃水际所生之蓼，叶长五六寸，比水荭叶稍狭，比家蓼叶稍大，而功用仿佛。"此描述与当今辣蓼 *Polygonura hydropiper* 相符[2]。

本省除民间直接入药，亦为生产六神曲的原料，今纳入地方标准。

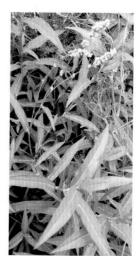

图1　辣蓼原植物图

【原植物】一年生草本，高10～70 cm。茎直立，有的下部倾斜或伏地，无毛，红褐色。节膨大。叶互生，有短柄；叶片披针形或椭圆状披针形，两面均有腺点及非腺毛。托叶鞘筒状，膜质，紫褐色，有睫毛。花序穗状，腋生或顶生，下部花簇间断，苞片钟形，疏生小点及缘毛；花被5深裂，有明显腺点；雄蕊6，花柱2～3裂。瘦果卵形，表面有小点，暗褐色，稍有光泽。花果期6～10月（见图1）。

生于海拔800～2600 m的湿地、沟边、草原、河滩。分布于省内大部分地区；东北、华北，以及河南、陕西、山东等地亦分布。

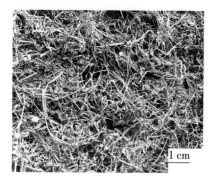

图2　辣蓼药材图

【采收加工】夏季采收，除去根茎及杂质，洗净，晒干。作为生产六神曲的原料，采收5～7月间幼嫩茎叶的鲜品为佳。

【性状】根据自采集的植物标本，结合商品药材描述。见图2。

辣蓼是生产六神曲的原料，有的采用鲜品投料，主要特征同标准正文的商品药材。

【鉴别】自采集的植物标本描述茎横切面、叶表皮粉末特征。见图3、图4。

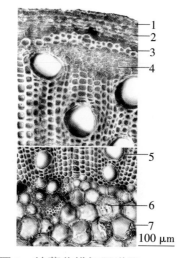

图3　辣蓼茎横切面详图

1.表皮　2.皮层　3.韧皮纤维　4.韧皮部
5.木质部　6.髓　7.草酸钙簇晶

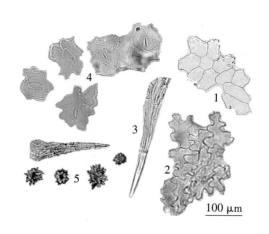

图4　辣蓼叶粉末图

1.上表皮　2.下表皮　3.非腺毛
4.气孔　5.草酸钙簇晶

【化学成分】全草含黄酮、挥发油、三萜、蒽醌、鞣质、脂肪酸等化合物。主要含有水蓼素（persicarin）、水蓼素-7-甲醚、3′-甲基鼠李素、金丝桃苷（hypelin）、槲皮黄苷（quercimeritrin）、槲皮苷、槲皮素、芦丁、山奈素、水蓼二醛（tadeonal）、异水蓼二醛（isotodeonal）、没食子酸、儿茶素、亚油酸、棕榈酸、蓼酸（polygonie acid）等[2、4]。

【炮制】【性味与归经】【功能与主治】【用法与用量】【贮藏】参考有关文献[1、2、3]拟定。

参考文献

［1］甘肃省食品药品监督管理局.甘肃省中药材标准（2009年版）［S］.兰州：甘肃文化出版社，2009：249-250.

［2］中国医学科学院药用植物资源开发研究所，等.中药志（第四册）［M］.北京：人民卫生出版社，1988：749.

［3］（明）李时珍.本草纲目（校点本第二册）［M］.北京：人民卫生出版社，1978：1091.

［4］黄红泓，甄汉深.中草药辣蓼近年来的研究进展［J］.中国民族民间医药，2013，（1）：38-39.

藿 香

Huoxiang

AGASTACHES HERBA

本品为唇形科植物藿香 *Agastache rugosa* (Fisch. et Mey.) Q. Ktze. 的干燥地上部分。夏、秋二季枝叶茂盛或花初开时采割，阴干或切段阴干。

【性状】本品茎呈方柱形，长30～90 cm，直径0.2～1 cm。表面绿色或黄绿色，常有对生的分枝，四角有棱脊，四面平坦或凹入成宽沟；质脆，易折断，断面白色，髓部中空；叶对生，叶片较薄，多皱缩，破碎，完整者展开后呈卵形或长卵形，长2～8 cm，宽1～6 cm，上表面深绿色，下表面浅绿色，先端尖或短渐尖，基部圆形或心形，边缘有钝锯齿，叶柄长1～4 cm。轮伞花序顶生。气香而特异，味淡、微凉。

【鉴别】本品茎横切面：表皮细胞外被角质层，并有腺毛及非腺毛。下皮厚角组织位于棱角处。皮层狭窄。中柱鞘纤维束断续排列成环，壁木化，维管束双韧型。韧皮部窄。形成层不明显。木质部在棱角处较发达，导管单个，散在，射线木化。髓部薄壁细胞圆多角形，纹孔明显，有时可见草酸钙细小柱晶。

叶表面观：上、下表皮细胞垂周壁波状弯曲。下表皮气孔及毛茸较多，气孔直轴式。非腺毛1～4细胞，表面有疣状突起。腺鳞头部8细胞，罕为4细胞，直径24～90 μm，柄单细胞，棕色；小腺毛头部1～2细胞，柄单细胞。

【炮制】除去杂质、老梗，抢水洗净，稍润，切段，阴干。

【性味与归经】辛，微温。归肺、脾、胃经。

【功能与主治】祛暑解表，化湿和胃。用于暑湿感冒，头昏胸闷，腹痛，腹胀，呕吐，泄泻，湿疹。

【用法与用量】6～12 g。外用适量，煎水洗。

【注意】不宜久煎。阴虚火旺者禁服。

【贮藏】置阴凉干燥处。

·起 草 说 明·

【别名】土藿香。

【名称】本标准沿用传统名称。

【来源】本品始于《本草乘雅半偈》记载"叶似荏苏，边有锯齿，七月擢穗，假苏，子似芜蔚。"所描述的植物形态与前人描述之藿香不同，今考证实指本品而言。《滇南本草》一名土藿香。《植物名实图考》所绘藿香，其原植物即藿香*Agastache rugosa*（Fisch. Et Mey.）Q. Ktze.[1]。

本品为甘肃民间药[2]。过去将本品称为"土藿香"，多自产自销[3]。近年中医配方常用之，并有商品流通，古纳入地方标准。

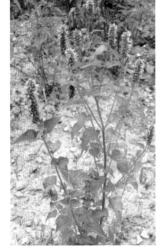

图1　藿香原植物图

【原植物】多年生草本，高40～100 cm，有香味。茎直立，方形，被微柔毛和腺体。叶对生，叶柄长1～4 cm，叶片卵形或卵状椭圆形，长2.5～8 cm，宽1.5～5 cm，先端渐尖，基部微心形或圆形，腹面近无毛，有透明的腺点，背面被短柔毛。轮伞花序，多花，密集成顶生的总状花序；苞片披针形；萼筒状，有15条脉，5裂；花冠唇形，紫色或白色，上唇稍弯，顶端微凹，下唇3裂，中间裂片扇形，微反卷，边缘有波状细齿；雄蕊4，伸出花冠外，后面1对雄蕊较长。小坚果倒卵形，黑褐色，腹面具棱，顶端有短毛，长约1.5 mm。花期6～7月，果期10～11月（图1）。

生于山坡、路边。多为栽培。甘肃部分地区有栽培；亦分布于东北、华北、西南，以及河南、陕西、山东等省区。

【产地】主产于陇南、天水等地。或省外调进商品。

【采收加工】夏、秋二季枝叶茂盛或花初开时采割，阴干或切段阴干。

【性状】根据天水商品药材并参照文献[1]拟定。见图2。

【鉴别】根据采集的植物标本，结合天水商品药材拟定。本次修订茎横切面组织图，见图3；不保留原粉末图，见图4。

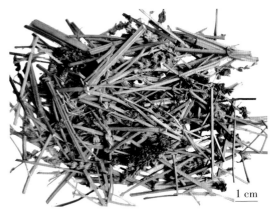

图2　藿香药材图

【化学成分】从藿香根中分离得到山楂酸、齐墩果酸、3-乙酰齐墩果醛、去氢藿香酚等萜类、刺槐素、田蓟苷、藿香苷等黄酮类、藿香酚和异藿香酚等化合物[5]。不同产地的藿香挥发油的主要成分不同，有甲基胡椒酚、脱氢香薷酮、胡薄荷酮、异薄荷酮等不同研究报道[5、6]。

【药理作用】藿香叶挥发油有较强广谱抑菌活性，对胃肠动力障碍模型小鼠的肠推进有促进作用[5]；藿香的石油醚部位和乙酸乙酯部位均有较好的抗氧化能力[7]，抑制皮肤癣菌的生长繁殖[8]，

【炮制】【性味与归经】【功能与主治】【用法与用量】【贮藏】参照文献[1、2、3]拟订。

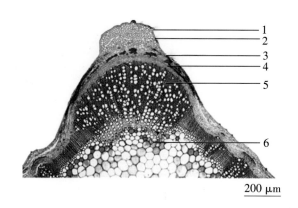

200 μm

图3　藿香茎横切面详图

1.表皮　2.厚角组织　3.中柱鞘纤维

4.韧皮部　5.木质部　6.髓

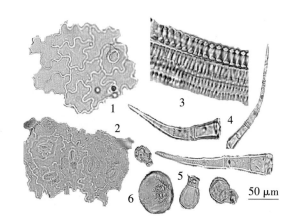

50 μm

图4　藿香叶粉末图

1.上表皮　2.气孔　3.导管

4.非腺毛　5.腺毛　6.腺磷

参考文献

[1]《中华本草》编委会.中华本草（第七册）)[M].上海：上海科学技术出版社，1999：3.

[2] 宋平顺，张伯崇，卫玉玲，等.甘肃省中药材复杂品种及质量的调查研究（Ⅰ）—地区习用品种的调查[J].中国中药杂志，1996，21（12）：717-720.

[3] 甘肃省卫生局.甘肃省中草药手册（第一册）[M].兰州：甘肃省人民出版社，1970：22.

[4] 甘肃省食品药品监督管理局.甘肃省中药材标准（2009年版）[S].兰州：甘肃文化出版社，2009：251-253.

[5] 曹鹏然，宋雪婷，等.藿香与广藿香化学成分和生物活性比较研究[J].河南大学学报（医学版），2016，35（2）：148-152.

[6] 林彦君，许莉，等.川藿香与广藿香挥发油化学成分GC-MS对比分析[J].中国实验方剂学杂志，2013，19（20）：100-102.

[7] 魏金凤，王士苗，等.藿香与广藿香抗氧化活性研究[J].中国实验方剂学杂志，2014，24（23）：117-120.

[8] 杨得坡，Chaumont Jean-Pierre.，等.藿香和广藿香挥发油对皮肤癣菌和条件致病真菌的抑制作用[J].中国药学杂志，2000，35（1）：9-12.

四、叶类

小 石 韦

Xiaoshiwei

PYRROSIAE DAVIDII FOLIUM

本品为水龙骨科植物华北石韦 *Pyrrosia davidii* (Baker) Ching 或毡毛石韦 *Pyrrosia drakeana* (Franch.) Ching 的干燥叶。全年均可采收，除去根茎及根，晒干或阴干。

【性状】 **华北石韦** 叶片向内卷曲成筒状或皱缩，完整叶展开后呈披针形或线状披针形，长 3～8 cm，宽 0.6～1.5 cm；顶端渐尖，基部下延；上表面灰绿色或黄绿色，散布众多小凹点，下表面密生棕黄色星状毛，有的侧脉间布满棕色的孢子囊群。叶柄长 2～5 cm，略扭曲，有纵槽。叶片软革质。气微，味微苦涩。

毡毛石韦 叶片常皱缩，完整叶展开后呈长三角状卵形至三角状披针形，长 10～18 cm，宽 3～7 cm；顶端钝尖，基部呈不等的耳形、圆形或偏斜；上表面黄绿色或浅棕黄色，下表面密生较厚而疏松的棕黄色星状毛。叶片革质、叶柄长 10～30 cm。

【鉴别】 （1）本品叶脉横切面：**华北石韦** 上表皮内有数列厚角细胞。栅栏组织 2 列。海绵组织为数列薄壁细胞。中脉维管束常 2～3 个，木质部呈条形，内皮层凯氏点明显，外侧有数列厚壁细胞。下表皮内无厚角细胞，外被星状毛，星状毛一型，针臂 6～10 枚，呈长条状披针形，先端弯曲。

毡毛石韦 上、下表皮内均有数列厚角细胞。栅栏组织 3～4 列。海绵组织为数列薄壁细胞。中脉维管束常 4 个，木质部呈 "Y" 字型或条形，内皮层凯氏点明显，外侧有厚壁细胞。下表皮外有两种星状毛，针臂 6～9 枚，针臂呈条状披针形，平直，另一种针臂线状弯曲扭成团。

（2）取本品粉末 0.5 g，加水 10 ml，超声处理 10 min，放冷，滤过，滤液加入等体积的水饱和正丁醇溶液萃取两次，分取正丁醇层，减压浓缩蒸干，残渣加甲醇 2 ml 使溶解，作为供试品溶液。另取绿原酸对照品，加甲醇制成每 1 ml 含 0.2 mg 的溶液，作为对照品溶液。照薄层色谱法（中国药典四部通则 0502）试验，吸取对照品溶液、供试品溶液 2～5 μl，分别点于同一聚酰胺薄膜上，以乙酸乙酯-甲酸-水（30：3：2）为展开剂，展开，取出，晾干，置紫外光灯（365 nm）下检视。供试品色谱中，在与对照品色谱相应的位置上，显相同颜色的荧光斑点。

【检查】 **杂质** 不得过 3%（中国药典四部通则 2301）。

水分 不得过 12.0%（中国药典四部通则 0832 第二法）。

总灰分 不得过 7.0%（中国药典四部通则 2302）。

酸不溶性灰分 不得过 1.5%（中国药典四部通则 2302）。

【浸出物】照水溶性浸出物测定法（中国药典四部通则2201）项下的热浸法测定，不得少于16.0%。

【含量测定】照高效液相色谱法（中国药典四部通则0512）测定。

色谱条件与系统适用性试验 以十八烷基硅烷键合硅胶为填充剂；以乙腈-0.5%磷酸溶液（11:89）为流动相；检测波长为326 nm。理论板数按绿原酸峰计算应不低于2000。

对照品溶液的制备 取绿原酸对照品适量，精密称定，置棕色量瓶中，加50%甲醇制成每1 ml含40 μg的溶液，即得。

供试品溶液的制备 取本品粉末（过四号筛）约0.2 g，精密称定，置具塞锥形瓶中，精密加入50%甲醇25 ml，称定重量，超声处理（功率300 W，频率25 kHz）45 min，放冷，再称定重量，用50%甲醇补足减失的重量，摇匀，滤过，取续滤液，即得。

测定法 分别精密吸取对照品溶液与供试品溶液各10 μl，注入液相色谱仪，测定，即得。

本品按干燥品计算，含绿原酸（$C_{16}H_{18}O_9$）不得少于0.10%。

【炮制】除去杂质，刷去叶背面绒毛，抢水洗净，稍润，切丝，晒干，筛去灰屑。

【性味与归经】苦、甘，凉。归肺、膀胱经。

【功能与主治】清肺化痰，止咳平喘，利水通淋。用于肺热喘咳，痰多，热淋，血淋，小便不通。

【用法与用量】6～12 g。内服布包煎汤。

【贮藏】置通风干燥处，防潮。

·起 草 说 明·

【别名】大叶石韦（毡毛石韦）、尕石韦、小石韦（华北石韦）、石韦（商品）。

【名称】毡毛石韦、华北石韦在甘肃均以石韦收购使用，原标准选择商品主要来源华北石韦之别名小石韦作为正名[1]，可与《中国药典》收载石韦相区别。

石韦始载于《神农本草经》，其后历代本草均有收载。主要来自水龙骨科石韦属（Pyrrosia）植物。《图经本草》在描述石韦时提到"丛生石上，叶如柳，背有毛而斑点如皮"，其特征与今华北石韦 *Pyrrosia davidii* 相符。《本草原始》所绘石韦药材图即本品。《甘肃中草药手册》记载的药用石韦有毡毛石韦 *Pyrrosia drakeana*（Franch.）Ching、华北石韦 *Pyrrosia davidii*（Baker）Ching和有柄石韦 *Pyrrosia petiolosa*（Christ）Ching[2]。

历史上毡毛石韦和华北石韦在陇南、天水等地民间普遍药用，医药部门尚有收购[3]，近年调查陇南仍然收购，为开发本省资源，纳入地方标准。

【原植物】毡毛石韦 多年生附生草木，高20～40 cm。根状茎横走，密被褐色鳞片。须根多数，稍弯曲。叶具长柄，叶片革质，长三角状卵形至三角状披针形，长10～18 cm，宽3～7 cm，先端稍钝，基部呈两侧不等的耳形、圆形或偏斜，全缘。表面黄绿色，疏生星状毛，背面密被淡褐色至棕褐色星状毛，星状毛的芒呈针形或线形。孢子囊群散生叶背，无囊群盖（图1）。

生于海拔1200～2500 m山坡岩石上或树干上。分布于天水、陇南、甘南等地；河南、陕西、湖北、四川等省区亦有分布。

华北石韦 叶线状披针形，向两端渐变狭，宽不及15 mm（图2）。

生于海拔1000～2000 m石缝中。分布于天水、陇南、平凉、甘南等地；华北、华东、东北及西北等地区亦有分布。

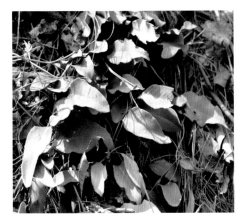 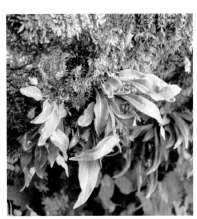

图1　毡毛石韦原植物图　　　　　　　图2　华北石韦原植物图

【产地】历史上产于陇南、天水等地，近年主产于陇南。

【采收加工】石韦类植物的根茎及须根攀附于岩石或树干上生长，采收时常将根茎一同采挖，加工时将根茎除去，不利于石韦生长繁殖，也与药用部位不符。建议采用剪叶保留根茎的采收方法。

【性状】根据康县、武都等地药材样品，对照采集的植物标本描述，两者外观差异较大，分别描述。见图3、图4。

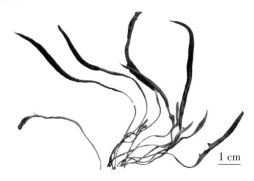 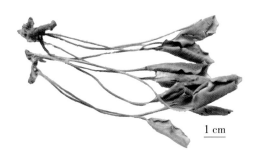

图3　小石韦药材（华北石韦）图　　　　图4　小石韦药材（毡毛石韦）图

【鉴别】（1）显微鉴别　原标准收载，显微组织见图5、图6。

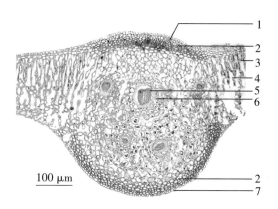

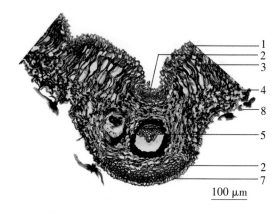

图5　毡毛石韦叶中脉横切面详图　　　　　图6　华北石韦叶中脉横切面详图

1.上表皮　2.厚角组织　3.栅栏组织　　　　1.上表皮　2.厚角组织　3.栅栏组织

4.海绵组织　5.维管束　6.内皮层　　　　　4.海绵组织　5.维管束　6.内皮层

7.下表皮　　　　　　　　　　　　　　　　　7.下表皮　8.星状毛

（2）薄层色谱鉴别　本标准以绿原酸为指标成分对小石韦药材进行薄层鉴别。通过方法学验证[4]，确定绿原酸的薄层鉴别中的展开剂为乙酸乙酯–甲酸–水（30∶3∶2），考察了不同薄层板（硅胶G板、硅胶H板、GF₂₅₄板以及聚酰胺薄膜）对实验结果的影响。

以毡毛石韦、华北石韦和有柄石韦进行比较，结果以标准正文收载的方法较好。见图7。

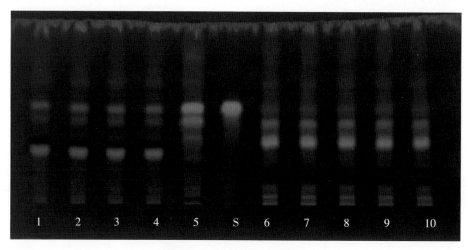

图7　小石韦薄层色谱图

S绿原酸对照品　1-4.毡毛石韦　5.有柄石韦　6-10.华北石韦

【检查】本次增加检查项目。

杂质　小石韦药材容易带入根茎等杂质，拟定限度不得过3%。

水分、灰分、酸不溶性灰分　分别按《中国药典》（四部通则0832第二法、2302）[4]测定法，对7批样品测定，结果见表1。

根据结果拟定限度，水分为不得过12.0%，总灰分不得过7.0%，酸不溶性灰分不得过1.5%。

表1　7批样品测定结果（%）

样品	1	2	3	4	5	6	7
水分	9.41	10.01	11.17	9.10	7.65	7.85	8.14
总灰分	4.01	4.78	3.11	4.47	5.18	3.87	6.17
酸不溶性灰分	0.32	0.81	1.08	0.71	1.17	0.76	1.21

【浸出物】照水溶性浸出物测定法《中国药典》（四部通则2201）[4]项下的热浸法，测定7批样品的浸出物，结果见表2。

表2　7批样品浸出物测定结果（%）

样品	1	2	3	4	5	6	7
浸出物	19.47	21.27	23.54	25.12	18.75	21.24	17.04

根据测定结果，拟定浸出物不得少于16.0%的限度。

【含量测定】参照《中国药典》石韦的含量测定，建立小石韦中的绿原酸（$C_{16}H_{18}O_9$）的质量控制指标。方法学研究表明，精密度试验、稳定性试验和重复性试验良好。绿原酸在10.3～288.4 μg/ml范围内呈良好的线性关系，回收率为94.0%～107.2%，RSD为0.51%～0.28%，加样回收率结果良好。

对照品和样品的色谱图，见图6。

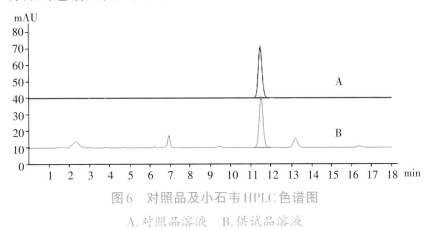

图6　对照品及小石韦HPLC色谱图
A.对照品溶液　B.供试品溶液

对7批市售样品和2批采集样品进行测定，结果见表3。

表3　9批样品含量测定结果（%）

样品	1	2	3	4	5	6	7	8	9
绿原酸	0.142	0.314	0.060	0.216	0.143	0.134	0.110	0.361	0.260

9批样品中绿原酸含量为0.060%～0.361%，故拟定绿原酸含量的限度不得少于0.10%。

该方法简便，精密度、重复性良好，纳入本标准，以控制药材质量。

【化学成分】小石韦中主要含黄酮类、三萜类、挥发油类、蒽醌类、还原糖、甾体、皂苷等成分。其中分离出黄酮类（木犀草素、圣草酚、山柰酚、槲皮素）、𠮷酮类（芒果苷、异芒果苷）、三萜类（里白烯、β-谷甾醇、齐墩果酸）、酚酸类（咖啡酸）等化合物[5、6]。

【药理作用】石韦属植物提取物及一些单体化合物具有镇咳祛痰、抑菌、抗病毒、抗炎利尿、抗氧化、增强免疫、护肾等作用[5、6]。

【炮制】【性味与归经】【功能与主治】【用法与用量】【贮藏】均参照文献[1、2、6]拟定。

参考文献

［1］甘肃省食品药品监督管理局.甘肃省中药材标准（2009版）［S］.兰州：甘肃文化出版社，2009：254-256.

［2］甘肃省卫生局.甘肃中草药手册（第二册）［M］.兰州：甘肃人民出版社，1971：706.

［3］宋平顺，张伯崇，卫玉玲，等.甘肃省中药材复杂品种及质量的调查研究（Ⅰ）—地区习用品种的调查［J］.中国中药杂志，1996，21（12）：717-720.

［4］国家药典委员会.中华人民共和国药典（2020年版·四部）［S］.北京：中国医药科技出版社，2020：114，232，234.

［5］陈丽君，马永杰，李玉鹏，等.石韦属植物化学和药理研究进展［J］.安徽农业科技，2011，39（10）：5786-5789.

［6］中国医学科学院药用植物研究所，等.中药志（第四册）［M］.北京：人民卫生出版社，1988：225.

珠子参叶

Zhuzishenye

PANACIS JAPONICI FOLIUM

本品为五加科植物大叶三七 *Panax pseudo-ginseng* Wall.var.*japonicus*（C.A.Mey）Hoo et Tseng 或秀丽假人参 *Panax pseudo-ginseng* Wall.var.*elegantior*（Burkill）Hoo et Tseng 的干燥叶。夏季采收，晾干。

【性状】本品常扎成小把，呈束状或扇状，多干枯稍皱缩，呈绿色或黄绿色。展开后为掌状复叶，小 3～5 片，阔椭圆形、长圆形、倒卵状圆形或倒披针形，长 2.5～15 cm，宽 1～6 cm。先端渐尖或长渐尖，基部楔形、圆形或近心形，边缘具锯齿、重锯齿或缺刻状锯齿。叶两面有疏毛，叶脉上较密，有时无毛。叶柄长 4～8 cm，表面有纵向沟纹。质脆易碎。气微香，味微苦。

【鉴别】本品粉末灰绿色。表皮细胞不规则，细胞壁常波浪状弯曲。气孔不定式，副卫细胞 4～6 个。网纹导管、梯纹孔导管和环纹导管易见。草酸钙簇晶较少，直径 21～43 μm。

【检查】**总灰分**　不得过 10.0%（中国药典四部通则 2302）。

酸不溶性灰分　不得过 2.0%（中国药典四部通则 2302）。

【浸出物】照水溶性浸出物测定法（中国药典四部通则 2201）项下的热浸法测定，不得少于 15.0%。

【炮制】取原药材，除去杂质，抢水洗净，稍润，切宽丝。

【性味与归经】苦，寒。归心、肺、胃经。

【功能与主治】清热、生津、利咽。用于热邪伤津，口干舌燥，心烦神倦，风火牙痛。

【用法与用量】3～12 g。

【注意】不宜与藜芦同用。

【贮藏】置阴凉干燥处，防潮。

·起 草 说 明·

【别名】参叶、扭子七叶。

【名称】本品在甘肃的历史习用名称为参叶、珠子参叶，原标准以参叶收载[1]，根据中药材命名原则，本次修订为珠子参叶。

【来源】参叶之名始见于《本草纲目拾遗》，但所载为人参 *Panax ginseng* C.A. Meyer 的干燥叶[2]，该品种《卫生部药品标准——中药材（1992年版）》以人参叶收载。

甘肃省历来使用的参叶主要为大叶三七 *Panax pseudo-ginseng* Wall.var.japonicus（C.A. Mey）Hoo et Tseng 的干燥叶，亦有秀丽假人参 *Panax pseudo-ginseng* Wall.var. elegantior（Burkill）Hoo et Tseng 的干燥叶[3]，有一定的商品流通[4]，纳入地方标准。本标准的学名采用文献记载[5]。

【原植物】**大叶三七**　多年生草本。根状茎竹鞭状或串珠状，或二者兼有，根通常不膨大，纤维状。地上茎单生，表面有纵条纹，高20～60 cm。掌状复叶3～5枚，轮生于茎顶，叶柄细长，小叶片通常5枚、中央小叶片阔椭圆形、椭圆形、椭圆状卵形至倒卵状椭圆形，先端长渐尖，基部楔形、圆形或心形，边缘有细锯齿、重锯齿或缺刻状锯齿，脉上有毛或无毛。伞形花序单生顶端，具花10～50朵，花梗细长；花黄绿色，萼杯状，有5齿，花瓣5；子房2室，花柱2。核果，球形。花期5～6月，果期7～9月（图1）。

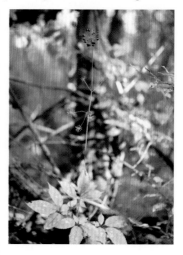

图1　大叶三七原植物图

生于海拔1200～4000 m阔叶林下或灌丛草坡。分布于陇南、天水、平凉、庆阳、定西及兰州等地；华中、华南、西南以及陕西等省区亦有分布。

秀丽假人参　惟叶较小，中央叶片倒披针形、倒卵椭圆形，最宽处在中部以上，先端长渐尖，基部狭，两边较直（图2）。

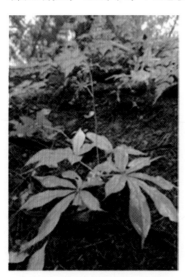

图2　秀丽假人参原植物图

生于海拔1800～3500 m的阔叶林下。分布于陇南、甘南、定西、临夏等地；陕西、四川、湖北、云南等省区亦有分布。

【产地】历史上产于天水、陇南、平凉、临夏等地，甘南部分县亦产。

【采收加工】6～7月茎叶茂盛时摘取叶，晾干或烘干，扎成小把。

【性状】根据陇南采集的植物标本，结合商品描述。见图3。

大叶三七与秀丽假人参主要以中央小叶片作为区别点。前者呈阔椭圆形、椭圆形、长圆形，最宽处在中部。后者呈倒披针形、倒卵状椭圆形，最宽处在中部以上。

【鉴别】根据采集的植物标本观察，两种植物的显微组织特征基本相同，合并描述。见图4。

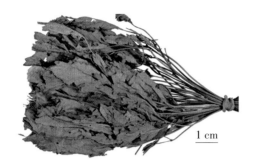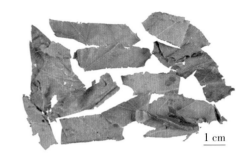

1 cm

1 cm

图3　大叶三七药材图

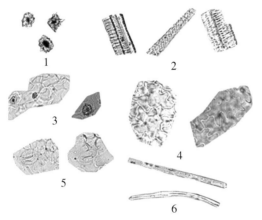

1. 草酸钙簇晶
2. 导管
3. 下皮层细胞
4. 含簇晶薄壁细胞
5. 上表皮细胞
6. 纤维

图4　大叶三七粉末图

【检查】总灰分、酸不溶性灰分　按照《中国药典》（四部通则2302）[6]，10批样品进行测定，结果见表1。

表1　10批样品测定结果（%）

样品	1	2	3	4	5	6	7	8	9	10
总灰分	9.3	9.8	8.7	7.5	9.2	8.1	7.4	6.7	8.4	7.5
酸不溶性灰分	1.7	1.5	1.2	1.0	1.5	1.2	1.1	1.2	1.4	1.2

根据测定结果，拟定总灰分限度不得过10.0%、酸不溶性灰分限度不得过2.0%，纳入本标准。

【浸出物】照水溶性浸出物测定法《中国药典》（四部通则2201）[6]，对10批样品测定，见表2。

表2　10批样品测定结果（%）

样品	1	2	3	4	5	6	7	8	9	10
浸出物	16.2	19.8	16.5	20.7	16.2	18.0	17.2	19.4	22.8	18.6

根据测定结果，拟定浸出物限度不得少于15.0%。

【化学成分】从大叶三七中分离出珠子参苷（majoroside）F_1、F_2、F_3和F_4；同时，还分离到已知的人参皂苷（ginsenoside）Rd、Re、Rg_1、Rg_2和F_2 [7]；以及5，7-二羟基-8-甲氧基黄酮、西洋参皂苷R_1、人参皂苷Rs_1、三七皂苷Fe、人参皂苷Rd_2和gypenosiden IX [8]等。

【药理药效】珠子参叶总皂苷具有抗炎、镇痛、抗疲劳、抗应激作用[9]。

【炮制】【性味与归经】【功能与主治】【用法与用量】【贮藏】参照文献[2、3]拟定。

【注意】根据中药十八反"诸参辛芍叛藜芦"拟定。

【附注】人参叶为五加科人参 *Panax ginseng* C.A.Mey的干燥叶，注意区别使用。

参考文献

[1] 甘肃省食品药品监督管理局.甘肃省中药材标准（2009年版）[S].兰州：甘肃文化出版社，2009：257-258.

[2]（清）赵学敏.本草纲目拾遗[M].北京：中国中医药出版社，1998：61.

[3] 甘肃省卫生局.甘肃中草药手册（第三册）[M].兰州：甘肃人民出版社，1973：449.

[4] 宋平顺，张伯崇，卫玉玲，等.甘肃省中药材复杂品种及质量的调查研究（Ⅰ）—地区习用品种的调查[J].中国中药杂志，1996，21（12）：717-720.

[5]《中国植物志》编委会.中国植物志（第五十四卷）[M].北京：科学出版社.1978：213.

[6] 国家药典委员会.中华人民共和国药典（2020年版·四部）[S].北京：中国医药科技出版社，2020：283.

[7] 冯宝树，汪夕彬，王答琪，等.秦岭产珠子参叶的达玛烷型皂苷研究[J].云南植物研究，1987；9（4）：477-479.

[8] 何瑞，刘琦，刘银环，等.珠子参叶化学成分研究[J].中国中药杂志，2014，39（9）：1635-1638.

[9] 姜祎，考玉萍，宋小妹，等.珠子参叶总皂苷抗炎镇痛作用的实验研究[J].陕西中医，2008，29（6）：732-733.

甜　叶　菊

Tianyeju

STEVIAE REBAUDIANAE FOLIUM

本品为菊科植物甜叶菊 *Stevia rebaudiana*（Bertoni）Hemsl. 的干燥叶。夏、秋二季采割，除去茎枝，摘取叶片，干燥。

【性状】本品呈条状或不规则状，多破碎，完整的叶片呈倒卵形至宽披针形，长4～9 cm，宽1.5～4 cm。表面草绿色或灰绿色；先端钝，基部渐呈楔形；中上部边缘有粗锯齿，下部全缘；叶脉三出，两面均有短茸毛；具短叶柄。纸质。质脆易碎。气微，味极甜。

【鉴别】（1）本品叶中脉横切面：表皮层1列类方形细胞，外壁稍厚，被有蜡质。有多细胞的腺毛和5～11个细胞组成的非腺毛，下表皮尚有腺鳞分布。栅栏组织2～3列细胞；海绵组织的细胞不规则排列；主脉维管束外韧型；有韧皮纤维；木质部导管多径向排列。上下表皮分布不定式气孔。

（2）取本品粉末1 g，加甲醇20 ml，超声处理30 min，滤过，滤液蒸干，残渣加甲醇1 ml使溶解，作为供试品溶液。另取甜叶菊对照药材1 g，同法制成对照药材溶液。照薄层色谱法（中国药典四部通则0502）试验，吸取上述两种溶液各2～5 μl，分别点于同一硅胶 G 薄层板上，以三氯甲烷-甲醇-水（7:4:1）为展开剂，展开，取出，晾干，喷以10%硫酸乙醇溶液，热风吹至斑点显色清晰。供试品色谱中，在与对照药材色谱相应的位置上，显相同颜色的斑点。

【炮制】除去杂质，干燥。

【性味与归经】甘，平。归胃、肺经。

【功能与主治】生津止渴，养阴潜阳。用于消渴，头晕。

【用法与用量】3～10 g；或开水泡，代茶饮。

【贮藏】置阴凉干燥处。

·起 草 说 明·

【别名】甜菊叶、甜茶。

【名称】以植物名称甜叶菊为中药名称。

【来源】甜叶菊原产于南美洲，20世纪70年代我国北京、山东、江苏、甘肃、新疆等地引种栽培。叶含菊糖苷是一种低热量、高甜度的天然甜味剂，是食品及药品工业的原料之一[1]。

近年甘肃河西地区种植并作为商品流通，为了进一步促进开发利用，本标准新增加品种。

【原植物】多年生草本。株高1~1.3 m。根梢肥大。茎直立，基部梢木质化，上部柔嫩，密生短茸毛。单叶对生或茎上部，少数三叶轮生，叶倒卵形或披针形，边缘有浅锯齿，两面被短茸毛，绿或浓绿色，叶脉三出。头状花序小，两性花，总苞筒状；花冠基部浅紫红色或白色，上部白色。瘦果线形，稍扁，褐色，具冠毛。花期7~9月，果期9~11月（图1）。

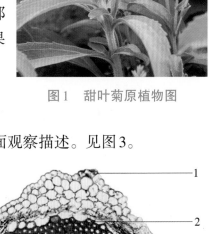

图1　甜叶菊原植物图

【产地】主产于河西等地。

【性状】根据商品药材描述。见图2。

【鉴别】（1）显微鉴别　根据商品药材，对叶脉横切面观察描述。见图3。

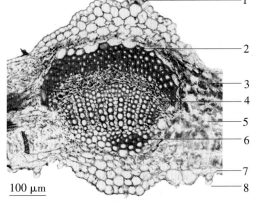

图2　甜叶菊药材图　　　　图3　甜叶菊叶脉横切面详图

1.上表皮　2.韧皮纤维　3.栅栏组织　4.韧皮纤维
5.海绵组织　6.木质部　7.下表皮　8.非腺毛

（2）薄层色谱鉴别　参照文献[2]方法拟定，色谱主斑点分离清晰，展开适中，纳入标准正文。见图4。

【化学成分】主要含有黄酮、二萜、酚类、生物碱、甾醇、挥发油、多糖和脂肪酸等成分[2]。

【药理作用】甜叶菊提取物具有抗氧化、抑菌、抗病毒、抗肿瘤和调节免疫等药理作用。

【炮制】【性味与归经】【功能与主治】【用法与用量】及【贮藏】参照文献[1]拟定。

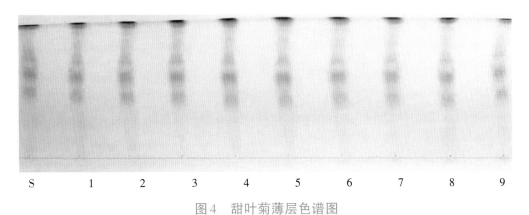

图4 甜叶菊薄层色谱图

S.甜叶菊对照药材 1-9.样品（不同产地、采期）

参考文献

［1］《中华本草》编委会.中华本草（第七册）［M］.上海：上海科学技术出版社，1999：980.

［2］刘琼，潘芸芸，吴卫.甜叶菊化学成分及药理活性研究进展［J］.天然产物研究与开发，2018，（30）：1085-1090.

野 艾 叶

Yeaiye

ARIEMISIAE LAVANDULAEFOLIAE FOLUM

本品为菊科植物野艾蒿 *Artemisia lavandulaefolia* DC. 的干燥叶。夏季花未开时采摘，除去枯叶、茎枝及杂质，阴干。

【性状】本品叶多皱缩，破碎。完整叶片展开后呈卵形、长圆形，长 2.5～6 cm，宽 1～4 cm。上表面灰绿色至深绿色，有众多的腺点及小凹点，疏被短柔毛，下表面密被白色绒毛；常二回羽状全裂或第二回深裂，少数羽状全裂或不裂，裂片卵形、长椭圆形至披针形，边缘常无裂齿；叶柄长，常有假托叶。质柔软。气清香，味苦。

【鉴别】(1) 本品叶脉横切面：上表皮1列细胞，呈长方形，被角质层；有较多的腺毛及少数T字形毛（非腺毛）。上表皮内1～3列厚角细胞，下表皮内1～2列厚角细胞，栅栏细胞1列；海绵细胞中散在1～2个分泌腔，周围分泌细胞5～7个（中脉处）；草酸钙簇晶易见。中脉维管束1～2个，上下有纤维。下表皮细胞1列，呈不规则形。

叶表面观：T字形非腺毛众多，柄部细胞1～4个，顶端细胞长而弯曲或缠绕状，两臂不等长；尚可见特大T字毛，柄细胞5～12个，基部数个细胞特大而长。上下表皮均可见腺毛，腺毛顶面观4、6个细胞相对叠合而成。表皮细胞近方形、多角或长方形，垂周壁波状弯曲。气孔多为不定式，副卫细胞3～6个，少见不等式。叶肉细胞可见少量草酸钙簇晶。

(2) 取本品粉末 2.5 g，加石油醚（60～90 ℃）50 ml，加热回流 30 min，放冷，滤过，滤液挥干，残渣加正己烷 1 ml 使溶解，作为供试品溶液。另取野艾叶对照药材 2.5 g，同法制成对照药材溶液。再取桉油精对照品，加正己烷制成每 1 ml 含 0.5 mg 的溶液，作为对照品溶液。照薄层色谱法（中国药典四部通则 0502）试验，吸取对照品溶液 2～5 μl、对照药材溶液、供试品溶液各 10～20 μl，分别点于同一硅胶 G 薄层板上，以环己烷-石油醚（60～90 ℃）-丙酮（6:10:0.5）为展开剂，展开，取出，晾干，喷以 1% 香草醛的 10% 硫酸乙醇溶液，在 105 ℃加热至斑点显色清晰。供试品色谱中，在与对照药材色谱和对照品色谱相应的位置上，显相同颜色的斑点。

【检查】总灰分 不得过 12.0%（中国药典四部通则 2302）。

酸不溶性灰分 不得过 2.0%（中国药典四部通则 2302）。

【含量测定】照气相色谱法（中国药典四部通则 0521）测定。

色谱条件与系统适用性试验 氢火焰离子化检测器（FID）；毛细管色谱柱（DB-5，柱长 30 m，内径 0.25 mm，（5% 苯基）甲基聚硅氧烷为固定相，涂膜厚度 0.25 μm），进样口温度230℃；检测器温度250℃；程序升温：起始温度为60℃，再以5℃/min的速率升至210℃，保持5 min；分流进样，分流比5:1。理论板数按桉油精峰计算应不低于100000。

对照品溶液的制备 取桉油精对照品适量，精密称定，加正己烷制成每1 ml含0.1 mg的溶液，即得。

供试品溶液的制备 取本品粉末约2.5 g，精密称定，置250 ml具塞锥形瓶中，加正己烷100 ml，加热回流1 h，放冷，滤过，滤液置三角瓶中，残渣加正己烷50 ml，加热回流1 h，放冷，滤过，合并两次滤液，40℃以下减压回收溶剂至干，残渣加正己烷溶解，转移至10 ml量瓶中，加正己烷至刻度，摇匀，滤过，取续滤液，即得。

测定法 分别精密吸取对照品溶液与供试品溶液各1 μl，注入气相色谱仪，测定，即得。

本品按干燥品计算，含桉油精（$C_{10}H_8O$）不得少于0.020%。

【炮制】除去杂质及茎，筛去灰屑。

【性味与归经】辛、苦，温；归肝、脾、肾经。

【功能与主治】散寒止痛，温经止血。用于小腹冷痛，经寒不调，宫冷不孕，吐血，衄血，崩漏经多，妊娠下血；外治皮肤瘙痒。

【用法与用量】3～9 g。外用适量，供灸治或熏洗用。

【贮藏】置阴凉干燥处，防虫蛀。

【注意】阴虚血热者忌用。

·起草说明·

【别名】细艾叶、水蒿、白蒿、掌叶艾、大叶艾、小叶艾、艾叶（商品名）。

【名称】甘肃省习惯以艾叶为名收购、使用，由于野艾蒿为甘肃习用品，原地方标准以野艾叶为正名收载[1]。

【来源】据医药经营部门反映，甘肃省从解放初期以来，历史上使用的艾叶品种复杂，除中国药典艾叶外，还收购外销或自产自销蒿属（Artemisia）其他植物。长期以来，甘肃地产艾叶的植物来源不甚清楚，为此，甘肃省卫生厅下达"甘肃产艾叶的品种调查和质量研究"课题，经系统调查，认为甘肃省药用艾叶有12种2变种[2]，其中野艾蒿 Artemisia lavandulaefolia 在甘肃省中部及东南部地区分布广泛，多数地区有使用习惯，并有大宗商品在省内流通，20世纪90年代，野艾蒿曾占商品总数的37%[2]。

多年的临床用药经验反映疗效良好，植物亲缘关系与正品艾叶很相近，挥发油成分相似，基于上述情况，将野艾叶纳入地方标准。

【原植物】多年生草本。下部叶有长柄，一至二回羽状全裂或深裂，裂片常有齿；中部叶宽卵形或长圆形，一至二回羽状全裂或第一全裂，长4～10 cm，宽2～5 cm；上部叶三全裂或不裂；叶柄基部有假托叶；叶腹面有微毛，背面被灰白色茸毛。头状花序钟形，极多数，常下倾，在茎上部分枝上排列成复总状花序；总苞片短圆形，3～4层，外层渐短，边缘膜质，背面具蛛丝状毛；花红褐色，外层雌性，内层两性。瘦果长0.5～1 mm。花期7～9月，果期9～10月（图1）。

生于海拔900～2500 m的田埂、路边、沟边或山谷灌丛中，分布于甘肃大部分地区；西北、华北、东北、西南等省区亦有分布。

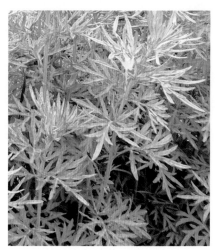

图1 野艾叶原植物图

【产地】 主产于甘南、临夏、定西、兰州及武威等地。

【采收加工】 根据甘南、临夏等地的收购习惯，在夏季野艾开花前叶正茂盛时采取，除去茎、枯叶及杂质，阴干。商品野艾叶主要来自茎中、上部的叶片。

【性状】 根据药材样品及野外采集不同生态环境植物并参照文献描述。各地样品外观相同，惟叶上表面腺点随产地或采集季节呈现稀稠变化，有时仅见稀少的腺点。药材叶型及二回羽状裂深及气味与生长环境阳面、阴面有一定的相关性。见图2。

【鉴别】 （1）显微鉴别 根据植物标本，并参照文献[3、4]，分别描述叶脉横切面、叶表面观及粉末显微特征。见图3、图4。

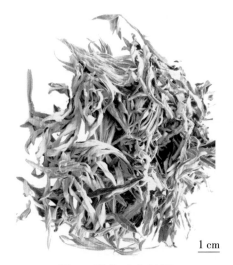

图2 野艾叶药材图

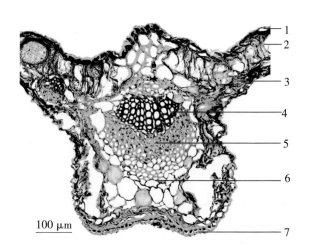

图3 野艾叶叶脉横切面详图

1.上表皮 2.栅栏组织 3.海绵组织
4.木质部 5.韧皮部 6.纤维 7.下表皮

样品中还可看见特大T字毛，柄细胞5～12个，基部数个细胞特大而长，可见最多柄细胞数为5个。见图5。

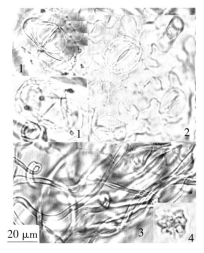 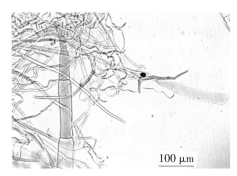

图4　野艾叶粉末图　　　　　　图5　野艾叶非腺毛与特大非腺毛图

1.腺毛　2.气孔　3.非腺毛　4.草酸钙簇晶

（2）薄层色谱鉴别　参照《中国药典》（一部）艾叶方法[5]，以桉油精作为对照品，以野艾叶作为对照药材，制定薄层色谱鉴别方法，通过提取溶剂、提取方法、显色剂和展开剂的系统考察，拟定如正文的实验条件。见图6。

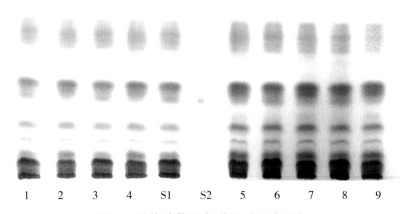

图6　野艾叶薄层色谱图（日光下）

S1.野艾叶对照药材　S2.桉油精　1-9.野艾叶样品

该方法，简便、灵敏、显色清晰，分离效果及重复性均较好，适用于野艾叶的薄层鉴别，纳入本标准。

【检查】**总灰分、酸不溶性灰分**　原标准测定的总灰分为5.8%～14.1%，酸不溶性灰分为0.70%～1.9%。本次对10批样品测定[6]，见表1。

表1　10批样品测定结果（%）

样品	1	2	3	4	5	6	7	8	9	10
总灰分	5.2	7.8	7.5	9.9	6.0	8.7	6.6	7.5	7.4	7.8
酸不溶性灰分	0.7	0.8	1.0	1.7	0.7	0.6	0.7	0.8	0.6	0.8

根据实验结果，对原标准限度进行修订，拟定总灰分、酸不溶性灰分限度分别不得过12.0%、2.0%。

【含量测定】根据野艾叶中含有桉油精成分，建立测定桉油精（$C_{10}H_8O$）含量方法[5、7]。方法学研究表明，桉油精浓度在33.02～412.7 μg/ml范围内呈良好的线性关系，平均回收率为99.10%，RSD为1.4%。

对照品和样品的气相色谱图，见图7、图8。

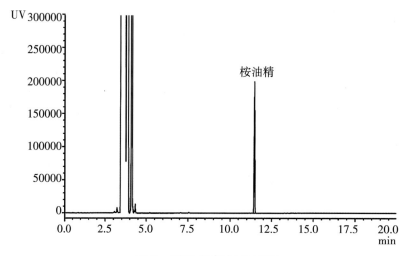

图7 对照品气相色谱图

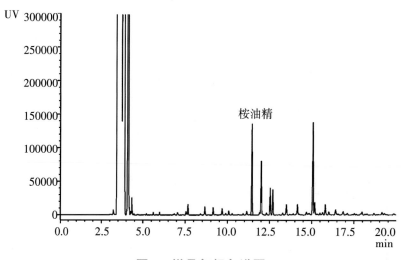

图8 样品气相色谱图

对10批样品进行测定，见表2。

表2 10批样品含量测定（%）

样品	1	2	3	4	5	6	7	8	9	10
桉油精	0.054	0.049	0.045	0.060	0.056	0.040	0.031	0.030	0.020	0.052

根据对10批样品测定，桉油精含量在0.020%～0.060%，参考有关文献的报道，拟订限度不得少于0.020%。

该方法简便，精密度、重复性良好，纳入本标准，以控制药材质量。

【化学成分】 采用水蒸气蒸馏，甘肃省产正品艾叶挥发油为0.26%～0.65%（不同产地），野艾叶为0.54%～1.03%（不同产地）。对挥发油进行GC-MS分析：从陇南产野艾叶中分离鉴定出28个化学成分，主要含有樟脑9.2%、1，8-桉叶素7.4%、反-丁香烯7.31%、γ-衣兰油烯4.99%、顺-丁香烯4.94%、萜品烯醇43.44%、1，4-桉叶素2.99%、香叶醇2.90%、β-松油醇2.09%、β-佛手柑烯1.82%、喇叭醇1.36%等[1]。

从野艾叶分离出7-甲氧基香豆素、间羟基苯甲酸、异阿魏酸、黑麦草内酯、medioresinol、（+）-丁香树脂醇、丁香酸、木栓醇、咖啡酸、香草酸、豆甾醇和胡萝卜苷等[8]。

【急性毒性】 小鼠分别累计给药为每日95 g/kg的野艾叶和艾叶，除给药1 h内小鼠精神不振外，未见其他任何不良反应，主要脏器亦未见有异常变化，提示野艾叶基本无毒性，临床使用安全[1]。

【炮制】【性味与归经】【功能与主治】【用法与用量】及**【贮藏】**均参照文献[1、9]拟定。

参考文献

[1] 甘肃省食品药品监督管理局.甘肃省中药材标准（2009年版）[S].兰州：甘肃文化出版社，2009：262-265.

[2] 宋平顺，卫玉玲，张伯崇.甘肃艾叶类药材的原植物调查及资源分布[J].中药材，1994，17（9）：15-16.

[3] 宋平顺，卫玉玲，张伯崇.甘肃产艾叶的原植物调查及生药鉴定[J].中草药，1994，25（7）：372-376.

[4] 楼之芩，秦波.常用中药材品种整理和质量研究（北方篇·第1册）[M].北京：北京医科大学、中国协和医院大学联合出版社，1995：873.

[5] 国家药典委员会编.中华人民共和国药典（2020年版·一部）[S].北京：中国医药科技出版社，2020：91.

[6] 国家药典委员会编.中华人民共和国药典（2020年版·四部）[S].北京：中国医药科技出版社，2020：114，232，234.

[7] 杨天寿，张宇欣，严华，等.艾叶的质量检测方法改进及桉油精含量变化分析[J].宁夏医科大学学报，2015，37（2）：138-140.

[8] 马麟，韦炳华.野艾蒿的化学成分研究[J].广东中医药大学学报，2012，29（4）：450-452.

[9] 甘肃省卫生局.甘肃中草药手册（第一册）[S].兰州：甘肃人民出版社，1970：168.

雪 松 叶

Xuesongye

CEDAR FOLIUN

本品为松科植物雪松 *Cedrus deodara*（Roxb.）G. Don 的干燥叶。全年可采，尤以4～6月为佳，除去杂质，阴干。

【性状】本品叶呈针形，长2～4.5 cm，宽1～1.2 mm。表面淡绿色或深绿色，较光滑；上部较宽，先端锐尖，下部渐窄，常成三棱形，叶腹面背面可见浅色的气孔线。质坚硬。气微香，味微苦涩。

【鉴别】（1）本品叶横切面：表皮层1列细胞，表皮细胞长方形，气孔下陷至表皮下的厚壁组织中。皮下层1～3列细胞，壁较厚。叶肉组织中的外侧细胞多呈径向延长，内侧不规则形状，含树脂道。内皮层细胞为一层念珠状排列的薄壁细胞，内有2个维管束，中间有薄壁细胞。

（2）取本品粉末0.5 g，加乙醇20 ml，超声处理30 min，滤过，滤液蒸干，残渣加乙醇4 ml使溶解，作为供试品溶液。另取雪松叶对照药材0.5 g，同法制成对照药材溶液。照薄层色谱法（中国药典四部通则0502）试验，吸取上述两种溶液各5 μl，分别点于同一硅胶G薄层板上，以二氯甲烷-甲醇-甲酸（15∶3∶0.1）为展开剂，展开，取出，晾干，喷以10%硫酸乙醇试液，在105 ℃加热至斑点显色清晰，置紫外光灯（365 nm）和日光下检视。供试品色谱中，在与对照药材色谱相应的位置上，显相同颜色的斑点。

【检查】水分　不得过9.0%（中国药典四部通则0832第二法）

总灰分　不得过5.0%（中国药典四部通则2302）

【浸出物】照水溶性浸出物测定法（中国药典四部通则2201）项下的热浸法测定，不得少于20.0 %。

【含量测定】总黄酮　对照品溶液的制备　取芦丁对照品适量，精密称定，加40%乙醇制成每1 ml含0.2 mg的溶液，即得。

标准曲线的制备　精密量取对照品溶液0.5 ml、1 ml、2 ml、3 ml、4 ml、5 ml、6 ml，分别置25 ml具塞刻度试管中，各加水至6.0 ml，加5%亚硝酸钠溶液0.7 ml，混匀，放置6 min，再加10%硝酸铝溶液0.7 ml，摇匀，放置6 min，加氢氧化钠试液5 ml，再加水至刻度，摇匀，放置15 min，以相应试剂为空白，照紫外-可见分光光度法（中国药典四部通则0401），在500 nm波长处测定吸光度，以吸光度为纵坐标，浓度为横坐标，绘制标准曲线。

测定法　取本品粗粉约0.2 g，精密称定，精密加入40%乙醇20 ml，称定重量，浸泡1 h，超声处理（功率300 W，频率40 kHz）1 h，放冷，再称定重量，用40%乙醇补足减失的重量，摇匀，离心30 min（转速2000 r/min），取上清液作为供试品溶液。精密量取供试品溶液1 ml，置25 ml具塞刻度试管中，加水至6.0 ml，照标准曲线制备项下的方法，自"加5%亚硝酸钠溶液0.7 ml"起，依法测定吸光度，从标准曲线上读出供试品溶液中含芦丁的重量（mg），计算，即得。

本品按干燥品计算，含总黄酮以芦丁（$C_{27}H_{30}O_{16}$）计不得少于3.5%。

【性味与归经】辛、涩，温。归心、肝、胃、大肠经。

【功能与主治】清热利湿，散瘀止血。用于痢疾，肠风便血，水肿，风湿痹痛，麻风病。

【用法与用量】内服：煎汤，6～9 g。外用：适量调敷。

【贮藏】置阴凉干燥处。

·起 草 说 明·

【别名】雪松松叶、香柏叶。

【名称】雪松松针由《中华本草》收载，特指松科植物雪松的叶[1]，本标准以雪松叶为名收载。

【来源】雪松Cedrus *deodara*（Roxb.） G. Don的叶及木材作为药材被收载于《中华本草》[1]和《中国经济植物志》[2]。雪松也是印度传统医疗体系中常用草药，用于制造松针粉、松针酒和松针茶等不同产品[3、4]。

基于省内民间使用和作为制剂原料的应用研究，今纳入地方标准。

【原植物】常绿乔木，树冠尖塔形。一年生枝淡灰黄色，密生短绒毛，微有白粉，二、三年生枝淡灰褐色。叶针形，坚硬，淡绿色或深绿色，在短枝上成簇生状，长2.5～5 cm，宽1～1.5 mm，上部较宽，先端锐尖，下部渐窄，常成三棱形，叶腹面两侧各有2～3条气孔线，背面4～6条，幼时气孔线有白粉。球花单性，雌雄同株；雄球花长卵圆形或椭圆状卵圆形，长2～3 cm；雌球花卵圆形，长约8 mm。球果熟时红褐色，卵圆形或宽椭圆形；中部种鳞扇状倒三角形；苞鳞短小。种子近三角状，种翅宽大。见图1。

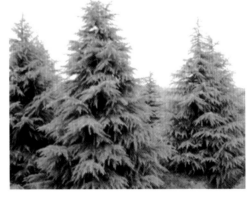

图1　雪松叶原植物图

【产地】甘肃各地均有栽培。

【采收加工】参考文献拟定[1]。

【性状】根据自采样品并参考文献[1]描述，见图2。

【鉴别】（1）显微鉴别　根据自采样品的横切面描述显微特征，见图3。

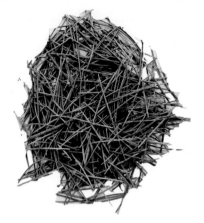

图2　雪松叶药材图

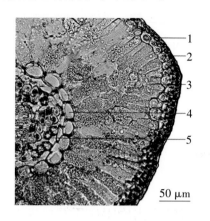

图3　雪松叶叶横切面详图

1.表皮层　2.皮下层　3.叶肉组织
4.内皮层　5.中柱

（2）薄层色谱鉴别　参考文献方法[5]，以雪松叶对照药材作为对照品，经对9批雪松松针样品检测，重现性好，专属性强，收入标准正文，见图4。

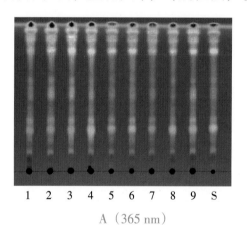

A（365 nm）　　　　　　　　B（日光）

图4　雪松叶薄层色谱图

1-9雪松叶样品　　　　S.雪松叶对照药材

【检查】水分、总灰分、酸不溶性灰分　按《中国药典》（四部通则0832第二法、2201）[6]，对9批雪松叶进行测定，结果见表1。

表1　9批样品的测定结果（%）

编号	1	2	3	4	5	6	7	8	9
水分	6.37	6.12	6.24	6.39	6.27	6.28	6.72	5.72	6.06
总灰分	3.63	3.75	3.52	2.96	3.82	3.10	3.82	3.71	3.71
酸不溶性灰分	0.17	0.17	0.36	0.12	0.15	0.15	0.19	0.24	0.16

根据对9批样品测定，数据较稳定。拟定水分、总灰分的限度不得过9.0%和5.0%，列入标准正文。酸不溶性灰分在0.12%～0.36%之间，数据较小，故不纳入标准正文。

【浸出物】照《中国药典》（四部通则2201）[6] 水溶性浸出物测定法，采用热浸法对9批雪松叶进行测定，结果见表2。

表2　9批样品浸出物的测定结果（%）

编号	1	2	3	4	5	6	7	8	9
浸出物	28.44	26.24	27.87	33.66	29.53	31.54	26.33	26.48	29.70

根据测定结果，9批雪松松针浸出物在26.24%～33.66%之间，平均值为28.87%，综合考虑，拟定浸出物限度不得少于20.0%。列入标准正文。

【含量测定】总黄酮　雪松叶中总黄酮含量较高，且具有抗肿瘤等多种活性。为此建立紫外–可见分光光度法测定雪松叶总黄酮含量的方法。

方法学验证，芦丁的标准线性方程：$C=0.5026A+0.0003$（$r=0.9992$），对照品溶液浓度在0.1～1.2 mg/ml范围内线性关系良好。

标准曲线见图5，测定结果见表3。

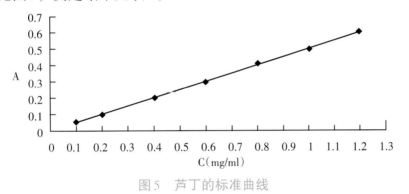

图5　芦丁的标准曲线

表3　9批样品中总黄酮含量测定结果（%）

编号	1	2	3	4	5	6	7	8	9
总黄酮含量	6.86	6.13	7.26	7.54	5.49	7.84	7.06	6.22	4.76

根据9批样品的测定结果，拟定本品按干燥品计算，含总黄酮以芦丁（$C_{27}H_{30}O_{16}$）计不得少于3.5%。

该方法精密度、重复性、稳定性及加样回收率良好，故纳入标准正文。

此外，莽草酸（Shikimic acid）可作为抗禽流感药物磷酸奥司米韦（商品名达菲）以及二噁霉素、乙二醛酶抑制剂等抗肿瘤药物的合成原料。雪松叶中莽草酸含量在2.07%～4.11%之间 [7]，但因莽草酸对照品不是中国药品生物制品检定研究院标准物质，故不纳入标准正文。

【化学成分】雪松叶主要含黄酮、苯丙素、有机酸、三萜、甾体、多糖及针叶胶等多

种成分 [8、9]。

【药理作用】 雪松叶具有抗肿瘤、抗氧化、抗菌、抗病毒、毒杀蚊虫等功效 [8、9]。

【性味与归经】【功能与主治】【用法与用量】【贮藏】 参考有关文献 [1、3] 拟定。

参考文献

［1］《中华本草》编委会.中华本草（等二册）［M］.上海：上海科学技术出版社.1999：288.

［2］中华人民共和国商业部土产废品局，等.中国经济植物志［M］.北京：科学出版社.2012：193.

［3］Mukherjee P K. Exploring Botanicals in Indian System of Medicine Regulatory Perspectives ［J］. Clinical Research and Regulatory Affairs，2003，20（3）：249-264.

［4］Zeng，W. C.，Jia，L. R.，Zhang，Y.，et al. Antibrowning and antimicrobial activities of the water-soluble extract from pine needles of Cedrus deodara ［J］. Journal of Food Science，2011，76（2），318-322.

［5］刘东彦，石晓峰，李冲，等.雪松松针中莽草酸的分离及其纯度检查［J］.中国现代应用药学，2011，28（7）：637-640.

［6］国家药典委员会.中华人民共和国药典（2015年版·四部）［S］.北京：中国医药科技出版社.2015：104，204，202.

［7］王东东，石晓峰，李冲，等.7种松柏科植物中莽草酸的含量测定［J］.中国药房，2011，22（7）：616-618.

［8］白朝辉，石晓峰，刘东彦，等.雪松松针的化学成分及药理作用研究进展［J］.中国药师，2012，15（12）：1791-1793.

［9］石晓峰，沈薇，宁红霞，等.雪松松针总多酚的纯化工艺和抗氧化性能的研究［J］.天然产物研究与开发，2016，28（8）：1325-1331.

橘 叶

Juye

CITRI RETICULATAE FOLIUM

本品为芸香科植物橘 *Citrus reticulata* Blanco 及其栽培变种的干燥叶。全年均可采收，以 12 月至翌年 2 月间采者为佳，晒干。

【性状】 本品叶片常卷缩，长 4～10 cm，宽 1～4 cm。表面灰绿色或黄绿色，光滑，对光可见半透明小腺点，平展后呈披针形或椭圆形，尖端渐尖，微凹，基部楔形；全缘或为不明显波状，羽状网脉明显突起。叶翼狭窄，顶端具关节，常自关节处脱落。叶革质，硬而脆。气香，味苦。

【鉴别】 （1）本品叶脉横切面：上表皮 1 列细胞。栅状组织 2 列细胞，通过中脉。在上表皮细胞与栅状组织之间有含草酸钙方晶的圆形细胞。维管束分成上、下 2 束。韧皮部有纤维群，断续成环状排列，纤维壁厚。韧皮部、髓部及叶肉组织中散在草酸钙小棱晶。薄壁细胞有壁孔。在栅栏组织与海绵组织交界可见大型油室。下表皮 1 列细胞。

（2）取本品粉末 0.3 g，加甲醇 10 ml，加热回流 20 min，滤过，取滤液 5 ml，浓缩至约 1 ml，作为供试品溶液。另取橙皮苷对照品，加甲醇制成饱和溶液，作为对照品溶液。照薄层色谱法（中国药典四部通则 0502）试验，吸取上述两种溶液各 2 μl，分别点于同一硅胶 G 薄层板上，以乙酸乙酯-甲醇-水（100∶17∶13）为展开剂，展开，取出，晾干，喷以三氯化铝试液，置紫外光灯（365 nm）下检视。供试品色谱中，在与对照品色谱相应的位置上，显相同颜色的荧光斑点。

【含量测定】 照高效液相色谱法（中国药典四部通则 0512）

色谱条件与系统适用性试验 以十八烷基硅烷键合硅胶为填充剂；以甲醇-水（40∶60）为流动相；检测波长为 284 nm。理论板数按橙皮苷峰计算应不低于 2000。

对照品溶液的制备 取橙皮苷适量，精密称定，用甲醇制成每 1 ml 含 50 μg 的溶液，摇匀，即得。

供试品溶液的制备 取本品细粉（过四号筛）约 0.2 g，精密称定，加甲醇 20 ml，加热回流 1 h，放冷，滤过并转移至 50 ml 量瓶中，用少量甲醇分次洗涤容器和残渣，洗液并入同一容量瓶中，加甲醇至刻度，摇匀。精密量取 5 ml，置 10 ml 容量瓶中，加甲醇至刻度，摇匀，滤过，取续滤液，即得。

测定法 分别精密吸取对照品溶液与供试品溶液各 10 μl，注入液相色谱仪，测定，即得。

本品按干燥品计算，含橙皮苷（$C_{28}H_{34}O_{15}$）不得少于 0.80%。

【炮制】除去杂质，抢水洗净，稍润，切丝，干燥。

【性味与归经】苦、辛，平。归肝、胃经。

【功能与主治】疏肝行气，化痰，消肿毒。用于胁痛，乳痈，肺痈，咳嗽，胸膈痞满，疝气。

【用法与用量】6～15 g。煎服或入成方制剂；鲜品60～240 g，捣汁服。

【贮藏】置通风干燥处。

·起 草 说 明·

【别名】橘子叶。

【名称】本标准沿用传统名称。

【来源】《本草图经》记载"橘柚今江浙、荆襄湖岭皆有之。木高一二丈，叶与枳无辨，刺出茎间。"按《事类合璧》记载"橘树高丈许，枝多生刺。其叶两头尖，绿色光面，大寸余，长二寸许。"以上所述之橘与今橘 *Citrus reticulata* Blanco 相同。橘叶入药始载于《本草纲目》[1]。目前，甘肃主要作为中成药的生产原料，故纳入地方标准[2]。

【原植物】常绿小乔木或灌木，高达3～4 m。枝有刺或无刺。叶片披针形或椭圆形，单生复叶，互生；先端渐尖，基部楔形，全缘或有波状锯齿；上面深绿色，下面淡绿色，翼叶线形，顶端具关节。花白色或淡红色，单生或数朵生枝端、叶腋；花萼杯状，5裂，裂片三角形；花瓣5，长椭圆形；雄蕊15～25，着生于花盘的周围，花丝3～5合生；雌蕊1，柱头头状。果实近圆形或扁圆形，橙黄色、黄色或朱红色，果囊瓣7～12。种子卵圆形，数粒及数十粒，或无，白色。花期3～5月，果熟期10～12月下旬（图1）。

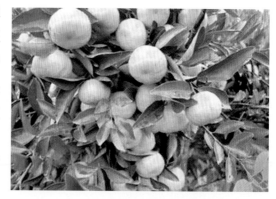

图1　橘叶原植物图

文县、武都有栽培；西南、华南、华中等省区广为栽培。橘的栽培品种较多，主要有茶枝树 *C.reticulata* 'chachi'、福橘 *C.reticulata* 'Tangerina'、大红袍 *C. reticulata* 'Dahongpao' 和黄皮橘 *C.reticulata* 'SP' 等品种。

【产地】主产陇南的文县、武都。近年商品多从省外购进。

【采收加工】全年可采摘，晒干。亦可鲜用。

【性状】根据商品药材描述，见图2。市售砂糖橘的叶，见图3。

【鉴别】（1）显微鉴别　根据商品药材实验观察描述，见图4。

（2）薄层色谱鉴别　参考《中国药典》（一部）陈皮鉴别（2）项实验拟定，对收集的8批样品进行薄层色谱鉴别，见图5。

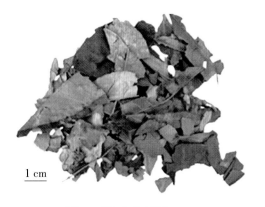

图2　橘叶药材图

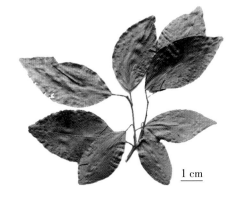

图3　砂糖橘鲜叶图

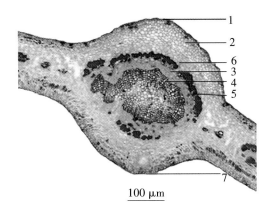

1.上表皮　　2.栅栏组织
3.韧皮部　　4.木质部
5.韧皮纤维　6.草酸钙方晶
7.下表皮

图4　橘叶叶中脉横切面详图

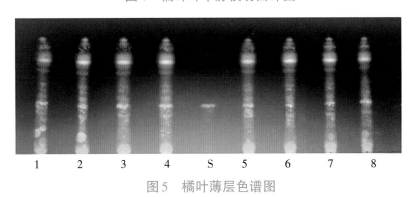

图5　橘叶薄层色谱图

S.橙皮苷　1-8.橘叶（不同产地样品）

【含量测定】照《中国药典》（四部通则0512）高效液相色谱法，本次修订增加橙皮苷的含量。流动相考察：甲醇-水、乙腈-水、甲醇-0.5%冰醋酸系统，结果使用甲醇-水系统时，橙皮苷峰型良好，供试品中主峰与杂峰得到基线分离，故选用甲醇-水系统为流动相。

供试品溶液的制备：考察了不同提取溶剂（甲醇、乙醇、50%甲醇）和不同提取时间（0.5 h、1 h、2 h），结果表明使用甲醇作为提取溶剂，加热回流1 h，橙皮苷提取回收率较好，杂质干扰较少。

方法学验证表明：橙皮苷对照品浓度在22.01～506.0 μg/ml 范围内呈现良好的线性关系。方法的精密度、重复性、耐用性良好。稳定性实验表明对照品溶液在12 h 内稳定。加样回收率101.0%，RSD 为1.4%。

对照品和样品的高效液相色谱图，见图6。

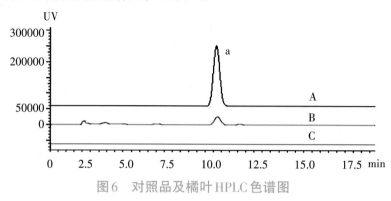

图6　对照品及橘叶 HPLC 色谱图

A.对照品溶液（a.橙皮苷）　B.供试品溶液　C.空白溶液

对收集的8批样品测定，平均值为1.15%，以平均值的70%设限，为0.81%，故规定按干燥品计算，含橙皮苷（$C_{28}H_{34}O_{15}$）不得少于0.80%。

该方法简便，精密度、重复性良好，纳入本标准，以控制药材质量。

【化学成分】各种橘叶均含挥发油，另含葡萄糖、果糖、蔗糖、淀粉、纤维素等。橘及其变种的叶中含维生素 C[1]。

【药理作用】橘叶具有抗炎、止痰、祛痰和镇痛的作用[3]。还有研究发现橘叶通过免疫调节和抗炎的作用对乳腺炎具有抑制作用[4]。

【炮制】【性味与归经】【功能与主治】【用法与用量】【贮藏】参考有关文献[1、2]拟定。

参考文献

[1]《中华本草》编委会.中华本草（第四册）　[M].上海：上海科学技术出版社，1999：898.

[2] 甘肃省食品药品监督管理局.甘肃省中药材标准（2009年版）[S].兰州：甘肃文化出版社，2009：268-270.

[3] 邹戬，王薇，李杰.山橘叶镇咳祛痰平喘作用的实验研究 [J].中国药师，2017，20（2）：256-258.

[4] 游元元，祝捷，李建春，等.红橘叶陈皮与橘叶对小鼠实验性乳腺炎的影响 [J].时珍国医国药，2012，23（4）：909-910.

五、花类

油菜蜂花粉

Youcaifenghuafen

BRASSICAE HONEYBEE POLLEN

本品为十字花科植物油菜 *Brassica campestris* L. 的花粉粒，经蜜蜂采集而成的花粉团。收集，除去杂质，晒干。

【性状】本品为类扁圆形固体颗粒，表面黄色或棕黄色。气微香，味香甜。

【鉴别】（1）本品粉末黄色。花粉粒侧面呈椭圆形，极面观呈类圆形，长轴 31～42 μm，径轴 25～27 μm，具三条萌发沟。外壁两层，外层较厚，表面具网状纹饰，网眼细小，不规则，网脊和沟膜上呈模糊的颗粒状。

（2）取本品粉末 1 g，加甲醇 25 ml，超声处理 10 min，滤过，滤液浓缩至 10 ml，作为供试品溶液。另取油菜花粉对照药材 1 g，同法制成对照药材溶液。照薄层色谱法（中国药典四部通则 0502）试验，吸取上述两种溶液各 5 μl，分别点与同一硅胶 G 薄层板上，以乙酸乙酯-丁酮-甲醇-水（5:3:1:1）为展开剂，展开，取出，晾干，喷以 3％ 三氯化铝乙醇溶液，在 105 ℃ 加热约 2 min，置紫外光灯（365 nm）下检视。供试品色谱中，在与对照药材色谱相应的位置上，显相同颜色的荧光斑点。

【含量测定】照高效液相色谱法（中国药典四部通则 0512）测定。

色谱条件与系统适用性试验　以十八烷基硅烷键合硅胶为填充剂；以甲醇-0.4％ 磷酸溶液（50:50）为流动相；检测波长为 360 nm。理论板数按槲皮素峰计算应不低于 2500。

对照品溶液的制备　取槲皮素对照品、山柰素对照品适量，精密称定，加甲醇制成每 1 ml 分别含 12 μg、25 μg 的混合溶液，即得。

供试品溶液的制备　取本品粉末约 0.5 g，精密称定，加 25％ 盐酸溶液-甲醇（1:6）的混合溶液 40 ml，80 ℃ 加热回流 30 min，迅速冷却至室温，转移至 50 ml 量瓶中，用甲醇 5 ml 洗涤容器，洗液并入同一量瓶中并加甲醇稀释至刻度，摇匀，滤过，取续滤液，即得。

测定法　分别精密吸取对照品溶液与供试品溶液各 10 μl，注入液相色谱仪，测定，即得。

本品含槲皮素（$C_{15}H_{10}O_7$）和山柰素（$C_{16}H_{12}O_6$）的总量，不得少于 0.20％。

【性味与归经】辛、微温。归脾、肾经。

【功能与主治】补血益气，消肿散结。用于前列腺炎，前列腺增生及气虚血瘀等症。

【用法与用量】取经破壁的花粉适量，冲服或入制剂。

【贮藏】置通风干燥处。

·起 草 说 明·

【别名】花粉、油菜花粉、油菜花花粉。

【名称】花粉常因花种基原不同，在性状和化学成分上存在一定差异。常见的有油菜花粉、荞麦花粉、槐花粉、党参花粉和杂花粉等。通常花粉是指蜜蜂从植物花蕊内采集的花粉粒，并加入了特殊的腺体分泌物，花蜜和蜜蜂唾液混合而成[1]，由蜂农收集的蜂花粉。但随着花粉的研究利用，除蜂花粉外，人工收集花粉的开发利用工作也正在进行。目前科研资料和文献中对蜜蜂采集的花粉冠以"蜂"，称为蜂花粉，人工收集的仍称花粉，并冠以花种名称，以示区别。为了使用方便，避免混淆，本标准以"油菜蜂花粉"为正名。

【来源】本品为油料作物芸苔（油菜）的雄配子体（精细胞）。

关于花粉利用的历史，十分久远，早在2000年前，我国即以松花粉（松黄）、香蒲花粉（蒲黄）应用于临床治疗疾病，并用于强身，益寿延年，为养生良药。

20世纪50年代，蜂花粉的医疗功效开始开发利用，60年代欧洲市场出现蜂花粉食品、化妆品和药品，80年代国内开始广泛地研究和利用蜂花粉，形成"花粉热"[1、2]。大量研究和临床应用结果表明，花粉不但能强身健体，同时对不少疾病有良好的治疗作用，而且无毒副作用，可长期食用。我国已有为数不少的花粉制剂上市。随着药理学和临床研究的深入进行，各种独特的功效和作用被揭示出来，应用前景十分广阔，日益成为广泛使用的药物之一。

油菜蜂花粉是我国资源最广泛、最丰富，也是最常用的蜂花粉品种之一，目前已用于临床，但对质量控制，国家尚无标准颁布。为了适应目前蜂花粉用药的需要，故纳入地方标准[3]。

【原植物】一或二年生草本，高可达1 m以上。全株无毛，稍被白粉。基生叶长椭圆形，长达20 cm，有不规则大锯齿缘，基部抱茎；茎生叶长圆形或披针形，全缘，基部心形有垂耳，抱茎。总状花序，花金黄色；萼片4；花瓣4，成十字形排列；雄蕊6，4长2短。长角果长3～8 cm，有细长喙。种子黄褐色。花期春、秋二季（图1）。

全国及全省各地均有栽培。

油菜为我国主要油料植物。该植物以总状花序为特征，花量大，花药发达，花粉极为丰富。油菜栽培变异大，适应性强，甘肃省从南到北，各地均有栽培。又因海拔和经度递变，逐渐开花，加之地处高原环境未受污染，故是非常优良的蜜源植物。

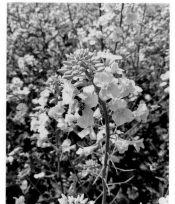

图1　油菜蜂花粉植物图

【产地】全国各地。

【采集加工】收集，晒干，除去杂质。

【性状】根据药材样品描述。见图2。

【鉴别】（1）显微鉴别　对原标准显微特征进行了修订。

（2）原标准为检查蛋白质、氨基酸等的茚三酮鉴别反应，因专属差，予以删除。本次修订为以油菜花粉对照药材作为对照的薄层色谱鉴别，见图3。

【含量测定】本次修订删除原标准采用凯氏定氮法测定油菜蜂花粉蛋白质含量的指标。

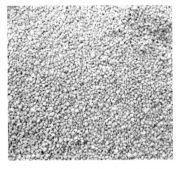

图2　油菜蜂花粉药材图

油菜蜂花粉中的黄酮类为抗前列腺增生活性成分，经酸水解后生成包括槲皮素、山柰素等油菜蜂花粉基本的标志性成分。本次参考有关文献[4]，建立高效液相色谱法同时测定槲皮素、山柰素含量，进行质量控制。

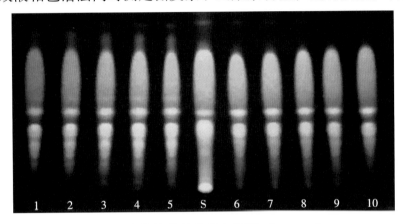

图3　油菜蜂花粉薄层色谱图（365 nm）

S.油菜花粉对照药材　　1-10.油菜蜂花粉（不同产地的样品）

方法学研究表明，槲皮素在0.013～0.188 μg、山柰素在0.027～0.405 μg范围内呈良好的线性关系。槲皮素、山柰素平均加样回收率分别为100.16%、102.22%，RSD分别为3.50%、2.44%。

对照品和样品的高效液相色谱图，见图4。

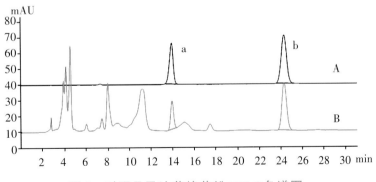

图4　对照品及油菜蜂花粉HPLC色谱图

A.对照品溶液（a.槲皮素对照品　b.山柰素对照品）　　B.供试品溶液

对10批样品测定，结果见表1。

表1　10批样品含量测定结果（mg/g）

样品	1	2	3	4	5	6	7	8	9	10
槲皮素	0.868	0.743	0.632	0.668	0.665	0.534	0.634	0.951	0.632	0.660
山奈素	2.585	2.437	1.791	2.110	1.827	1.637	1.857	1.690	2.414	2.929
两者总量	3.453	3.180	2.423	2.777	2.492	2.170	2.491	2.641	3.046	3.589

注：1.山丹　2.天水　4.青海　3、5-9.市售　10.民乐

10批样品测定结果，槲皮素含量为0.534～0.951 mg/g，山奈素含量为1.637～2.929 mg/g，两者的总量为2.170～3.589 mg/g。参照有关文献，拟订含槲皮素和山奈素的总量计不得少于0.20%（2.0 mg/g）的限度。

该方法提取简便，精密度、重复性良好，纳入本标准，以控制药材质量。

【化学成分】油菜蜂花粉含有脂酸类、黄酮、生物碱、脑苷脂类、甾体、多糖、多肽、辅酶、激素等类化合物，以及11种维生素、17种氨基酸、15种微量元素等[5、6]。

【药理作用】油菜蜂花粉在调节体内代谢、改善内分泌功能、增强心血管功能、改善学习记忆、促进生长、增强免疫、抗衰老、降血脂、抑制前列腺增生、抗肝中毒损伤以及抗炎、利尿、抗癌和癌症预防等方面显示出一定的药效活性[5、6]。

【功能与主治】具有营养保健和治疗两方面功能，其功能主治参考《本草纲目》和现代研究资料以及临床使用的结果拟定。

【用法与用量】本品无毒副作用，各文献资料记载用法与用量亦不统一，故本标准对用量不做严格规定。

【贮藏】本品蛋白质和糖的含量较高，贮藏中应注意防霉、防虫蛀。

参考文献

［1］房柱.花粉［M］.北京：农业出版社，1985：5-10.

［2］王开发.我国花粉研究新进展与产品市场分析［J］.蜜蜂杂志，2007，（2）：11-13.

［3］甘肃省食品药品监督管理局.甘肃省中药材标准（2009年版）［S］.兰州：甘肃文化出版社，2009：271-274.

［4］龙鸣，等.油菜花粉中黄酮类化合物的提取与分析［J］.中国保健营养，2016，26：2.

［5］孙毅，杨义芳，杨必成，等.油菜蜂花粉生理活性及作用机制研究进展［J］.中国蜂业，1991，26（11）：680.

［6］李志，李琳，石晓峰.油菜花粉化学成分和药理作用的研究进展［J］.甘肃医药，2018，37（5）：394-398.

苦水玫瑰花

Kushuimeiguihua

ROSAE RUGOSAE FLOS

本品为蔷薇科植物紫花重瓣玫瑰 *Rosa rugosa* 'Plena' 的干燥花蕾。夏初花将开放时分批采摘，及时低温干燥。

【性状】 本品呈卵球形或呈不规则团块状，花蕾直径0.7～1.2（2.5）cm。花瓣上部紫红色，下部色淡；中央为深黄色雄蕊；花托半球形，被稀疏毛；萼片5枚，卵状披针形，黄绿色至棕绿色。体轻，质脆。气芳香浓郁，味微苦涩。

【鉴别】 （1）本品粉末淡红色。非腺毛为单细胞，多呈弯曲的棒状，壁较薄。花瓣表皮细胞类长方形，有淡红色内容物散在。花粉粒易见，类圆形，具3萌发孔。花萼表皮细胞圆多角形，可见条纹。有时可见草酸钙簇晶。

（2）取本品粉末1 g，加甲醇10 ml，超声处理10 min，滤过，滤液作为供试品溶液。另取苦水玫瑰花对照药材1 g，同法制成对照药材溶液。照薄层色谱法（中国药典四部通则0502）试验，吸取上述两种溶液各1 μl，分别点于同一硅胶GF$_{254}$薄层板上，以乙酸乙酯-甲酸-水（30:3:1）为展开剂，展开，取出，晾干，喷以5%三氯化铝乙醇溶液，在105 ℃加热数分钟，置紫外光灯（365 nm）下检视。供试品色谱中，在与对照品药材色谱相应的位置上，显相同颜色的荧光斑点。

【检查】 水分　不得过13.0%（中国药典四部通则0832第二法）。

总灰分　不得过5.0%（中国药典四部通则2302）。

酸不溶性灰分　不得过1.0%（中国药典四部通则2302）。

二氧化硫残留量　不得过50 mg/kg（中国药典四部通则2331）。

【浸出物】 照水溶性浸出物测定法（中国药典四部通则2201）项下的热浸法测定，不得少于25.0%。

【炮制】 除净杂质。

【性味与归经】 甘、微苦，温。归肝、脾经。

【功能与主治】 行气解郁，活血散瘀，调经止痛。用治肝胃不和、胁痛脘闷，胃脘胀痛，跌打损伤、瘀肿疼痛，月经不调。

【用法与用量】 3～9 g。

【贮藏】 密闭，置阴凉干燥处。

·起 草 说 明·

【名称】产地习惯称为玫瑰花[1]，商品常以苦水玫瑰为名，今以苦水玫瑰花作为标准正名。

【来源】据史料记载，在200年以前永登县苦水镇已栽培玫瑰花，作为食用药用延续至今。我国植物分类学家孔宪武教授在其著作《兰州植物通志》中记载永登县所产为蔷薇科植物玫瑰 *Rosa rugosa* Thunb.的花蕾，并称"除观赏外，花蕾供药用，花瓣可制作玫瑰膏，晒干之花可以泡茶，玫瑰花加糖制作糕点的原料"[1]。上世纪80年代我国园林学家俞德俊先生和谷粹芝教授定为中国玫瑰和钝齿蔷薇的杂交种，并冠以地名，为苦水玫瑰 *Rosa sertata×rugosa* Ye.et Ku.，属于未发表的裸名。

近年，国内学者通过形态学、特别是分子生物学的研究，对其学名提出修订建议[2、3、4]。甘肃省药品检验研究院通过平阴玫瑰花与苦水玫瑰花的DNA测序研究，发现两者仅存在两个碱基对的差异。本标准收载苦水玫瑰花拉丁学名是经兰州大学和西北师范大学植物分类专家对植物标本鉴定后确定的学名，为紫花重瓣玫瑰 *Rosa rugosa* f. plena,根据最新《国际植物命名法规》，应修订为 *Rosa rugose* 'Plena'。

我国玫瑰花的地方园艺品种较多[5、6]。苦水玫瑰花作为药用资源使用历史已久，产品畅销国内外，为本标准新增品种。

【原植物】灌木，高达2 m，多分枝；小枝圆柱形，细弱，无毛，散生直立皮刺或无刺。叶由7～11枚小叶组成奇数羽状复叶。小叶椭圆形，叶缘具细锯齿，叶面光滑，羽状脉。有一对托叶，托叶缘具腺齿。叶柄有刺和腺。花单生在花技上，直径4～6 cm；每个花枝上开1～6朵花；半重瓣，紫红色，萼片五枚，雄蕊多数，花丝连结于花药底部，心皮多数。果实扁球形，少见，桔红色，萼片宿存。花期5～6月（图1）。

栽培于海拔1560～2100 m的草地、路旁、沟边。分布于兰州市永登县，以苦水镇面积最大，兰州新区等地亦有种植。

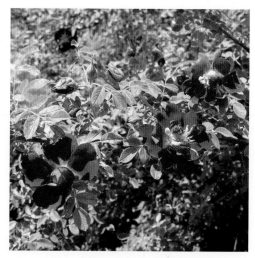

图1 苦水玫瑰花原植物图

【产地】主产于兰州市永登县，以苦水镇量大质优。

【采收加工】根据产地实际情况拟定。

【性状】根据永登县商品药材描述，商品以待开放的花蕾为主，近年商品中亦见微开放的花朵。见图2。

【鉴别】（1）显微鉴别　根据永登县商品药材观察描述。主要特征有花粉粒、非腺毛、草酸钙小方晶、花萼表皮细胞具条纹等。见图3。

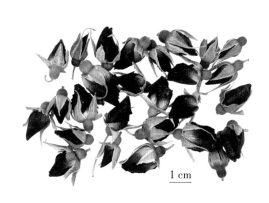

图2　苦水玫瑰花药材图

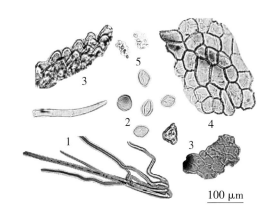

图3　苦水玫瑰花粉末图

1.非腺毛　2.花粉粒　3.花被细胞
4.花萼细胞　5.草酸钙小方晶

（2）薄层鉴别　以苦水玫瑰花作为对照药材，采用硅胶GF$_{254}$薄层板展开，经试验不同厂家薄层板及不同温、湿度条件，均取得较好的分离效果，见图4。

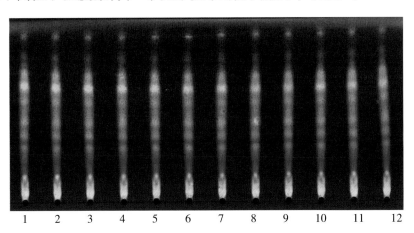

图4　苦水玫瑰薄层色谱图

1，12.苦水玫瑰花对照药材；2-11.不同产地样品（表1中1-10）

【检查】水分、总灰分、酸不溶性灰分、二氧化硫残留量　分别按《中国药典》（四部通则0832第二法、2302和2331）[7]测定，12批样品测定结果见表1。

根据测定结果，水分为5.99%～7.28%，总灰分为3.31%～4.15%，酸不溶性灰分为0.06%～0.16%，拟定限度分别不得过13.0%、5.0%和1.0%。

苦水玫瑰花不存在硫磺熏制，所测的二氧化硫残留为本底数据。商品也发现陈货硫熏增加色泽；煤炭加工干燥也造成二氧化硫残留增加，综合考虑，拟定二氧化硫残留量不得过50 mg/kg。

表1　12批样品检查项测定结果（%）

样品	1	2	3	4	5	6	7	8	9	10	11	12
水分	7.25	7.26	7.28	6.12	5.83	6.35	6.35	6.03	11.01	10.66	11.63	12.21
总灰分	3.75	3.73	3.78	3.79	3.65	4.15	3.75	3.44	3.72	3.46	3.31	3.67
酸不溶性灰分	0.07	0.07	0.06	0.13	0.15	0.07	0.08	0.16	0.12	0.14	0.09	0.11
二氧化硫残留量mg/kg	5	6	5	6	14	9	6	5	5	9	13	19

注：1-12号样品分别为永登县苦水镇、中川镇、龙泉寺镇、大同镇、树屏镇、红城镇、柳树镇、上川镇、秦川镇、河桥镇和城关镇（2个）。

【浸出物】考察了不同浸出方法、不同溶剂对浸出物的影响，结果采用水溶性、醇溶性（50%乙醇）热浸法提取的浸出物较高。12批样品测定见表2。

表2　12批样品浸出物测定结果（%）

样品	1	2	3	4	5	6	7	8	9	10	11	12
水浸出物	39.6	40.3	39.8	43.1	37.8	43.1	39.6	32.6	41.8	38.2	25.5	27.6
醇浸出物	41.4	45.7	49.4	51.6	43.3	48.1	47.3	51.7	49.4	44.1	28.6	30.1

注：1-12号样品同表1。

根据测定结果，选择水溶性浸出物控制质量，拟定限度不得少于25.0%。

【化学成分】苦水玫瑰有挥发油、黄酮、鞣质、倍半萜类、酯类、维生素、多糖、氨基酸、生物碱等[8、9]。挥发油类成分主要为丁香油酚、苯乙醇、香茅醇甲酸酯、芳樟醇等；黄酮类成分为槲皮素、山奈酚、原花青素、花色苷等；酚酸类成分有咖啡酸、香豆酸、没食子酸、原儿茶酸、香草酸、阿魏酸、龙胆酸等；还有多糖和其他氨基酸类成分。

【药理作用】苦水玫瑰具有抗氧化、抗肿瘤、抗病毒、降血糖、保肝利胆等作业[8、9]。

【炮制】【性味与归经】【功能与主治】【用法与用量】【注意】【贮藏】均参考文献[1、5、6]拟定。

参考文献

[1] 孔宪武.兰州植物通志［M］.兰州：甘肃人民出版社，1962：328.

[2] 招雪晴，赵兰勇，等."重瓣玫瑰"和"苦水玫瑰"的核型分析［J］.山东林业科技，2007，(5)：46-47.

[3] 马子骏，常毅，等.苦水玫瑰开花生物学的研究［J］.甘肃科学学报，1990，2（2）：31-35.

［4］王兰州.甘肃蔷薇属植物的数量分析［J］.西北师范大学学报，1990，（1）：78-84.

［5］《中华本草》编委会.中华本草（第四册）［M］.上海：上海科学技术出版社，1999：238.

［6］《中国植物志》编委会.中国植物志（第三十七卷）［M］.北京：科学出版社，1985：360.

［7］国家药典委员会.中华人民共和国药典（2020年版·四部）［S］.北京：中国医药科技出版社，2020：114，232，234.

［8］周围，周小平，等.中国苦水玫瑰油香气成分的研究［J］.色谱，2002，20（6）：560-564.

［9］常进文，曹珊，等.GC/MS分析亚临界四号溶剂萃取苦水玫瑰油的化学成分［J］.香料香精化妆品，2013（04）：7-9.

盘叶金银花

Panyejinyinhua

LONICERAE TRAGOPHYLLAE FLOS

本品为忍冬科植物盘叶忍冬 *Lonicera tragophylla* Hemsl. 的干燥花蕾或带初开的花。夏初花开放前采收，晒干。

【性状】 本品呈长棒状，上粗下细，略弯曲，长 2～5 cm，上部膨大部分直径 3～5 mm，下部直径 1～3 mm。表面黄白色或黄绿色，贮久色渐深，稀被短柔毛。基部常附有绿色萼筒，先端 5 裂，无毛；初开放者花冠呈筒状，先端二唇形，冠筒长为唇瓣的 2～3 倍；雄蕊 5 枚，黄色；雌蕊 1 枚，子房无毛。气微香，味微苦。

【鉴别】 (1) 本品粉末浅黄色。薄壁细胞类多角形或长方形，无细胞间隙。草酸钙簇晶较多，直径 10～45 μm。花粉粒类圆形或圆形，直径 140～210 μm，具三个萌发孔。花药表皮层下面的一层细胞壁上有条纹状的次生壁增厚。气孔不定式。分泌物黄棕色。腺毛较多，头部呈类圆形、莲房形或扁圆形，侧面观约 3～15 个细胞，排成 1～3 层，顶面观类圆形，约 (11) 18～22 个细胞，柄部 1～3 个细胞。非腺毛为单细胞，长 45～300 μm，表面有的具不规则螺状裂纹，部分可见小疣状突起。

(2) 取本品粉末 0.2 g，加甲醇 5 ml，放置 12 h，滤过，滤液作为供试品溶液。另取绿原酸对照品，加甲醇制成每 1 ml 含 1 mg 的溶液，作为对照品溶液。照薄层色谱法（中国药典四部通则 0502）试验，吸取上述两种溶液各 5 μl，分别点于同一硅胶 H 薄层板上，以乙酸丁酯-甲酸-水（7:2.5:2.5）的上层溶液为展开剂，展开，取出，晾干，置紫外光灯（365 nm）下检视。供试品色谱中，在与对照品色谱相应的位置上，显相同颜色的荧光斑点。

【含量测定】 照高效液相色谱法（中国药典四部通则 0512）测定。

色谱条件与系统适用性试验 以十八烷基硅烷键合硅胶为填充剂；以乙腈-0.4%磷酸溶液（13:87）为流动相；检测波长为 327 nm。理论板数按绿原酸峰计算应不低于 1000。

对照品溶液的制备 精密称取绿原酸对照品适量，置棕色量瓶中，加 50% 甲醇制成每 1 ml 含 40 μg 的溶液，即得（10 ℃ 以下保存）。

供试品溶液的制备 取本品粉末（过四号筛）约 0.5 g，精密称定，置具塞锥形瓶中，精密加入 50% 甲醇 50 ml，称定重量，超声处理（功率 250 W，频率 35 kHz）30 min，放冷，再称定重量，用 50% 甲醇补足减失的重量，摇匀，滤过，精密量取续滤液 5 ml，置 25 ml 棕色量瓶中，加 50% 甲醇至刻度，摇匀，即得。

测定法 分别精密吸取对照品溶液与供试品溶液各5～10 μl，注入液相色谱仪，测定，即得。

本品按干燥品计算，含绿原酸（$C_{16}H_{18}O_9$）不得少于1.4%。

【**性味与归经**】甘，寒。归肺、心、胃经。

【**功能与主治**】清热解毒，凉散风热。用于痈肿疔疮，喉痹，丹毒，血热毒痢，风热感冒，温病发热。

【**用法与用量**】6～15 g。

【**贮藏**】置阴凉干燥处，防潮，防虫蛀。

·起 草 说 明·

【**别名**】金银花、叶藏花、大金银花、龙爪花。

【**名称**】本标准采用植物特征与中药名相结合方式命名为盘叶金银花，区别于《中国药典》之金银花。

【**来源**】金银花原名忍冬，始载于《名医别录》。《中国药典》收载的金银花原植物为忍冬 *Lonicera japonica* Thunb.，山金银花原植物有腺叶忍冬（又名红腺忍冬）*Lonicera hypoglauca* Miq.、山银花 *L.confusa* DC. 或毛花柱忍冬 *L. dasystyla* Rehd. [1]。实际上，全国作为金银花入药的忍冬科植物约20种 [2、3]。

甘肃早期药用的金银花较混杂，《甘肃经济丛书》（1944年）收载10余种之多，现代亦有数种 [4]。为开发新的资源，解决金银花紧缺的问题，原甘肃省卫生厅通过专项研究，发掘利用甘肃省的金银花资源，从1981年起，我们对本省产忍冬科忍冬属植物盘叶忍冬 *Lonicera tragophylla* Hemsl.进行了系统研究。从化学成分、含量测定、药理、毒性实验结果表明，本品所含主要化学成分与正品金银花一致，部分种类有效成分高于正品金银花，抑菌作用及毒性均与正品相当。鉴于本品在甘肃省分布较广，资源丰实，已形成商品 [5]，可以充分加以利用，本品经甘卫药字（84）第98号文批准使用。作为金银花药材的一个新来源纳入地方标准 [6]。

【**原植物**】落叶藤本。茎圆柱形，细长，中空，多分枝，幼枝无毛，老枝褐色至赤褐色，外皮常呈条状剥裂。叶对生，纸质，短圆形、长卵形或椭圆形，长3～10 cm，顶端尖、急尖至渐尖，基部楔形，全缘；腹面绿色无毛，背面粉白色，密被短柔毛；最上一对叶片基部合生成圆形或椭圆盘状，向下1～2对叶基部结合。聚伞花序，头状集生于分枝顶端，具短梗，具花6～16

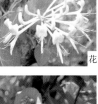
花

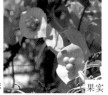
果实
植株

图1　盘叶金银花原植物图

朵；萼齿小；花冠长3.5～5（8）cm，黄色至橙黄色；裂片唇形，上唇直立而顶端稍反转，具4裂片，下唇反转。雄蕊5，伸出花冠之外；花柱稍长于雄蕊。浆果红色，近球形。花期6～7月，果期9～10月（图1）。

生于海拔700～3100 m的山坡、沟谷及灌丛中。分布于天水、庆阳、平凉、甘南、陇南及兰州等地；宁夏、陕西、山西、河北、湖北、浙江、四川等省区亦有分布。

【产地】主产于陇南（徽县、礼县）、天水（清水、麦积区）、平凉（华亭）等地，近年兰州西固区人工种植取得成功。

【采收加工】本品于花蕾呈黄绿色、未开放时适时采集，置芦席上摊开于通风处干燥，为防止色泽变深，干燥应及时进行，不宜多翻动，不得水洗。

【性状】根据采集于兰州石佛沟药材样品，对照商品药材描述。商品药材中有时混入少量的基部合生的叶片（着生花蕾下部），为该品种的特征。见图2、图3。

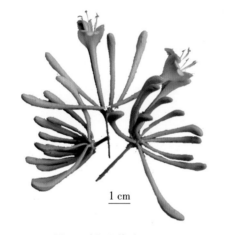

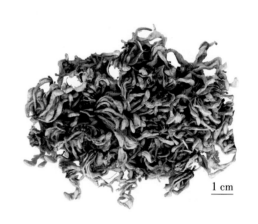

图2　鲜品花序图　　　　　　　　　图3　商品药材图

【鉴别】（1）根据采集于兰州石佛沟药材样品，实验观察描述，见图4。

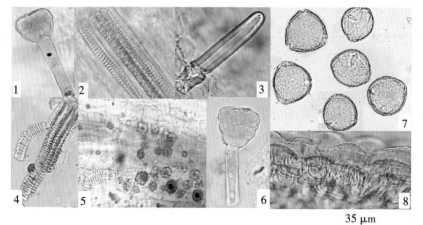

图4　盘叶金银花粉末图

1.花瓣腺毛　2.花瓣导管　3.花瓣非腺毛　4.花萼导管

5.花萼草酸钙簇晶　6.花萼腺毛　7.花粉粒　8.花药组织

（2）绿原酸薄层鉴别，参考《中国药典》金银花方法拟定[1]，结果见图5。方法简便，重现性强，列入正文。

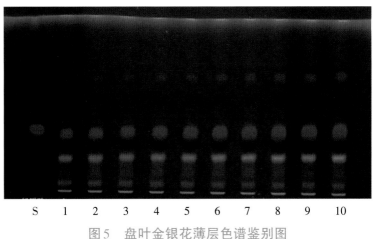

图5　盘叶金银花薄层色谱鉴别图

S.绿原酸对照品　1-6.商品盘叶金银花，7-10.自采盘叶金银花样品

【含量测定】绿原酸为金银花的主要有效成分，为控制本品质量，原标准建立了绿原酸含量测定方法[7]。

对10批样品进行测定，结果见表1、图6。

表1　10批样品中含量测定结果（%）

样品	1	2	3	4	5	6	7	8	9	10
绿原酸	2.33	2.74	1.55	1.65	1.85	2.01	2.63	2.61	1.42	1.72

注：1-6号为商品，7-10号为自采样品。

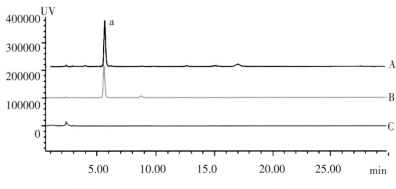

图6　对照品及盘叶金银花HPLC色谱图

A.对照品溶液（a.绿原酸）　B.供试品溶液　C.空白溶剂

结合文献报道[7]，拟定本品按干燥品计算，含绿原酸不得少于1.4%。

文献报道了测定其中槲皮素和木樨草素含量的方法[8]，可进一步质量评价。

【药理作用】本品对大肠杆菌、伤寒杆菌、乙型杆菌、白色葡萄球菌、金黄色葡萄球菌有抑菌作用[6、7]。

【急性毒性】以煎煮和冷渗两种方法制备药液，取体重17～22 g小鼠40只，随机分组，将两种药液按60 g/kg灌胃（相当于成人常用剂量的200倍），观察三日无死亡[7]。

【炮制】【性味与归经】【功能与主治】【用法与用量】【贮藏】参照文献[1、2]拟定。

参考文献

［1］国家药典委员会.中华人民共和国药典（2020年版·一部）［S］.北京：中国医药科技出版社，2020：230.

［2］北京药品生物制品检定所，等.中药鉴别手册（第一册）［M］.北京：科学出版社，1972：335-337.

［3］《中国植物志》编委会.中国植物志（第七十二卷）［M］.北京：科学出版社，1988：143-257.

［4］赵汝能.甘肃中草药资源志（上册）［M］.兰州：甘肃科学技术出版社，2004：1405.

［5］宋平顺，张伯崇，卫玉玲，等.甘肃省中药材复杂品种及质量的调查研究（Ⅰ）—地区习用品种的调查［J］.中国中药杂志，1996，21（12）：717-720.

［6］甘肃省食品药品监督管理局.甘肃省中药材标准（2009年版）［S］.兰州：甘肃文化出版社，2009：279-283.

［7］石素贤，张伯崇，等.叶藏花资源利用的研究［J］.中草药，1985，16（1）：29.

［8］郭朝晖，蒋生祥.高效液相色谱法测定甘肃金银花中槲皮素和木樨草素的含量［J］.时珍国医国药，2006，16（12）：1258-1260.

黄 花 菜

Huanghuacai

HEMEROCALLIS CITRINA FLOS

本品为百合科植物黄花菜 *Hemerocallis citrina* Baroni 的干燥未开放或初开的花蕾。花开放前采收，及时干燥。

【性状】 本品呈细长管状，多弯曲，花被裂片多数不散开，花被裂片长 7～15 cm，花被管长 3～5 cm。外表浅棕黄色、浅黄色或黄绿色。花被裂片 6，排成 2 轮，外轮 3 片，内轮 3 片淡黄色，宽 5～11 mm。雄蕊 6 枚，花药长 9～12 mm。花柱细长。质脆易碎或质较韧。气微，味淡。

【鉴别】（1）本品粉末浅棕黄色。花粉粒长椭圆形或近圆形，棕黄色，具 1 个萌发孔；外壁具明显的网状雕纹，网脊平滑，网眼较深，有齿状凸起；花粉粒囊壁破裂后散出的黄色油滴状物多见。花被外表皮薄壁细胞呈长方形或纺锤形。气孔为不定式。导管以螺纹导管、环纹导管多见，直径 10～25 μm。草酸钙针晶长 12～47 μm。

（2）取本品粉末 1 g，加乙醇 20 ml，超声处理 30 min，滤过，滤液浓缩至约 2 ml，作为供试品溶液。另取黄花菜对照药材 1 g，同法制成对照药材溶液。照薄层色谱法（中国药典四部通则 0502）试验。吸取上述两种溶液各 3 μl，分别点于同一硅胶 G 薄层板上，以乙酸乙酯-甲酸-水（8∶1.5∶0.8）为展开剂，展开，取出，晾干，喷以三氯化铝试液，置紫外光灯（365 nm）下检视。供试品色谱中，在与对照药材色谱相应的位置上，显相同颜色的荧光斑点。

【性味与归经】 甘，凉。归心、肝、脾经。

【功能与主治】 利湿热，解郁，凉血。主治小便短赤，黄疸，胸膈烦热，夜少安寐，痔疮出血，疮痈。

【用法与用量】 15～30 g。外用：捣敷或研末调蜜涂敷。

【贮藏】 置通风干燥处，防潮、防蛀。

·起 草 说 明·

【别名】 萱草花、忘忧草、金针菜、金针。

【名称】 在晋代本品已有鹿葱、黄花菜之名，明、清代又称为金针菜[1]。在甘肃已培育为重要的经济作物，产区习惯叫黄花菜[2]，本标准沿用。

【来源】 我国栽培黄花菜的历史悠久。据《本草纲目》引用晋代嵇含所著的《宜男花序》记载"荆楚之土号为鹿葱，可以荐殖。今东人采其花跗干货之，名黄花菜。"所说即百合科植物黄花菜*Hemerocallis citrina* Baroni 的花蕾[1]。

兰州市肺科医院对黄花菜 *H.citrina* Baroni 进行了发掘利用，在长期的临床应用基础上研发出"苍柏祛痛胶囊"，黄花菜做为制剂的处方原料。为进一步加以利用，保证原料质量，纳入本标准。

【原植物】植株高70～150 cm。根近肉质，中下部常有纺锤状膨大。叶7～20枚，长20～66（130）cm，宽6～12（25）mm。花葶长短不一，一般稍长于叶，基部三棱形，上部圆柱形，有分枝；苞片披针形，下面的长可达3～10 cm，自下向上渐短，宽3～6 mm；花梗较短，通常长不到1 cm；花多朵，最多可达100朵以上；花被淡黄色，有时在花蕾时顶端带黑紫色；花被管长3～5 cm，花被裂片长6～12 cm，内三片宽2～3 cm。蒴果钝三棱状椭圆形，长3～5 cm。种子20多个，黑色，有棱，从开花到种子成熟需40～60天。花、果期5～9月（图1、图2）。

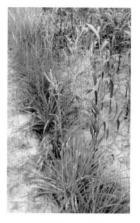 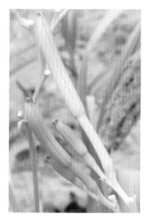

图1　黄花菜原植物图　　图2　黄花菜花蕾图

分布于甘肃、陕西、江苏、湖北、湖南和四川等地。

庆阳栽培的黄花菜，叶5～19枚，长16～66 cm，宽6～12 mm，叶的长度和宽度也远低于有关文献记载[3]。

【产地】主产于庆阳、平凉。

【采收加工】本品为未开放或初开的花蕾，近年产地出现多种加工方法，经过蒸后，晒干或烘干加工制而成，或直接晾干、晒干。本标准收载了较为普遍的加工方法。

【性状】根据市场收集的药材样品描述。对庆阳产区的不同加工方法与药材的性状进行对比研究，供参考。本标准描述中综合了各地的性状特征。见表1，图3。

表1　黄花菜花被特征统计分析（n=20，cm）

编号	采样地点/干燥方法	性状		花被片颜色		质地	花被管长区间	花被总长区间
		形状	花被片	外轮	内轮			
1	合水姚坑捞村/阴干	圆柱形	开裂	黄绿色	淡黄色	质脆易碎	3.0-4.3	11.5-14.0
2	合水何家畔乡/阴干	圆柱形	开裂	黄绿色	淡黄色	质脆易碎	2.5-3.9	9.3-12.6
3	合水何家畔/自然村阴干	圆柱形	开裂	黄绿色	淡黄色	质脆易碎	2.4-4.7	12.6-15.3
4	合水何家畔乡/快速暴晒干	圆柱形	开裂	黄绿色	淡黄色	质脆易碎	2.3-3.7	9.1-12.5
5	正宁县宫河镇东里村/晒干	圆柱形	不开裂	黄白色	淡黄色	质韧	2.5-3.7	9.3-12.0

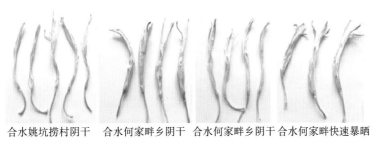

合水姚坑捞村阴干　合水何家畔乡阴干　合水何家畔乡阴干　合水何家畔快速暴晒

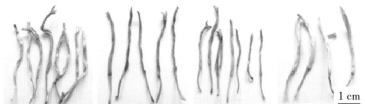

1 cm

合水自然晾干(薄膜种值)　合水何家畔蒸干　合水何家畔水煮　正宁宫可镇晒干

图3　黄花菜不同产地、不同加工药材图

【鉴别】（1）根据实验样品描述，显微特征明显，纳入本标准。见图4。

（2）薄层色谱鉴别　黄花菜含有黄酮类成分，照《中国药典》（四部通则0502）[5]方法，拟定以黄花菜对照药材为对照的薄层色谱鉴别。通过点样量、展开剂的系统比较，拟定标准方法。见图5。

【化学成分】黄花菜含有萜类、内酰胺类、蒽醌类、多酚类、黄酮类、生物碱、氨基酸、无机盐等[6]。

【药理作用】黄花菜提取物可以抑制纤维原细胞的增生，阻止癌细胞的增殖，酚类物质具有抗氧化作用和蒽醌类具有杀虫作用[6]。黄酮类物质为起抗抑郁作用的活性成分[7]，黄花菜水提取物有抗抑郁和促睡眠活性[8]，黄花菜总多酚提取物对应激大鼠有抗抑郁和增强意识的作用[9]。

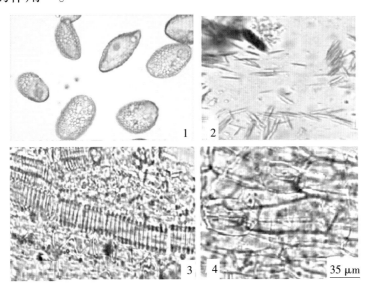

35 μm

图4　黄花菜粉末图

1.花粉粒　2.草酸钙针晶束　3.导管　4.气孔

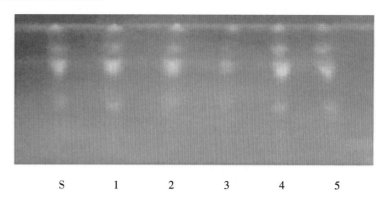

图5　黄花菜薄层色谱图

S.黄花菜对照药材　1-5.不同产地样品

【功能与主治】【性味与归经】【用法与用量】【贮藏】参照文献[1、2]拟定。

参考文献

［1］《中华本草》编委会.中华本草（第八册）［S］.上海：上海科学技术出版社，1999：101-102.

［2］甘肃省卫生局.甘肃中草药手册（第一册）［M］.兰州：甘肃人民出版社，1970：468-471.

［3］颉敏昌.庆阳市黄花菜面积普查及品种资源调查［J］.现代农业科技，2011，（24）：164-167.

［4］刘永庆，沈美娟.黄花菜品种资源研究［J］.园艺学报，1990，（17）：45-51.

［5］国家药典委员会.中华人民共和国药典（2020年版·四部）［S］.北京：中国医药科技出版社，2020：59.

［6］傅茂润，茅林春.黄花菜的保健功效及化学成分研究讲展［J］.食品与发酵工业，2006，32（10）：108-110.

［7］Zhai JL（翟俊乐），Tian H（田欢），Li MQ（李孟秋），et al. Screen of active anti-depression ingredients from daylily［J］.China Food Addit（中国食品添加剂），2015，10：93-97.

［8］翟俊乐，田欢，等.黄花菜抗抑郁作用有效成分的筛选［I］.中国食品添加剂，2015，（10）：93-96.

［9］Xu P，Wang KZ，Lu C，et al. Antidepressant-like effects and cognitive enhancement of the total phenols extract of Hemerocalli citrina Baroni in chronic unpredictable mild stress rats and its related mechanism［J］.J Ethaopharmacol，2016，9（5）：1-8.

六、皮类

三颗针皮

Sankezhenpi

BERBERIDIS CORTEX

本品为小檗科植物甘肃小檗 *Berberis kansuensis* Schneid.、拟蚝猪刺 *Berberis soulieana* Schneid.、堆花小檗 *Berberis aggregata* Schneid.、匙叶小檗 *Berberis vernae* Schneid. 或小檗 *Berberis amurensis* Rupr. 的干燥茎皮和根皮。春、秋二季剥取,刮去粗皮及钉刺,晒干。

【性状】本品呈卷曲筒状或不规则板片状,长宽不一,厚 0.5~3 mm。表面黄绿色、棕黄色至浅棕褐色,具纵向纹理及圆形刺痕;少数栓皮残留,呈灰棕色,表面粗糙,具深裂沟纹。内表面黄绿色、棕黄色至浅棕褐色,有细密纵向纹理。质较脆,易折断,断面呈纤维状,略显层状分离。气弱,味苦、涩。

【鉴别】取本品粉末 0.5 g,加甲醇 25 ml,加热回流 15 min,滤过,取滤液,作为供试品溶液。另取三颗针皮对照药材 0.5 g,同法制成对照药材溶液。照薄层色谱法(中国药典四部通则 0502)试验,吸取上述溶液各 2 μl,分别点于同一硅胶 G 薄层板上,以乙酸乙酯-甲醇-三氯甲烷-浓氨水-二乙胺(8:3:2:1:0.5)为展开剂,展开,取出,晾干,置紫外光灯(365 nm)下检视。供试品色谱中,在与对照药材色谱相应的位置上,显相同颜色的斑点。

【含量测定】照高效液相色谱法(中国药典四部通则 0512)测定。

色谱条件与系统适用性试验　以十八烷基硅烷键合硅胶为填充剂;以乙腈-0.1% 磷酸(45:55)(每 100 ml 含十二烷基黄酸钠 0.1 g)为流动相;检测波长为 265 nm。理论板数按盐酸小檗碱峰计算应不低于 4000。

对照品溶液的制备　精密称取盐酸小檗碱对照品适量,加甲醇制成每 1 ml 含 150 μg 溶液,即得。

供试品溶液的制备　取本品粉末(过三号筛)约 1 g,精密称定,置具塞锥形瓶中,精密加入 1% 盐酸甲醇溶液 50 ml,密塞,称定重量,超声处理(功率 600 W,频率 40 kHz)50 min,放冷,再称定重量,用 1% 盐酸甲醇溶液补足减失的重量,摇匀,滤过,取续滤液,即得。

测定法　分别精密吸取对照品溶液与供试品溶液各 10 μl,注入液相色谱仪,测定,即得。

本品按干燥品计算,含盐酸小檗碱($C_{20}H_{18}ClNO_4$)不得少于 0.50%。

【炮制】除去杂质,润透,切丝,干燥。

【性味与归经】苦,寒。归肝、胃、胆、大肠经。

【功能与主治】清热燥湿，泻火解毒。用于湿热腹泻，痢疾，黄疸，目赤肿痛，咽喉肿痛；外治跌打损伤、湿疹、湿疮。

【用法与用量】9～15 g。外用适量。

【贮藏】置通风干燥处，防潮。

·起 草 说 明·

【别名】小檗、刺黄柏、刺黄连、小黄柏、猫儿刺；黄柏、甘肃黄柏（甘肃商品）。

【名称】小檗科植物的干燥茎皮和根皮，甘肃民间习称"三颗针"[1]，原标准以"三颗针"收载[2]，因《中国药典》已将小檗属（Berberis）数种植物的根以"三颗针"收载[3]，本次结合药用部位修订为"三颗针皮"。

【来源】小檗科小檗属（Berberis）植物药用历史悠久，《本草经集注》黄柏项下记载；《本草纲目》以小檗之名收载，并记载其功效主治[4]。

我国西北、西南小檗属（Berberis）植物资源丰富，本属中的许多植物，民间称"三颗针"[5]。甘肃省小檗属植物40余种[6]，主要集中在中部、东南部地区，资源丰富，习称三颗针，医药部门曾以"黄柏"收购使用。从各地区样品来看，其品种来源较复杂，其中甘肃小檗 *B. kansuensis* Schneid.、拟蚝猪刺 *B. Soulieana* Schneid.、堆花小檗 *B. aggregata* Schneid.、小檗 *B. amurensis* Rupr. 和匙叶小檗 *B. vernae* Schneid.省内分布较广，生物碱含量较高[7, 8]，作为三颗针皮的主要来源[9]。

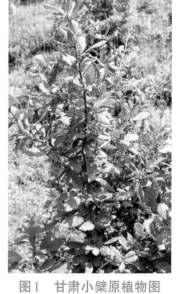

图1　甘肃小檗原植物图

【原植物】**甘肃小檗**　落叶灌木。刺单一或2～3枚簇，长1～1.5 cm。叶近圆形或宽倒卵形，长1.5～5 cm，宽4～4.5 cm，背面灰色，被白粉，网脉开展，先端钝，边缘有较密的刺齿，基部渐狭成短柄或近无柄。总状花序，具花10～30朵；花梗长5～8 mm；苞片长1～1.5 mm；小苞片2片；萼片宽卵形，2轮排列，外轮的较小，不等大，内轮的凹入，长3～4 mm；花瓣斜倒卵形，与内轮萼片等长或较短。柱头无柄。浆果红色；具2枚种子。花期5～6月，果期7～8月（图1）。

生于海拔1400～2800 m山坡灌丛中。分布于天水、陇南、甘南、临夏、定西及兰州等地；陕西、宁夏等省区亦有分布。

拟蚝猪刺　生于山坡、沟旁边。分布于天水、陇南等地；陕

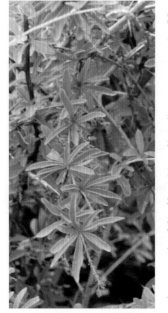

图2　匙叶小檗原植物图

西、湖北、四川等省亦有分布。

堆花小檗　生于山坡、沟谷灌丛中。分布于陇南、甘南等地；陕西、四川等省亦有分布。

小檗　生于山坡、石缝隙中。分布于陇南、天水、平凉、庆阳、甘南等地；陕西、山西、河北、山东等省区亦有分布。

匙叶小檗　生于山坡、林缘中。分布于甘南、临夏、定西、兰州和张掖等地；青海等省亦有分布（图2）。

三颗针皮植物形态分种检索如下。

分种检索表

1.花序7～20朵簇生；叶革质，长圆形、长圆状倒卵形 ……………………… 拟蚝猪刺
1.花序伞形状、总状或圆锥状。
　2.圆锥花序；叶近革质，椭圆状倒卵形，叶缘有数个刺齿或近全缘 ………… 堆花小檗
　2.花序伞形状、总状
　　3.穗状总状花序，叶匙形或倒披针形，全缘或具疏齿 ……………………… 匙叶小檗
　　3.近伞形状总状花序或总状花序
　　　4.叶近圆形或阔椭圆形，背面灰色，网脉隆起…………………………… 甘肃小檗
　　　4.叶椭圆形至卵形，背面淡绿色，网脉不显…………………………………… 小檗

【**产地**】20世纪50年代以来省内大部分地区出产，并有商品流通。目前自产自销。

【**采收加工**】甘肃药用根皮及茎皮，四季均可采收，以春、秋为宜，商品刮去粗皮及钉刺，晒干。

【**性状**】商品为多种植物混杂，由于药材性状区别不明显[10、11]，原标准一并描述。见图3。

【**鉴别**】原标准已收载，曾选用多套展开系统实验，结果以正文收载的色谱条件分离效果较好。如图4。

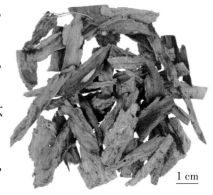

1 cm

图3　三颗针皮药材图

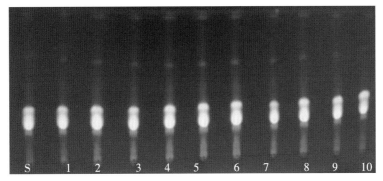

图4　三颗针皮薄层色谱图

S.对照药材（甘肃小檗茎皮）　　1.甘肃小檗（根皮）　　2-10.三颗针（为不同产地商品）

【含量测定】原标准已收载，本次增加4批次商品检测，并修订为检测盐酸小檗碱一种成分含量，见表1。

表1 12批样品含量测定结果（%）

样品	1	2	3	4	5	6	7	8	9	10	11	12
盐酸小檗碱	7.30	6.34	5.46	4.03	4.99	6.41	2.15	2.45	0.75	0.91	1.08	1.21
盐酸巴马汀	0.87	0.47	0.37	0.58	0.64	1.69	0.10	0.22	0.24	0.13	0.14	0.17
盐酸药根碱	1.62	1.73	1.65	1.08	0.68	0.09	0.21	0.18	0.07	0.12	0.41	0.60
总生物碱	9.78	8.55	7.46	5.70	7.32	8.21	2.47	2.85	1.02	1.16	1.63	1.98

由于植物不同，以及同一植物的根皮、枝皮中生物碱含量差异较大，综合考虑，本次限度修订为含盐酸小檗碱不得少于0.50%。

【化学成分】从甘肃小檗的枝、叶中分离、鉴定出8个化合物，分别为小檗胺、小檗碱、巴马汀、药根碱、非洲防己胺、小檗红碱、8-氧小檗碱、（+）木兰花碱[12]。

【药理作用】具有消炎抗菌、降血压、降血脂及抗肿瘤作用[13]。

【炮制】【性味与归经】【功能与主治】【用法与用量】【贮藏】参照文献[1、4]拟定。

参考文献

[1] 甘肃省卫生局.甘肃中草药手册（第二册）[M].兰州：甘肃人民出版社，1971：581.

[2] 甘肃省食品药品监督管理局.甘肃省中药材标准（2009年版）[S].兰州：甘肃文化出版社，2009：284-289.

[3] 国家药典委员会编.中华人民共和国药典（2020年版·一部）[M].北京：中国医药科技出版社，2020：14.

[4]《中华本草》编委会.中华本草（第三册）[M].上海：上海科学技术出版社，1999：297.

[5] 肖培根，等.三颗针植物资源的综合利用[J].药学通报，1979，18（8）：381-383.

[6] 马志刚，等.甘肃小檗属药用植物资源的研究—Ⅰ.分类、分布和药用价值[J].中草药，1994，25（3）：149-152.

[7] 马志刚，等.甘肃小檗属药用植物资源的研究—三颗针不同部位生物碱的分布[J].中草药，1994，25（2）：97-101.

[8] 邸多隆，刘晔玮，马志刚.HPLC法测定甘肃产小檗属植物不同部位的生物碱[J].中国中药杂志，2003，28（12）：1132-1134.

[9] 宋平顺，张伯崇，卫玉玲，等.甘肃省中药材复杂品种及质量的调查研究（Ⅰ）—地区习用品种的调查[J].中国中药杂志，1996，21（12）：717-720.

[10] 马志刚，等.甘肃产小檗属植物茎皮的生药学研究（Ⅰ）[J].兰州医学院学报，1990，6（3）：146.

[11] 马志刚，等.甘肃产小檗属植物茎皮的生药学研究（Ⅳ）[J].中草药，1992，23（10）：539.

[12] 徐海波，张晓维，孙超，等.甘肃小檗枝、叶化学成分的分离与鉴定[J].中国药房，2012，23（47）：4493-4494.

[13] 徐婵，吴潇潇，万定荣，等.三颗针抗菌活性成分研究[J].华中科技大学学报（医学版）2015，44（10）：556-562.

红毛五加皮

Hongmaowujiapi

ACANTHOPANAX GIRAKDII CORTEX

本品为五加科植物红毛五加 *Acanthopanax giraldii* Harms 的干燥枝皮。春、秋二季采割，剥取枝皮，晒干。

【性状】本品呈卷筒状或片状，长6～25 cm，直径0.5～2 cm，厚1～2 mm。外表面灰黄色或黄棕色，密生黄棕色、红棕色或棕黑色的皮刺，细长弯曲；节部有芽痕及叶柄痕；内表面灰黄色或淡棕黄色。体轻质脆。折断面纤维性。气微，味淡。

【鉴别】本品茎横切面：表皮层1列细胞，外被角质层。皮刺由纤维组成，木化。下皮为5～10列多角形细胞，略呈径向延长，壁稍增厚，具斜纹孔。木栓层为2～7列细胞，有的木栓细胞壁增厚。皮层有少数草酸钙簇晶、砂晶；树脂道断续排列成环。韧皮纤维数个或数十个成束，韧皮部散有小形树脂道。

【炮制】除去杂质，闷润，切段，晒干。

【性味与归经】辛、微苦，温。归肝、肾经。

【功能与主治】祛风湿，强筋骨，活血利水。用于风寒湿痹，拘挛疼痛，筋骨痿软，足膝无力，心腹疼痛，疝气，跌打损伤，骨折，体虚浮肿。

【用法与用量】6～15 g。外用适量，研末调敷，或泡酒。

【贮藏】置通风干燥处。

·起草说明·

【别名】五加皮、刺五加皮。

【名称】红毛五加皮为商品名称，今以其为名收载。

【来源】据文献考证，《神农本草经》中收录的豹漆五加，即今红毛五加 *Acanthopanax giraldii* Harms [1]。

20世纪60年代以来，文县、武都、舟曲、榆中称"刺五加"，迭部、武山、榆中等地又称"五加"的原植物比较复杂，其中部分为红毛五加 *Acanthopanax giraldii* Harms；《甘肃中草药资源志（下册）》（2007年）收录 [2]。为了进一步促进开发利用，本次新增加品种，并规定药用部位为枝皮。

经调查，省内作为红毛五加皮收购的尚包括同属毛叶红毛五加 *A. giraldii* Harms var. *pilosulus* Rehd.（岷县、临洮）、毛梗红毛五加 *A. giraldii* Harms var. *hispidus* Hoo（迭部、舟

曲），枝皮特征相近，同等入药。

【原植物】灌木。小枝灰棕色，密生细长的针直刺，稀无刺。叶有小叶5（3）；叶柄长3～7 cm；小叶片薄纸质，倒卵状长圆形，稀卵形，长2.5～6 cm，宽1.5～2.5 cm，先端尖或短渐尖，基部狭楔形，两面均无毛，边缘有不整齐的细重锯齿，网脉不明显；无小叶柄或几无小叶柄。伞形花序单个顶生，有花多数；总花梗粗短，有时几无总花梗；花梗长5～7 mm；花白色；花瓣5，卵形；花柱基部合生。果实球形呈黑色，有5棱。花期6～7月，果期8～10月（图1）。

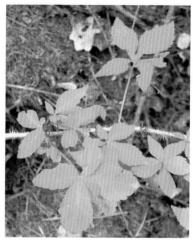

图1　红毛五加皮原植物图

生于海拔1000～2800 m的灌木丛林。分布于陇南、天水、定西、兰州等地；青海、宁夏、陕西、湖北、四川等省区亦有分布。

【产地】主产于陇南（武都、成县）等地。

【采收加工】6～9月间，砍下茎枝，用木棒敲打，使木部与皮部分离，剥取茎皮，晒干。

【性状】根据成县商品药材描述。见图2。

【鉴别】根据成县的商品药材，进行横切面观察描述。见图3。

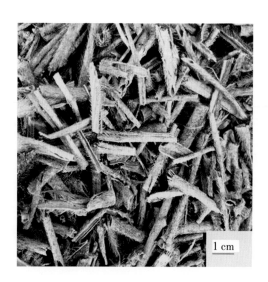

图2　红毛五加皮药材图

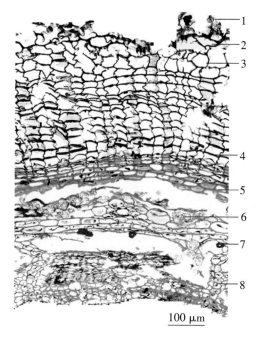

图3　红毛五加皮横切面详图

1.刺残留组织　2.表皮　3.下皮层　4.木栓层及厚壁细胞
5.皮层　6.草酸钙簇晶　7.韧皮纤维　8.韧皮射线

【化学成分】含有皂苷、多糖和挥发油成分[3、4]。主要有：紫丁香树脂酚、胡萝卜苷、常春藤皂苷元 3-O-β-D-吡喃阿拉伯糖苷、齐墩果酸 3-O-β-D-吡喃葡萄糖基 –（1-2）-α-L-吡喃阿拉伯糖苷等；还含有胸腺嘧啶、尿嘧啶、黄嘌呤、腺嘌呤、次黄嘌呤、腺苷、刺五加苷 B、E 等化合物。

【药理作用】具有抗肿瘤、抗炎、抗病毒、保肝，增强免疫力等作用[3、4]。

【炮制】【性味与归经】【功能与主治】【用法与用量】及【贮藏】参照文献[1、2、5]拟定。

参考文献

[1] 中国药品生物制品检定所，等.现代实用本草（上册）[M].北京：人民卫生出版社，1997：496.

[2] 赵汝能.甘肃中草药资源志（下册）[M].兰州：甘肃科学技术出版社，2007，394.

[3] 郭辉，李善玲.红毛五加茎皮化学成分及临床研究进展 [J].基层中药杂志，2002，16（4）：55-56.

[4] 王祝伟，孙毓庆.红毛五加药理作用研究进展 [J].沈阳药科大学学报，2003，20（1）：65-68.

[5] 江苏新医学院.中药大辞典（上册）[M].上海：上海科学技术出版社，1986：1018.

祖 师 麻

Zushima

DAPHNES CORTEX

本品为瑞香科植物黄瑞香 *Daphne giraldii* Ntcsche 或唐古特瑞香 *Daphne tangutica* Maxim.的干燥根皮及茎皮。秋季采收,除去细根,剥取根皮及茎皮,晒干。

【性状】本品根皮呈不规则长条状,卷曲,长 10~60 cm,宽 0.5~2 cm,厚 0.1~0.3 cm。外表面棕黄色或灰黄色,呈屑状剥落至粗糙感,具多数突起的横长皮孔,可见残留根须。内表面黄白色、浅棕色,略光滑,有细纵纹。质硬而韧,不易折断,断面显绢毛状纤维性,灰白色。气特异,味微苦而后具持久的麻舌感。

茎皮呈不规则条状,厚 0.05~0.15 cm。外表面灰褐色、灰黄棕色至灰棕色,表皮易剥落,剥落处呈黄绿色,光滑或稍粗糙,具叶或小枝脱落的圆形或椭圆形疤痕及残留芽苞和幼枝。内表面淡灰绿色,有细纵纹。质柔韧,不易折断。

【鉴别】(1)本品根皮横切面:木栓层由 10~20 余列长方形或类方形黄棕色细胞组成,壁薄,栓化。皮层狭窄,由 2~6 列切向延长的长方形或不规则细胞组成,壁较厚,其中有油滴和淀粉粒散布。韧皮部宽广,为大量纤维及纤维束填充,筛管、伴胞成群。纤维壁薄,非木化,腔形不规则,暗视野下纤维壁呈现银灰色光泽;韧皮射线多单列,稀双列,中部向外常弯曲;薄壁细胞内含油滴及小而众多的淀粉粒。

茎皮横切面:与根皮不同点为韧皮部外侧纤维束断续排列成环,纤维壁厚,具珠光色泽。皮层细胞、韧皮射线细胞及薄壁细胞中有黄绿色内含物填充;油滴及淀粉粒较少。

茎皮粉末呈黄白色至灰白色。纤维众多,散离或成束,甚长,先端渐尖,多已碎断,直径 15~30 μm;薄壁组织中可见油滴,油滴呈椭圆形或球形,直径 17~33 μm;木栓细胞浅棕黄色,壁薄栓化;淀粉粒小而众多,单粒,圆球形。

(2)取本品粉末 0.5 g,加甲醇 30 ml,超声处理 30 min,滤过,滤液浓缩至约 1 ml,作为供试品溶液。另称取祖师麻对照药材 0.5 g,同法制成对照药材溶液。照薄层色谱法(中国药典四部通则 0502)试验,分别吸取上述两种溶液各 10 μl,点于同一硅胶 G 薄层板上,以三氯甲烷-醋酸乙酯-甲酸-乙醚(10:1:1:3)为展开剂,展开,取出,晾干,置氨蒸汽中熏至斑点显色清晰。供试品色谱中,在与对照药材色谱相应的位置上,显相同颜色的斑点。

【含量测定】照高效液相色谱法(中国药典四部通则 0512)

色谱条件与系统适用性试验　以十八烷基硅烷键合硅胶为填充剂;以乙腈-0.5%醋酸(35:65)为流动相;检测波长为 327 nm。理论板数按祖师麻甲素峰计算应不低于

4000。

对照品溶液的制备 取祖师麻甲素对照品适量，精密称定，用甲醇制成每1 ml含50 μg的溶液，摇匀，即得。

供试品溶液的制备 取本品细粉（过三号筛）约1.0 g，精密称定，置具塞锥形瓶中，精密加入80%甲醇50 ml，称定重量，超声处理（功率250 W，频率35 kHz）30 min，放冷，再称定重量，用85%甲醇补足减失的重量，摇匀，滤过，取续滤液，即得。

测定法 分别精密吸取对照品溶液与供试品溶液各10 μl，注入液相色谱仪，测定，即得。

本品按干燥品计算，含祖师麻甲素（$C_9H_6O_4$）不得少于0.060%。

【**性味与归经**】苦、辛，温；有小毒。

【**功能与主治**】祛风通络，活血止痛。用于风湿痹痛，头痛，痈肿疮毒，跌打损伤，胃痛等症。

【**用法与用量**】5～10 g。外用适量，一般不作内服。

【**注意**】孕妇忌服。

【**贮藏**】置阴凉干燥处。

·起 草 说 明·

【**别名**】祖司麻、麻药子、祖丝麻、狗皮柳。

【**名称**】文献[1]以"祖师麻"为正名，故以此名收入地方标准[2]。

【**来源**】祖师麻本草中未见此药名。但据考证，《本草纲目》收载的瑞香项下，其中谈到花黄色者，恐系此种。在《植物名实图考》中荛花一条记载"荛花，本经下品，别录云，生咸阳及河中牟，李时珍以即芫花黄色者。"根据产地分析，非芫花，即此种[3]。本品为西北地区的民间药，民国年间《重修定西县志》药类已收录"祖师麻"，甘肃民间自采自用历史已久。

近年来，甘肃省部分医药部门产地收购[4]，作为"祖师麻注射液""归麻止痛膏"等制剂的原料。经对地产祖师麻原植物鉴定，包括黄瑞香*D.giraldii*和唐古特瑞香*D.tangutica*两种[5]，今一并列入本标准。

【**原植物**】**黄瑞香** 落叶灌木，高40～70 cm。根皮表面黄色。茎灰色至灰绿色，幼枝无毛，浅绿色至暗紫色。叶互生，厚纸质，常集生于小枝顶端，近无柄；叶片倒披针形，长3～6 cm，宽0.7～1.2 cm，顶端圆钝或微突尖，基部楔形，全缘，上面绿色，下面灰白色，两

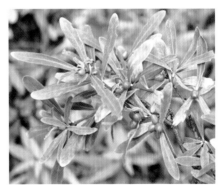

图1 黄瑞香原植物图

面均无毛。花黄色，微香。常3~8朵簇生于小枝顶端，略呈头状花序，无苞片；花梗短，无毛；花被筒状，长1.1~1.3 cm，裂片4，近卵形，顶端渐尖，长0.3~0.4 cm，雄蕊8，2轮，插生于花被筒上部；雌蕊1，子房球状，花柱极短，柱头头状。核果卵圆形，成熟时鲜红色（图1）。

生于海拔2000~2800 m的山坡林缘、草甸或疏林下。分布于兰州、甘南、临夏、天水及定西、平凉等地，陕西、宁夏、四川、青海等省区亦分布。

唐古特瑞香　本品为常绿灌木。一年生枝几无毛或散在粗柔毛。叶片呈披针形、长圆形披针状，先端常钝，稀凹下。花浅紫色或紫红色（图2）。

分布于武威、榆中、甘南、陇南及天水等地，陕西、四川、云南等省亦分布。

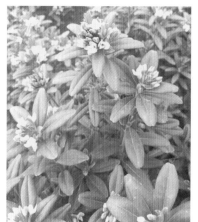

图2　唐古特瑞香原植物图

【产地】主产于武都、康县、成县、舟曲、天祝及文县等地。

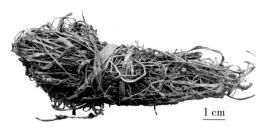

图3　祖师麻药材图

【采收加工】秋季采收，连根挖出或拔出后，洗净泥土，剥取根、茎皮，捆成小把，晒干；山区群众常将根、茎皮编成绳索状，系于腰间，令汗浸渍百日后，取下晒干，备用。研磨时有粉尘飞扬，对鼻及口腔粘膜具辛辣而持久的刺激感。

【性状】根据商品药材，并参照文献[4]拟定。见图3。

【鉴别】（1）显微鉴别　参照文献[4]拟定。根皮、茎皮及其粉末显微特征，分别见图4。

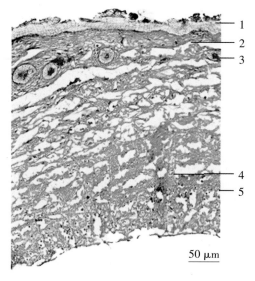

1.木栓层
2.皮层
3.皮层纤维
4.韧皮部
5.韧皮纤维

图4　黄瑞香茎皮横切面详图

（2）薄层色谱鉴别　维持原标准的方法。

【含量测定】原标准建立对野生品的测定方法，见表1。近年，省内开始人工种植祖师麻，对收集的11批样品检测，结果见表2。

表1　8批野生样品含量测定（%）

样品	1	2	3	4	5	6	7	8
含量	1.48	2.87	0.63	0.83	0.85	0.22	0.63	0.22

表2　11批人工种植样品含量测定（%）

序号	1	2	3	4	5	6	7	8	9	10	11
部位	茎皮	茎皮	根皮	茎皮	根皮	茎根皮	茎根皮	茎皮	根皮	茎皮	根皮
含量	0.086	0.073	0.091	0.051	0.111	0.036	0.037	0.175	0.089	0.123	0.075

注：1~7为种植唐古特瑞香；8~11为种植黄瑞香。

根据测定结果，本次对原标准限度修订为含祖师麻甲素（$C_9H_6O_4$）不得少于0.060%，以推动人工药材资源的利用。

此外，文献尚有祖师麻（膏）中含有祖师麻甲素和7-羟基香豆素含量测定报道[5、6]。

【化学成分】黄瑞香根皮及茎皮中含香豆素类成分6种[7、8]，有7，8—二羟基香豆素（daphnetin 又名祖师麻甲素、瑞香素）、7，8-二羟基香豆素-7-β-D葡萄糖苷 ldaphnin，（又称祖师麻乙素）。含7，8二甲氧基香豆素、7-羟基-8-甲氧基香豆素（hydragetin）、8-羟基香豆素（Umbelliferone）等。含黄酮类成分4，5-二羟基-7-甲氧基黄酮（Genkwanin）。还含有二萜类化合物2种，黄瑞香甲素（daphneg iraldicin）、黄瑞香乙素（daphegiraldin）。尚分离出一种具止血作用的紫丁香苷（syringin 又称祖师麻丙素）以及β-谷甾醇等成分。

【药理作用】（1）镇痛、镇静及抗炎作用：祖师麻甲素有镇痛作用，其治疗指数（热板法）为20.9，磷酸可待因为24.7。能减少小鼠的自发活动。有抗炎消肿作用，其作用强度与同剂量的水杨酸钠相似或略强。

小鼠热板法镇痛试验结果表明：7，9-二甲氧基香豆素和7-羟基-8甲氧基香豆素都具有明显的镇痛作用，且均稍强于祖师麻甲素。同时二者也和祖师麻甲素一样对于阈下戊巴妥钠有协同作用。抗炎实验表明，二者对大鼠蛋清性关节炎都具有对抗作用，但其作用稍弱于祖师麻甲素[7]。

（2）抑菌作用：实验表明，祖师麻甲素对于金黄色葡萄球菌、大肠杆菌、绿脓杆菌、福氏痢疾杆菌具有抑制作用。抑菌活性与临床已用的结构相似的秦皮乙素（6，7-二羟基香豆素）相同。祖师麻乙素及丙素无止痛、镇静和抑菌作用[8]。

（3）对心血管系统的影响：祖师麻甲素10 mg/kg静注，对垂体后叶素引起的急性心肌缺血有保护作用，并可使实验动物的冠状动脉扩张、冠状血流量增加、心肌代谢得以改善、心肌耗氧量减少，并可扩张末梢血管，增加小鼠对缺氧的耐受力，有促进心肌恢复的作用[7、8]。

【炮制】【性味与归经】【功能与主治】【用法与用量】【贮藏】均参照文献拟定[1、9]。

参考文献

［1］甘肃省卫生局.甘肃中草药手册（第三册）［M］.兰州：甘肃人民出版社，1973：1606.

［2］甘肃省食品药品监督管理局.甘肃省中药材标准（2009年版）［S］.兰州：甘肃文化出版社，2009，290-293.

［3］江苏省植物研究所.新华本草纲要（第一册）［M］.上海：上海科学技术出版社，1988：324.

［4］宋平顺，张伯崇，卫玉玲，等.甘肃省中药材复杂品种及质量的调查研究（Ⅰ）—地区习用品种的调查［J］.中国中药杂志，1996，21（12）：717-720.

［5］任燕冬，杨武亮，宋宏杉，等.祖师麻质量控制研究［J］.中成药，2009，31（6）：950-953.

［6］蔺莉，石晓峰，毛著鸿.祖师麻膏药质量标准的提高研究［J］.中国中医药信息杂志，2015，22（1）：83-86.

［7］李书慧，吴立军，殷红英.祖师麻化学和药理活性研究进展［J］.中国中药杂志，2002，27（6）：401-403.

［8］白玮，张娇，叶潇，等.祖师麻的研究进展［J］.现代中医药，2017，37（5）：113-115.

［9］中国医学科学院陕西分院中医药研究所.陕西中药志［M］.西安：陕西人民出版社，1964：342.

七、茎及藤木类

石刁柏

Shidiaobai

ASPARAGI OFFICINALIS CAULIS

本品为百合科植物石刁柏*Asparagus officinalis* L.的干燥嫩茎。3～4月采割，洗净，低温干燥。

【性状】本品略呈长条形，长10～120 cm，直径0.3～1 cm。表面黄白色或浅棕黄色，常扭曲而有不规则纵沟纹，干瘪；节明显，节处有三角形的膜质鳞片，交互贴生于茎节上。质脆，易折断。断面黄白色，可见维管束散在。气微，味微甘。

【鉴别】（1）本品横切面：表皮1层细胞。皮层由6～16层薄壁细胞。中柱鞘由4～l5层微木化的纤维环。维管束外切型，3～7层断续环列，旁边有1～3个大型气道。髓部薄壁细胞较小。

（2）取本品粉末0.5 g，加50%乙醇25 ml，超声处理15 min，滤过，滤液作为供试品溶液。另取石刁柏对照药材0.5 g，同法制成对照药材溶液。再取天冬酰胺对照品，加50%乙醇制成每1 ml含0.5 mg的溶液，作为对照品溶液。照薄层色谱法（中国药典四部通则0502）试验，吸取上述三种溶液各5 μl，分别点于同一硅胶G薄层板上，以正丁醇-乙醇-冰醋酸-水（4:1:1:2）为展开剂，展开，取出，晾干，喷以2%茚三酮乙醇溶液，在105 ℃加热至显色清晰。供试品色谱中，在与对照药材色谱和对照品色谱相应的位置上，显相同颜色的斑点。

【检查】水分　不得过15.0%（中国药典四部通则0832第二法）。

总灰分　不得过10.0%（中国药典四部通则2302）。

【炮制】洗净，切段，干燥。

【性味与归经】微温，苦、微辛。

【功能与主治】温肺祛痰，活血化瘀。用于痰湿互结所致乳腺结块，肿胀疼痛及乳腺小叶增生。

【用法与用量】供制剂用。

【贮藏】置通风干燥处。

·起 草 说 明·

【别名】芦笋、龙须菜、露笋、假天门冬。

【名称】本标准沿用石刁柏为正名。

【**来源**】石刁柏原产于地中海东岸及小亚细亚，至今欧洲、亚洲大陆及北非草原和河谷地带仍有野生品种，已有2000年以上的栽培历史。石刁柏的嫩茎又名芦笋，是世界十大名菜之一，20世纪初传入中国。石刁柏在《中华本草》记载为百合科植物石刁柏 *Asparagus officinalis* L 的嫩茎[1、2]。本品为我省生产中药制剂的原料，现收载于地方标准，以控制药材质量。

【**原植物**】多年生草本。茎长而软。叶状枝丝状，每3～6枚成簇，长5～30 mm；鳞叶淡黄色。雌雄异株。花单性，1～4朵腋生，绿黄色；花梗长8～14 mm，关节位于上部或近中部；雄花：花被片6，雄蕊6，生于花被基部，花丝中部以下贴生于花被片上；雌花：花被片6，长约3 mm，子房有3棱。浆果球形，直径7～8 mm，成熟时红色，有2～3颗种子。花期7～8月（图1）。

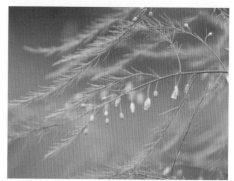

图1　石刁柏原植物图

分布于新疆、内蒙古、山西、吉林等省区，国内广为栽培，甘肃定西等地引进栽培，嫩苗可供蔬食。

【**产地**】产于浙江、山东、山西、河南、甘肃等省区。商品也常购进。

【**性状**】根据商品药材描述，见图2。

【**鉴别**】（1）显微鉴别　石刁柏显微特征有一定的鉴别意义，纳入本标准。

根据植物标本，并对照商品药材描述，见图3。

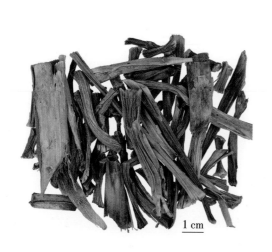

图2　石刁柏药材图

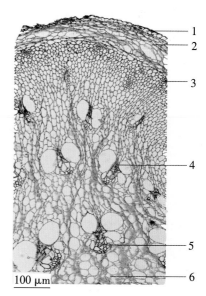

图3　石刁柏茎横切面详图

1.表皮　2.皮层　3.中柱鞘纤维
4.韧皮部　5.木质部　6.基本组织

（2）薄层色谱鉴别　参照《中国药典》方法拟定[2]，以天门冬酰胺对照品、石刁柏对照药材作为对照，拟定石刁柏薄层色谱鉴别方法。实验中采用不同的展开剂，结果以正丁醇–乙醇–冰醋酸–水（4:1:1:2）色谱效果良好。见图4。

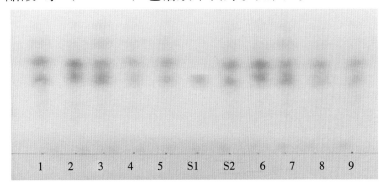

图4　石刁柏薄层色谱图
S1.天冬酰胺　S2.石刁柏对照药材　1-9.号样品

该色谱条件斑点分离较好，专属性强，纳入本标准，

【检查】水分、总灰分　按《中国药典》（四部通则0832、2302）[3]，对10批样品测定，见表1。

表1　10批样品测定结果（%）

样品	1	2	3	4	5	6	7	8	9	10
水分	14.4	14.8	14.6	12.6	14.8	13.6	12.9	14.5	13.4	14.1
总灰分	10.0	7.7	8.5	9.8	9.2	9.4	7.6	8.2	9.0	9.2

根据测定结果，拟定水分限度不得过15.0%，总灰分限度不得过10.0%，纳入本标准。

【化学成分】石刁柏含有皂苷，其皂苷元为美洲菝葜皂苷元（sarsasa-pogenin）。此外尚含松柏苷（coniferin）、白屈菜酸（chelidonic acid）、天门冬酰胺、天门冬糖、精氨酸等[4、5]。

【药理作用】具有抗菌、抗病毒、利尿、抗突变、抗细胞毒和杀螺等活性。从石刁柏的种子中分离鉴定出2种甾体皂苷，对人体白血病HL-60细胞中DNA、RNA、蛋白质的合成及细胞生长具有抑制作用[4]。

【炮制】【性味与归经】【功能与主治】【用法与用量】及【贮藏】均参照文献[1、4]拟定。

参考文献

[1]《中华本草》编委会.中华本草（第八册）[M].上海：上海科学技术出版社，1999：71-73.

[2] 刘林凤，高淑红，等.石刁柏药材的质量标准研究 [J].中国药房，2014，25（27）：2541-2543.

[3] 国家药典委员会编.中华人民共和国药典（2020年版·四部）[S].北京：中国医药科技出版社，2020：113，234.

[4] 孙春艳，赵伯涛，郁志芳，等.芦笋的化学成分及药理作用研究进展 [J].中国野生植物资源，2004，23（5）：1-5.

[5] 吴燕红，肖兵，付辉政，许妍.石刁柏化学成分研究 [J].中国现代中药，2016，18（2）：1571-1573.

鬼 箭 羽

Guijianyu

EUONYMI LIGNUM ALIFORMIS

本品为卫矛科植物卫矛 *Euonymus alatus*（Thunb.）Sieb. 的带翅的嫩枝或翅状附属物。割取带翅的枝条后，除去过嫩的枝叶及杂质，或收集其翅状物，晒干。

【性状】本品枝条呈长圆柱形或四棱形，多分枝，长20～30 cm，直径0.4～1 cm。表面灰绿色或黄绿色，有纵皱纹；四面生有灰褐色片状羽翼（翅），似箭羽；枝坚硬，难折断，断面黄白色。翅为扁平长形薄片，或着生于枝条上，靠近茎部较厚，向外渐薄似刀片；呈灰棕色，有细微致密纵直或微波状弯曲纹理；轻而脆，易折断，断面较平坦，棕黄色。气微，味微苦、涩。

【鉴别】（1）本品横切面：木栓细胞呈长方形或近方形，径向整齐排列，外侧细胞较窄小，近中央细胞变宽。中间部位2～4列较扁小的薄壁细胞，细胞内偶见草酸钙簇晶。

（2）取本品粉末1 g，加石油醚10 ml，浸泡20 min，取上清液点于滤纸上，凉干后，喷20%磷钼酸乙醇液，于90 ℃左右将滤纸烘2～3 min，显蓝色斑点。

【检查】水分　不得过11.0%（中国药典四部通则0832第二法）。

总灰分　不得过6.0%（中国药典四部通则2302）。

酸不溶性灰分　不得过1.5%（中国药典四部通则2302）。

【性味与归经】苦，寒。归肝、脾经。

【功能与主治】破血，通经，散瘀止痛，杀虫。用于月经不调，产后瘀血腹痛，虫积腹痛，跌打损伤，肿痛。

【用法与用量】6～10 g。

【禁忌】孕妇忌服。

【贮藏】置干燥通风处。

·起 草 说 明·

【别名】鬼箭、卫矛。

【名称】《神农本草经》称卫矛。《名医别录》名为"鬼箭"。《日华子本草》名为"鬼箭羽"，现采用鬼箭羽为本标准名称。

【来源】以卫矛之名载于《神农本草经》，列为中品，记载"山野处处有之，削取皮、羽入药。"《图经本草》记载"三月以后生茎，茎长四、五尺许，其干有三羽，状如箭瓴羽。叶似山茶，青色。"《本草纲目》记载"鬼箭生山石间，小株成丛，春长嫩条，条上四面有如箭羽，视之若三羽尔。青叶状似野茶，对生，三、四月开碎花，黄绿色。"历代本草记载与现代卫矛 *Euonymus alatus* (Thunb.) Seib 相符。

　　按陶弘景记载卫矛以"皮、羽入药"，但全国各地使用习惯不同，《甘肃中草药手册》[1] 与《中药材手册》[2] 均记载以带羽的枝入药，故本标准规定以带羽的枝为入药部位，并增加翅状附属物新规格[3]。

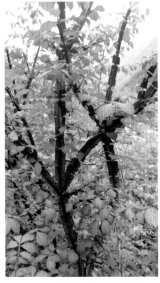

图1　鬼箭羽原植物图

　　【原植物】灌木，高1～2 m。全体光滑无毛，多分枝，健壮枝生有扁条木栓翅，翅宽约1 cm，棕褐色。单叶互生，倒卵形或椭圆形至广椭圆形，长3～7 cm，宽1～3 cm。花小，淡黄绿色，常3朵聚成聚伞花序，花四数，子房与花盘合生。蒴果熟时四裂；种子淡褐色，外包橘红色假种皮。花期5～6月，果期9～10月（见图1）。

　　生于海拔600～2000 m山坡、林中、沟谷。分布于陇南、天水、平凉、庆阳、定西、甘南、临夏等地；国内大部分省区亦有分布。

　　另外，栓翅卫矛 *Euonymus phellomanus* Loes. 叶长圆形或长圆披针形，光滑。亦同等入药。甘肃等地有分布。

　　【产地】主产于陇南、天水、平凉等地；近年多从省外购进。

　　【采收加工】全年采收，割取带翅枝条，除去无翅的嫩枝及叶，晒干或直接收集翅状附属物。

　　【性状】市场存在两种商品规格，过去常为带翅的嫩枝，近年购进的商品为翅状附属物。纯翅的性状与正文【性状】项下翅的描述相同。见图2。

　　【鉴别】（1）本次增订显微鉴别，根据武都采集样品描述，显微组织基本为木栓细胞组成，具一定的鉴别意义，故列入正文。见图3。

　　（2）为木栓酮反应，参照文献[4]结合实验拟定。

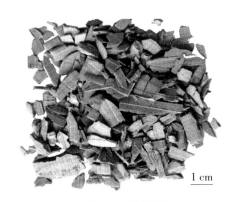

1 cm

图2　鬼箭羽药材图

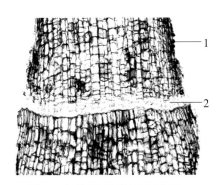

图3　鬼箭羽翅横切面详图

1.木栓层　2.薄壁细胞层

【检查】水分　照《中国药典》（四部通则0832第二法），对10批不同产地和市售样品进行测定，结果见表1。

总灰分、酸不溶性灰分　照《中国药典》（四部通则2302），对10批不同产地和市售样品进行测定，结果见表1。

表1　10批样品测定结果（%）

样品	1	2	3	4	5	6	7	8	9	10
水分	10.2	11.0	7.3	8.6	8.5	10.4	8.2	9.6	8.3	7.9
总灰分	4.5	5.2	4.9	5.7	5.6	4.2	4.5	3.2	2.6	3.7
酸不溶性灰分	1.1	1.5	0.3	0.5	0.5	1.2	1.1	0.6	0.7	0.8

注：1-7号为市场样品，8-10号为采集于甘肃武都、康县的样品。

根据测定结果，拟定水分不得过11.0%、总灰分不得6.0%、酸不溶性灰分不得过1.5%的限度。

【化学成分】鬼箭羽含黄酮及其苷类、强心苷、三萜、甾体、有机酸等类化合物[5、6]。

【药理作用】鬼箭羽的水提物、醇及提物具有广泛的药理作用，具有降血糖、调节血脂、抗心肌缺血、降血压及肾脏保护作用，还具有抗过敏、抗炎及抗菌作用，正丁醇部位提取物具有抗肿瘤作用，鬼箭羽总黄酮提取物具有防止脂质过氧化作用[7]。

【炮制】【性味与归经】【功能与主治】【用量与用法】【贮藏】参照文献[1、3]拟定。

参考文献

［1］甘肃省卫生局.中草药手册（第二册）[M].兰州：甘肃人民出版社，1971：1055.

［2］中国药品生物制品检定所，等.中药材手册（第二版）[M].北京：人民卫生出版社，1990：60.

［3］甘肃省食品药品监督管理局.甘肃省中药材标准（2009年版）[S].兰州：甘肃文化出版社，2009：295-297.

［4］林启寿，等.中草药成分化学[M].北京：科学出版社，1977：554.

［5］张蕾，邹妍，等.鬼箭羽的化学成分研究[J].中国中药杂志，2015，40（13）：2612-2616.

［6］巴寅颖，石任兵，刘倩颖，等.鬼箭羽化学成分研究[J].北京中医药大学学报，2012，35（7）：480-482.

［7］黄谨，黄德斌.鬼箭羽药理作用的研究进展[J].湖北民族学院学报（医学版），2017，34（4）：48-51.

接 骨 木

Jiegumu

SAMBUCUS CAULIS

本品为忍冬科植物接骨木 *Sambucus williamsii* Hance 的干燥茎枝。全年均可采收，晒干。

【性状】 本品茎呈圆柱形，长短不一，直径0.5～1.2 cm。表面绿褐色，有纵条纹及棕黑色点状突起的皮孔，有的皮孔呈纵长椭圆形，长约1 cm。皮部剥离后呈浅绿色至浅黄棕色。体轻，质硬。断面皮部褐色，木部浅黄白色至浅黄褐色，有环状年轮和细密放射性的白色纹理，髓部疏松，海绵状。气微，味微苦。

【鉴别】 （1）本品茎横切面：木栓层为10余列细胞。皮层有呈螺状或网状加厚的细胞群，内侧有纤维束断续排列成环，有时可见石细胞。韧皮部薄壁细胞含红棕色物质。形成层明显。木质部宽广。髓细胞有明显的单纹孔。本品皮层、韧皮部及髓部的薄壁细胞含细小的草酸钙砂晶。

（2）取本品粉末3 g，加乙酸乙酯20 ml，超声处理30 min，滤过，滤液蒸干，残渣加乙酸乙酯2 ml使溶解，作为供试品溶液。另取齐墩果酸对照品，加无水乙醇制成每1 ml含1 mg的溶液，作为对照品溶液。再取接骨木对照药材3 g，同法制成对照药材溶液。照薄层色谱法（中国药典四部通则0502）试验，吸取上述三种溶液各5 μl，分别点于同一硅胶 G 薄层板上，以环己烷-丙酮-乙酸乙酯（5:2:1）为展开剂，展开，取出，晾干，喷以10%的硫酸乙醇溶液，置105 ℃加热至斑点显色清晰，置日光及紫外光灯（365 nm）下检视。供试品色谱中，在与对照药材色谱和对照品色谱相应的位置上，显相同颜色的斑点及荧光斑点。

【检查】 水分　不得过6.0%（中国药典四部通则0832第二法）。

总灰分　不得过3.0%（中国药典四部通则2302法）。

【性味与归经】 甘、苦，平。归肝经。

【功能与主治】 祛风除湿，活血止痛。用于风湿痹痛，痛风，腰痛，水肿，跌扑损伤，骨折肿痛，外伤出血。

【用法与用量】 15～30 g。外用：适量，捣烂敷或煎水熏洗，或研末撒于患处。

【贮藏】 置干燥处。

·起 草 说 明·

【别名】公道老、铁骨散、接骨丹、七叶金、透骨草。

【名称】接骨木为传统用名，本地方标准沿用。

【来源】接骨木始载于《新修本草》，考证为忍冬科植物接骨木 *Sambucus williamsii* Hance 等数种同属植物的干燥茎枝[1]。目前，贵州、湖南、湖北等地使用的为接骨木 *Sambucus williamsii* Hance 的茎枝、或带叶茎枝、根，药用部位比较混乱[2]。

本品为我省中药企业的制剂原料，结合多年的购进商品，参考文献[3]，拟定为接骨木 *Sambucus williamsii* Hance 的干燥茎枝，特此纳入地方标准管理。

【原植物】落叶灌木或小乔木，老枝淡红褐色。羽状复叶有小叶2～3对，有时仅1对或多达5对，侧生小叶片卵圆形、狭椭圆形至倒矩圆状披针形，长5～15 cm，宽1.2～7 cm，顶渐尖至尾尖，边缘具不整齐锯齿，基部楔形或圆形，两侧不对称；顶生小叶卵形或倒卵形，顶端渐尖或尾尖，基部楔形，初时小叶上面及中脉被稀疏短柔毛，后光滑无毛。圆锥形聚伞花序顶生，具总花梗；花小而密；萼筒杯状，萼齿三角状披针形，稍短于萼筒；花冠蕾时带粉红色，开后白色或淡黄色，筒短，裂片矩圆形或长卵圆形，花药黄色；子房3室，花柱短，柱头3裂。果实红色，极少蓝紫黑色，卵圆形或近圆形；分核2～3枚，卵圆形至椭圆形，略有皱纹。花期4～5月，果期9～10月（图1）。

分布于东北、华北、华中、华东、西南至西北等地区。

【性状】按商品药材实际，参考文献[3]拟定。见图2。

【鉴别】（1）显微鉴别　根据茎横切面实际观察，参照文献[3]拟定。见图3。

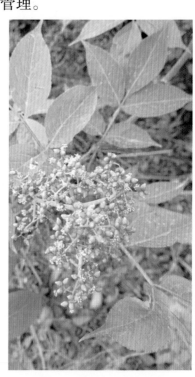

图1　接骨木原植物图

（2）薄层色谱鉴别　参考文献[4]拟定。进行提取方法、展开剂、点样量优化试验。对10批样品试验，结果见图4。

接骨木供试品与齐墩果酸对照品在薄层色谱相应的位置上，显示相同颜色的斑点。该方法可行，纳入标准。

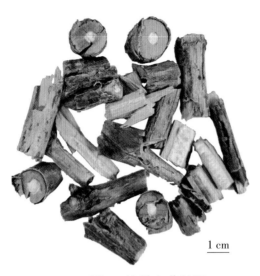

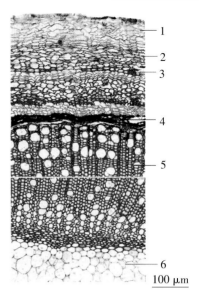

图2　接骨木药材图　　　　　图3　接骨木茎横切详图

1.木栓层　2.皮层　3.石细胞群　4.韧皮部　5.木质部　6.髓

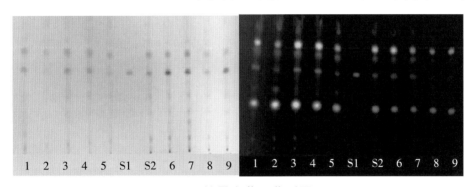

图4　接骨木薄层鉴别图

S1.齐墩果酸对照品　　S2.接骨木对照药材　　1–9.不同样品

【检查】水分、总灰分　按照《中国药典》（四部通则0832第二法、2302）[4]，对10批样品进行测定。见表1。

表1　10批样品测定结果（%）

样品	1	2	3	4	5	6	7	8	9	10	平均
水分	3.0	2.9	4.3	5.2	3.0	4.2	2.9	3.1	2.8	3.0	3.4
总灰分	1.5	1.4	1.4	1.7	0.8	1.0	1.8	1.3	2.3	1.1	1.4

根据测定结果，拟定水分限度不得过6.0%，拟定总灰分限度不得过3.0%。

【浸出物】照《中国药典》（四部通则2201）[4]，以水、稀乙醇、95%乙醇作为溶剂分别测定浸出物。结果见表2。

表2 10批样品浸出物测定结果（%）

样品	1	2	3	4	5	6	7	8	9	10	平均
水提浸出物	2.66	2.45	3.56	3.12	2.95	4.12	5.03	4.04	2.94	3.32	3.42
95%乙醇提浸出物	3.12	2.44	2.74	2.76	2.12	2.05	2.45	2.80	2.03	2.03	2.45
稀乙醇提浸出物	3.10	3.62	4.86	5.02	3.96	3.39	5.82	5.39	3.89	3.68	4.27

结果三种溶剂提取的浸出物都比较低，仅供参考。

【化学成分】含接骨木花色素苷（sambicyanin）、花色素葡萄糖苷（cyanidol glucoside）、氢基酸（iridoid glucoside）、莫罗忍冬苷（morroniside）等[5]。

【药理作用】接骨木煎剂灌胃20 g（生药）/kg，对小鼠（热板法）有镇痛作用，作用强度次于吗啡，优于安乃近，服药后的小鼠呈安静状态[5]。

【炮制】【性味与归经】【功能与主治】【用法与用量】及【贮藏】均参照文献[1、5]拟定。

参考文献

［1］《中华本草》编委会.中华本草（第二十册）[M].上海：上海科学技术出版社，1999：544.

［2］林瑞超.中国药材标准名录[M].北京：科学出版社，2011：435.

［3］贵州省药品监督管理局.贵州省中药材民族药材质量标准（2003年版）[S].贵阳：贵州科学技术出版社，2003：329.

［4］国家药典委员会.中华人民共和国药典（2020年版·四部）[S].北京：中国医药科技出版社，2020：114，234.

［5］张开梅，丁燕，寇自农，等.接骨木的化学成分及生物活性研究进展[J].中国现代中药，2014，16（10）：870-876.

八、菌藻类

白 马 勃

Baimabo

BOVISTELLA

本品为灰包科真菌大口静灰球 *Bovistella sinensis* Lloyd.或长根静灰球 *Bovistella radicata* （Mout.）Pat.的干燥子实体。夏、秋二季采收，除去泥沙及杂质，晒干。

【性状】本品呈类球形或扁球形，直径3～5（15）cm。表面呈灰白色、黄白色或浅茶褐色；不育基部短小或较长；残留的包被由淡蓝灰色的薄膜状外包被和稍厚的灰黄色、茶褐色内包被所组成，外包被表面有颗粒状突起。包被质脆，较硬或柔软；顶端开裂成不规则口或上部成片脱落。孢体浅烟色或浅青褐色，粉末状，手捻有滑腻感。有特殊气味。

【鉴别】本品粉末浅烟色或褐色。孢丝多分枝，壁厚，直径5～10 μm，小枝向顶端尖削，浅灰褐色。孢子球形或椭圆形，直径3～6 μm，浅青黄色，表面光滑或具小疣，中心具油滴。具无色小柄，长5～15 μm。

【炮制】除去杂质及包被、菌根等，取孢体入药。

【性味与归经】辛，平。归肺经。

【功能与主治】清热，利咽，止血。用于风热郁肺，咽喉肿痛，咳嗽，音哑；外治鼻血，创伤出血。

【用法与用量】1.5～6 g。外用适量，敷患处。

【贮藏】置密闭容器、放阴凉干燥处。

·起草说明·

【别名】马屁泡、马勃、马庇勃。

【名称】本品甘肃习称为马勃，未成熟者习称"白马勃"，成熟者习称"灰马勃"，为与《中国药典》收载马勃区别，地方标准以白马勃为名收载[1]。

【来源】马勃为常用中药，商品主要以大马勃、脱皮马勃、紫色马勃、大口静灰球和长根静灰球为主[2]。据调查，甘肃主流品种是大马勃、脱皮马勃、大口静灰球和长根静灰球干燥子实体[3、4]。长根静灰球和大口静灰球使用历史较久，功效与马勃相同[5、6]，故同时收载于地方标准[1]。

【原植物】**大口静灰球**　子实体近球形，直径6～12 cm，不孕基部小，未成熟时包被白色，后变浅青黄色至黄褐色，易脱落，内被膜质，柔软，成熟后呈淡兰灰色，具光泽,上部开裂成不规则大口。孢体浅烟色不育基部海绵状,具弹性,孢子椭圆形,或球形,直径3~5 μm。孢丝分枝状,主干粗可达l0 μm,小枝向顶端尖削。

夏秋季雨后生于地上。分布于陇南、天水、平凉、庆阳、兰州、甘南、武威等地;吉林、河北、山西、江苏、广东、贵州等省区亦分布。

长根静灰球 唯子实体卵球形或扁球形,不孕基部较长,具粗壮假根,约占全体的1/3左右。成熟时尖部开口小。

夏秋季雨后生于地上。分布于陇南、天水、平凉、兰州、甘南等地;吉林、四川等省亦分布。

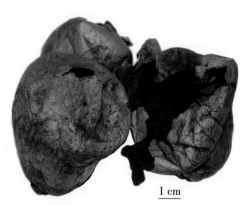

图1 白马勃药材图

【产地】产于平凉、庆阳、天水、定西、陇南、甘南、武威等地。

【采收加工】夏、秋二季子实体近成熟时采收,习称白马勃;成熟后采收,习称灰马勃,除去包被及不孕基部。

【性状】按天水地产药材并参照资料描述[4],见图1。

白马勃与灰马勃有所差别,前者子实体类圆形,直径3~7 cm,表面黄白色或灰白色,略粗糙。后者子实体类球形或扁球形,直径5~12 cm,灰褐色或蓝灰色。不育基部较小或较大,包被上部成块脱落或开裂。

标准将两者一并描述。

【鉴别】观察样品并参照资料[4]拟定。长根静灰球与大口静灰球孢子、孢丝形态特征相似,前者孢子卵圆形,光滑;而后者呈近球形,光滑或具小疣,今合并描述,见图2。

此外,尚有经验鉴别方法:取本品置火焰上轻轻抖动,即可见细微的火星飞扬,熄灭后产生大量浓烟。

【药理作用】大口静灰球和长根静灰球水煎剂和50%乙醇提取物对乙型链球菌、肺炎球菌、变形杆菌、金黄色葡萄球菌有较强的抑制作用[7]。

【炮制】按本草记载拟定。《中国药典》中马勃要求子实体剪块入药,与本草记载不符。

【性味与归经】【功能与主治】【用法与用量】【贮藏】参照文献[1、2、3]拟定。

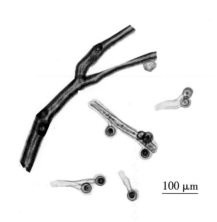

图2 白马勃粉末图

参考文献

［1］甘肃省食品药品监督管理局.甘肃省中药材标准（2009年版）［S］.兰州：甘肃文化出版社，2009：298-300.

［2］中国药品生物制品检定所，等.中药材手册（第二版）［M］.北京：人民卫生出版社，1996：760.

［3］丁永辉、常克俭、宋平顺，等.商品马勃的品种调查和鉴定［J］.中国中药杂志，1991，16（6）：323-324.

［4］宋平顺，张伯崇，卫玉玲，等.甘肃省中药材复杂品种及质量的调查研究（Ⅰ）—地区习用品种的调查［J］.中国中药杂志，1996，21（12）：717-720.

［5］顾云龙.甘肃药用真菌［M］.兰州：兰州大学出版社，1986：124.

［6］蒲训，顾龙云.甘肃大型真菌灰包科调查初报［J］.西北植物学报，1994，14（12）：123-124.

［7］孙菊英，郭朝辉.十种马勃体外抑菌作用的实验研究［J］.中药材.1994，17（4）：37-38.

白 木 耳

Baimuer

TREMELLAE FUCIFORMIS

本品为银耳科真菌银耳 *Tremella fuciformis* Berk. 的干燥子实体。夏、秋二季采摘，淘净，拣去杂质，晒干或烘干。

【性状】本品呈不规则块片状，由数片至十余片薄而皱褶的瓣片组成。表面类白色或浅黄色，基蒂黄褐色，半透明，微有光泽。质硬易脆。气特异，味淡。

【鉴别】（1）取本品粉末0.5 g，加水10 ml，加热回流15 min，滤过。取滤液2 ml，置试管中，加茚三酮试液1 ml，置水浴上加热5 min，显蓝紫色。

（2）取本品粉末0.5 g，加70%乙醇10 ml，加热回流15 min，滤过。取滤液2 ml，加2% α-萘酚乙醇溶液5滴，摇匀，沿管壁缓缓加入硫酸1 ml，两液接界面显紫红色环。

【炮制】淘净，拣去杂质，晾干。

【性味与归经】甘、淡，平。

【功能与主治】滋阴润肺，养胃生津。用于虚痨咳嗽，痰中带血，虚热口渴等症。

【用法与用量】9～15 g。

【贮藏】冷藏或置阴凉干燥处。

·起 草 说 明·

【别名】白耳子、银耳。

【名称】本品为名贵中药，因其色白，形成卷曲若耳，称银耳，《本草再新》称白木耳，现药材通称白木耳，本标准沿用。

【来源】白木耳为《神农本草经》记载"五木耳"之一类型，为我国著名食用菌。古代关于耳有以色分，也以寄主不同区分居多，《本草经集注》《新修本草》均有"五木耳"。《食物本草》将本耳分为桑、槐、楮、榆、柳五种，记载"木耳各皆生，其良毒亦必随木性，楮耳人常食，槐耳疗痔。桑耳其黄熟成白者，止久泄，益气不饥，收桑树上木耳白如鱼鳞者治咽喉痹痛立效。"白如鱼鳞者与今白木耳相符[1、2、3]。

现代木耳在医疗上分为黑木耳和白木耳，甘肃是木耳主产地之一，陇南、天水等地亦产大量的白木耳，在供给食用外，亦收购药用，故纳入地方标准[4]。

【原植物】担子果胶质，白色，半透明，花朵状，由薄而卷曲的瓣片所组成，具有弹性，直径5～l0 cm；干后角质，硬而脆，白色或米黄色，体积强烈收缩。子实层生于整个瓣片的上、下表面，由无数的担子（也称为下担子）所组成；每个担子十字形垂直或稍斜地分割成4个细胞，每个细胞顶端伸长成一个细长的柄，伸至子实层表面下，称为上担子，从其顶端又产生一个担孢子梗，顶生一个孢子；担子近球形，6～7.5×5～6 μm，透明无色；担孢子卵球形或卵形、稀有瓜子形，6～7.5×5～6 μm，透明无色，成堆时白色。

生于栎、柳、杨、槭、桃、柿等数十种阔叶树的腐树木上，与羽状菌丝（俗称香灰菌）伴生；仅有银耳菌丝没有羽状菌丝，银耳菌丝则不能分化形成子实体。分布于甘肃的庆阳、平凉、天水、陇南等地；四川、云南、广西、福建等省区亦有分布。

【产地】主产于陇南、庆阳。

【采收加工】以夏、秋二季为盛产期。采收宜在早、晚或阴雨天，用竹刀刮入竹笼中，淘净，拣去杂质，晒干或烘干[2、3]。近年甘肃省大量人工培育，形似莲花，朵大，色较黄，质量亦较好。

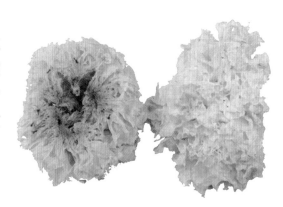

图1　白木耳药材图

【性状】按商品药材实物描述。见图1。

【鉴别】（1）为蛋白质反应。

（2）为碳水化合物类反应，均参照文献[3]拟定。

【化学成分】含银耳子实体多糖、银耳孢子多糖、麦角甾醇、麦角甾-5，7-二烯—3β-醇及十一烷酸、十六烷酸、十五烷酸等脂肪酸；磷脂部分有磷脂酰甘油、磷脂酰胆碱等[5]。

每100克含维生素 B_1 0.1 mg、维生素 B_2 0.3 mg、维生素 P 7.2 mg、维生素 C 24.9 mg。含有钙、铁、钾、磷、钠等矿物质和微量元素。干品含粗蛋白4.6%、脂肪0.2%。含有总碳水化合物94.8%、纤维1.4%、灰分0.4%、热量412千卡[4]。

【药理作用】银耳具广泛的药理作用[2、3]（1）抗肿瘤作用：银耳中的多糖类物质对小鼠肉S-180有较好的抑制作用。（2）免疫促进作用：其糖浆制剂有增强巨噬细胞吞噬能力的显著作用。（3）抗辐射作用：对钴60、γ-射线造成的放射性损伤有较好的保护作用。（4）对呼吸系统作用：白木耳具有治疗慢性支气管炎的作用，以银耳制剂银耳糖浆治慢性支气管炎有效率在85%左右，显效占47%；并有一定镇咳、祛痰、平喘等作用。（5）对心血管系统作用：银耳制剂治疗肺源性心脏病有效率达90%。

【性味与归经】关于白木耳的性味，有不同的记载。本标准采用文献[1、2]拟为"甘、淡，平"。本品为常用食用菌，无毒性。考虑到通常的习惯，不记载"无毒"，只标明"甘、淡，平"。

【功能与主治】历代木耳主要用于"凉血止血"。《本草再新》记载"润肺滋阴"。《本草问答》记载"治口干肺痿，痰郁咳逆。"《食物本草》记载治疗"咽喉痹痛立效""止久泄，益气不饥"等，但近代主要用于虚劳咳嗽，痰中带血，虚热口渴等症，因此，其功能为"滋阴，润肺，养胃，生津"。

【用量与用法】【贮藏】参考文献[2]拟定。

【禁忌】本品《饮片参新》载"风寒咳嗽者忌用"，但近代文献未见记载，本标准不列人。

参考文献

[1]（元）李杲编辑.（明）李时珍参订.食物本草（点校本）[M].北京：人民卫生出版社，2018：148.

[2]《中华本草》编委会.中华本草（第二册）[M].上海：上海科学技术出版社，1999：515，584.

[3] 应建浙.中国药用真菌图鉴 [M].北京：科学出版社，1987：69.

[4] 甘肃省食品药品监督管理局.甘肃省中药材标准（2009年版）[S].兰州：甘肃文化出版社，2009：301-302.

茯　神

Fushen

PORIA CUM RADIX PINI

本品为多孔菌科真菌茯苓 *Poria cocos* (Schw.) Wolf. 带松根的菌核。择茯苓带松根者，除去杂质，剁作小块，晒干。

【性状】本品为方块状或不规则形，长、宽为 2～4(6) cm，厚 2～4 mm。菌核灰白色或稍呈淡棕色，质坚硬而脆，断面粉质。中间或一侧有灰黄色松根，可见年轮纹理。气微，味淡。

【检查】水分　不得过 18.0%（中国药典四部通则 0832 第二法）。

总灰分　不得过 2.0%（中国药典四部通则 2302）。

【炮制】除去杂质。

【性味与归经】甘，平。归心、脾经。

【功能与主治】宁心安神，利水。用于心神不安，惊悸健忘，惊厥，小便不利。

【用法与用量】6～12 g。

【贮藏】置通风干燥处，防蛀。

·起 草 说 明·

【别名】伏神。

【来源】本品始载于《名医别录》，《本草经集注》一名伏神 [1]。古今均有茯苓与茯神分别药用的记载，现代甘肃临床亦有应用，故纳入本标准 [2]。

【原植物】茯苓菌核体为不规则的块状、球状、扁形、长圆形，大小不一，小者如拳，大者直径达 20～30 cm 或更大。表面淡灰棕色或黑褐色，呈瘤状皱缩，内部白色稍带粉红，由无数菌丝组成。子实体伞形，边缘有齿。有特殊臭气。

寄生于松科植物赤松或马尾松等树根上。分布于陇南、天水等地；吉林、安徽、浙江、福建、台湾、河南、湖北、广西、四川、贵州、云南等省区亦有分布 [3]。

【产地】产于陇南、天水等地。商品多从省外调进。

【采收加工】选茯苓中间带松根者，除取杂质，剁作小块，晒干。

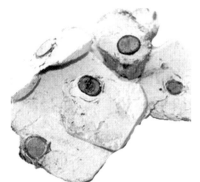

图 1　茯神药材图

【性状】根据药材样品描述。近年由于人工培育茯神大量上市，加工呈方块状，有的呈不规则片状，长、宽达到6 cm，个别更大。见图1。

【检查】水分、总灰分　按《中国药典》（四部通则0832第二法、2302）[4]，对8批样品测定。见表1。

表1　8批样品测定结果（％）

样品	1	2	3	4	5	6	7	8
水分	15.2	12.9	17.7	13.4	15.1	11.5	16.0	12.9
总灰分	1.7	1.9	1.1	1.4	1.5	1.3	1.8	1.5

根据测定结果，水分、总灰分的限度分别拟定为不得过18.0%、不得过2.0%。

【化学成分】含有茯苓多糖、三萜、脂肪酸、甾醇、腺嘌呤、组氨酸、胆碱等成分[4]。

【药理作用】现代研究表明，茯神具有显著的抗肿瘤、健脾胃、利水消肿、镇定安神、增强免疫及抑菌等作用，长于镇静安神[4]。

【炮制】【性味与归经】【功能与主治】【用法与用量】【贮藏】参考有关文献[1、2]拟定。

【贮藏】按常规拟定。

参考文献

［1］《中华本草》编委会.中华本草（第一册）［M］.上海：上海科学技术出版社，1999：560.

［2］甘肃省食品药品监督管理局.甘肃省中药材标准（2009年版）［S］.兰州：甘肃文化出版社，2009：306-307.

［3］顾龙云.甘肃药用真菌［M］.兰州：兰州大学出版社，1986：58.

［4］国家药典委员会.中华人民共和国药典（2020年版·四部）［S］.北京：中国医药科技出版社，2020：114、234.

［5］张雪，向瑞平，刘长河.茯神的化学成分和药理作用研究进展［J］.郑州牧业工程高等专科学校学报，2009，29（4）：20-21.

桑　黄

Sanghuang

SANGHUANGPORUS

本品为多孔菌科桑黄菌 *Sanghuangporus sanghuang*（Sheng H.Wu，T.Hatt.& Y.C.Dai）Sheng H.Wu.的干燥子实体。四季均可采收，除去杂质，晒干。

【性状】本品呈半球形、马蹄形或不规则形，大小不等。表面呈灰褐色、棕褐色至黑色，有光泽，有同心环棱，边缘圆钝，有的龟裂明显，有的密生短绒毛，干后脱落。菌肉硬，木质，棕黄色至棕褐色。气微，味淡。

【鉴别】本品粉末浅黄棕色。菌丝呈浅黄色、浅黄褐色，有一主干，呈树枝状分枝，分隔不明显，或分枝稀少，较平直。

【炮制】除去杂质，用时捣碎。

【性味与归经】微苦，寒。归肝、肾经。

【功能与主治】止血，活血，软坚，排毒，和胃止泻。用于血淋，崩漏带下，经闭，癥瘕积聚，癖饮，脾虚泄泻。

【用法与用量】6～15 g。

【贮藏】置阴凉干燥处。

·起草说明·

【别名】桑耳。

【名称】现代商品以桑黄为名，本标准沿用。

【来源】桑黄原名"桑耳"记载于《神农本草经》。《药性论》始称为桑黄，《本草纲目》总结出完整的功效[1]。

陇南民间有应用历史，《甘肃药用真菌》[2]《甘肃中草药资源志》[3]分别收录。近年调查，康县等地有少量商品。基于桑黄的医疗价值，为了进一步促进开发利用，纳入本标准，为新增加品种。

根据最近的研究，来源于多孔菌科桑黄菌 *Sanghuangporus sanghuang*（Sheng H.Wu，T.Hatt.& Y.C.Dai）Sheng H.Wu.[4]。

【原植物】子实体无柄，菌盖扁半球形或马蹄形，2～12×3～21 cm，厚1.5～10 cm。木质，浅肝褐色至暗灰色或黑色，老时常龟裂，无皮壳，初期有细微绒毛，后变无毛，有同心环棱，边缘钝，深肉桂色至浅咖啡色，下侧无子实层，菌肉深咖啡色，硬木质。

菌管与菌肉近同色，多层，但层次不明显，年老的菌管层充满白色菌丝，管口锈褐色至酱色，圆形；孢子近球形，光滑，无色，刚毛顶端尖锐，基部膨大；菌丝不分枝，无横隔。

生于桑（鸡桑 *Morus australis* Poir.或家桑 *Morus alba* Linn.）的树干上。分布于陇南；华北、东北，以及广东、四川、云南等省区亦有分布。

【产地】　主产于康县、徽县、成县、文县等地。

【性状】　根据康县药材描述。见图1。

【鉴别】　显微鉴别　根据对康县的商品药材观察描述。见图2。

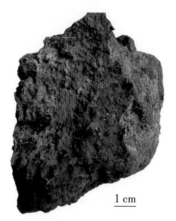

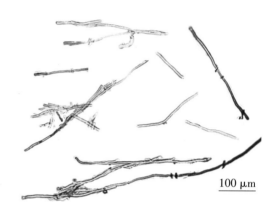

图1　桑黄药材图　　　　　　　　　　　　图2　桑黄粉末图

【化学成分】　含有多糖、三萜类、酚类、吡喃酮、黄酮类等成分[1、4]。

【药理作用】　具有抗肿瘤、抗氧化、抗炎、降血糖、调节免疫等作用[1、4]。

【炮制】【性味与归经】【功能与主治】【用法与用量】及**【贮藏】**参照文献[1、2、3]拟定。

参考文献

[1] 朱琳，崔宝凯.药用真菌桑黄的研究进展［J］.菌物研究，2016，14（4）：201-207.

[2] 顾云龙.甘肃药用真菌［M］.兰州：兰州大学出版社，1986：49.

[3] 赵汝能.甘肃中草药资源志（下册）［M］.兰州：甘肃科学技术出版社，2007：407.

[4] 吴声华，黄冠中，陈愉萍，等.桑黄的分类及开发前景［J］.菌物研究，2016，14（4）：187-200.

九、动物类

山 羊 血

Shanyangxue

CAPRAE BLOODES

本品为牛科动物山羊 *Capra hircus* Linnaeus 的干燥血块或鲜血。屠宰羊时，收集羊血，晒至半干，切成小块，干燥。

【性状】本品呈不规则的块状，大小不等。表面黑褐色或紫褐色，凹凸不平，微有光泽。体轻，质坚脆，易折断。气微腥，味微咸。

【鉴别】取本品粉末 0.5 g，加稀乙醇 10 ml，加热回流 1 h，滤过，取滤液 2 ml，趁热加入茚三酮试液数滴，加热数分钟，溶液显紫色。

【检查】总灰分　不得过 4.0%（中国药典四部通则 2302）。

【炮制】除净杂质，用时捣碎或研成细粉。

【性味与归经】咸，甘、温。归心、肝经。

【功能与主治】活血散瘀，通络，接骨。用于跌打损伤，筋骨疼痛，崩漏下血，吐血，衄血，便血，尿血，外疡痈肿。

【用法与用量】1～3 g，鲜血 30～50 ml。多研细粉冲服或入丸散。

【注意】阴虚血热者慎服。

【贮藏】贮于容器内，置阴凉干燥处，防霉变，防虫蛀。

·起 草 说 明·

【别名】羊血。

【名称】本品来源于山羊的血，取名山羊血，区别于其它羊血。

【来源】羊血始载于《新修本草》。《本草纲目》记载"羊血，白羊者良。"[1] 山羊血始见《本草汇言》，据考证，古代羊血来源于绵羊 *Ovis aries* Linnaeus 和山羊 *Capra hircus* Linnaeus，而山羊血来源于青羊 *Naemorhedus goral* Harawicke、盘羊 *Ovis ammon* Linnaeus 或北山羊 *Capra ibex* Linnaeus 的血[2]。经调查，甘肃羊血主要来源于山羊 *Capra hircus*。有些地方为山羊和绵羊 *Ovis aries* Linnaeus 的混合血加工成的，鉴于甘肃省传统习用的羊血主要为山羊的血块，原标准来源中仅收录山羊 *Capra hircus* Linnaeus 一种[3]。

【原动物】山羊 *Capra hircus* Linnaeus 为饲养的家畜。体长 0.7～1.2 m，重 10～40 kg。头长，颈短，耳大，四肢强。雌雄额部均有角 1 对，雄性角较大，角基呈三角形，角尖常向后弯，表面有隆起环脊。上颚无门牙及大牙。雄性颚有总状胡须（俗称山羊胡子），雌性较短。毛色多为白色，有时可见白、黑、灰或黑白相间杂色毛。

全球有150个左右山羊品种，分为奶山羊、毛山羊、绒山羊、毛皮山羊、肉黑山羊和普通地方山羊。中国是世界上山羊品种资源最为丰富的国家，已培育出黑山羊等近40个品质优良而又各具特色的山羊品种。

甘肃及全国各地均有家养（图1）。

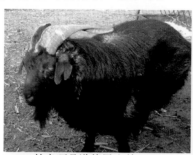
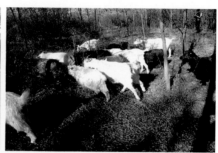

甘肃环县洪德黑山羊　　　　　　　甘肃正宁县明韩坳山羊

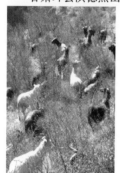
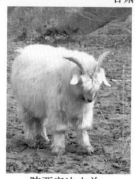
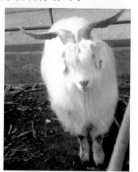

甘肃宁县九岘山羊　　　陕西定边山羊　　　陕西吴起山羊

图1　山羊血原动物图

【产地】主产于定西、临夏、甘南等地；或从省外市场购进。

【采收加工】据记载，过去将羊血灌于肠内（刮净油脂的羊肠），扎成小节，晒干。目前多直接加工，取鲜山羊血盛在平底器皿中，晒干，切成小块。

【性状】市售商品为干燥血块，根据收集药材描述。见图2。

【检查】对10批自制、市售样品进行检查，结果见表1。

1 cm

图2　山羊血药材图

表1　10批样品测定结果（%）

样品	康乐	合作	临洮	和政	靖远	市售1	市售2	市售3	市售4	市售5
总灰分	1.3	2.4	3.1	2.7	2.4	4.1	3.2	2.1	3.7	2.5

10批样品中总灰分在1.3%～4.1%之间，拟定其限度不得过4.0%。

【化学成分】含多种蛋白质，主要有血红蛋白、血清白蛋白、血清球蛋白和少量纤维蛋白。尚含少量脂类（磷脂和胆甾醇）、葡萄糖及无机盐等[2]。

【用法与用量】过去有温酒（烧酒）调化服用。民间常有直接服用鲜血，而商品血块一般"研细粉冲服或入丸散"，今一并列入本标准。

【炮制】【性味与归经】【功能与主治】【注意】【贮藏】参照文献[1、2、3]拟定。

参考文献

[1]（明）李时珍.本草纲目（校点本，下册）[S].北京：人民卫生出版社，1982：2723.

[2]《中华本草》编委会.中华本草（第九册）[S].上海：上海科学技术出版社，1999：715、728-729.

[3]甘肃省食品药品监督管理局.甘肃省中药材标准（2009年版）[S].兰州：甘肃文化出版社，2009：308-309.

山羊角

Shanyangjiao

CAPRAE HIRCI CORNU

本品为牛科动物山羊 *Capra hircus* Linnaeus 的角。四季均可采收，屠宰羊时，锯取其角，晒干。

【性状】本品呈弯曲的长锥形，一面较平或略向内凹，一面呈凸起状，长10～30 cm，基部直径约3～5 cm。表面灰白色、青灰色至灰褐色，不透明，具纵纹或纵裂纹。自基部至中上部有7～15个波状环脊，脊间距0.5～1 cm。基部切面类三角形，角塞中部呈空洞状，污白色或黄白色，骨质；角鞘黑色、棕黄色或类白色，角质。质坚硬。气微腥，味淡。

【鉴别】（1）本品横切面：角顶部组织波浪状起伏明显，束呈条形、新月形或椭圆形；束间基本角质组织较宽广，角质细胞呈多角形或长多角形，细胞核状物不明显，内含较多的浅灰色、淡黄色或棕色的色素颗粒。角中部组织稍呈波浪状；角基部组织波浪状不明显，色素颗粒较少。髓腔大小不一，长径20～60（110）μm。

（2）取本品粉末0.1 g，置试管中，加浓硝酸2 ml，直火加热，产生棕色气体及大量气泡，继续加热至角粉完全溶解，硝酸溶液呈黄色；取酸液1滴，加浓氨水3滴，溶液呈桔黄色。

（3）聚合酶链式反应–限制性内切酶长度多态性方法。

模板DNA提取　取本品粉末0.5 g，依次用75%乙醇1.5 ml，灭菌超纯水1.5 ml清洗，吸干表面水分，置乳钵中研磨成极细粉。取20 mg置2 ml离心管中，用血液/细胞/组织基因组DNA提取试剂盒（离心柱型）提取DNA加入200 μl缓冲液GA，振荡至彻底悬浮；加入20 μl Proteinase K溶液混匀后，在56 ℃水浴裂解24 h；加入200 μl缓冲液GB，充分颠倒混匀，70 ℃放置30 min，溶液变至清亮；加入200 μl无水乙醇，充分振荡混匀15 sec，简短离心去除管盖内壁的水珠；将上一步所得溶液和絮状沉淀都加入一个吸附柱CB₃中（吸附柱放入收集管中），12000 rpm离心30 sec，倒掉废液，将吸附柱CB₃放回收集管中；向吸附柱CB₃中加入500 μl缓冲液GD，12000 rpm离心30 sec，倒掉废液，将吸附柱CB₃放回收集管中；向吸附柱CB₃中加入600 μl漂洗液PW，12000 rpm离心30 sec，倒掉废液，将吸附柱CB₃放回收集管中；向吸附柱CB₃中再加入600 μl漂洗液PW，12000 rpm离心30 sec，倒掉废液，将吸附柱CB₃放回收集管中，12000 rpm离心2 min，倒掉废液，将吸附柱CB₃室温放置20 min，以彻底晾干吸附材料中残余的漂洗液。取出离心柱，放入另一干净的离心管中，向吸附膜的中间部位悬空滴加100 μl洗脱缓冲液TE，室温放置

2 min，12000 rpm 离心 2 min，将溶液收集到离心管中。另取山羊角对照药材0.5 g，同法制成对照药材模板DNA溶液。

PCR反应 鉴别引物：5′ CTATTATGATTGGAGGGT 3′和5′ TTAGGTTTCGGTCTGTTA 3′。PCR 反应体系：在200 μl 离心管中进行，反应体系为20 μl，反应体系包括2×Taq PCR MasterMix 10 μl，鉴别引物（10 μmol/L）各0.5 μl，无菌双蒸水10 μl，模板1 μl。将离心管置PCR仪，PCR反应参数：95 ℃预变性5 min，循环反应35次（95 ℃、30秒，56 ℃、45秒），延伸（72 ℃）5 min。

电泳检测 照琼脂糖凝胶电泳法（中国药典四部通则0541），胶浓度为1.5%，胶中加入核酸凝胶染色剂GelRed；供试品与对照药材PCR反应溶液的上样量为10 μl，DNA分子量标记上样量为3 μl（0.5 μg/μl）。电泳结束后，取凝胶片在凝胶成像仪上或紫外透射仪上检视。供试品凝胶电泳图谱中，在与对照药材凝胶电泳图谱相应位置上，在300～400 bp应有单一DNA条带。

【炮制】洗净，除去角塞，镑片、磨粉或砂烫醋淬。

【性味与归经】咸，寒。归肝、心经。

【用法与用量】15～25 g。或入成药。外用适量，烧灰研末调敷。

【贮藏】置阴凉干燥处，防虫蛀。

·起 草 说 明·

【别名】羊角、羖羊角。

【名称】本品来源于山羊，取名山羊角，区别于其它羊角。

【来源】羖羊角始载于《神农本草经》。《本草经集注》记载"羊有三、四种，入药以青色羖羊为胜。"《本草图经》记载"羊之种类亦多，而羖羊亦有褐色、黑色、白色者。"《本草衍义》记载"羊角出陕西、河东，毛最长而厚，此羊可入药。"羊角入药历史悠久，品种亦较多。据文献，羖羊角来源于牛科动物山羊 *Capra hircus* Linnaeus 和绵羊 *Ovis aries* Linnaeus[1]。

山羊角之名，《本草经集注》在羚羊角项下记载"山羊角极长，唯一边有节，节亦疏大。"从角的特征判断，拟指藏羚 *Pantholops hodgsoni* Abel 之类。另《尔雅义疏》有"山羊，有长髯。"按髯者下颔之须，牛科动物仅见山羊 *Capra hircus* Linnaeus 等同属动物有颔下之须。《本草纲目》记载"山羊有二种，一种角盘环，一种角细者。"结合有关描述，前者与今盘羊 *Ovis ammon* 相当，后者与今山羊 *Capra hircus* 相仿。《日用本草》记载"山羊，似羚羊，色青，其角有挂痕者，为羚羊，无者为山羊。"《本草新编》亦收山羊角，此已考证为青羊 *Naemorhedus goral*[1]。

综上可见，本草中山羊角和羊角存在同名异物，不同时期所指有差别。山羊 *Capra*

*hircus*之角在做为制剂的原料民间亦见配方，资源又丰富，故纳入地方标准[2]。

【原动物】参见"山羊血"项下。

【产地】产于庆阳，或从宁夏、陕西等省外调进。

【采收加工】全年均可采收，锯角，干燥。

【性状】根据从省内收集山羊角药材样品描述。由于山羊的品种不同，山羊角的大小、颜色和波状环脊有一定差异，综合描述。见图1。

【鉴别】（1）根据样品并参照文献[3]描述。组织基本结构略呈波浪状起伏，在顶部、中部和基部依次呈现为最明显、明显和不甚明显的差异性，成束存在。

基本的组织结构，见图2。

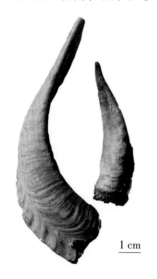

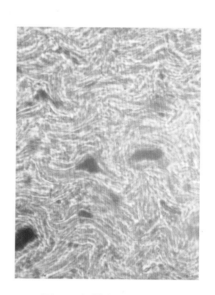

图1　山羊角药材图　　　　　　　　　　　图2　山羊角组织图

（2）为磷酸盐鉴别反应。

（3）聚合酶链式反应-限制性内切酶长度多态性方法。鉴于商品中有时绵羊、藏绵羊、滩羊等相近动物角混入，制定专属性更强的DNA检验方法。

本方法对GenBank数据库中的山羊COI基因（基因登录号见表1）用DNAman8软件进行比对，将比对结果导入Primer Premier 5中设计6对特异性鉴别引物（表2），并对引物进行筛选，筛选出能明显区分山羊角及其混淆品的引物YJ-F1和YJ-F2。采用天根血液/细胞/组织基因组DNA提取试剂盒（TIANamp Genomic DNA kit）提取羊角基因组DNA，对影响PCR反应的4个主要因素（引物浓度、2×Taq MasterMix含量、模版DNA含量和退火温度）进行四因素三水平的正交设计试验优化，筛选确定了最佳的扩增体系。即20 μl的PCR反应体积，含20 ng模板DNA，1 μmol·L⁻¹引物，8 μl 2×Taq MasterMix，退火温度为56 ℃。

表1　山羊角纳入CO1基因序列信息表

序号	基因位点	GenBank号	序号	基因位点	GenBank号
1	CO1	KC679016.1	8	CO1	Q269438.1
2	CO1	Q269428.1	9	CO1	Q269439.1
3	CO1	Q269434.1	10	CO1	KC679018.1
4	CO1	Q269435.1	11	CO1	KC679017.1
5	CO1	Q269436.1	12	CO1	KC679019.1
6	CO1	Q269439.1	13	CO1	JN850777.1
7	CO1	JN245994.1			

表2　CO1引物序列

引物编号 Primers No.	上游引物碱基序列 Forward primer sequences	引物编号 Primers No.	下游引物碱基序列 Reverse primer sequences
YJ-A1	5'-TGAGCCGGCATAGTAGGAAC-3'	YJ-A2	5'-CCTGAGTAGTAGGTGACAATGTG-3'
YJ-B1	5'-CATCGGCACCCTCTACCT-3'	YJ-B2	5'-TATAAAATAGGGTCTCCTCCTCCTG-3'
YJ-C1	5'-TATGATTGGAGGGTTTGG-3'	YJ-C2	5'-GTGTTTAGGTTTCGGTCT-3'
YJ-D1	5'-TATGATTGGAGGGTTTGG-3'	YJ-D2	5'-CCTGCATGGGCTAGATTA-3'
YJ-E1	5'-ATTATGATTGGAGGGTTTG-3'	YJ-E2	5'-AGGTTTCGGTCTGTTAGT-3'
YJ-F1	5'-CTATTATGATTGGAGGGT-3'	YJ-F2	5'-TTAGGTTTCGGTCTGTTA-3'

　　收集16批次山羊角样本及其混淆品，用优化后的山羊角PCR鉴别方法进行验证，扩增产物进行1.5%的琼脂糖凝胶电泳，电泳缓冲液为1×TAE，电压130 V，电泳结束后在凝胶图像分析仪上观测分析并照相，见图3。

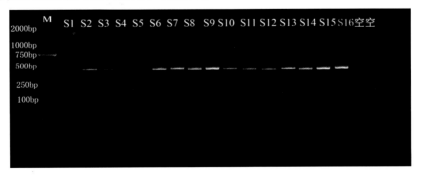

图3　16批不同产地样本验证图

注：M为Marker D2000，空为空白对照

S1.杂交小尾寒羊角　S4.寒杂羔羊角 S5.绵羊角　S2、S3、S7-S16.山羊角

从图中可以看出，优化后山羊角PCR体系电泳条带集中、整齐、清晰、无拖尾无弥散现象，说明本山羊角聚合酶链式反应法鉴定标准能够满足山羊角及其混淆品的鉴别要求。

【化学成分】含氨基酸、多肽、角蛋白、甾族化合物、苷类、磷脂类物质及无机元素[4、7]。

【药理作用】山羊角具有广泛的药理作用[5、6、7]。（1）解热作用：山羊角的醇提取液（50%、10%的浓度）口服，对用霍乱、伤寒、副伤寒甲、乙混合菌苗耳静脉注射，致人工发热的家兔有不同程度的解热作用，但作用比羚羊角稍差。（2）镇静作用：山羊角能使小白鼠的自发活动减少，又能延长硫喷妥钠所引起的睡眠时间，说明对中枢神经有抑制作用，其镇静作用稍强于羚羊角。（3）镇痛作用：小白鼠腹腔注射山羊角水煎液10 g/kg，能非常显著地减少由于腹腔注射0.7%醋酸0.1 ml/10 g所引起的小鼠扭体活动次数。（4）镇惊作用：小鼠腹腔注射山羊角水煎液20 g/kg，能对抗苯甲酸钠咖啡因、硝酸士的宁和印防已毒素引起的惊厥，但强度低于羚羊角。（5）降压作用：山羊角水煎液对麻醉猫的血压有继发性降压作用。（6）抗病毒作用：山羊角水煎液在试管中能抑制$25\sim100\ TCD_{50}$的流感病毒。

临床主要用于退热、降压和治疗头痛等症状[7]。

【炮制】参照文献[2、3、4]拟定。

【性味与归经】【功能与主治】【用法与用量】【贮藏】均参照文献[1、2、4]拟定。

参考文献

[1] 江苏新医学院.中药大辞典[M].上海：上海科学技术出版，1986：180，1951，2256.

[2] 甘肃省食品药品监督管理局.甘肃省中药材标准（2009年版）[S].兰州：甘肃文化出版社，2009：310-311.

[3] 中华人民共和国卫生部标准（试行）1988年，羊角WS2-05（D-05-88）.

[4] 高士贤.中国动物药志[M].吉林：吉林科学技术出版社，1996：1029-1032.

[5] 姜清华，翟延君.羚羊角与山羊角药理作用比较[J].山西医药杂志，2006，35（7）：582-583.

[6] 陈芙蓉，商丹丹，姜溪，等.山羊角替代羚羊角的实验研究[J].药物评价研究，2015，38（1）：49-52.

[7] 刘力，张辉，胡荣，等，山羊角研究概况[J].长春中医学院学报，1994，10（5）：109.

牛羊草结

Niuyangcaojie

CALCULUS BOVIS SEU CAPRAE SEU OVIRIS

本品为牛科动物黄牛 *Bos taurus domesticus* Gmelin、牦牛 *Bos grunniens* Linnaeus、山羊 *Capra hircus* Linnaeus 或绵羊 *Ovis aries* Linnaeus 胃内由草和毛、碱土等杂物形成的结块。四季均可采收，从胃中取出晒干。

【性状】**牛草结**　呈圆球形、扁球形或扁椭圆形，直径 3～10（20）cm。外表面黑色或棕褐色，略平坦或凹凸不平，有光泽，少数外表面土灰色或灰绿色，平坦，无光泽。质轻，略有弹性或较坚硬。断面棕色、黑色、灰黄色，可见毛纤维、植物组织和碱土，有的尚有杂布条、麻绳等物。气腥，味淡。

羊草结　呈长椭圆形、类球形，直径 1.5～6 cm。

【鉴别】本品粉末棕褐色、浅黄棕色至灰绿色。毛纤维直径 21～167 μm，有髓或无髓，鳞片为环型和非环型，有的鳞片不明显，而皮质条纹结构明显。植物组织主要为非腺毛、导管、纤维及薄壁组织。有的具棕色不定形团块、结晶和内毛虫。

【炮制】除去布条、绳索等杂质，用时碾成粉末。

【性味与归经】淡，温。

【功能与主治】镇静，降逆止呕。用于噎嗝反胃，呕吐。

【用法与用量】1.5～10 g。

【注意】胃火炽热，无气滞者忌服。

【贮藏】置通风干燥处，防潮。

·起草说明·

【别名】羊贩子、羊衰、羊叫子、羊枣（以上均指羊草结）；草结、羊草结，牛草结。

【名称】现代商品中羊草结和牛草结一同收购使用，称牛羊草结，本标准采用牛羊草结为正名。

【来源】羊草结始于《本草纲目》记载"羊贩子，除翻胃。"[1]《本草纲目拾遗》称"羊衰"[2]，据其描述，与今羊草结相符。牛草结历代本草未见收载，《内蒙古中草药》记载可供药用，并认为与羊草结有相同功效[3]。目前商品中牛草结、羊草结同等收购使用，主销沿海省市，不再区分[4、5、6]，今一同纳入地方标准[7]。

【原动物】**黄牛**　大型家畜。个体中等，长 150～200 cm。头大额广，眼大，鼻阔口宽，头顶都有角一对，左右分开，角形稍向前侧生长。四肢健壮，蹄趾坚硬；四肢匀称，4趾均有蹄甲，其后方2趾不着地。尾较长。全身被短毛，毛色不一致，一般多为黄色，亦有红褐、棕褐、黑色以及花斑者。因品种较多，其体态、毛色、角之大小、长短互有不同（图1）。

甘肃各地均有饲养；全国各地亦广泛饲养。

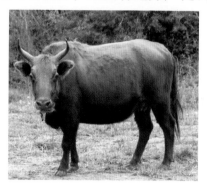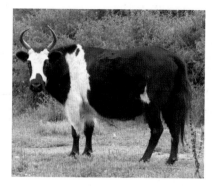

图1　黄牛图　　　　　　　　　　图2　牦牛（家养）图

牦牛　体型大，成年雄性长达3.6 m，肩高至160 cm。头大额广，耳小；雄性角大，角基略扁，二角远离，角先直升再向外，后向上弯曲。四肢短而粗。被黑褐色毛，头和背部的毛短而光滑，体侧、颈、肢、胸及尾部均为长毛。吻部、鼻部稍呈白色。家养的牦牛体形较小，毛色或有变化（图2）。

野生者栖息于高山峻岭。分布于甘肃的甘南、祁连山等地；青海亦有分布。已驯化家养。

山羊　为饲养家畜。体长100~120 cm。头长，耳大，吻狭。雌雄皆有角，长10~16 cm，雄性角较大，尖端略向后弯，除尖端外，表面有环纹或前面呈瘤状，中空，两角基部很接近。雄者颔下有总状长须。四肢细，尾短，长12~18 cm。全体被粗直短毛，毛色有白、灰、黑或黑白相杂等多种（图3）。

甘肃各地均有饲养；全国各地亦广泛饲养。

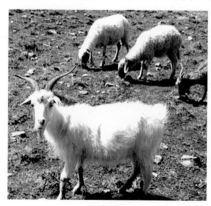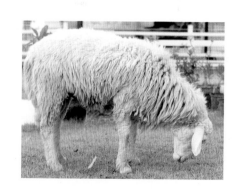

图3　山羊图　　　　　　　　　　图4　绵羊图

绵羊　为饲养家畜，体长100~180 cm。身体丰满而较宽。头短。雄者角大，呈螺旋状弯曲，雌者角细小或无。四肢健壮，尾型不一。全体密被绵长毛，柔软而卷曲，多白色（图4）。

甘肃各地均有饲养；全国各地亦广泛饲养。

【产地】主产于甘南、临夏，河西部分地方亦产[6]。

【采收加工】全年可采收。宰杀牛、羊时，发现胃内有结块，取出，洗净后晒干。

【性状】参照文献拟定[6]，标准正文对其概括性的描述。

牛羊草结有三种类型，今全文摘录如下，供有关方面进一步研究。

牛草结的三种类型。（1）碱土型：呈扁椭圆形，短径4.8 cm，长径5～11（20）cm，厚1.5～6 cm，重12～90 g。外表呈黑色，有光泽，不平坦或有瘤状突起，常局部外皮脱落。质较松，捏之略有弹性；断面呈暗棕色，由碱土、植物组织及少量毛纤维组成，有时夹杂少许布条、麻绳等物。气微腥，味微咸而后刺舌。（2）毛茸型：呈类球型，直径3～8 cm，重6～17 g。外表呈黑色或棕褐色，较平坦光滑，有光泽，有的外包灰棕色毛茸层。质轻松，捏之略有弹性；断面由灰棕色毛茸组成，略呈同心层纹，可层状剥离。气微腥，味咸。（3）毛纤维型：呈长球型及扁球形，直径4～6 cm，重约25 g。外表灰黑色，粗糙。质较硬，无弹性；断面以黑色毛纤维为主，夹杂少量碱土及植物组织。气微腥，味淡。见图5。

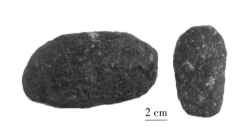

图5　牛草结药材图

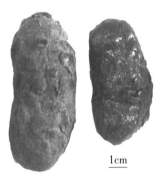

图6　羊草结药材图

羊草结的三种类型。（1）碱土型：呈长椭圆形，多数不扁，短径2～3 cm，长径3～6 cm，厚1～3 cm，重2～13 g，余同上。（2）毛茸型：直径2～3 cm，重2.5 g，余同上。（3）毛纤维型：呈类球形，直径2～5 cm，重2～10 g。外表浅棕褐色或深灰色，较光滑，略有光泽；断面为黑色或灰黄色的毛纤维，很少有植物组织或碱土。气微腥，味淡。见图6。

【鉴别】牛草结三种不同类型，显微特征有一定的差别[6]。标准正文对其主要的粉末特征进行概括性的描述，分别见图7、图8。

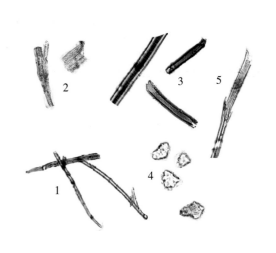

图7 牛草结粉末图

1.毛纤维 2.导管 3.非腺毛

5.纤维 4.棕色快

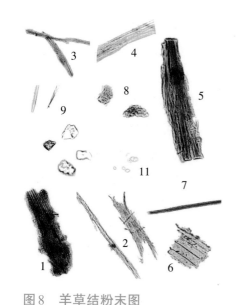

图8 羊草结粉末图

1.导管 2-5.不同纤维 6.薄壁细胞 7.毛纤维

8.棕色快 9.非腺毛 10.矿物质 11.淀粉粒

起草说明部分，保留各种类型羊草结、牛草结显微粉末特征图（图9）。

牛草结三种类型。（1）碱土型：毛纤维占5～10%，直径27～163 μm，虽浅黄色至棕褐色，表面可见非环型鳞片及环型鳞片，或鳞片不明显，而皮质条纹结构明显，有髓或无髓。植物组织极多，主要来自茎和叶片，有薄壁细胞，壁平直或弯曲；螺纹、网纹及环纹导管，纤维众多，壁薄或增厚，有或无壁孔；非腺毛较少，先端尖，基都膨大，壁厚近无腔。灰色块多呈多边形至不规则形，直径8～106 μm（偏光镜观察大多为结晶，少数无偏光现象，下同）。浅黄色至棕褐色团块很多。（2）毛茸型：非腺毛在85%以上，直径6～13 μm，长278～342 μm，壁薄，先端钝尖，基部钝圆；余可见茎部纤维、导管、薄壁细胞及花粉粒。并有原虫。很少有毛纤维。灰色块较少。并有少量浅棕色团块。（3）毛纤维型：毛纤维在85%以上，直径19～167 μm，呈浅黄色或棕褐色，鳞片层大多数不明显，而皮质层条纹明显，多数无髓腔，少数有。有少量的茎部植物组织及非腺毛。灰色团块较多。并有少量的棕色团块。

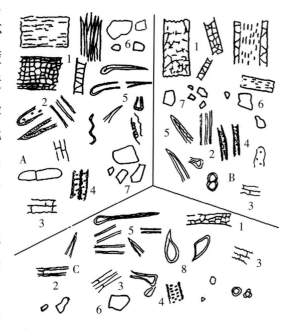

图9 牛羊草结的粉末图

A-碱土型 B-毛茸型 C-毛纤维型

1.毛纤维 2.纤维 3.薄壁细胞 4.导管

5.非腺毛 6.棕色快 7.灰色快 8.原虫

羊草结三种类型。（1）碱土型：毛纤维呈黄色或棕红色，直径25～87（128）μm，主要为非环型鳞片，或鳞片层不明显。皮质层条纹明显，有或无髓腔，余同上。（2）毛茸型：非腺毛直径4～31 μm，长17～322 μm，壁薄或厚，基都钝圆或略膨大，个别有疣状突起；尚可见星状非腺毛。余同上。（3）毛纤维型：毛纤维在95%以上，直径12～86 μm，呈浅灰黄色或棕褐色，少数可见非环型鳞片，少数不明显，而皮质层条纹较明显。灰色团块较少。植物组织及棕色块很少。

【炮制】【性味与归经】【功能与主治】【用法与用量】【贮藏】【禁忌】参照文献[1、2、3、4]拟定。

参考文献

[1]（明）李时珍.本草纲目（校点本·下册）[M].北京：人民卫生出版社，1982：2746.

[2]（清）赵学敏.本草纲目拾遗[M].北京：人民卫生出版社，1983：403.

[3] 内蒙古自治区卫生局.内蒙古中草药[M].呼和浩特：内蒙古人民出版社，1972：682.

[4] 中国科学院四川分院中医中药研究所.四川中药志（第三册）[M].成都：四川人民出版社，1960：2622.

[5] 宋平顺，卫玉玲，等.甘肃牛羊草结的商品调查及鉴别[J].中药材，1993，16（7）：19-21.

[6] 宋平顺，张伯崇，卫玉玲，等.甘肃省中药材复杂品种及质量的调查研究（I）—地区习用品种的调查[J].中国中药杂志，1996，21（12）：717-720.

[7] 甘肃省食品药品监督管理局.甘肃省中药材标准（2009年版）[S].兰州：甘肃文化出版社，2009：314-317.

牛 鞭

Niubian

BOVIS PENIS

本品为牛科动物黄牛 *Bos taurus domesticus* Gmelin 或牦牛 *Bos grunniens* Linnaeus 的干燥阴茎。宰杀后，割取阴茎，除去残肉及油脂，水洗净，整形后悬挂于通风处，干燥。

【**性状**】本品呈类扁圆柱形，长50～90 cm，直径1.8～3 cm。表面棕黄色至棕褐色，半透明，一侧具纵向凹槽，对应一侧多隆起，两侧面光滑，可见斜肋纹。龟头近圆锥形，先端渐尖，包皮呈现环状隆起。横切面呈类圆形，海绵体黄白色，纤维性。质坚韧，不易折断。气腥，味咸。

【**炮制**】温水浸润，切段，干燥。

【**性味与归经**】咸，温。归肾经。

【**功能与主治**】补肾阳益精，散寒止痛。用于肾虚阳痿，遗精，宫寒不孕，遗尿，耳鸣，腰膝酸软，疝气。

【**用法与用量**】15～30 g；炖煮，或浸酒。

【**贮藏**】置阴凉干燥处，密闭，防虫蛀。

·起 草 说 明·

【**别名**】牛茎、牛阴茎、黄牛鞭、牦牛鞭。

【**名称**】本品为黄牛或牦牛的阴茎，现代商品习惯称牛鞭，本标准沿用。

【**来源**】本品始于《新修本草》记载"牛茎疗妇人漏下赤白，无子。"《中国动物药志》称牛鞭[1]。牛鞭在甘肃药用已久，并有商品流通[2]，多用于制做药酒，故纳入地方标准[3]。

【**原动物**】见牛羊草结。

【**产地**】黄牛鞭主产于定西、临夏等地；牦牛鞭主产于甘南、天祝等地。

【**采收加工**】宰雄牛时，割取阴茎，除去残肉和油脂，整形后风干或低温干燥。野牦牛为国家二类保护动物，本标准所收为家养牦牛。

【**性状**】根据武威地产样品描述。甘肃省收购使用的牛鞭中不带睾丸。见图1、图2。

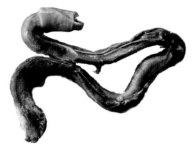

图1　黄牛鞭药材图

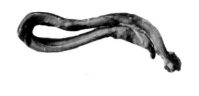

图2　牦牛鞭药材图

【化学成分】含多种氨基酸，有天门冬氨酸（aspartic acid）、苏氨酸（threonine）、甘氨酸（glycine）、缬氨酸（valine）、蛋氨酸（methionine）、异亮氨酸（isoleucine）、亮氨酸（leucine）、酪氨酸（tyrosine）、丙氨酸（alanine）、谷氨酸（stearic acid）；还含有脂肪酸有亚油酸（linoleic adid）、十一烷酸（undecoic acid）、油酸（lieic acid）、十七碳烯酸（heptadecenboic acid）、月桂酸（lauric acid）、十四烷酸（myristic acid）、棕榈酸（cetylic acid）、亚麻酸（linolenic acid）。甾体成分有胆固醇（cholesterol）、睾丸酮（testosterone）、雌二醇（estradiol）、二氢睾丸酮（dihydroteatosterone）等[3]。

【炮制】【性味与归经】【功能与主治】【用法与用量】及【贮藏】参照文献[1、3、4]拟定。

参考文献

［1］高士贤，等.中国动物药志（第一版）[M].长春：吉林科学技术出版社，1996：159.

［2］宋平顺、张伯崇、卫玉玲，等.甘肃省中药材复杂品种及质量的调查研究（Ⅰ）—地区习用品种的调查 [J].中国中药杂志，1996，21（12）：717-720.

［3］甘肃省食品药品监督管理局.甘肃省中药材标准（2009年版）[S].兰州：甘肃文化出版社，2009：312-313.

［4］《中华本草》编委会.中华本草（第九册）[M].上海：上海科学技术出版社，1999：702.

羊 肉

Yangrou

CAPRAE SEU OVIS CARNIS

本品为牛科动物山羊 *Capra hircus* Linnaeus 或绵羊 *Ovis aries* Linnaeus 的肉。全年皆产，取检疫合格的鲜羊肉，除去附着的脂肪，冷冻储藏成冻羊肉。

【性状】**鲜羊肉**　本品肌肉浅红色至深红色，均匀有光泽，脂肪呈乳白色、淡黄色或黄色。纤维清晰，有坚韧性，外表微干或湿润，富有弹性，指压后凹陷立即恢复。具有鲜羊肉固有的气味。

冻羊肉　本品肌肉有光泽，红色或稍暗，脂肪呈乳白色或微黄色。肉质坚密、坚实，解冻后指压凹陷恢复较慢。具有羊肉固有的气味。

【检查】**鲜羊肉**　指压后凹陷立即恢复；不粘手，无臭味，无异味。

冻羊肉　解冻后指压凹陷恢复较慢；解冻后不粘手，无臭味。

【性味与归经】甘，热。归脾、胃、肾经。

【功能与主治】温中健脾，补肾壮阳，益气养血。用于食少反胃，久痢，虚劳羸弱，腰膝酸软，阳痿，寒疝，产后虚羸少气，腹冷，缺乳。

【用法与用量】煮食或煎汤。

【宜忌】凡外感时邪或内有宿热着忌服。

【贮藏】冷冻保存，防腐败、防霉变。

·起 草 说 明·

【来源】为牛科动物山羊 *Capra hircus* Linnaeus 或绵羊 *Ovis aries* Linnaeus 的肌肉，除去附着的脂肪[1、2]。

【原动物】见牛羊草结。

【产地】分布很广，遍及全国各地，以西北较多。

【采收加工】全年皆产，取其肌肉，除去附着的脂肪。

【性状】主要通过外部特征、组织状态、气味判定羊肉是否有变质、发霉等情况，确保羊肉新鲜以供药用。由于羊的大小及肥瘦和羊的部位的不同，羊肉的外部特征、组织状态、黏度略微会有差异。见图1、图2。

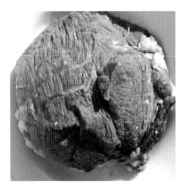

图1　山羊肉药材图

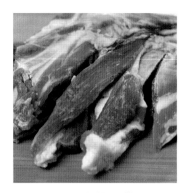

图2　绵羊肉药材图

【检查】根据实际情况拟定。

有关其它检验指标应符合标准[3]。

【化学成分】含蛋白质、脂肪、碳水化合物、钙、磷、铁、硫胺素（thiamin）、核黄素（riboflavine）、烟酸（nicotinic acid）、胆甾醇（cholesterol）、胰蛋白酶原（trypsinogen）等[2]。

【性味与归经】【功能与主治】【用法与用量】【宜忌】【贮藏】均参照文献[1、2]拟定。

参考文献

[1] 江苏新医学院.中药大辞典（上册）[S].北京：人民卫生出版社，1988：959-960.

[2]《中华本草》编委会.中华本草（第九册）[M].上海：上海科学技术出版社，1999：712.

[3] 中华人民共和国国家质量监督检验检疫总局，中国国家标准化管理委员会.鲜冻胴体羊肉（GB/T9961—2008）.

羊 胎 盘

Yangtaipan

OVINUS PLACENTA

本品为牛科动物绵羊 *Ovis aries* Linnaeus 的干燥胎盘，取检疫合格的绵羊，将新鲜胎盘除去羊膜及脐带，反复冲洗至干净，烘干或冷冻干燥。

【性状】 本品呈类圆盘形，直径14～19 cm，厚3～5 cm。表面淡棕色至棕褐色，凹凸不平，具多数扁圆形突起，直径1.2～4 cm，其中直径大于3 cm的突起个数不多于全部突起总数的30%。侧面观呈波浪型层叠状，有裂隙。偶见脐带痕。质硬脆，切面呈海绵样构造。有的呈破碎状。气腥，味微咸。

【鉴别】 取本品粉末1 g，加70%乙醇10 ml，超声处理20 min，滤过，滤液作为供试品溶液。另取羊胎盘对照药材1 g，同法制成对照药材溶液。再取亮氨酸对照品、甘氨酸对照品，加70%乙醇制成每1 ml各含0.5 mg的混合溶液，作为对照品溶液。照薄层色谱法（中国药典四部通则0502）试验，吸取上述三种溶液各2 μl，分别点于同一硅胶G薄层板上，以正丁醇-冰醋酸-水（4:1:1）为展开剂，展开，取出，晾干，喷以茚三酮试液，在105 ℃加热至斑点显色清晰。供试品色谱中，在与对照药材色谱和对照品色谱相应的位置上，显相同颜色的斑点。

【检查】 **水分** 不得过10.0%（中国药典四部通则0832第二法）。

总灰分 不得过8.0%（中国药典四部通则2302）。

微生物限度 按照（中国药典四部通则1105、1106）及非无菌药品微生物限度标准（中国药典四部通则1107）检查，应符合规定。

供试液制备 取本品粉末10 g，加入pH值为7.0的氯化钠-蛋白胨缓冲液100 ml，溶解、混匀，制成1:10供试液，备用。

需氧菌总数 取1:10供试液1 ml注皿（或适宜稀释剂注皿），注入胰酪大豆胨琼脂培养基。

霉菌和酵母菌总数 取1:10溶液1 ml注皿（或适宜稀释剂注皿），注入沙氏葡萄糖琼脂培养基。

大肠埃希菌 取1:10的供试液10 ml至100 ml胰酪大豆胨液体中。

耐胆盐革兰阴性菌 取本品粉末10 g加到灭菌的三角瓶中，加入100 ml胰酪大豆胨液体培养基，制成供试液（1:10），稀释成1:100、1:1000，分别取培养物1 ml，分别加到10 ml肠道菌增菌液体培养基中，按（中国药典四部通则1106表2）查耐胆盐革兰阴性菌的可能菌数（N）。

沙门菌 取本品粉末10 g加到灭菌的三角瓶中，加入100 ml胰酪大豆胨液体培养基。

【浸出物】照醇溶性浸出物测定法（中国药典四部通则2201）项下的热浸法测定，用70%乙醇作溶剂，不得少于15.0%。

饮片

【炮制】取原药材，打成碎块或碾成细粉。

【性味与归经】甘、咸，温。归肺、肝及肾经。

【功能与主治】温补肾阳，益气养血，用于增强免疫力，产后抑郁，不孕少乳，气血两虚，肾虚羸瘦，骨蒸盗汗，阳痿遗精，咳嗽气喘，食少气短等。

【用法与用量】每次2 g；空腹温开水冲服，每日1～2次。

【注意】有过敏史者禁用。

【贮藏】置干燥处，防蛀防潮。

·起 草 说 明·

【名称】现代商品以羊胎盘为名，本标准沿用。

【来源】羊胎盘《本草纲目》记载："味甘、咸，性温"，有"益气补虚，温中暖下，调补肾虚"之功效[1]。本品为牛科动物绵羊 *Ovis aries* Linnaeus 的干燥胎盘，省内资源丰富，已研发相关产品，为了保证质量，特此纳入地方标准管理。

【原动物】见牛羊草结。

【产地】主产于临夏、甘南、河西。药用商品多来自省内养殖企业。

【采收加工】将新鲜胎盘除去羊膜及脐带，反复冲洗至干净，干燥。

【性状】根据40批样品的药材和饮片性状特征进行描述。见图1。

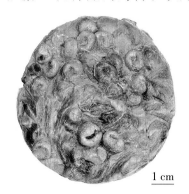
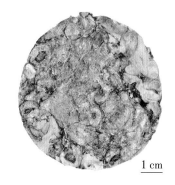

羊胎盘药材正面　　　　　　　　　　　羊胎盘药材背面

图1　羊胎盘药材图

【鉴别】以所含的甘氨酸、亮氨酸作为对照品，查阅文献方法[1]，照《中国药典》（四部通则0502）试验（温度：20 ℃；相对湿度：25%），见图2、图3。

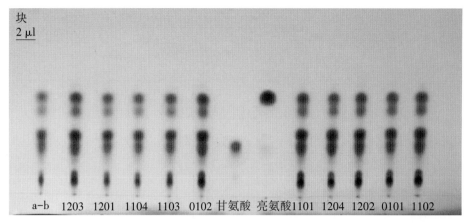

图2　羊胎盘TLC图（冻干碎块）

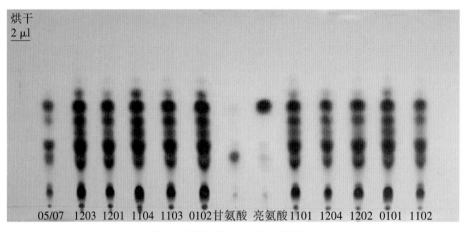

图3　羊胎盘TLC图（烘干）

该方法具有一定专属性，以品质较好0102号样品为对照药材，纳入本标准。

【检查】**水分**　按《中国药典》（四部通则0832第二法）[2]，对10批样品测定，见表1。

考虑到相对湿度较高时，样品易发霉变质等因素，最终确定水分限度为不得过10.0%，纳入本标准。

总灰分　按《中国药典》（四部通则2302）[2]，对10批样品检测，见表2。

表1　10批样品水分测定结果（%）

样品		0101	0102	1101	1102	1103	1104	1201	1202	1203	1204
水分（RH25%）	粉末	4.7	4.7	4.6	4.8	4.8	4.5	3.9	4.6	4.8	4.5
	整块	5.4	5.2	5.7	5.8	5.7	5.5	5.9	5.6	5.4	6.3
	碎块	5.0	5.2	4.8	4.2	5.4	5.1	4.8	4.5	5.0	5.5
	烘干	6.5	7.7	7.3	5.9	8.1	6.6	5.9	5.0	7.0	6.7

表2　10批样品总灰分测定（%）

样品		0101	0102	1101	1102	1103	1104	1201	1202	1203	1204
总灰分	粉末	6.3	5.9	6.0	6.3	6.2	6.2	6.1	6.1	6.1	6.6
	整块	6.2	6.4	7.2	7.4	6.1	6.8	6.2	6.2	6.3	6.1
	碎块	6.1	6.0	6.2	6.3	5.7	5.9	6.2	6.	7.2	7.4
	烘干	6.0	6.2	6.0	6.3	6.1	6.1	6.1	6.3	6.9	6.3

根据检测结果，拟定总灰分不得过8.0%。纳入本标准。

【微生物限度】羊胎盘为非灭菌的口服制剂，按照《中国药典》（四部通则1106）[2]，进行微生物限度方法适用性实验。

需氧菌总数　羊胎盘粉末10 g加到灭菌的三角瓶中，加入pH值为7.0的氯化钠-蛋白胨缓冲液100 ml，溶解、混匀，制成1∶10供试液，取1∶10溶液1 ml，置直径90 mm的无菌平皿中，注2个平皿，注入20 ml温度不超过45 ℃的溶化的胰酪大豆胨琼脂培养基，按平皿法进行实验。

霉菌和酵母菌总数　取1∶10溶液1 ml置直径90 mm的无菌平皿中，注2个平皿，注入20 ml温度不超过45 ℃的溶化的沙氏葡萄糖琼脂培养基，按平皿法进行实验。

大肠埃希菌　取1∶10的供试液10 ml至胰酪大豆胨液体按大肠埃希菌进行实验。

耐胆盐革兰阴性菌　取羊胎盘粉末10 g加到灭菌的三角瓶中，加入100 ml胰酪大豆胨液体培养基，制成供试液（1∶10），在20～25 ℃培养2 h（不增值），进行10倍稀释成1∶100、1∶1000，分别取1∶10、1∶100、1∶1000培养物1 ml，分别加到10 ml肠道菌增菌液体培养基中，均置于30～35 ℃、24～48 h，取每一培养物接种于紫红胆盐葡萄糖琼脂培养基上，30～35 ℃、18～24 h，紫红胆盐葡萄糖琼脂培养基上有菌落生长，为阳性，从《中国药典》（四部通则1106）查耐胆盐革兰阴性菌的可能菌数（N）。

沙门菌　取羊胎盘粉末10 g加到灭菌的三角瓶中，加入100 ml胰酪大豆胨液体培养基，按沙门菌检查进行试验。

【浸出物】按《中国药典》（四部通则2201）醇溶性浸出物测定项下的热浸法，用70%乙醇作溶剂，对10批样品检测，见表3。

表3　10批羊胎盘样品浸出物测定（%）

样品		0101	0102	1101	1102	1103	1104	1201	1202	1203	1204
浸出物	粉末	28.4	29.3	28.9	27.2	27.4	28.1	28.5	27.6	29.5	28.3
	整块	38.2	26.4	28.1	23.6	30.4	26.3	24.9	23.9	20.8	20.3
	碎块	21.5	28.7	23.2	31.8	24.5	22.7	22.5	25.2	34.3	33.0
	烘干	43.5	32.4	42.8	30.1	32.7	29.9	28.7	25.5	41.0	35.0

注：水分以RH25%条件下相应数据计。

根据测定结果，拟定浸出物以干燥品计不得低于15.0%，纳入本标准。

【化学成分】羊胎盘的营养组成及配比最接近人类胎盘，已有研究表明羊胎盘富含机体所必需的全部物质，其中包括丰富的蛋白质、17种氨基酸、14种微量元素、磷脂、脂多糖、维生素，还有与免疫功能和机体正常运转相关的多种活性多肽，其营养成分天然搭配的比例最接近人体的需求[3、4、5]。

【药理作用】羊胎盘具有[3、4、5]：（1）抗氧化、延缓衰老作用。（2）抗疲劳、耐缺氧作用。（3）提高机体免疫力。

【炮制】【性味与归经】【功能与主治】【用法与用量】【注意】及【贮藏】均参照文献[1、4]并结合实际情况拟定。

参考文献

［1］《中华本草》编委会.中华本草（第九册）［M］.上海：上海科学技术出版社，1999：724.

［2］国家药典委员会.中华人民共和国药典（2020年·四部）［S］.北京：中国医药科技出版社，2020：114、165、234.

［3］徐桂花.羊胎盘全粉的开发与研究［J］.甘肃畜牧兽医，2000，（3）：16-17.

［4］杨桂芹，邹兴淮.胎盘及其提取物的化学成分、药理作用及临床应用研究进展［J］.沈阳农业大学学报，2003，34（2）：150-154.

［5］李志忠，石菊芬，蔡亚玲，等.羊胎盘肽研究与利用进展［J］.食品工业科技，2019，40（5）：286-290.

羊　腰　子

Yangyaozi

CAPRAE SEU OVIS RENIBUS

本品为牛科动物山羊 *Capra hircus* Linnaeus 或绵羊 *Ovis aries* Linnaeus 的肾脏。屠宰后取出肾脏，除去筋膜，洗净，低温烘干，或切片块后低温烘干。

【性状】本品呈肾形，或不规则的片块，大小不一，厚2～4 cm。表面棕褐色至暗褐色，断面角质样，略显颗粒性。气微腥，味淡。

【性味与归经】甘，温。

【功能与主治】补肾气，益精髓。用于肾虚劳损，腰脊酸痛，足膝软弱，耳聋，阳痿，尿频。

【用法与用量】煮食，或入丸剂。

【贮藏】冷冻保存，防腐败和霉变。

·起 草 说 明·

【别名】羊肾。

【名称】本标准沿用传统名称。

【来源】羊腰子在古代视为补益药，入药始见于《名医别录》，历代本草均有记载，为牛科动物山羊 *Capra hircus* Linnaeus 或绵羊 *Ovis aries* Linnaeus 的肾脏[1、2]。省内用于生产"金刚片"的原料，故收载于本标准。

【原动物】【资源分布】参见牛羊草结。

【性状】根据商品描述，加工方法略有差异。见图1、图2。

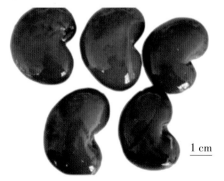 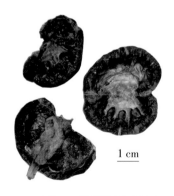

图1　鲜羊腰子药材图　　　　　　　　图2　羊腰子药材图

【性味与归经】【功能与主治】【用法与用量】【注意】及【贮藏】均参照文献[1、2]拟定。

参考文献

[1] 江苏新医学院.中药大辞典（上册）[S].上海：上海科学技术出版社，1986：959-960.

[2]《中华本草》编委会.中华本草（第九册）[S].上海：上海科学技术出版社，1999：723.

羊 鞭

Yangbian

CAPRAE SEU OVIS PENIS

本品为牛科动物山羊 *Capra hircus* Linnaeus 或绵羊 *Ovis aries* Linnaeus 的干燥阴茎。全年皆产，割取阴茎，除去净附着的残肉及脂肪，拉直，干燥。

【性状】 本品呈棒状，略弯曲，长 16～32 cm，直径 0.5～1.0 cm。全体淡黄色至浅棕黄色，外表光滑，一面突起，另一面具纵沟；先端龟头略呈圆锥形，顶端钝尖，可见包皮。质坚硬，不易折断，断面中间呈海绵状，一侧有尿道。气腥，有羊膻气味。

【炮制】 除去残存皮、毛、脂肪等杂质，洗净，干燥。

【性味与归经】 咸、甘，温。归肾经。

【功能与主治】 补肾气，益精髓。用于腰背疼痛，足膝痿弱，阳痿，遗精，滑精，淋浊，带下，疝气，尿频甚至遗失不禁。

【用法与用量】 煮食1对；或入丸、散及酒剂。

【注意】 阴虚火旺者禁服。

【贮藏】 置阴凉处，贮于干燥容器内密封保存，防虫蛀。

·起 草 说 明·

【别名】 石子、羊外肾、羊卵子、羊肾。

【名称】 历代本草及现代药学著作记载羊的睾丸入药，《本事方》称羊石子[1]，《本草纲目》释名羊外肾[2]，《种福堂方》称羊卵子[3]，《四川中药志》称羊肾，而不包括羊的阴茎[4]。甘肃省民间习将其阴茎统称"羊鞭"，故本标准采用"羊鞭"为正名。

【来源】 据本草记载，古代羊的品种来源不只一种，《本草经集注》记载"羊有三、四种，入药以青色羖羊为胜，次则乌羊[2]。"《本草纲目》记载"生江南者为吴羊，头身相等而毛短；生秦晋者为夏羊，头小身大而毛长，土人二岁而剪其毛，以为毡物，谓之绵羊。"据调查，甘肃使用的羊鞭来源主要为山羊及绵羊，均纳入地方标准[5]。

【原动物】 见牛羊草结。

【产地】 主产于甘肃各地。

【采收加工】 全年皆产，割取阴茎，除去附着的残肉及脂肪，拉直，干燥。

【性状】 根据甘肃销售使用的羊鞭样品描述，不带睾丸，绵羊鞭较山羊鞭长。见图1、图2。

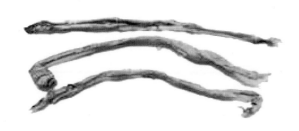 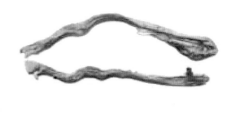

图1　绵羊鞭药材图　　　　　　　　　　　　　图2　山羊鞭药材图

【化学成分】羊睾丸主含抑制素（inhibin）为一种糖蛋白，还有睾丸甾酮（testosterone）和透明质酸酶（hyaluronidase，HAase）[6]。

【药理作用】睾丸具有性激素样作用，促进扩张吸收作用，对实验性心肌梗死有改善作用[6]。

【炮制】去净杂质，切段，干燥。

【性味与归经】【功能与主治】【用法与用量】按照文献[5、6]拟定。

【贮藏】置阴凉干燥处，密闭，防虫蛀。

参考文献

[1] 高士贤.中国动物药志［M］.长春：吉林科学技术出版社，1996：1037.

[2]（明）李时珍.本草纲目（校点本·下册）［M］.北京：人民卫生出版社，1982：2723.

[3] 南京中医药大学.中药大辞典（等二版，上册）［M］.上海：上海科学技术出版社，2006：1325-1326.

[4]《四川中药志》协作组.四川中药志（第二册）［M］.成都：四川人民出版社，1960：2145.

[5] 甘肃省食品药品监督管理局.甘肃省中药材标准（2009年版）［S］.兰州：甘肃文化出版社，2009：336-337.

[6]《中华本草》编委会.中华本草（第九册）［M］.上海：上海科学技术出版社，1999：724.

陇 马 陆

Longmalu

KRONOPOLITUS

　　本品为多足纲圆马陆科动物宽蚨陇马陆*Kronopolitus svenhedini*（Verboelf）的干燥全体。夏、秋二季捕捉，除去杂质，低温干燥或晒干。

　　【性状】 本品呈圆柱形，常背朝外蜷曲成环状，体长23～30 mm，直径2～3.5 mm。完整的虫体由20个体节组成，外表黑褐色，每个体节后缘有1条宽的黄色横纹。分头、胸、腹三部分；头部7节；胸部由第1～4体节组成，2～4节有足各一对；腹部由5～20体节组成，第5～18节各有步足2对，第20节后端为肛门，称肛节。常断裂呈长短不等的虫体。质脆易碎。断面中空。微有异臭，味辛。

　　【鉴别】（1）本品粉末灰褐色或棕褐色。不规则体壁碎片淡黄色至红棕色，表面具密集颗粒状突起，断面可见长短不一的微细孔道纵贯体壁内外，体壁横断面呈层片状，不规则小片多见；腺体较多，圆形，黄色或桔红色，内具较淡的环；凹陷；横纹肌纤维无色或淡黄色，散在或附着于体壁，具明暗相间的细密横纹，横纹平直或波状弯曲；脊索片断，具分枝状纹理，透明或半透明。

　　（2）取本品粉末少许，水浸12 h，过滤，滤液1 ml置于试管中，加入5% α-萘酚乙醇溶液3滴，摇匀。沿试管壁缓缓滴入浓硫酸，在试液与硫酸界而处出现紫红色环，振摇后颜色变深，冷却后加水稀释，有暗紫色沉淀产生。

　　（3）取本品粉末少许，加入稀盐酸，产生大量无色无臭气体，再加入过量硫酸，产生白色沉淀。

　　【检查】杂质 不得过5%（中国药典四部通则2301）。

　　水分 不得过9.0%（中国药典四部通则0832第二法）。

　　酸不溶性灰分 不得过10.0%（中国药典四部通则2302）。

　　【含量测定】 取本品粉末（过三号筛）约0.1 g，精密称定，置坩埚中，低温加热，将温度缓缓增高至600 ℃，使供试品完全灰化，用水25 ml，分次洗净坩埚，洗液并入锥形瓶中，加1 mol/L盐酸液25 ml，加热使钙盐溶解，放冷至室温，加0.025%甲基红乙醇溶液1滴，用适量的氢氧化钠试液调至溶液显微黄色，加三乙醇胺溶液（3→100）5 ml，摇匀，再加入氢氧化钠试液15 ml，加钙紫红素指示剂0.2 g，用乙二胺四醋酸二钠液（0.05 mol/L）滴定至溶液由紫红色转变为纯蓝色。每1 ml乙二胺四醋酸二钠液（0.05 mol/L）相当于5.005 mg的$CaCO_3$。

　　本品按干燥品计算，含碳酸钙（$CaCO_3$）不得少于28.0%。

【炮制】除去杂质。

【性味与归经】辛，温。

【功能与主治】破积化滞，和胃，消肿解毒。用于癥瘕，痞满，胃痛食少，痈肿毒疮。

【贮藏】置通风干燥处，防霉变，防虫蛀。

·起 草 说 明·

【别名】百足虫、马陆、百节虫、掸子虫。

【名称】陇马陆为原动物属名[1]。本标准以甘肃广泛分布的宽跗陇马陆为资源，以"陇马陆"为正名，既取原动物之名，又有甘肃出产之马陆之意[2]。

【来源】马陆之名始载于《神农本草经》，列为下品。《雷公炮炙论》载有炮制之法，但古方使用者较少。唯《圣惠方》有逐邪方用之治病久疟歇发无时。据《本草经集注》记载，两晋以降绝少使用，而且与蚰蜒混淆[1]。

《本草衍义》对其形态做了比较准确的描述，记载"马陆百节、身如槎、节节有细蹙文起，紫黑色，光润，百足，死则侧卧如环，长二三寸，大者如小指，古墙壁中甚多，入药至鲜。"《本草纲目》称马炫，记载"马炫处处有之，形如蚯蚓，紫黑色，其足比比至白而皮极硬，节节有横文如金钱，首尾一般大，敕之即侧卧局缩如环。"[3]所载马陆、马炫，其形态及特性与今陇马陆属昆虫完全一致。

我国分布陇马陆属昆虫3种，即窄跗陇马陆 *Kronopolitus sunnhoei*（Pocock.）、尖跗陇马陆 *Kronopolitus acuminotus biagrilectus* Hoffman 和宽跗陇马陆 *Kronopolitus svenhedini*（Vernoeft.），后二种形态相近，分市较广[1]。各种群间的分类依据主要是雄性生殖肢的不同，各种基本形态一致。因而很难判断历代本草所载为何种，抑或该类动物均作中药马陆用。

陇马陆是甘肃的道地药材，存在商品流通[4]，药用历史悠久[5]。甘肃以宽跗陇马陆为原料，开发新药，为保证原料质量，纳入地方标准[2]。

【原动物】全体呈圆柱状，由20个体节组成。雌性长约30 mm，宽约3.5 mm；雄性长约26 mm，宽约2.5 mm，各节上均具一黄色横带。全体分为头部、胸部和腹部三部分。头部：有触角一对，7节，末节先端有3～4个感觉器，无眼，有侧头器，腹面颗唇的额节仅一片。胸部：由1～4体节组成，第1节无附肢，2～4节各有步足1对。腹部：由第5～20体节组成，第5～18体节各有步足2对，

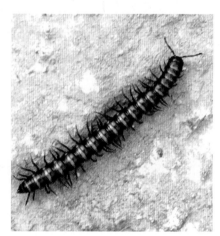

图1　陇马陆原动物图

雄性第7节前对步足特化为生殖肢，第19～20体节无步足（图1）。

　　陇马陆属是带马陆目（Polydesmoidae）的类群之一，与该目其他类群一样，有发达的臭腺，当捕捉大量活体放入容器中时，会产生强烈的臭气。腺体分泌物有防御其他动物侵害的作用。

　　马陆喜居于阴暗潮湿的环境。宽蹈马陆多生于背阴崖面，腐殖质草丛中或树阴下，平时阴天或夜间活动活跃，食草根或腐败植物。

　　分布于平凉、陇南、天水、临夏、甘南等地；四川、浙江等省区亦有分布。

　　【产地】 主产于天水、临夏、平凉等地。

　　【采收加工】 夏、秋二季捕捉，除去杂质，于烈日下晒死或低温（60 ℃）烘死。

　　【性状】 根据甘谷、武山等产地的实物描述。见图2。

　　【鉴别】（1）显微鉴别　根据产地实物描述。见图3。

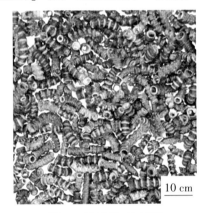

图2　陇马陆药材图

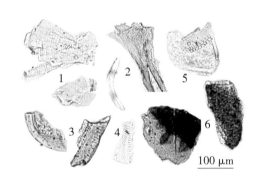

图3　陇马陆粉末图

1.肌纤维束　2.步足片段　3.腔肠碎片
4.气管片段　5.体壁内表面　6.体壁碎片

　　（2）化学反应　α-萘酚试验，预示还有多糖成分。参照有关文献拟定[6]。

　　（3）化学反应　为碳酸钙的鉴别反应，参照有关文献拟定[6]。

　　【检查】杂质　商品时常残留未除净的茎枝及枯叶，特此制订本项目。按《中国药典》（四部通则2301）[7]检查，拟定杂质规定不得过5%。

　　水分、酸不溶性灰分　按《中国药典》（四部通则0832第二法、2302）[7]检测。见表1。

表1　10批样品测定结果（%）

样品	1	2	3	4	5	6	7	8	9	10	平均值
杂质	3	4	3	3	2	2	3	2	4	3	3
水分	7.29	7.64	7.27	7.37	7.07	7.77	7.59	7.15	7.69	7.23	7.41
酸不溶性灰分	9.45	7.63	9.05	8.58	9.03	10.74	8.85	8.68	9.15	7.59	8.82

　　注：1～10号样品为市售品。

根据测定结果，水分拟定限度不得过9.0%；拟定酸不溶性灰分限度不得过10.0%。

【含量测定】陇马陆主要含有碳酸钙，参考有关文献[7]，建立碳酸钙含量测定方法，以控制质量。对10批样品进行测定。见表2。

表2   10批样品含量测定结果（%）

样品	1	2	3	4	5	6	7	8	9	10
含量	39.42	39.93	40.24	40.11	38.09	41.33	40.51	39.87	40.11	41.02

检验结果，10批样品含量为38.1%～41.3%，平均值为39.9%，考虑到样品的均匀性与批次影响，拟定本品按干燥品计算，含碳酸钙（$CaCO_3$）不得少于28.0%。

【化学成分】本品含有壳多糖、挥发油，并含蒽醌类、芳香醛、酮类、油脂类、蛋白质、氨基酸等化合物；还含有钙、铁、锌、钴、锰、硅、钼等微量元素；并从全虫石油醚及乙醇提取液中分离出顺-13-二十二碳烯酸、顺-13-二十二碳烯酸乙酯及胆甾醇[1、7、8]。

【药理作用】（1）抗菌作用：虫体内提取的陇马陆素体外有广谱抗菌作用，尤对肠道菌有较好的抑制作用。（2）心血管系统作用：陇马陆蒸馏液具有短暂的升高血压及兴奋呼吸肌作用，有兴奋肠平滑肌和子宫平滑肌的作用[1、7、8]。

【炮制】《雷公炮炙论》载："凡收得马陆以糠火炒至糠焦黑，取去糠，竹刀刮去头足，研末用。"

目前本品作为制剂的原料药使用，如开发古方或验方使用，可根据实际需要进行特殊加工。

【性味与归经】《神农本草经》记载马陆"性辛温"。自《名医别录》始有"有毒"的记载，《本草纲目》特别强调"大抵毒物外用，不敢轻入丸散中。"

据调查，产区民间有内服治疗疮疡的习惯用法，而且一次生用5～10条，每日1～2次，末见毒性反应。动物实验表明其半数致死量为21.15±15.99 g/kg体重[3]，毒性甚微。

考察历代本草记载，马陆常与形态相似的蜈蚣（蚰蜒）类动物混淆，而蜘蜒大毒，口服可致死。本草关于马陆有毒的记载可能与此有关。故本标准以现代实验为依据，不再列入毒性记载。

【功能与主治】《神农本草经》记载马陆"主腹中大坚症，破积聚，息肉，恶疮，白秃"。《名医别录》认为可"疗寒热痞结，胁下满"。李时珍根据《圣惠方》疗疟方，认为可"辟邪疟"。癥瘕为两种脾胃疾病，癥由饮食不节，脾胃虚弱而得，瘕则由于寒暖失宜，饮食不节致使脏腑气虚，或风寒或因劳伤停滞于内而得。与今马陆用于胃溃疡等肠胃疾患、抗菌、中和胃酸、消食化滞等作用基本一致。至于在疮科的应用，在民间用于扁桃腺炎引起的咽喉红肿以及痈疽疮疖等亦有效。故而将其功用拟为"破积化滞，和胃，消肿解毒。"

【**用法与用量**】自《本草经集注》关于马陆有毒，李时珍关于"不敢轻入丸散"的记载后，马陆仅在民间使用，主要用于疮科，亦无用量记载。近年来，以陇马陆为主要原料开发的陇马陆胃药对胃溃疡、胃酸过多等有显著疗效。本标准适用于陇马陆胃药的原料控制。故略去该项。

【**贮藏**】本品为动物药，易霉变、虫蛀，贮存应注意通风十燥，防霉变，防虫蛀。

参考文献

[1]《中华本草》编委会.中华本草（第九册）[M].上海：上海科学技术出版社，1999：141.

[2] 甘肃省食品药品监督管理局.甘肃省中药材标准（2009年版）[S].兰州：甘肃文化出版社，2009：338-341.

[3]（明）李时珍.本草纲目（校点本，下册）[M].北京：人民卫生出版社，1982：2350.

[4] 宋平顺，张伯崇，卫玉玲，等.甘肃省中药材复杂品种及质量的调查研究（Ⅰ）—地区习用品种的调查[J].中国中药杂志，1996，21（12）：717-720.

[5] 王明伟，李成义，李波.甘肃道地药材陇马陆的资源研究[J].甘肃中医，2009，（3）：47-49.

[6] 国家药典委员会编.中华人民共和国药典（2020年·四部）[S].北京：中国医药科技出版社，2020：114，234.

[7] 王明伟，李成义.甘肃道地药材陇马陆研究进展[J].甘肃中医，2007，（8）：52-54.

[8] 邓明鲁，等.中国动物药[M].长春：吉林人民出版社，1981：66.

驴 乳

Lüru

ASINUS LAC

本品为马科动物驴 *Eguus asinus* Linnaeus 的乳汁。雌性驴生产后，挤出乳汁，鲜用或冷藏。

【性状】本品呈白色或乳白色的均匀液体，具驴乳特有的香味，味微甜。

【性味与归经】味甘，性寒。归心、脾、肝、肾经。

【功能与主治】解毒疗疮，润燥止渴。治消渴，黄疸，小儿癫痫，风热赤眼，痘疹。

【用法与用量】内服，热饮或遵医嘱。

【贮藏】-18℃冷冻。

·起 草 说 明·

【别名】驴汁、驴奶。

【名称】沿用传统名称。

【来源】我国有四千年的养驴历史，驴有很高的经济价值，驴皮、驴鞭、驴骨等是中药原料，驴肉、驴血、驴乳等有很好的食用、保健和营养作用。

驴乳为驴 *Eguus asinus* Linnaeus 的乳汁，具有重要的医疗价值。《新修本草》《千金食治》《本草纲目》等古代主要本草均有记载[1、2]。

近年甘肃的庆阳、张掖、白银等地大力发展养驴业，形成资源优势，省内中医药临床有调剂和使用历史，故纳入地方标准。

【原动物】参照驴鞭条。

现已形成关中驴、庆阳驴、泌阳驴、新疆驴等30多个地方品种。

【产地】主产庆阳、张掖、白银等地。

【采收加工】雌性驴生产后有自然产乳，采收后立即饮用，或冷冻备用。

【性状】根据采集于张掖、白银的样品描述。对多批样品观察，为白色或乳白色的均匀液体，具有驴乳特有的香味和甜味。

【检查】对蛋白质、脂肪和乳糖采用MCC-BJ-006639型驴乳成分分析仪、pH值用酸度计进行分析，2019～2020年对10批次样品蛋白质、脂肪、乳糖和pH值的检测，见下表。

表　10批样品测定结果(%)

样品	1	2	3	4	5	6	7	8	9	10
蛋白质	2.56	2.52	2.55	2.56	2.55	2.46	2.43	2.43	2.44	2.47
脂肪	2.75	2.71	2.67	2.66	2.66	2.65	2.61	2.60	2.59	2.59
乳糖	7.17	7.06	7.14	7.17	7.15	6.90	6.81	6.82	6.85	6.91
pH值	6.95	6.88	6.97	7.03	7.06	6.98	7.11	6.93	7.05	7.08

经对3个时间段共10批样品的测定，正常采集的驴乳中，蛋白质范围为2.43～2.56%、脂肪范围为2.59～2.75%、乳糖范围为6.81～7.17%、pH值范围为6.88～7.11，均在一个稳定的区间，仅供参考，暂不列入标准正文。

【化学成分】驴乳平均含脂肪1.47%、蛋白质1.84%、乳糖6.26%，还含有脂肪酸、氨基酸、矿物质、维生素(A、B_1、B_2、C、E）等成分[3、4]。

【药理作用】研究表明，驴乳(驴乳粉）具有抗菌活性、抗过敏活性、防治心血管疾病作用和抗疲劳作用[3、4]。

【性味与归经】【功能与主治】【用法与用量】参考文献[1、2]拟定。

【贮藏】根据实际情况拟定。

参考文献

[1]《中华本草》编委会.中华本草（第九册）[S].上海：上海科学技术出版社，1999：606.

[2] 江苏新医学院.中药大辞典（下册）[M].上海：上海科学技术出版社，1986：1211.

[3] 陆东林，张丹凤，刘朋龙，等.驴乳的化学成分和营养价值 [J].中国乳业，2006，（5）：57-60.

[4] 周通，李志，尤金花.驴乳营养成分和生物活性研究进展 [J].食品与药品，2012，14（5）：216-219.

驴　鞭

Lübian

EQUI PENIS ET TESTIS

本品为马科动物驴 *Eguus asinus* Linnaeus 的干燥阴茎和睾丸。全年皆产，屠宰驴时，割取阴茎和睾丸，去净残肉及油脂，整形后阴干或晒干。

【性状】本品呈长圆柱形，略扁，扭曲不直，长 30～40 cm，直径 3～4 cm。表面淡黄棕色，先端圆形，较大，呈黑色。坚硬，肉质，外表皮抽皱，不易折断。断面海绵状，具尿道。基部两侧各有一个大型睾丸，呈扁球形，表面棕褐色，具不规则皱缩。有腥气，味微咸。

【炮制】取原药材，刷洗干净，用温火烤软或置笼内蒸软，切厚片，干燥。

【性味与归经】甘、咸，温。归肾经。

【功能与主治】补肾壮阳，强筋壮骨。用于肾虚体衰，阳痿遗精，腰膝痿弱等症。

【用法与用量】9～15 g。研末，黄酒冲服。或煮熟吃，饮汤。或入丸、散。

【贮藏】置阴凉处，贮于干燥的容器内密封保存，防虫蛀。

·起 草 说 明·

【别名】驴阴茎、金钱肉。

【名称】本品以驴阴茎之名收载于《本草纲目》[1]。今考证，古人对动物的阴茎、肾脏和睾丸视为不同的器官。古今"阴茎"所指相同，古代的"肾"一般指肾脏，古代的"卵囊、阴卵"，现代称之为睾丸，亦称之外肾。《本草新编》将驴的阴茎称之为驴鞭，现代商品中驴的阴茎和睾丸同时药用。本标准采用比较符合古人称谓的驴鞭为正名。

【来源】《本草纲目》记载驴阴茎，原动物为驴 *Eguus asinus* Linnaeus。甘肃有悠久的生产、收购和使用历史，故纳入地方标准[2]。

【原动物】形体如马而较小，头型较长，眼圆，耳长。面部平直，头颈高扬，颈部较宽厚，鬃毛稀少。四肢粗短，蹄质坚硬，尾部粗而末梢细。体毛厚而短，有黑色、栗色、灰色三种。颈背部有一条短的深色横纹，嘴部有明显的白色唇圈。耳廓背面同身色，内面色较浅，尖端几呈黑色。腹部及四肢内侧均为白色（图1）。

甘肃各地均有饲养（图2）。

【产地】主产于庆阳、张掖、平凉、定西等地。

【采收加工】杀驴时割取阴茎，剔除残肉及油脂，水洗净，悬挂于通风处，阴干或晒干。

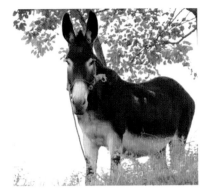 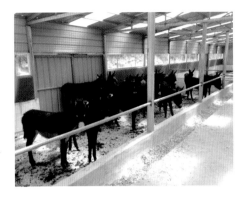

图1 驴鞭原动物图　　　　　　图2 人工饲养驴（张掖）图

【性状】根据市售药材样品，结合甘肃张掖养殖场提供的标本描述。见图3、图4。

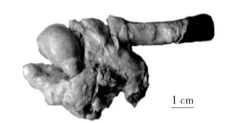 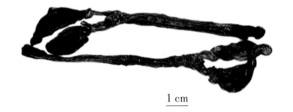

图3 鲜驴鞭药材图　　　　　　图4 驴鞭药材图

【炮制】【性味与归经】【功能与主治】【用法与用量】【贮藏】参考文献[1、2、3]拟定。

参考文献

［1］江苏新医学院.中药大辞典（上册）［M］.上海：上海科学技术出版社，1986：1222.

［2］甘肃省食品药品监督管理局.甘肃省中药材标准（2009年版）［S］.兰州：甘肃文化出版社，2009：344.

［3］《中华本草》编委会.中华本草（第九册）［M］.上海：上海科学技术出版社，1999：605.

牦牛黄

Maoniuhuang

BOVIS GRUNNIEN CACULUS

本品为牛科动物牦牛 *Bos grunniens* Linnaeus 的干燥胆结石。宰牦牛时，如发现有牛黄，即滤去胆汁，将牛黄取出，除去外部薄膜，用灯心草包上，外用毛边纸包裹，置阴凉处阴干。

【性状】 本品呈卵球形、类球形、三角形或四方形，直径0.6～3 cm。有些呈管状或碎片状。表面棕红色或棕褐色，有些表面粗糙，具疣状突起，有的具龟裂纹，有的外部挂有一层黑色光亮的薄膜。体轻，质较脆，易分层剥落，断面棕黄色，可见细密的同心层纹，有时夹有白心。气清香，味苦而后甘，有清凉感，嚼之易碎，不黏牙。

【鉴别】（1）取本品少量，加清水调合，涂于指甲上，能将指甲染成黄色，习称"挂甲"。

（2）取本品少量，用水合氯醛试液装片，不加热，置显微镜下观察：不规则团块由多数黄棕色或棕红色小颗粒集成，遇水合氯醛液，色素迅速溶解，先呈鲜明金黄色，久置后变绿色。

（3）取本品粉末10 mg，加三氯甲烷20 ml，超声处理30 min，滤过，滤液蒸干，残渣加乙醇1 ml使溶解，作为供试品溶液。另取胆酸、去氧胆酸对照品，加乙醇制成每1 ml各含2 mg的混合溶液，作为对照品溶液。照薄层色谱（中国药典四部通则0502）试验，吸取上述两种溶液各2 μl，分别点于同一硅胶G薄层板上，以异辛烷-乙酸乙酯-冰醋酸（15:7:5）为展开剂，展开，取出，晾干，喷以10%硫酸乙酯溶液，在105 ℃加热至斑点显色清晰，置紫外光灯（365 nm）下检视。供试品色谱中，在与对照品色谱相应的位置上，显相同颜色的荧光斑点。

（4）取本品粉末10 mg，加三氯甲烷-冰醋酸（4:1）混合溶液5 ml，超声处理5 min，滤过，滤液作为供试品溶液。另取胆红素对照品，加三氯甲烷-冰醋酸（4:1）混合溶液制成每1 ml含0.5 mg的溶液，作为对照品溶液。照薄层色谱法（中国药典四部通则0502）试验，吸取上述两种溶液各5 μl，分别点于同一硅胶G薄层板上，以环己烷-乙酸乙酯-甲醇-冰醋酸（10:3:0.1:0.1）为展开剂，展开，取出，晾干。供试品色谱中，在与对照品色谱相应的位置上，显相同颜色的斑点。

【性味与归经】 甘，凉。归心、肝经。

【功能与主治】 清心凉肝，豁痰开窍，清热解毒。用于热病发狂神志昏迷，中风窍闭，惊痫抽搐，小儿急惊，咽喉肿痛，口舌生疮，痛肿疔疮。

【用法与用量】0.15～0.35 g。多入丸散用；外用适量，研末敷患处。

【贮藏】置阴凉、避光干燥处，密闭保存，防潮，防压。

·起 草 说 明·

【别名】牛黄、西牛黄（部分）。

【名称】本品在甘南等产地习惯称牛黄购销，为与《中国药典》之牛黄相区别，地方标准以牦牛黄为正名[1]。

【来源】牛黄《神农本草经》始载，历史本草记载的牛黄来自牛 *Bos taurus domesticus* Gmelin 的胆结石。除此之外，少数本草记载其它动物亦产牛黄，如《本草衍义》记载"西戎有羚牛黄、坚而不香"。《本草纲目》记载"牦牛也有黄，被人以乱牛黄，但坚而不香，云功用亦相近也"[2]。按羚，音茅（mao）亦作牦[3]，文献做为牦牛 *Bos grunniens* Linaeus 的别名[4、5]，结合本草对形态、产地记载，我们认为古代所谓羚牛黄即现在的牦牛黄。20世纪70年代文献[6]将牦牛黄同列为牛黄的来源。牦牛黄在历史上作牛黄入药，习惯认为质较次。近年的研究认为化学组成基本相同。

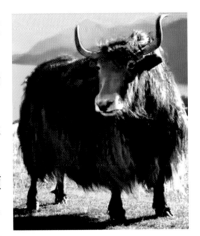

图1　牦牛黄原动物图

甘南等地长期收购，有一定的收购量，建议纳入本标准。甘南曾在牦牛体内成功进行牛黄培植，质量尚好。

由于野牦牛已列为国家重点保护动物，应严禁猎杀，本标准仅指家养的牦牛体内胆结石。

【原动物】为大型偶蹄动物。体格强壮结实，头大，额广，鼻阔，口大，上唇上部有两个大鼻孔，其间皮肤光滑，称为鼻镜。眼极大，嘴亦大。头顶部有角一对，左右分开，角弯曲，无分枝，尾较长。全体被短毛，一般多为黄色，四肢健壮，蹄趾坚硬（图1）。

栖息在海拔4000～5000 m的青藏高原，食草为生。分布于甘肃的甘南、天祝等地；西藏、青海、四川西部和新疆南部亦有分布。

【性状】根据甘南的样品并参照文献[7]描述。见图2。

【鉴别】根据甘南提供样品，参照《中国药典》牛黄项[7]，分别拟定：（1）挂甲试验，（2）显微特征，（3）胆酸、去氧胆酸鉴别，（4）胆红素鉴别。

【化学成分】据报道，青海产的天然牦牛黄，胆红素为24.2～36.4%，总胆酸为9.4～16.6%。并含有钠、钾、钙、铁、铜、钴、铬、氯和硫等微量元素，认为牦牛黄与牛黄的组成基本相同[8]。天然牦牛黄含胆红素、胆酸、去氧胆酸、鹅去氧胆酸、牛磺鹅去氧胆酸、甘氨胆酸、甘氨去氧胆酸等[9]。

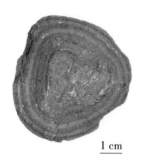
1 cm

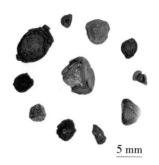
5 mm

图2　牦牛黄药材图

【药理作用】 甘肃、四川等地培植的牦牛黄与天然牛黄均具镇静抗惊厥、解热及抗炎作用，二者的作用强度及毒性也相似[10]。

【检查】【含量测定】 等项内容暂空缺，有待今后取得一定数量的样品后加以制定。

【性味与归经】【功能与主治】【用法与用量】【贮藏】 均参照文献[2、5、6、8]拟定。

参考文献

［1］甘肃省食品药品监督管理局.甘肃省中药材标准（2009年版）［S］.兰州：甘肃文化出版社，2009：347-348.

［2］（明）李时珍.本草纲目（校点本下册）［M］.北京：人民卫生出版社，1982：2800、2833.

［3］《中文大辞典》编纂委员会.中文大辞典（第二十一册）［M］.北京：中国文化研究所印行，1968：1614.

［4］寿振黄.中国经济动物志（兽类）［M］.北京：科学出版社，1963：485.

［5］《中国药用动物志》编写组.中国药用动物志（第二册）［M］.天津：天津科学技术出版社，1983：467.

［6］西藏自治区卫生局.西藏常用中草药［M］.拉萨：西藏人民出版社，1971：302.

［7］国家药典委员会.中华人民共和国药典（2020年版·一部）［S］.北京：中国医药科技出版社，2020：72.

［8］叶子聪，陈钦铭.应用扫描电镜X射线能谱仪定量分析天然牛黄与牦牛黄和培植牛黄的微量元素［J］.中草药，1995，26（6）：293-295.

［9］张启明，钱丽花.活体牦牛人工培植牛黄与天然牛黄的化学成分比较研究［J］.天然药物研究与开发，1991，3（2）：56.

［10］袁惠南，杨敏智.活体牦牛人工培植牛黄药理作用的研究［J］.天然药物研究与开发，1991，3（2）：61.

巢 脾

Chaopi

APES NIDUS

本品为人工饲养的蜜蜂科昆虫中华蜜蜂 *Apis cernan* Fabricius 或意大利蜜蜂 *Apis mellifera* Linnaeus 生长两年以上的蜂巢。一年四季均可采收，除去死蜂、死蛹等杂质，晾干。

【性状】本品多呈长方形的板状或破碎成片状。双面由连续排列整齐、紧密的正六棱柱的储藏室（即蜜蜂的巢）排列组成。表面呈棕色或深褐色。体较轻，质韧，略有弹性。气微，味淡，微辛。

【鉴别】取本品 1 g，加甲醇 10 ml，超声处理 10 min，滤过，滤液浓缩至 2 ml，作为供试品溶液。另取巢脾对照药材 1 g，同法制成对照药材溶液。照薄层色谱法（中国药典四部通则 0502）试验，吸取上述两种溶液各 10 μl，分别点于同一硅胶 GF$_{254}$ 薄层板上，以石油醚（60~90 ℃）-乙酸乙酯-冰醋酸（30∶20∶1）为展开剂，展开，取出，晾干，置紫外光灯（254 nm）下检视。供试品色谱中，在与对照药材色谱相应的位置上，显相同颜色的斑点。

【含量测定】**对照品溶液的制备** 取芦丁对照品 50 mg，精密称定，置 25 ml 量瓶中，加 70% 乙醇溶液适量，置水浴上微热使溶解，放冷，加 70% 乙醇至刻度，摇匀。精密量取 10 ml，置 100 ml 量瓶中，加水至刻度，摇匀，即得（每 1 ml 含芦丁 0.2 mg）。

标准曲线的制备 精密量取对照品溶液 1 ml、2 ml、3 ml、4 ml、5 ml 和 6 ml，分别置于 25 ml 具塞刻度试管中，加水至 6 ml，加 5% 亚硝酸钠溶液 1 ml，摇匀，放置 6 min；加 10% 硝酸铝溶液 1 ml，摇匀，放置 6 min；加氢氧化钠试液 10 ml，再加水至刻度，摇匀，放置 15 min；以相应的溶液为空白对照。照紫外-可见分光光度法（中国药典四部通则 0401），在 510 nm 波长处测定吸收度，以吸收度为纵坐标，浓度为横坐标，绘制标准曲线。

测定法 取本品 10 g，剪碎混匀，取约 1.5 g，精密称定，置烧瓶中，加 70% 乙醇 25 ml，加热回流 2 h，放冷，滤过；并以 70% 乙醇洗涤滤器及残渣，合并滤液及洗液，置 50 ml 量瓶中，加 70% 乙醇至刻度。精密量取 5 ml，置 25 ml 量瓶中，照标准曲线的制备项下的方法，自"加水至 6 ml"起依法操作，测定吸收度，从标准曲线上读出供试品溶液中芦丁的重量（μg），计算，即得。

本品按干燥品计算，含总黄酮以芦丁（$C_{27}H_{30}O_{16}$）计，不得少于 0.25%。

【炮制】除去死蜂，死蛹等杂质，晾干。

【性味与归经】微甘，凉。

【功能与主治】清热解毒，消肿，祛风杀虫、通鼻窍，健脾胃。用于风邪痹痛，喉舌肿痛，痈疽恶疮，瘙痒顽癣，鼻塞，鼻渊、鼻痛等。

【用法与用量】3～9g；多入制剂。

【贮藏】通风干燥，防压，防蛀。

·起草说明·

【别名】蜂房、蜂巢、蜂脾。

【名称】现代商品习惯称为巢脾[1]，原地方标准沿用[2]。

【来源】巢脾为人工饲养的中华蜜蜂 *Apis cernan* Fabricius 或意大利蜜蜂 *Apis mellifera* Linnaeus 的巢[1]。我国蜜蜂资源丰富，在蜜蜂饲养过程中，需要更换巢脾，意蜂巢脾使用时间为2～3年，中蜂巢脾使用时间为1～2年，每年淘汰的巢脾非常可观[1]。甘肃东部两种蜜蜂很普遍，生产巢脾数量巨大[3、4]。

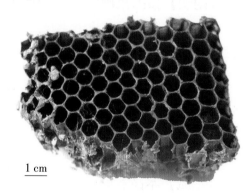

图1　巢脾药材图

巢脾在福建、上海、甘肃等地有用药习惯。甘肃、福建等地选择两年半以上的巢脾作为生产"鼻炎宁胶囊"的原料，故原地方标准收载[2]，甘肃养殖以中华蜜蜂 *Apis cernan* Fabricius 为主。

【采收加工】根据产地的实际情况拟定。一般在巢脾更新时期收集两年的旧巢脾。

【性状】根据巢脾实物描述，见图1。

【鉴别】巢脾化学成分复杂，今以巢脾对照药材作为对照，建立薄层色谱鉴别。见图2。

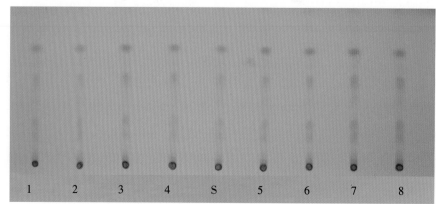

图2　巢脾薄层色谱图

S.巢脾对照药材　1-8.样品

此外，参照《中成药标准地方标准上升国家标准部分》耳鼻喉科分册"鼻炎宁胶囊【鉴别】项，选择10-羟基-2-癸烯酸为指标进行薄层色谱鉴别，结果样品未显示与其相对应的色谱斑点，未列入标准正文。

【含量测定】原标准建立了总黄酮含量测定，以控制本品的质量。

方法学验证表面，标准曲线为 $C=2.624062A+0.003164$（$r=0.9990$），芦丁在 $0.204\sim1.224\ mg$ 范围内呈良好的线性关系。精密度、加样回收率实验符合规定，样品吸收值在 40 min 内稳定。

本次维持原标准限度不得少于0.25%的规定。

【炮制】根据巢脾实际使用情况而定。

【化学成分】巢脾含有蜂蜡、树脂、油脂、色素、鞣质、糖类、黄酮、有机酸、脂肪酸等成分，铁、钙、铜、钾、钴等微量元素[5、6]。

【药理作用】蜜蜂巢脾具有抑菌杀菌、杀虫、降血压、降血脂、抗炎（肝炎、中耳炎、鼻炎）、抗氧化和增强免疫力等作用[5、6]。

【性味与归经】【功能与主治】【用法与用量】参照文献[1、7]和"鼻炎宁颗粒"有关项而拟定。

【贮藏】本品容易受潮、虫蛀，应放置于通风干燥处，防压。

参考文献

[1] 匡邦郁，匡海鸥.蜜蜂生物学［M］.昆明：云南科学技术出版社，2003.

[2] 甘肃省食品药品监督管理局.甘肃省中药材标准（2009年版）［S］.兰州：甘肃文化出版社，2009：357-362.

[3] 刘彩云.浅谈甘肃中蜂养殖中采用的不同箱型［J］.甘肃畜牧兽医，2017，47（7）：63-65.

[4] 赵汝能.甘肃中草药资源志（下册）［M］.兰州：甘肃科学技术出版社，2007：1191.

[5] 褚亚芳，胡福良.蜜蜂巢脾的生物学活性研究进展［J］.天然产物研究与开发，2012，14（24）：1870-1874.

[6] 伊作林，刘锋，骆群，等.蜜蜂巢脾成分及生物活性研究进展［J］.蜜蜂杂志，2019，38（11）：1-3.

[7] 宋心仿.蜂巢临床验方集锦［J］.中国养蜂，1997，（2）：17.

猪 大 肠

Zhudachang

SUSI ESTINUM CRASSUM

本品为猪科动物猪 *Sus scrofa domestica* Brisson 的新鲜大肠。全年可采，屠宰后，刨开腹部，取出大肠，除去肥油，洗净，鲜用。

【性状】本品为不规则圆形或扁圆形长管状，外表面黄白色。可见环状皱纹，部分成节结状。中空内壁可见肠黏膜，残留白色油脂。手触有滑腻感，具一定的弹性。气腥，味甘。

应无腐烂、无变质、无变色，无异臭味。

【鉴别】取本品约 2 g，切碎，加水 10 ml，加热 5 min，滤过，取滤液 2 ml，置试管中，加茚三酮试液 0.5 ml，加热，显蓝紫色。

【检查】残留脂肪　不得过 15.0%（中国药典四部通则 2301）。

【炮制】挑选，洗净，去油。

【性味与归经】甘、微寒。归大、小肠经。

【功能与主治】清热，祛风，止血。用于肠风便血，血痢，痔疮，脱肛。

【用法与用量】煮食适量或入丸、散剂。

【注意】外感不清、脾虚滑泻者禁用。

【贮藏】低温冷藏。

·起 草 说 明·

【别名】肥肠、猪肠、葫芦头，动物大肠。

【名称】猪肠是用于输送和消化食物的内脏器官，作为重要的食材，沿用食品行业的习惯名称。

【来源】猪肠入药始见于《食疗本草》，为猪科动物猪 *Sus scrofa domestica* Brisson 的大肠[1]。现代除食疗外，也作为"脏连丸"制剂的原料，故收入地方标准[2]。

【原动物】猪的品种繁多，达 150 多种，形态也有差异，基本特征是：躯体肥胖，头大。鼻与口吻皆长略向上屈、眼小。耳壳有的大而下垂、有的较小而前挺。四肢短小，4趾，前 2 趾有蹄，后 2 趾有悬蹄。颈粗，项背疏生鬃毛。尾短小，末端有毛丛。毛色有纯黑、纯白或黑白混杂等（见图 1）。

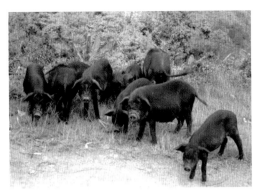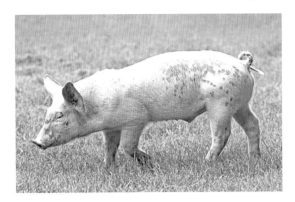

图1　猪大肠原动物图

【产地】产于全省各地。

【采收加工】猪大肠的外面、里面都有肥油，一般除去肥油，反复清洗。

【性状】根据生产企业提供的药材样品描述。本品中脂肪已经除去，一般残留少量的白色油脂。见图2。

本品的鲜品容易腐烂、变质，也在性状项下规定。

【鉴别】根据猪大肠富含蛋白质，采用茚三酮反应而拟定。

【检查】本品不同程度残留脂肪，作为非药用部位应予除去，照《中国药典》（四部通则

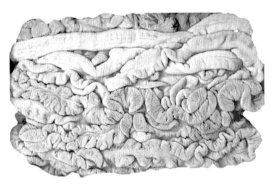

图2　猪大肠鲜品图

2301）杂质检查法，结合对10批样品的检查，拟定残留脂肪不得过15.0%。

【炮制】根据生产企业实际加工工艺拟定。

【化学成分】含有丰富的肝素（heparin）、胰泌素（secretin）、胆囊收缩素（cholecystokinin）、抑胃肽（gastrin inhibitory polypeptide）、舒血管肠肽（vasoactive intestinal polypeptide）等成分[1、4]。

【药理作用】猪肠具有抗凝作用、抗栓作用、调血脂与抗动脉粥样硬化作用、抗炎作用和对消化系统的作用[1、4]。

【性味与归经】【功能与主治】《千金·食治》记载"猪洞肠，主洞肠挺出血多者"，引孟诜所述"主虚渴，小便数，补下焦虚竭"，《本草图经》记载"主大小肠风热"，《本草纲目》记载"润肠治燥，调血痢脏毒"。现代猪肠在针对多种肠道疾病如慢性肠炎、肛肠脱垂等方面有较好的疗效[4]，综合拟定。

【用法与用量】因本品为普通食品，应根据个体状况选择适宜用量。作为原料药，《中国药典》"脏连丸"中的猪大肠的用量为350 g[3]。

【注意】参照《随息居饮食谱》谓"外感不清，脾虚滑泻者均忌"拟定。

【贮藏】本品为食物鲜品，为保证本品的质量，将其低温冷藏。

参考文献

［1］江苏新医学院.中药大辞典（下册）［M］.上海：上海科学技术出版社，1986：2191-2193.

［2］甘肃省食品药品监督管理局.甘肃省中药材标准（2009年版）［S］.兰州：甘肃文化出版社，2009：353-354.

［3］国家药典委员会.中华人民共和国药典（2020年版·一部）［S］.北京：中国医药科技出版社，2020：1487.

［4］刘丹丹，闫佳旭，李瑞，等.猪大肠的养生价值探讨［J］.安徽农业科学，2013，41（13）：5753-5754.

猪 脊 髓

Zhujisui

SUSI MEDULLA SPINALLS

本品为猪科动物猪 *Sus scrofa domestica* Brisson 的脊髓。宰杀后，抽取其脊髓或骨髓，鲜用或干燥。

【性状】鲜品 本品呈长条状，长短不等。表面黄白色，略有光泽，带有血丝。断面黄白色。气腥。

干品 呈不规则的条状或块状，多弯曲，长短不等。表面浅棕黄色，断面黄色。质硬。气微腥。

【鉴别】 取本品 0.5 g，鲜品剪碎或干品研细，加水 10 ml，加热 30 min，离心 5 min，取上清液 5 ml，加 0.2% 茚三酮乙醇溶液 2 ml，摇匀，加热 10 min，溶液显蓝紫色。

【浸出物】 照醇溶性浸出物测定法（中国药典四部通则 2201）项下的热浸法规定，用 70% 乙醇作溶剂，不得少于 5.0%。

【性味与归经】 甘，寒，无毒。

【功能与主治】 滋阴益髓。用于骨蒸劳热，消渴，疮疡。

【用法与用量】 煎汤或入丸剂。外用适量，捣烂敷患处。

【贮藏】 低温冷藏。

·起 草 说 明·

【别名】 猪髓、猪骨髓、猪简髓。

【名称】 由于脊髓的部位不同，古代有猪简骨髓、猪颈骨髓、猪脚骨髓等称谓，《丹溪心法》称为猪脊髓，《本草纲目》称为猪髓[1]，现代应用以脊髓为主，本标准以猪脊髓为正名。

【来源】 猪脊髓入药始见于《千金要方》，历代本草均有记载，为猪科动物猪 *Sua scrofa domestica* Brisson 的脊髓或骨髓[1, 2]。省内用于生产中药制剂的原料，故收载于本标准。

【原动物】 参见"猪大肠"条。

【资源分布】 全国各地均有饲养。

【性状】 根据实物样品描述。由于猪的大小、饲养时间不等，猪脊髓大小和重量的个体差异较大。完整者长度不得低于 45 cm，一条重量不得低于 28 g。见图 1。

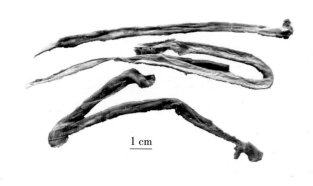

图1 猪脊髓药材图

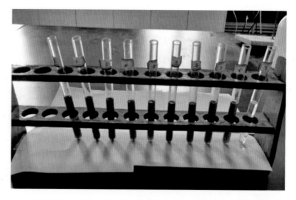

图2 猪脊髓鉴别反应图

【鉴别】根据生物活性肽类成分的化学反应，对猪脊髓进行理化鉴别[2]。结果见图2。

【浸出物】按《中国药典》（四部通则2201）醇溶性浸出物项下热浸法测定，以70%乙醇做溶剂[3]，对9批样品进行测定，结果见表1。

表1 9批样品浸出物测定结果（%）

样品	1	2	3	4	5	6	7	8	9
浸出物	6.9	6.2	5.7	5.6	7.1	7.0	5.9	6.3	6.5

根据测定结果，拟定浸出物的限度为不得少于5.0%。

【化学成分】猪背髓含丰富的钙、酸性黏多糖和磷脂（phospholipid），以及多种生物活性肽等[1、2]。

【药理作用】从猪脊髓提取的两种生物活性肽SCP-1和SCP-2能够兴奋豚鼠的离体回肠；SCP-2对麻醉大鼠有明显的降压作用。以从鲜猪骨提取的骨髓精为主制成的壮骨粉每人每日服80 g，连用6星期，壮骨粉组血清钙正常人数增加64%，血平增加显著高于对照组（$P < 0.005$），血磷两组均无显著变化。壮骨粉组的精神、睡眠、腰痛和心绞痛症状改善均优于对照组，壮骨粉组血清胆固醇（TC）、低密度脂蛋白（LDL）及动脉硬化指数（LDL / HDL）均明显下降（$P < 0.001$）。

从猪骨髓提取的骨形态发生蛋白（BMP），植入小鼠股肌内，可在100%的实验动物诱导骨形成[1、2]。

【性味与归经】【功能与主治】【用法与用量】及【贮藏】均参照文献[1、2]拟定。

参考文献

[1] 江苏新医学院.中药大辞典（上册）[M].上海：上海科学技术出版社，1986：2197-2198.

[2]《中华本草》编委会.中华本草（第九册）[M].上海：上海科学技术出版社，1999：622-623.

[3] 国家药典委员会.中华人民共和国药典（2020年版·四部）[S].北京：中国医药科技出版社，2020：232.

猪 蹄 甲

Zhutijia

SUSI CORNU

本品为猪科动物猪 *Sus scrofa domestica* Brisson 的干燥蹄甲。全年采收，洗净，除去杂质，晒干。

【性状】 本品呈三角锥形的鞋头状，有时两个相连，长4～10 cm，高3～4 cm。外表面黄白色或黑褐色，平滑或粗糙，有光泽。呈半透明或微透明角质状，质坚韧，不易折断。折断面不整齐，显角质样光泽或纤维性。蹄尖部较厚，具角质轮纹和细密纵线纹，老者角质轮纹呈开裂状，蹄后部较薄，蹄缘处最薄，周边蹄缘外翻或内卷，可见毛孔及残留猪毛。气微腥，味微咸。

【性味与归经】 微寒，咸。归胃、大肠经。

【功能与主治】 化痰定喘，解毒生肌。用于咳嗽喘息，肠痈，痔漏，疝气偏坠，白秃疮，冻疮。

【用法与用量】 烧灰研末，每次3～9 g；或入丸、散剂。外用适量，研末调敷。

【贮藏】 置阴凉干燥处。

·起 草 说 明·

【别名】 猪悬蹄、猪悬蹄甲、猪蹄合子、猪爪甲、猪四足。

【名称】 现代商品称猪蹄甲，本标准沿用。

【来源】 猪蹄甲原名猪悬蹄，始载于《本草经集注》。《千金·食治》称猪悬蹄甲；《圣济总录》称猪蹄合子；《普济方》称猪爪甲。历代本草记载的猪为一种常见的家畜，为猪科动物猪 *Sus scrofa* domestica Brisson 的干燥蹄甲[1]。现代研究表明，猪蹄甲具有较好的开发价值，国内生产的猪蹄甲制剂有两种，将经烘烤粉碎的猪蹄甲用碱性水提取所得制成"妇血宁"，先将猪蹄甲用温水浸泡，然后用乙醇提取制成"氨肤素"[2]。

本省资源丰富，民间有药用习惯，作为研发制剂原料，为进一步发掘利用，纳入地方标准[3]。

【原动物】 参见"猪大肠"条。

【产地】 全国及本省各地有产。

【采收加工】 宰杀后，剁下蹄甲，刮去猪毛和残肉，洗净，晒干。

【性状】 根据市售样品描述，并对原标准的描述进行修订。见下图。

【化学成分】猪蹄甲主要含角蛋白、肽类、氨基酸类、酯类、糖类、甾体化合物及无机盐等化学成分[2]。

【药理作用】现代对猪蹄甲进行了广泛的研究[1、2]。（1）对血液系统的作用：猪蹄甲散或妇血宁（碱性提取物）外敷对犬、兔等动物耳、肝、脾或血管的切口有显著止血作用。妇血宁腹腔注射，显著缩短兔出血时间。猪蹄甲碱提取物腹腔注射，能显著缩短家兔凝血酶原时间。（2）对子宫平滑肌有兴奋作用：妇血宁对未受孕动情期小鼠子宫有兴奋作用。（3）对平滑肌的作用：猪蹄甲煎剂对

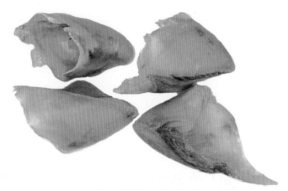

图　猪蹄甲药材图

兔离体肠管有兴奋作用，使其运动加强，张力升高。妇血宁能明显降低兔离体回肠的蠕动，使蠕动的幅度降低和频率减慢。（4）对心血管系统的作用：猪蹄甲煎剂和混悬剂对正常和缺钙的蟾蜍离体心脏均有强心作用，缺钙时作用更明显，并对毛果芸香碱的心脏抑制作用有一定的恢复作用。猪蹄甲注射液静脉注射使麻醉猫血压先升后降，心率明显增加，心电图未见异常。（5）抗炎作用：妇血宁对组胺、醋酸和蛋清诱发的急性渗出性炎症及棉球刺激所致慢性增生性炎症，均有抗炎作用。（6）免疫作用：妇血宁对植物凝集素（PHA）诱导的兔血淋巴细胞增殖能力有影响。

【性味与归经】【功能与主治】【用法与用量】【贮藏】参照文献[1]拟定。

参考文献

[1]《中华本草》编委会.中华本草（第九册）[M].上海：上海科学技术出版社，1999：641.

[2] 朱希强，王凤山，张天民.猪蹄甲的药用概况 [J].氨基酸和生物资源，2002，2（14）：43-45.

[3] 甘肃省食品药品监督管理局.甘肃省中药材标准（2009年版）[S].兰州：甘肃文化出版社，2009：355-356.

[4] 赵兵，姚默，刘向辉，等.猪蹄甲药学研究新进展 [J].辽宁中医药大学学报，2012，14（1）：81-82.

蛇　胆

Shedan

COLUBRIDAE FEL

本品为游蛇科（Colubridae）人工饲养乌梢蛇 *Zaocys dhumnades*（Cantor）或同科多种蛇的胆囊。多于春、秋二季捕捉，剖取蛇胆，保存于等重量的含乙醇50%以上的白酒中，或直接干燥。

【性状】本品呈椭圆形、卵圆形或长卵形，长0.5～4 cm，直径0.5～2 cm。表面呈淡绿色、墨绿色，有的呈橙黄色。胆皮通常平滑、柔韧而略有弹性，或皱缩呈不规则条纹。胆管位于胆囊一端或中部，较细长，有的略扁，柔韧，不易拉断，常紧贴胆囊壁，向胆囊另一端伸长，外被一层筋膜，把胆囊与胆管包裹。胆囊内为黏稠的胆汁，呈黄绿色或橙黄色，或呈块状物，呈棕褐色。气微腥，味苦而后甘。

【鉴别】取蛇胆汁0.5 ml，加等量白酒，混匀，或取蛇胆粗粉0.5 g，加甲醇5 ml，震摇，取上清液作为供试品溶液。另取牛磺胆酸钠对照品，加甲醇制成每1 ml含1 mg的溶液，作为对照品溶液。照薄层色谱法（中国药典四部通则0502）试验，吸取上述两种溶液各5 μl，分别点于同一硅胶G薄层板上，以正丁醇–冰醋酸–水（10∶1∶1）为展开剂，展开，取出，晾干，喷以硫酸乙醇溶液（3→10），在105 ℃加热至斑点显色清晰。供试品色谱中，在与对照品色谱相应的位置上，显相同颜色的斑点。

【性味与归经】微苦、甘，寒。

【功能与主治】清热解毒，化痰镇痉，明目。用于痰迷心窍，风热发狂，惊痫，痰多咳嗽，眼雾不明，痔疮红肿，皮肤热毒，痱子。

【用法与用量】内服，开水或酒冲服，0.5～1个，每日1次。或入丸、散，或制成酒剂。外用适量，取汁外涂患处。

【贮藏】密封，置阴凉处。

·起 草 说 明·

【名称】据本草记载，古代以蛇胆药用的有"蚺蛇胆""蝮蛇胆"等。现代多种蛇的胆囊入药，国内多以"蛇胆"为名，甘肃地方标准以蛇胆为名收载[1]。

【来源】本品为少常用中药，但其使用情况在历史上有较大变化。《名医别录》载有蚺蛇胆（即蟒蛇胆）和蝮蛇胆，继后历代本草均有收载。《本草纲目》除记载上述品种外，还有乌蛇胆和鳞蛇胆，且均为单一品种蛇胆[2]。而近代使用的则是混合品种蛇胆，如《全国中草药汇编》收载的蛇胆为游蛇科动物乌梢蛇或其它种蛇的胆囊[3]。《中国药典》(四部附录)收载有蛇胆汁，为眼镜蛇科、游蛇科或蝰蛇科多种蛇的胆汁[4]。当今全国多数地区使用的蛇胆为眼镜蛇科、游蛇科或蝰蛇科等多种蛇的胆，使用的商品品种约有20种以上[5]。

甘肃省游蛇科主要分布的蛇有：王锦蛇 *Elaphe carinata*（Guenther.），分布于陇南、庆阳等地。白条锦蛇 *Elaphe dione*（Pallas.），分布于庆阳、天水、兰州、白银及武威等地。黑眉锦蛇 *Elaphe taeniura* Cope，分布于陇南等地。玉斑锦蛇 *Elaphe mandarina*（Cantor），分布于陇南等地。黄脊游蛇 *Coluber spinalis*（Peters），分布于庆阳、天水、兰州、定西及武威等地[6]。

乌梢蛇 *Zaocys dhumnades*（Cantor）国内已实现了人工饲养，资源丰富易于采购，因此，修订为本标准主要来源。

【原动物】乌梢蛇 *Zaocys dhumnades*（Cantor）

全长可达2m以上。头扁圆。吻鳞从背面可以看到。鼻间鳞2，鳞片宽大于长，其与吻鳞的缝合线远较与鼻鳞的缝合线为短。前额鳞2，两鳞间的缝合线等于从其前缘至吻鳞的距离；宽大于长，外缘包至头侧。额鳞1，前大后小，长与鼻间鳞和前额鳞的和相等。眼上鳞2，长与其额鳞前缘至吻端的距离相等。顶鳞2，形最大，其前缘远较后缘为宽。鼻孔椭圆形，位于二鼻鳞中央。上唇鳞8，3～2～3式。颊鳞1，与第2、3片上唇鳞相接。眼前鳞1，上缘包至头背，有一较小的眼前下鳞。眼大，眼后鳞2，颞鳞2+2，前颞鳞狭而长。前颏鳞比后颏鳞短，与前5片下唇鳞相接，后颏鳞与第一腹鳞间有小鳞一对。下唇鳞10，少数9或11，第6片最大。体鳞16～14～14行，中央2～4行起棱，背中央2行起棱特强。腹鳞186～205片，肛鳞二裂，尾下鳞10l～128对。尾部渐细而长。体呈绿褐、棕褐到黑褐，各鳞片的边缘黑褐色。背中央的二行鳞呈黄色或黄褐色，其外侧的二行鳞片呈黑色，形成左右两条纵贯全身的黑线，成年个体黑纵线在体后部逐渐不显。上唇及喉部淡黄色。腹面灰白色。其后半部呈青灰色（图1）。

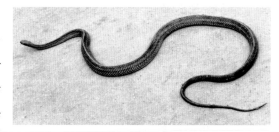

图1　乌梢蛇原动物图

生活于丘陵地带及田野草丛或水边。分布于天水、陇南等地；江苏、安徽、浙江、江西、河南、湖北、湖南、广东、广西、陕西、四川、贵州等省区亦有分布。

【产地】产于陇南、天水等地，民间自采自用。近年商品多从外省购进。

【采收加工】通常于春、秋二季捕蛇，剖取蛇胆，趁鲜保存于等量的含乙醇50%以上的白酒中，蛇胆与酒的比例为1∶1（g/g）。用时除去胆衣，以净蛇胆汁投料，连同等量酒液使用[3、5]。或在取出胆囊后，用线扎住胆管上端，悬通风出晾干。近年市售商品直接干燥保存。

【**性状**】参照文献[2、5]及实物描述。本次修订增加干品规格。见图2。

以外形正常、饱满、胆汁黏稠、半透明、置低度酒或水中下沉者为佳；胆囊呈异样膨大、紧实，或不成紧实、胆汁稀薄透明，置低度酒或水中上浮者质次。

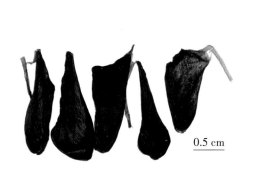

图2　蛇胆药材（乌梢蛇）图

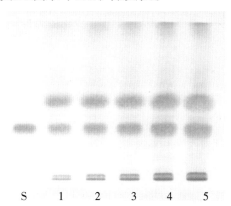

图3　蛇胆薄层色谱图

S.牛磺胆酸钠对照品　1-5.蛇胆商品药材

【**鉴别**】参照文献[2、5]及试验拟定。见图3。

【**化学成分**】主含胆汁酸，其主要成分为牛磺胆酸（taurocho1ic acid），占总胆酸量可达90%以上，并含少量牛磺鹅去氧胆酸（tauro chenodeoxycholic acid），牛黄去氧胆酸（taurodeoxycholic acid）、胆酸（cholic acid）及胆固醇（cholesterol）[2、5]。

【**药理作用**】蛇胆具有：（1）镇咳、祛痰、平喘作用，（2）抗炎作用，（3）免疫调节作用，（4）降血压作用，（5）体外抑菌作用，（6）其他作用：促进肠蠕动、抗视疲劳作用[7]。

【**性味与归经**】【**功能与主治**】【**用法与用量**】【**贮藏**】参照文献[2、3、5]拟定。

参考文献

[1] 甘肃省食品药品监督管理局.甘肃省中药材标准（2009年版）[S].兰州：甘肃文化出版社，2009：350-351.

[2]《中华本草》编委会.中华本草（第九册）[M].上海：上海科学技术出版社，1999：702.

[3]《全国中草药汇编》编写组.全国中草药汇编（上册）[M].北京：人民卫生出版社，1975：782-783.

[4] 国家药典委员会编.中华人民共和国药典（2020年版·四部）[S].北京：中国医药科技出版社，2020：557.

[5] 杨兆起，封修娥.中药鉴别手册（第三册）[M].北京：科学出版社，1994：492-504.

[6] 王香亭.甘肃脊椎动物志[M].兰州：甘肃科学技术出版社，1991：276.

[7] 孙慧玲，李昌勤.蛇胆的药理作用及应用[J].西北药学杂志，2004，（19）6：285-287.

雄 蚕 蛾
Xiongcane
BOMBYX

本品为蚕蛾科昆虫家蚕 *Bombyx mori* Linnaeus 的干燥雄性成虫的全体。夏季取雄性蚕蛾，以沸水烫死，晒干。

【性状】 本品呈长椭圆形，体长 1.6~2.3 cm，翅展 3.9~4.3 cm。表面浅棕黄至棕褐色，全身密被白色鳞片。头部较小，复眼 1 对，黑色，呈半圆形；触角 1 对，羽毛状，呈黑色。前胸节和中胸节吻合，翅 2 对，前翅位于中胸背部，呈三角形，较大，有 3 条淡暗色的横纹；后翅生于后胸背部，较小，略呈圆形。腹部狭窄，末端稍尖。气微，味咸。

【检查】 总灰分　不得过 5.0%（中国药典四部通则 2302）。

酸不溶性灰分　不得过 1.0%（中国药典四部通则 2302）。

【浸出物】 照醇溶性浸出物测定（中国药典四部通则 2201）项下的热浸法测定，用稀乙醇作溶剂，不得少于 15.0%。

【炮制】 除净杂质及足、翅。

【性味与归经】 咸，温。归肝、肾经。

【功能与主治】 补肾壮阳，涩精，消肿解毒。用于阳痿，遗精，白浊，尿血，创伤，溃疡及烫伤。

【用法与用量】 3~9 g。入丸散用；外用适量，研末调敷患处。

【注意】 阴虚有火旺者禁服。

【贮藏】 置阴凉干燥处，密闭，防虫蛀。

·起 草 说 明·

【别名】 蚕蛾、原蚕蛾。

【来源】 本品始于《名医别录》记载"原蚕蛾，雄者有小毒。主益精气，强阴道，交接不倦，亦止精。"后历代本草均有记载。原动物主要为昆虫家蚕 *Bombyx mori* Linnaeus 的雄性成虫[1、2]。

甘肃陇南等地家养普遍，资源丰富，原地方标准收载，以利于生产应用[3]。

【原动物】 成虫　由头、胸、腹 3 部分组成，除节间膜外，各部表面长满乳白色鳞毛。体长 16~23 mm，翅展 39~43 mm。头部较小，复眼 1 对，半球状，黑褐色。口器退化，下唇须细小。触角 1 对，羽毛状，基部粗，末端渐细，雌蛾的触角灰色，较短，雄者黑色，较雌者长。胸部分前胸、中胸、后胸3节，前胸最小，中胸最大，中胸和后胸背面两侧各生1对翅，前翅三角形，稍大，有3条淡暗色的横纹；后翅略小，略呈圆形，有2条较深的平行线。胸足3对，生于各胸节腹面，大小相近，均由基节、转节、股节、胫节、跗节等组成，足端有爪和感觉突起及绵状毛。雌蛾腹部肥硕，末端钝圆，7个腹节；雄蛾腹部狭窄，末端稍尖，8个腹节。在第1~7腹节两侧各有新月形气门1对。腹部末端为外生殖器和肛门。外生殖器雌雄明显不同：雄蛾主要由钩形突、抱器、阳茎、基环等组成；雌蛾主要由诱惑腺、产卵孔、交配孔、锯齿板等组成。

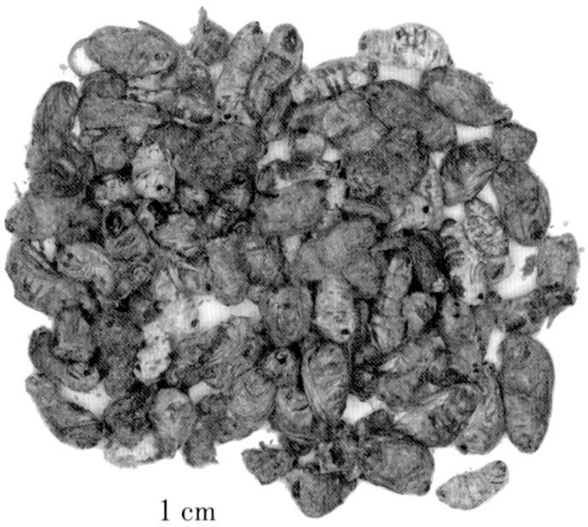

图1　雄蚕蛾药材图

我国大部分地区均有饲养。

【产地】历史上陇南、庆阳等地自产自销，近年商品多从省外购进。

【采收加工】在夏季取雄性蚕蛾，以沸水烫死，晒干。

【性状】根据药材样品及参照文献[1、2]拟定。见图1。

【检查】总灰分、酸不溶性灰分　按《中国药典》（四部通则2302）[4]，对10批样品进行测定，见表1。

表1　10批样品测定结果（%）

样品	1	2	3	4	5	6	7	8	9	10
总灰分	3.8	3.8	4.5	4.7	3.2	3.7	4.6	4.3	3.8	4.4
酸不溶性灰分	0.2	0.1	0.3	0.1	0.2	0.4	0.2	0.1	0.4	0.1

根据测定结果，拟定总灰分不得过5.0%、酸不溶性灰分不得过1.0%的限度。

【浸出物】按《中国药典》（四部通则2201）醇溶性热浸法[4]，对10批样品进行测定，见表2。

表2　10批样品浸出物测定结果（%）

样品	1	2	3	4	5	6	7	8	9	10
浸出物	26.3	16.5	24.1	21.6	22.7	17.4	21.4	17.5	20.81	20.7

根据测定结果，拟定雄蚕蛾中浸出物不得少于15.0%。

【化学成分】本品含苯丙氨酸、亮氨酸、缬氨酸、酪氨酸、甘氨酸、组氨酸、甲硫氨酸、丙氨酸、谷氨酸、丝氨酸、赖氨酸、天门冬氨酸、苏氨酸等多种游离氨基酸，以及谷氨酰胺（glutamlne）、牛磺酸（taurine）、脂肪油类、细胞色素、维生素 B_{12}。本品头部含脑激素（brain hormone）、前胸腺激素（prothoracicotropic hormone）、蚕蛾素（bombyxin）、蚕蛾素-IV（bombyxin-IV）等，未出茧成虫（pharate adult）头部含羽化激素（eclosion hormone）EH-I、EH-II 和 EH-IV。前胸腺激素、蚕蛾素和羽化激素均为肽类物质[1、2、5]。

【药理作用】家蚕雄蛾具有雄性激素样作用，以及抗衰老、降血糖、保肝、防治白内障、抗疲劳、提高免疫等作用[5]。

【炮制】【性味与归经】【功能与主治】【用法与用量】【注意】及**【贮藏】**等参照有关文献[1、2、3]拟定。

参考文献

[1] 江苏新医学院.中药大辞典（下册）[M].上海：上海科学技术出版社，1986：1831.

[2]《中华本草》编委会.中华本草（第九册）[M].上海：上海科学技术出版社，1999：177.

[3] 甘肃省食品药品监督管理局.甘肃省中药材标准（2009年版）[S].兰州：甘肃文化出版社，2009：363-364.

[4] 国家药典委员会.中华人民共和国药典（2020年版·四部）[S].北京：中国医药科技出版社，2020：232，234.

[5] 顾美儿，傅淑清，等.雄蚕蛾开发利用研究进展 [J].桑蚕通报.2007，38（1）：15-18.

黑 蚂 蚁

Heimayi

POLYRHACHIS

本品为蚁科昆虫双齿多刺蚁 *Polyrhachis dives* Smith 的干燥体。夏、秋二季捕捉，置适宜容器内闷死，取出干燥，或用55 ℃烘死，晾干。

【性状】 本品略呈哑铃形，体长4～10 mm，体黑色，有时带褐色，胸、腹部密被金黄色柔毛，有时有翅。头短而圆，触角1对，有时脱落，12节。复眼位于头侧中部后，圆形突出。腹胸凸起；前胸刺2枚，向前外侧下弯；后胸刺2枚，略向外弯。腹部卵形，5节，基节占总长的一半左右，腹柄结节的左右两侧各具刺1枚，随腹部体形面而弯曲。足纤细，胫节下方具数根小刺。气特异，味微酸、微咸。

【鉴别】 取本品粉末0.2 g，加稀乙醇10 ml，超声处理15 min，滤过，滤液浓缩至5 ml，作为供试品溶液，另取黑蚂蚁对照药材0.2 g，同法制成对照药材溶液。再取丙氨酸对照品，加70%乙醇制成每1 ml含1 mg的溶液，作为对照品溶液。照薄层色谱法（中国药典四部通则0502）试验，吸取上述供试品溶液和对照药材溶液各5 μl，对照品溶液1 μl，分别点于同一硅胶G薄层板上，以正丁醇-冰醋酸-水（4:1:3）的上层溶液为展开剂，展开，取出，晾干，喷以茚三酮试液，在105 ℃加热至斑点显色清晰。供试品色谱中，在与对照药材色谱和对照品色谱相应的位置上，显相同颜色的斑点。

【检查】 水分　不得过16.0%（中国药典四部通则0832第二法）。

总灰分　不得过10.0%（中国药典四部通则2302）。

酸不溶性灰分　不得过6.0%（中国药典四部通则2302）。

【浸出物】 照醇溶性浸出物测定法项下的热浸法（中国药典四部通则2201）测定，用70%乙醇作溶剂，不得少于15.0%。

【炮制】 除去杂质，洗净，烘干。

【性味与归经】 咸，平。归肝、肾经。

【功能与主治】 活血通络，消肿解毒，益气强身。用于类风湿性关节炎，风湿性关节炎，慢性肝炎，疔毒肿痛，神经衰弱，阳痿等症。

【用法与用量】 9～15 g。

【注意事项】 过敏体质者慎用。

【贮藏】 置阴凉干燥处，密闭，防潮，防蛀。

·起草说明·

【别名】蚂蚁。

【名称】本品民间习称"黑蚂蚁"[1]，本标准以该名收入正文。

【来源】蚂蚁在我国食用和药用历史悠久。《本草纲目》记载"蚁，释名玄驹，大者如昆蜉，亦曰蚂蚁……蚁力最大，能举等身铁，人食之能益气力，泽颜色"；《本草纲目拾遗》记载"山蚂蚁子，近行伍中营医以此合壮药，颇效，益气力，泽颜色"[1、2、3]。

根据国内商品和临床药用，将双齿多刺蚁 *Polyrhachis dives* Smith[3、4]纳入地方标准。

【原动物】从略。

【产地】主产于广西、云南、四川等地。省内购进。

【性状】根据商品药材对照文献[4、5]描述。见图1。

【鉴别】以黑蚂蚁对照药材和丙氨酸作为对照，建立黑蚂蚁薄层色谱鉴别，提高鉴别的专属性。色谱条件参考文献[6、7]拟定。见图2。

图1　黑蚂蚁药材图

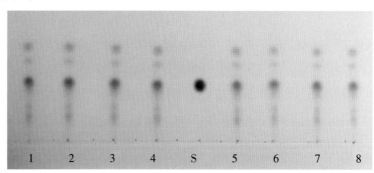

图2　黑蚂蚁薄层色谱鉴别图

S.丙氨酸　1.黑蚂蚁对照药材　2-8.样品

该色谱条件斑点分离较好，专属性强，纳入本标准。

【检查】按《中国药典》（四部通则0832、2302）[5]，8批样品测定，结果见表1。

根据测定结果，样品中水分、总灰分和酸不溶性灰分差异较大，分别拟定为不得过16.0%、10.0%和6.0%的限度，纳入本标准，控制质量。

【浸出物】按《中国药典》（四部通则2201）测定，用70%乙醇作溶剂，结果见表1。拟定不得少于15.0%的限度。纳入本标准，控制质量。

表1 8批样品测定结果（%）

样品	1	2	3	4	5	6	7	8
水分	11.20	22.52	34.43	15.20	14.04	14.43	14.10	12.32
总灰分	6.38	10.47	7.38	7.13	9.72	8.41	9.87	11.87
酸不溶性灰分	3.14	6.22	1.51	2.64	3.71	2.53	2.94	5.37
浸出物	36.7	31.5	38.7	26.3	20.7	18.3	19.0	21.6

【化学成分】蚂蚁中含有蛋白质、脂肪酸、微量元素、维生素、萜类、醛类、生物碱、草体蚁醛等化学成分[6-8]。

【药理作用】蚂蚁具有免疫调节、抗衰老、补肾壮阳、抗炎、镇痛、护肝、解痉平喘和改善睡眠作用[6-8]。

【采收加工】【性味与归经】【功能与主治】【用法与用量】【注意事项】【贮藏】参照文献[1-4、8]拟定。

参考文献

[1] 吴志成.蚂蚁与类风湿性关节炎［M］.南京：江苏科学技术出版社，1991.

[2] 江苏新医学院.中药大辞典（下册）［M］.上海：上海科学技术出版社，1986：2387.

[3] 广西壮族自治区卫生厅.广西中药材标准（第二册）［S］.南宁：广西科学技术出版社，1996：255-258.

[4] 云南食品药品监督管理局.云南省中药材标准（2005年版·第一册）［S］.昆明：云南美术出版社，2005：403.

[5] 国家药典委员会.中华人民共和国药典（2020年版·四部）［S］.北京：中国医药科技出版社，2020：114，232，234.

[6] 刘高强，王晓玲，魏美才，等.蚂蚁类食品的研究与开发［J］.食品科技，2006，（9）：155-157.

[7] 吴福星，李郑林，朱美艳.蚂蚁的应用研究现状及进展［J］.云南中医中药杂志，2006，27（4）：59-60.

[8] 中国科学院四川分院中医中药研究所.四川中药志（第三册）［M］.成都：四川人民出版社，1960：2286.

十、矿物类

无 名 异

Wumingyi

PYROLUSTTUM

本品为氧化物类金红石族矿物软锰矿。主要含二氧化锰（MnO_2）。采挖后，除去泥沙及杂质，再晾干。

【性状】本品为结核状、块状集合体。呈类圆球形或不规则块状，直径 $0.7\sim1.8$（2.5）cm。表面黑色、棕黑色或灰棕色，凹凸不平或呈瘤状突起，多无光泽，条痕棕黑色，外常被黄棕色粉末，少数光滑。体较轻，多质较脆，敲之易成层状破碎。断面棕黑色，显半金属光泽，手触之稍有滑腻感，可染成棕黄色。有的质坚硬。微带土腥气，味淡。

【鉴别】（1）取本品粉末 0.1 g，加 30% 过氧化氢溶液 1 ml，即发生剧烈的气泡，并冒出白烟。

（2）取本品粉末 0.5 g，加稀硫酸 2 ml，再加铋酸钠 0.1 g，离心，上清液显紫红色。

【含量测定】取本品粉末（过五号筛）约 0.2 g，精密称定，置 250 ml 锥形瓶中，精密加入 0.1 mol/L 的草酸钠溶液 15 ml 及 3 mol/L 的硫酸溶液 25 ml，置 85 ℃ 水浴加热约 1.5 h（时时振摇，及时补水）至锥形瓶中无黑色颗粒，再加水 60 ml，加热到 $75\sim85$ ℃，趁热用高锰酸钾滴定液（0.02 mol/L）滴定至溶液呈粉红色，半分钟颜色不消失即为终点。同时进行空白校正。每 1 ml 高锰酸钾滴定液（0.02 mol/L）相当于 4.35 mg 的二氧化锰（MnO_2）。

本品含二氧化锰（MnO_2）不得少于 13.0%。

【炮制】除去泥沙及杂质，洗净，晾干。

【性味与归经】甘，平。归肝、肾经。

【功能与主治】祛瘀止痛，消肿生肌。用于跌打损伤，金疮出血，痈肿疮疡，水火烫伤。

【用法与用量】内服：$3\sim4.5$ g；多入丸散。外用：研末调敷。

【贮藏】置干燥处。

·起 草 说 明·

【别名】土子、秃子、黑石子、铁砂。

【名称】本标准沿用本草用名。

【来源】本品始于《雷公炮炙论》记载"无名异形似石炭,味别。"《开宝本草》记载"无名异出大食国,生于石上,状如黑石炭。"《图经本草》记载"黑褐色,大者如弹丸,小者如黑石子,采无时。"《本草纲目》记载"生川、广深山中,而桂林极多,一包数百枚,小石子也,似蛇黄而色黑。"[1]现今所用无名异与本草记载相同。本省医疗单位在骨伤科应用较多,纳入本标准。

【原矿物】软锰矿 Pyrolusite。四方晶系。晶体呈细柱状或三方等长的晶形,但完整者极少见。常成肾状、结核状、块状或粉末状集合体。黑色,表面常带浅蓝的金属锖色,条痕蓝黑至黑色,半金属光泽至暗淡。不透明。硬度视结晶程度而异,显晶者5~6,隐晶或块状集合体可降至1~2。性脆,断口不平坦。相对密度4.7~5。

常见于沉积矿床中。本品常与硬锰矿、褐铁矿等伴生。

【采收加工】采挖后选择小块状或球形者,除去杂质,洗净。

【产地】为购进品。产于江苏、广西、四川、湖北和山东等地。

【性状】根据市售样品描述,药材外观形状相近,大小比较悬殊,个别可以达到2.5 cm,颜色深浅也有差别,综合拟定。见图1。

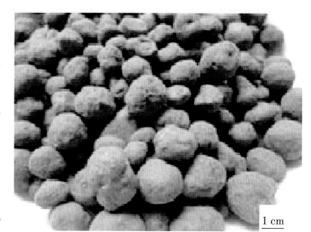

图1　无名异药材图

【鉴别】本品标准正文(1)、(2)为二氧化锰的理化鉴别反应[1]。

由于MnO_2含量不同,显色深浅有差异。

【含量测定】临床上无名异主要用于骨伤科,有报道锰是多种酶的激化剂,与骨的代谢密切相关。建立无名异中二氧化锰的测定方法,以控制质量。

在硫酸溶液中,无名异中的二氧化锰被草酸钠还原,然后用高锰酸钾滴定过量的草酸钠,由此求出二氧化锰的含量[2]。

对8批样品进行测定,结果见表1。

表1　8批样品测定结果(%)

样品	1	2	3	4	5	6	7	8
含量	14.3	16.4	11.2	17.8	22.4	15.2	14.2	21.4

根据对8批样品测定,二氧化锰含量在11.2%~22.4%,参考有关文献的报道[2、3],拟定二氧化锰含量不得少于13.0%。

【化学成分】主含二氧化锰（MnO_2）。据记载，比较纯的软锰矿含锰（Mn）63.2%、氧（O）36.8%；此外尚含铁、钴、镍等[1、4]。

【性味与归经】【功能与主治】【用法与用量】【贮藏】参照文献[1]拟定。

参考文献

［1］《中华本草》编委会.中华本草（第一册）［M］.上海：上海科学技术出版社，1999：349-350.

［2］马子川，谢亚勃，张雪荣.二氧化锰分析方法的改进［J］.河北师范大学学报（自然科学版），2001，25（1）：83-85.

［3］陈新梅，王集会.无名异质量控制［J］.中国实验方剂学杂志，2013，19（17）：107-109.

［4］柴林巧，孙燕萍，王科钦，等.无名异药学研究概况［J］.辽宁中医药大学学报，2012，14（6）：59.

水　银

Shuiyin

HYDRARGYRUM

本品为辰砂矿石Cinnabar炼制而成的金属汞。

【性状】本品常温下为银白色液体，具金属光泽，不透明，质重，易流动或分裂成小球，不黏手，遇热易挥发。无臭。

【鉴别】取本品约1 g，加硝酸与蒸馏水的等量混合液20 ml使溶解，溶液供下列试验：

（1）取上述溶液，加氢氧化钠试液，即生成黄色沉淀。

（2）取上述溶液，加氢氧化钠试液调至中性，加碘化钾试液，即生成猩红色沉淀，能在过量的碘化钾试液中溶解，再以氢氧化钠试液碱化，加铵盐即生成红棕色的沉淀。

【检查】（1）取本品数滴，置白纸上，滚动处不得留有污痕。

（2）取本品用滤纸（用直径0.5 mm的细针刺成小孔）过滤，滤纸上不得留有杂质。

（3）取本品5～10 g，溶解于35～40 ℃硝酸试液（比重1.4）100 ml中，溶液应无不溶物。

【性味与归经】辛，寒；有毒。归心、肝、肾经。

【功能与主治】杀虫，攻毒。用于皮肤疥癣，梅毒，恶疮，灭虱。

【用法与用量】外用适量；多用作制造轻粉、升丹等的原料。

【注意】本品有大毒，不宜内服，孕妇禁用。外用亦不能过量或久用。

【贮藏】密封，置阴凉处。专柜保管。

·起 草 说 明·

【别名】汞。

【名称】《本草纲目》释名汞，其状如水似银，故名水银。原标准收载[1]。

【来源】本品为少常用中药。首载于《神农本草经》，列为中品。《名医别录》记载"汞，出于丹砂，亦有别出砂地者，青白色，最胜。"由此可见，天然水银分布较少，现在市售水银主要由炼制而成[2、3、4]。

【原矿物】辰砂Cinnabar。系三方晶系矿石。晶体成厚板状或菱面体，在自然界中单体少见，多呈粒状集合体或致密块体出现，也有呈粉末状被膜者，颜色为朱红色至黑红色，有时带铅灰色，条痕为红色，具金刚光泽，半透明，有平行的完全解理。断口呈半贝壳状或参差状，硬度2～2.5，比重8.09～8.20，性脆，是最重要的汞矿物，常呈矿脉产于石灰岩、板岩、砂岩中^[3、4]。

【产地】主产于甘南、陇南等地。

【采收加工】通常用辰砂矿石砸碎，置炉火中通空气（或加石灰及铁质）加热蒸馏，过滤即得^[3、4]。

【性状】根据实验样品描述。见图1。

【检查】根据文献^[3、4]拟定。

【化学成分】为单体金属汞。

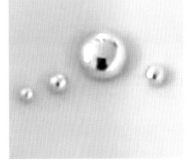

图1　水银药材图

【炮制】本品很少直接入药，多作制造轻粉、升丹、辰砂的原料。需研末用，可加白垩质或植物油如杏仁、桃仁、核桃、菜油等充分乳合成乌黑色的乳状体^[3、4]。

【性味与归经】【功能与主治】【用法与用量】【注意】参照文献^[3、4、5]拟定。

【贮藏】结合实际情况拟定。

参考文献

[1] 甘肃省食品药品监督管理局.甘肃省中药材标准（2009年版）[S].兰州：甘肃文化出版社，2009：365-266.

[2]（明）李时珍.本草纲目（校点本，上册）[M].北京：人民卫生出版社，1982：523.

[3] 江苏新医学院.中药大辞典（上册）[M].上海：上海科学技术出版让，1986：516

[4] 中国医学科学院药物研究所，等.中药志（第四册）[M].北京：人民卫生出版社，1961：222.

[5] 中国科学院四川分院中医中药研究所.四川中药志（第三册）[M].成都：四川人民出版社，1960：2371.

白 石 英

Baishiying

QUARTZ ALBUM

本品为氧化物类矿物石英族石英，主含二氧化硅（SiO_2）。全年均可采挖，采得后除去泥沙、杂石等杂质，挑选纯白色的石英块。

【性状】本品呈不规则块状，多具棱角而锋利，大小不一。表面呈白色或淡灰白色，不平坦，微透明至不透明，有脂肪样光泽。体重，质坚硬。碎断面不平坦，边缘较锋利。气微，味淡。

【鉴别】（1）本品细碎屑灰白色。无色透明，可见到断面以受力点为圆心的同心圆波纹，似贝壳状，或具弧状或平行性条纹。具强烈偏光性。

（2）取本品粉末约3 mg（小于200目），与150 mg的溴化钾碎晶置于玛瑙研钵中，磨细，并使其混合均匀；将研细匀的粉末倾入13 mm压片模具中，使其铺布均匀，加压至0.8～1 GPa，保持1～2 min，使用压片机将其压成圆形薄片。另取约3 mg的白石英对照药材粉末（小于200目），同法操作，照红外分光光度法（中国药典四部通则0402）试验，记录光谱图。供试品的红外光谱图中，与白石英对照药材上具有相同特征的吸收峰。

【检查】碳酸盐　取本品细粉1 g，加稀盐酸或再加热，均不得产生二氧化碳气泡。

硼酸盐　取本品细粉1 g，加硫酸5 ml，充分振摇后，再加甲醇1 ml，点火燃烧，边缘不得产生带绿色的火焰。

【炮制】除去杂质，洗净，干燥，用时碾成粉末。

【性味与归经】甘，微温。归肺、心、肾经。

【功能与主治】安心神，温肺肾，利小便。用于惊悸，健忘，心神不安，虚寒咳喘，小便不利，水肿。

【用法与用量】9～15 g；入丸散或煎剂用。

【贮藏】置干燥处。

·起草说明·

【别名】石英。

【名称】白石英为传统中药名称，本标准沿用。

【来源】本品始载于《神农本草经》，列为上品。《名医别录》记载"白石英生华阴山及泰山，大如指，长二三寸，六面如削，白澈有光，长五六寸者佳。"《本草衍义》记载

"状如紫石英，但差大而六棱，白色若水精。"现代文献收载与古人论述相同[1]。甘肃省历史上就自产自销，故纳入地方标准[2]。

【原矿物】石英 三方晶系。晶体通常呈六方柱体，柱体晶面上有水平的条纹，也常呈不规则的粒状和致密块状。无色或白色，由于含杂质，晶体常带烟色、浅红色、紫色，条痕白色。具玻璃光泽或脂肪样光泽，微透明或不透明。断口不平坦，呈贝壳状或不平坦。相对密度2.64，硬度7。

多产于岩石晶洞、金属矿脉中。分布于陇南、武威、张掖等地。江苏、广东、湖北、福建、陕西等省区亦有分布。

【产地】主产陇南、武威等地。

【产收加工】全年可采挖，采得后，拣选白色者且透明度好者为药用，除去杂质。

【性状】根据甘肃省药品检验研究院存留样品描述。商品白石英以白色、淡灰白色为基本色，常杂有黄棕、灰黑、淡黄、棕红等色，其光泽、透明度亦有不同。根据本草记载对其性状进行规定。

不同时期收集的白石英及伪品药材，见图1。

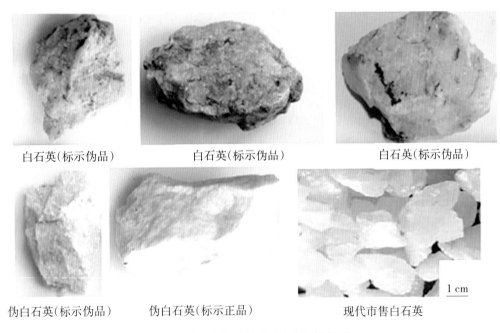

白石英(标示伪品)　　　白石英(标示伪品)　　　白石英(标示伪品)

伪白石英(标示伪品)　　　伪白石英(标示正品)　　　现代市售白石英

1 cm

图1　白石英及伪品白石英药材图

【鉴别】（1）显微鉴别　描述白石英粉末的显微特征，同心圆波纹，似贝壳状，或具弧状或平行性条纹比较少见。根据实验观察拟定。见图2。

（2）红外光谱鉴别　白石英为少常用药材，国内部分地区误将方解石（$CaCO_3$）混入石英。近年从药材市场购得的白石英实为四硼酸钠，外观酷似白石英，难于区别。基于市场的混乱而性状鉴别不易掌握，红外光谱在药品检验方面具有独特的技术优势[4、5]。本次标准修订，对红外光谱鉴别白石英的方法进行研究，对7批样品测定，结果见图3、

图4。并将结果纳入本标准。

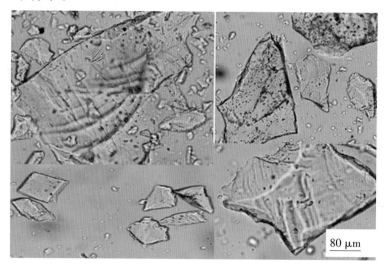

图2　白石英显微特征图

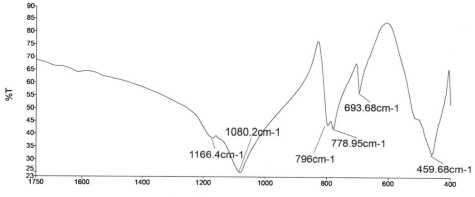

图3　白石英对照药材的红外光谱图

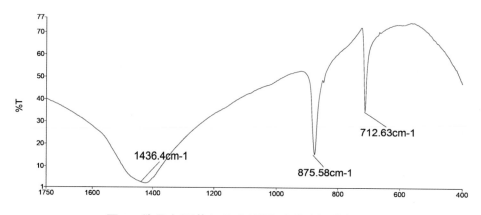

图4　伪品白石英红外光谱图（碳酸钙特征图）

【检查】碳酸盐　检查碳酸盐类矿物的反应。白石英不溶于盐酸，方解石溶于盐酸并放出CO_2气泡。

硼酸盐　检查硼酸盐类矿物的反应。市场有硼酸盐类矿物的伪造品。

【化学成分】主含氧化硅（SiO_2），含硅53.3%、氧46.7%，此外常有少许铝、铁、钠、钾等[2]。

　　【炮制】【性味与归经】【功能与主治】【用法与用量】均参照文献[1、3]拟定。

参考文献

　　[1]《中华本草》编委会.中华本草（第一册）[M].上海：上海科学技术出版社，1999：341-343.

　　[2]甘肃省食品药品监督管理局.甘肃省中药材标准（2009年版）[S].兰州：甘肃文化出版社，2009：373-374.

　　[3]卫生部药政管理局.全国中药炮制规范[S].北京：人民卫生出版社，1988：380.

　　[4]孙素琴，周群，秦竹.中药二维相关红外光谱鉴定图集[M].北京：化学工业出版社，2003：2-10.

　　[5]彭文世，刘高魁.矿物红外光谱图集[M].北京：科学出版社，1982：112.

白 石 脂

Baishizhi

HALLOYSITUM ALBUM

本品为硅酸盐类矿物高岭石族高岭石，主含水合硅酸铝 $[Al_4(Si_4O_{10})(OH)_8]$。全年可采挖，采挖后除去杂质、泥土，挑选白色者。

【性状】本品呈不规则的块状，大小不一。表面类白色，间有浅黄色或粉红色条斑。体较重，质细腻，手摸有滑润感，用指甲可划成痕。破碎断面颗粒状，类白色，间有浅黄色花纹。具土腥气，味淡，舔之黏舌，嚼之无沙粒感。

【鉴别】（1）取本品粉末 0.1 g，置聚四氟乙烯烧杯中，加水 10 ml，氢氟酸 2 ml，盐酸 1 ml，置沸水浴上加热 30 min，放冷，离心，取上清液 1 ml，加 20% 氢氧化钠溶液数滴，产生白色絮状沉淀，继续滴加 20% 氢氧化钠溶液，沉淀溶解。

（2）取本品粉末约 3 mg（小于 200 目），与 150 mg 的溴化钾碎晶置于玛瑙研钵中，磨细，并使其混合均匀；将研细混匀的粉末倾入 13 mm 压片模具中，使其铺布均匀，加压至 0.8～1 GPa，保持 1～2 min，使用压片机将其压成圆形薄片。另取约 3 mg 的白石脂对照药材粉末（小于 200 目），同法操作照红外分光光度法（中国药典四部通则 0402）试验，记录光谱图。供试品的红外光谱图中，与白石脂对照药材具有相同特征的吸收峰。

【含量测定】取本品细粉约 0.15 g，精密称定，置 150 ml 聚四氟乙烯烧杯中，加 5% 氢氟酸溶液 30 ml，加热至溶解，加盐酸 1 ml，蒸干，放冷，加水 5 ml 使溶解，加 20% 氢氧化钠溶液 10 ml，搅拌均匀，加 6 mol/L 盐酸 9 ml，转移至 250 ml 玻璃烧杯中，用 20 ml 水分次洗涤聚四氟乙烯烧杯内壁，洗液并入玻璃烧杯中，精密加乙二胺四醋酸二钠滴定液（0.05 mol/L）25 ml，煮沸 5 min，放冷，用 20% 氢氧化钠溶液调节 pH 值至 5，煮沸 3 min，放冷，加醋酸-醋酸钠缓冲液（pH6.0）20 ml，加二甲酚橙指示液 2 滴，用锌滴定液（0.05 mol/L）滴定至溶液出现紫红色，并将滴定的结果用空白试验校正。每 1 ml 乙二胺四醋酸二钠滴定液（0.05 mol/L）相当于 2.549 mg 三氧化二铝（Al_2O_3）。

本品含三氧化二铝（Al_2O_3）不得少于 15.0%。

【炮制】除去杂质，用时碾成粉末。

【性味与归经】甘、酸，平。归胃、大肠经。

【功能与主治】涩肠止血，固脱，敛疮。用于久泻久痢、大便出血、崩漏、带下、遗精，外治疮疡不敛，湿疹脓水浸淫。

【用法与用量】9～12 g。入丸散或煎剂用；外用适量，研末敷患处。

【贮藏】置干燥处，防潮。

【注意】湿热积滞者忌服。

·起草说明·

【别名】白符、白陶土、高岭土、瓷土。

【名称】本标准沿用传统药名。

【来源】本品始于《神农本草经》记载"青石、赤石、黄石、白石、黑石脂"条，列为上品。《名医别录》记载"白石脂，生泰山之阴，采无时"。《新修本草》谓："按白石脂今出慈州诸山，胜于余处者"。《本草图经》记载"今惟潞州有焉，潞与慈相近，此亦应可用……五色石脂，归经同一条，并生南山之阳山谷中，主治并同，后人各分之，所出既殊，功用亦别，用之当依后条。然今惟用赤、白二种，余不复识者"。上述表明，《神农本草经》虽记载了五色石脂，但实际使用者则为赤、白石脂二种，其他已不再入药，且白石脂与赤石脂同源，功效亦相似[1]，甘肃有使用习惯而纳入标准[2]。

【原矿物】高岭石　本品为硅酸盐类矿物。三斜晶系或单斜晶系，多数为胶凝体。集合体成疏松鳞片状、土状或致密块状，偶见钟乳状。纯者白色，如被铁、锰等杂质混入可染成浅黄、浅灰、浅红、浅绿、浅褐等色。条痕白色或灰白色。致密块体无光泽或呈蜡状光泽。断口平坦，新鲜断面具蜡样光泽，疏松多孔者则具土状光泽。硬度1~3，相对密度2.61~2.68。质脆，具有滑腻感，土腥味，吸水黏舌，可塑性强，但不膨胀[1]。

高岭土是黏土矿物中最常见的一种，为外生矿物，产于岩石的风化壳和黏土层中。全国各地广泛分布，甘肃各地亦有分布。

【产地】主产于张掖、武威等地；现多购进省外商品。

【采收加工】全年皆可采挖，挖出后拣去杂石、泥土等即得。

【性状】对照商品药材描述。商品药材由于铁、锰等杂质混入可染成浅黄、浅灰、浅红等杂色条斑。见图1。

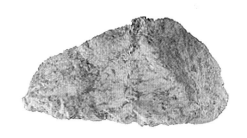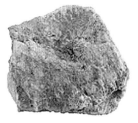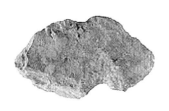

1 cm

图1　白石脂药材图

【鉴别】（1）化学反应　为铝盐鉴别反应，参照文献[3]拟定。

（2）红外光谱鉴别　按《中国药典》（四部通则0402）[4]对10批白石脂样品的红外

光谱进行测定，其红外光谱图基本一致（见图2），查阅文献[5]得出不同的波数所对应的原子基团，其中 650 cm^{-1}～800 cm^{-1} 处为 Al_2O_3， 900 cm^{-1}～1000 cm^{-1} 处为 SiO_2，1000 cm^{-1}～1100 cm^{-1} 处为 Fe_2O_3，3600 cm^{-1}～3700 cm^{-1} 处为 H_2O。考虑矿物药的特征鉴别，纳入本标准。

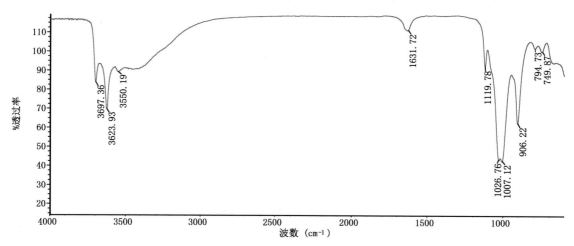

图2 白石脂红外光谱图

此外，观察了本品的粉末显微特征，呈不规则的团块，未列入标准正文。

【含量测定】根据白石脂含有三氧化二铝（Al_2O_3），参照文献[6]建立含量测定方法。

根据10批样品测定结果，三氧化二铝（Al_2O_3）含量在19.06%～20.65%，参考有关文献的报道，拟订三氧化二铝（Al_2O_3）含量不得少于15.0%。

该方法线性关系、精密度、重复性良好，纳入本标准，以控制药材质量。

表1 10批样品含量测定结果（%）

样品	1	2	3	4	5	6	7	8	9	10
含量	20.4	19.4	20.0	19.7	19.6	20.7	19.6	19.1	20.1	19.1

注：1.甘肃 2.安徽 3-4.陕西 5.江苏 6-7.山东 8.山西 9-10.湖北

【化学成分】本品主要成分为水化硅酸铝，含二氧化硅（SiO_2）46.5%、三氧化二铝（Al_2O_3）39.5%和水（H_2O）14.0%，且常含有铁、镁、钙等杂质[1]。

【炮制】【性味与归经】【功能与主治】【用法与用量】【贮藏】【注意】综合文献[1、2、7、8]拟定。

参考文献

[1]《中华本草》编委会.中华本草（第二册）[M].上海：上海科学技术出版社.1999：335-336.

[2]甘肃省食品药品监督管理局.甘肃省中药材标准（2009年版）[S].兰州：甘肃文化出版社，2009：375-376.

[3]徐龙华，董发勤，巫侯琴，等.阴离子捕收剂浮选分离一水硬铝石与高岭石的表面晶体化学

［J］.矿物学报，2016，36（2）：265-270.

　　［4］国家药典委员会.中华人民共和国药典（2020年版·四部）［S］.北京：中国医药科技出版社.2020：40.

　　［5］彭文世，刘高魁.矿物红外光谱图集［M］.北京：科学出版社.1982：112，408.

　　［6］蒋月瑾，康永莉.铝土矿中三水铝石、高岭石、一水硬铝石的分别测定［J］.冶金工业部地质研究所所报，1981，（1）：133-138.

　　［7］李大经，等.中国矿物药［M］.北京：地质出版社，1988：84.

　　［8］卫生部药政管理局.全国中药炮制规范（1988年版）［S］.北京：人民卫生出版社，1988：381.

红 丹

Hongdan

MINIUM

本品为金属铅经加工制成的四氧化三铅（Pb_3O_4）。

【性状】本品为橙黄色或橙红色的粉末，光泽暗淡，不透明。质重。用手指搓揉，先有沙性触感，后觉光滑细腻，能使手指染成橙黄色。气微，略有金属性味。

【鉴别】（1）取本品1 g，加硝酸5 ml，溶液变为棕褐色，静置，下部有棕褐色沉淀产生。

（2）取本品少许，置试管内加热，变为紫红色。

（3）取本品0.2 g，加稀硝酸使其溶解，滤过，取滤液3 ml，加铬酸钾试液2 ml，产生黄色沉淀，分离，沉淀加2 mol/L稀硝酸试液不溶解；加2 mol/L氢氧化钠试液，沉淀即溶解。

【性味与归经】辛，微寒。有毒。归心、肝经。

【功能与主治】解毒祛腐，收湿敛疮，坠痰镇惊，主治痈疽疮疡，外痔，湿疹，烧烫伤。

【用法与用量】外用适量，研末撒、调敷于患处；主要为熬制黑膏药的原料。内服0.15～0.3 g，多入丸、散。

【贮藏】密闭，置阴凉干燥处，防潮。

【注意】本品有毒，且有蓄积作用，一般不作内服，外敷不宜大面积，长时间使用，以防中毒。孕妇禁用。

·起 草 说 明·

【别名】铅丹、黄丹、朱丹、红丹、朱粉、松丹、陶丹、铅黄、丹粉。

【名称】铅丹为金属铅烧炼而成的黄赤色粉状物，又名"红丹"，本标准沿用传统药名。

【来源】铅丹首载于《神农本草经》。《本草经集注》记载了铅丹的来源和用途"即今熬铅作黄丹也。画用者。"《丹房镜源》有"消黄法"制造铅丹（炒铅丹法）。《本草纲目》同时记载了"矾消法"炼制铅丹。所述即现代的铅丹（红丹）[1]。本省企业作为生产"祖师麻膏药"的原料，故纳入本标准。

【原矿物】本品为金属铅经加工制成的，主含四氧化三铅（Pb_3O_4）。

【制法】国内有几种制法，常用的方法是：将纯铅放锅内加热炒动，利用空气使之氧化，然后粉碎时细粉过筛或放石臼中研粉，用水漂洗，将粗细粉分开，细粉再经氧化 24 h，过筛，即得[1]。

【产地】产于湖南、河南、广东、福建、云南等地。从省外购进。

【性状】根据药材样品并参考文献[1、2]拟定。见图 1。

本品以色橙红，细腻润滑，无粗糙感，入水即沉，不起漂浮物，见水不成团块者为佳。

【鉴别】为 Pb_3O_4 的鉴别反应，参考有关文献[1、2、3]拟定。

【化学成分】主要成分为四氧化三铅(Pb_3O_4)。

【性味与归经】【功能与主治】【用法与用量】【贮藏】及【注意】均参照文献[1、2、3]拟定。

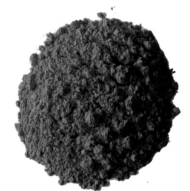

图 1　红丹药材图

参考文献

[1]《中华本草》编委会.中华本草（第一册）　[M].上海：上海科学技术出版社，1999：415-416.

[2] 山东省食品药品监督管理局.山东省中药材标准（2012年版）[S].济南：山东科学技术版社，2012：247-248.

[3] 福建省食品药品监督管理局.福建省中药饮片炮制规范 [S].福州：福建科学技术出版社，2011：13.

姜 石

Jiangshi

CALCARIBUS LOESS NODUS

本品为黄土层或风化红土层的钙质结核,主要由方解石与黏土矿物组成。全年可采,从深层黄土中挖出,去尽表面泥土,洗净,晒干。

【性状】本品呈不规则的圆柱形或略分枝而形似姜形,长4～15 cm,直径1.5～10 cm。外表灰黄色、土黄色,表面不平坦,凹凸不平,具颗粒状突起,手触摸稍有掉粉。体重,质坚硬,难断。断面略呈颗粒状或蜡状,色较深,具有结核状圆形迹痕或灰白色结晶,有的具空隙。气弱,味淡,嚼之沙粒感。

【鉴别】(1)取本品粉末0.5 g,加稀盐酸5 ml,即泡沸,将发生的二氧化碳导入氢氧化钙试液中,即生成白色沉淀。

(2)取本品粉末约3 mg(小于200目),与150 mg的溴化钾碎晶置于玛瑙研钵中,磨细,并使其混合均匀;将研细混匀的粉末倾入13 mm压片模具中,使其铺布均匀,加压至0.8～1 GPa,保持1～2 min,使用压片机将其压成圆形薄片。另取约3 mg的姜石对照药材粉末(200目),同法操作,照红外分光光度法(中国药典四部通则0402)试验,记录光谱图。供试品的红外光谱图中,与姜石对照药材具有相同特征的吸收峰。

【含量测定】取本品细粉约1g,精密称定,置250 ml容量瓶中,加少量水润湿,加稀盐酸5 ml使溶解,加水至刻度,摇匀,滤过,精密量取续滤液25 ml,置锥形瓶中,加水25 ml与氢氧化钾试液(1→10)5 ml使pH值大于12;再加钙紫红素指示剂少量,用乙二胺四醋酸二钠滴定液(0.05mol/L)滴定,至溶液由紫红色变为纯蓝色。每1 ml乙二胺四醋酸二钠(0.05 mol/L)相当于5.005 mg的碳酸钙($CaCO_3$)。

本品含碳酸钙($CaCO_3$),不得少于40.0%。

【炮制】除去杂质,用时捣成碎块或粗粉。

【性味与归经】咸,寒。归心、胃经。

【功能与主治】清热解毒,软坚散结,消肿止痒。用于乳痈肿痛,瘰疬,疔疮肿痛,足癣,湿疹。

【用法与用量】内服,30～60 g,水煎,取清汁服用。

【贮藏】置干燥处。

·起草说明·

【别名】姜石猴、姜疙瘩、姜狗子、华石猴。

【名称】本品在本草中以姜石记载，本标准沿用。

【来源】姜石始载于《新修本草》记载"姜石所在有之，生土石间，状如姜，以色白而烂不碜者良，采无时。"《本草拾遗》记载"所在皆有，微白者佳。"[1]，现代所用与本草记载相符。

据报道，陕西、河北、甘肃等地投放姜石于水井或水塔中，饮用姜石水，预防肿瘤等疾病，服用者中相当部分是包括食管癌在内的一些肿瘤病人[2、3]。除民间药用外，亦作为研发接骨外敷药、制剂药的原料药，故纳入地方标准[4]。

【原矿物】黄土层或风化红土层中钙质结核，主要组成矿物均为方解石、石英、黏土矿物[1]。

方解石，晶体结构属三方晶系。为细粒结晶及细分散隐晶皮壳状胶结物，白或灰白色，土状光泽，肉眼见不到解理，硬度3，相对密度2.7左右，因掺杂次要矿物而硬度、密度不一。

次要矿物组分有石英。黏土矿物有高岭石、多水高岭石、伊利石或蒙脱石。它们的种类、数量比决定着姜石的可溶出成分及吸附性、离子交换性。

黄土中的姜石，其黏土组分中还含有残留的长石、角闪石及云母等。它们与方解石呈不同结构关系，以均一间杂分布或碎屑斑杂分布为主，也有呈同心圆状、结核状、放射状结构。

分布于定西、甘南、陇南等地。华北、西北黄土地带及石灰岩古风化壳红土层中亦有分布。

【采收加工】挖取后，除去附着的泥沙、杂石，洗净。

【产地】主产于定西、天水、陇南等地。

【性状】样品的形状多样，有姜块状、近似圆锥状、不规则的块状；坚硬难断，断面有的具裂隙，近似颗粒状或蜡状。根据甘肃省药品检验研究院存留漳县样品描述。见图1。

近年市场发现伪品，与正品姜石差异较大，表面粉质很重，手触摸很容易掉粉。质稍硬，很容易断裂。见图2。

【鉴别】（1）化学反应　检查碳酸盐的反应。

（2）红外光谱鉴别　姜石为少常用药材，近年国内部分地区发现误用品，仅凭外观难于区别。基于红外光谱在药品检验方面具有独特的技术优势[6]，本次标准修订，对红外光谱鉴别姜石的方法进行研究，并将结果纳入本标准。对收集的市售6批样品的测定结果，见图3，伪品见图4。

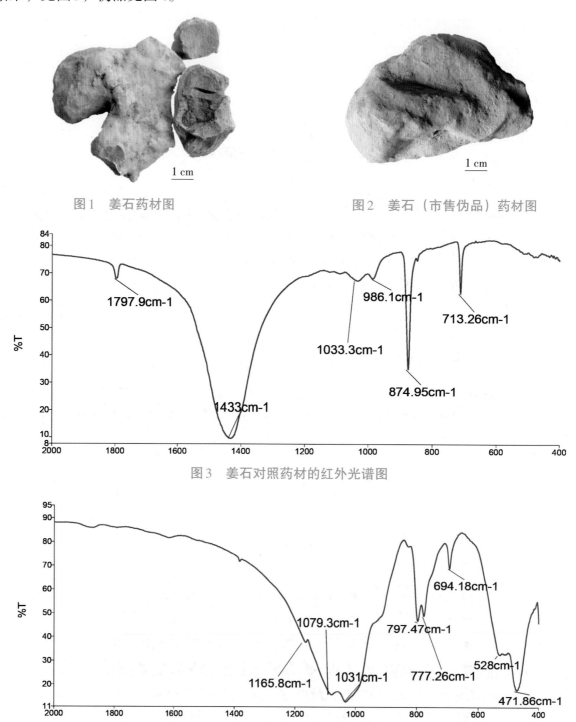

图1 姜石药材图   图2 姜石（市售伪品）药材图

图3 姜石对照药材的红外光谱图

图4 姜石伪品红外光谱图（市售伪品1）

【含量测定】姜石主要含有钙盐，参照《中国药典》碳酸钙建立其含量测定方法，以控制药材质量。原标准选定了8批样品进行测定[4]，今补充测定2批。结果见表1。

表 1　10批样品测定结果（%）

样品	漳县1	漳县2	漳县3	渭源	清水	市售1	市售2	市售3	市售4	市售5
含量	65.2	63.2	57.7	56.7	53.2	52.0	35.7	25.1	46.4	42.6

注：市售品为药材市场收集的样品。

姜石中碳酸钙含量分别为25.1%～65.2%。本次对原标准的限度进行修订，拟定的限度为不低于40.0%。

【化学成分】 姜石主要由方解石（约40%～50%）、石英（约30%）、黏土矿物（约20%）组成，此外尚有水云母、高岭石等，它们在姜石中与方解石一起构成碎屑矿物的胶结构[2]。对甘肃漳县、河北邢台、山东潍县和陕西渭南等地姜石中微量元素进行分析，共测得35种元素，各地元素的种类、含量基本相似，又存在一定的差异。如产于漳县的姜石，含钙29.22%、硅8.31%、铝2.04%、铁0.99%、镁0.42%、钾0.65%、钠0.42%、钡0.18%、钛0.12%，以及人体、动物所必需的微量元素硅、铁、氟、碘、锌、铜、锰、钴、钼、铬、锡、铢、硒等；此外，测得有害元素铅$0.9×10^{-6}$、砷$2×10^{-6}$、铜$3×10^{-6}$，未检测到镉和汞[5]。

【功能与主治】 姜石在历代本草医籍中，多记载治疗疮疡肿毒等病症。《新修本草》记载"主治热豌豆疮，疗毒等肿。"《千金要方》中用姜石配方，治疗水肿。《外台秘要》中用姜石和鸡子清敷之，治疗乳痈肿大[1]。《本草图经》引《崔氏方》用白姜石末和鸡子清傅之，治疗疮肿毒痛。《卫生易简方》用姜石鸡子清调匀，治瘰疬，并治发背恶疮。《本草纲目》引《保命集》治产后胀冲，气噎。

现代临床实践证明，姜石内服具有降逆平冲止呕、祛痰燥湿、止泄、软坚散结、抗癌的功效。主要用于胃热呕吐，妊娠恶阻，经前乳胀证，小儿伤食吐泻、胸腔痞满，眩晕等。外用有消肿止痛、渗湿敛疮作用。姜石粉外敷治疗足癣、湿疹[3]。

综合以上记载拟定。

【性味与归经】【用法与用量】【贮藏】 参照文献[1、3]拟定。

参考文献

[1]《中华本草》编委会.中华本草（第一册）[M].上海：上海科学技术出版社，1999：316-317.

[2] 刘墨在，姚修仁，傅桂华，等.姜石矿物成分的研究 [J].药学通报，1984，19（2）：254-259.

[3] 王慧川.姜石药物研究与临床应用 [J].陕西中医，1987，8（9）：422-423.

[4] 甘肃省食品药品监督管理局.甘肃省中药材标准（2009年版）[S].兰州：甘肃文化出版社，2009：379-380.

[5] 王雪莹，姚修仁，刘墨在，等.中药姜石成分的研究 [J].中药通报，1983，8（4）：28-29.

[6] 孙素琴，周群，秦竹.中药二维相关红外光谱鉴定图集 [M].北京：化学工业出版社，2003：2-10.

铅 粉

Qianfen

HYDROCERUSSITUM

本品为金属铅经加工制成的碱式碳酸铅$[Pb_3(CO_3)_2(OH)_2]$。

【性状】本品为白色或微带灰白色的细粉末，有时凝聚成不规则的块状，手捻即散。质重；手捻有细而滑腻感。气微，味淡或味酸。

【鉴别】（1）取本品0.5 g，加醋酸溶解，即产生气泡。再加硫酸少许，生成白色沉淀。

（2）取本品0.5 g，加稀硝酸5 ml，立即产生大量气体。取上述反应后的溶液，滤过。取滤液，滴加碘化钾试液，即生成黄色沉淀，沉淀溶于热水，冷后又析出黄色结晶。

【性味与归经】甘、辛，性寒。有毒。归脾、肾经。

【功能与主治】消积，杀虫，解毒，收敛，生肌。主治疳积、虫积腹痛，痢疾，癥瘕，疟疾，疥癣，痈疽溃疡，湿疹，口疮，丹毒，烫伤，狐臭。

【用法与用量】研末，0.9～1.5 g，或入丸、散。外用：适量研末干撒或调敷，或熬膏贴。

【贮藏】密封，置阴凉干燥处，防潮。

【注意】本品有毒，内服宜慎；脏腑虚寒者及孕妇忌服，儿童禁用。

·起草说明·

【别名】粉锡、水粉、桂粉、白膏、铅白、光粉、白粉、胡粉、铅华、官粉、宫粉。

【名称】本标准沿用传统药名。

【来源】本品始载于《开宝本草》。《桂海虞衡志》记载"铅粉，桂州所作最有名，谓之桂粉，其粉以黑铅着糟瓮罨化之。"《本草纲目》对工艺过程有详实的记载"胡粉，即铅之变黑为白者也。其体用虽与铅即黄丹同，而无消盐火烧之性，内有豆粉、蛤粉杂之，止能入气分，不能入血分，此为稍异。"所述铅粉主要为碱式碳酸铅[1]。本省企业作为生产"祖师麻膏药"的原料，故纳入本标准。

【原矿物】为铅经加工制成的碱式碳酸铅$[2Pb(CO_3)\cdot Pb(OH)_2]$

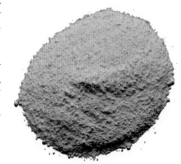

图1　铅粉图

【制法】铅粉的制法古今有多种方法[4、5]。

【性状】根据药材样品并参考文献[1、4]拟定。见图1。

【产地】主产于广东佛山，其他地区亦生产。

【性状】根据药材样品并参考文献[1、3]拟定。

【鉴别】参考文献[2、3]拟定。

【化学成分】主要含碱式碳酸铅$[Pb_3(CO_3)_2(OH)_2]$，因产地不同，常含或多或少的铜、铝、镁、锌等杂质。

【性味与归经】【功能与主治】【用法与用量】【贮藏】及【注意】均参照文献[1、4]拟定。

参考文献

［1］江苏新医学院.中药大辞典（下册）［M］.上海：上海科学技术出版社，1986：1871.

［2］上海食品药品监督管理局.上海市中药饮片炮制规范［S］.上海：上海科学技术出版社，2008：480.

［3］湖南省食品药品监督管理局.湖南省中药材标准（2009年版）［S］.长沙：湖南科学技术出版社，2009：104.

［4］《中华本草》编委会.中华本草（第一册）［M］.上海：上海科学技术出版社，1999：417-419.

［5］谢乾丰.中国古代铅粉的制作工艺研究［J］.广西轻工业，2007，（4）：43-44.

蛇 含 石

Shehanshi

LIMONITUM GLOBULOFORME

本品为氧化物类矿物类褐铁矿的结核，主含含水三氧化二铁（$2Fe_2O_3 \cdot 3H_2O$）。全年均可采收，除去杂质和泥土。

【性状】本品略呈圆球形或不规则椭圆形，大小不一。表面黄棕色或深棕色，粗糙，凹凸不平，外被一层粉状物，用手摸之可染成黄棕色。质坚硬，较难砸碎。断面具同心层状结构，有金属样光泽，有的中央形成黄铁矿而成黄白色，边缘呈暗棕色或黄褐色，最外层则为黄棕色粉质。气微，味淡。

【鉴别】取本品粉末0.1 g，加稀盐酸10 ml，放置10 min后，过滤，滤液显铁盐（中国药典四部通则0807）的各种反应。

【炮制】除去杂质，用时碾成粉末。

【性味与归经】甘，寒。归心包、肝经。

【功能与主治】镇惊安神，止血，定痛。用于心悸惊痫，肠风血痢，心痛，骨节酸痛。

【用法与用量】6～9 g。先煎，或入丸、散；外用适量，研末调敷。

·起 草 说 明·

【别名】蛇黄。

【名称】本标准沿用传统名称。

【来源】本品以蛇黄之名载于《新修本草》。《本草纲目》以蛇含石为正名，记载"大者如鸡子，小者如弹丸，其色紫"。《本经逢源》记载"与代赭石之性不甚相远，为小儿镇摄惊痫之重剂，脾风泄泻者宜"[1]。

据报道，国内药用蛇含石有结核状黄铁矿集合体和褐铁矿化的黄铁矿结核两种[1、2]。甘肃出产为褐铁矿化黄铁矿结核，有收购使用的习惯，故纳入地方标准[3]。

【原矿物】褐铁矿。晶体结构属斜方晶系。内部为链状结构，形态为不规则隐晶质块体或分泌体、结核，肉眼见不到针铁矿晶体，或在甲壳层中有纤状微晶。纯净处黄、褐黄、黄褐至褐色（因胶凝体含水星而异）；条痕淡黄至黄褐色；含水赤铁矿处带褐红、红色；富锰土质或锰、钴等杂质处带褐黑、褐紫色；富二氧化硅或黏土部位或壳层灰白色、灰黄色。表面多凹凸不平或覆有粉末状褐铁矿，呈半金属光泽或土状光泽，不透明，无解理。断口不平坦，或见甲壳层、纹层等结构，显示出不同色调及断面形态。硬度为2～5或1～4，致密平整处硬度近于小刀，疏松处低于指甲，但可磨花指甲及硬币。相对密度3.3～4.3。

多产于沉积岩和金属矿床的氧化带。

主要分布于甘肃的河西、甘南等地；河北、江苏、浙江、广东、河南等省区亦有分布。

【产地】主产于河西、甘南等地。

【采收加工】采收后除去泥砂和杂质。

【性状】根据药材样品并参考文献[2]描述。见图1。

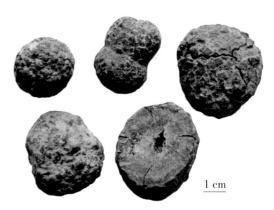

图 1　蛇含石药材图

【鉴别】铁盐鉴别，参照文献[4]拟定。

【化学成分】主含含水三氧化二铁（$2FeO_3 \cdot 3H_2O$）。其化学成分因产地而异，且夹杂有砂、黏土，以及锰、磷、铅、钒等[1]。

【炮制】宋《日华子本草》有"烧赤三四次醋淬，飞研用之"的淬制方法。但近代通常不做特殊炮制处理，砸成粉末使用。

【性味与归经】《日华子本草》记载"冷，无毒。"《本经逢源》记载"微寒。"《中药志》记载"甘，寒。"《中药大辞典》记载"甘，寒。"《药材学》记载"辛，平。"《本经逢源》记载"与赭石之性不甚相远"。从代赭石的化学组成来看，认为两者具有相似的性能是很有道理的。据此，本标准按历史记载[1]，收载其性味为"甘、寒，归心包、肝经。"

【功能与主治】【用量与用法】参照文献拟定[1、3]。

参考文献

［1］江苏新医学院.中药大辞典（下册）[M].上海：上海科学技术出版社，1977：2120.

［2］中国医学科学院药物研究所，等.中药志（第四册）[M].北京：人民卫生出版社，1961：268-270.

［3］甘肃省食品药品监督管理局.甘肃省中药材标准（2009年版）[S].兰州：甘肃文化出版社，2009：384-385.

［4］国家药典委员会.中华人民共和国药典（2020年版·四部）[S].北京：中国中医药出版社，2020：111.

硼　砂

Pensha

BORAX

本品为硼砂簇天然硼砂矿加工精制而成的结晶，主含四硼酸钠（$Na_2B_4O_7 \cdot 10H_2O$）。全年均可采收，除去杂质和泥土。

【性状】本品呈不整齐块状，大小不一。无色透明或白色半透明，有玻璃样光泽。日久则风化成白色粉末，不透明，微有脂肪样或土样光泽。体轻，质脆易碎。气微，味微咸、后微辛凉。

【鉴别】（1）取本品水溶液，加盐酸呈酸性后，能使姜黄试纸变成棕红色；放置干燥，颜色变深，用氨试液润湿，即变为绿黑色。

（2）取本品粉末约3 mg（小于200目），与150 mg的溴化钾碎晶置于玛瑙研钵中，磨细，并使其混合均匀；将研细混匀的粉末倾入13 mm压片模具中，使其铺布均匀，加压至0.8～1 GPa，保持1～2 min，使用压片机将其压成圆形薄片。另取约3 mg的硼砂对照药材粉末（小于200目），同法操作，照红外分光光度法（中国药典四部通则0402）试验，记录光谱图。供试品的红外光谱图中，与硼砂对照药材具有相同特征的吸收峰。

【炮制】除去杂质，用时碾成细粉。

【性味】甘、微咸，凉。归肺、胃经。

【功能与主治】清热解毒，消翳障，清肺化痰。用于痰热壅滞，咳吐不利，噎膈反胃。外用治咽喉肿痛，齿龈腐烂，口舌生疮，目赤翳障。

【用法与用量】1.5～3 g。外用适量，研末敷，或热水溶化冲洗。

【注意】内服宜慎，体弱者慎服。

【贮藏】置干燥密闭处，防风化。

·起 草 说 明·

【别名】蓬砂、盆砂、月石[1]。

【名称】硼砂之名始见于《日华子本草》，沿用至今，故作正名列入本标准。

【来源】本品属环状结构硼酸盐亚类硼砂族。系由天然硼砂矿石精制而成的结晶体，是最常见的天然硼砂物之一，主要产于含硼盐湖的干涸积物中，为盐湖的化学沉积物[1,2]。

此品种虽在《中国药典》1990年版二部收载，但作为消毒防腐的化学原料药，与中药的功能主治不同，故我们按中药材收入本标准。

【产地】主产于西藏、四川、青海、陕西等地，我省河西有产。

【采收加工】将采得的矿砂溶于沸水中，滤净后，倒入缸内，在缸上放数条横棍，棍上系数条麻绳，麻绳下端吊一铁钉，使绳垂直沉入溶液内。冷却后在绳上与缸底都有白色结晶析出，取出干燥，结在绳上的结晶称"月石尘"[2、3]。或将溶液倒入盆中，将硼砂水溶液向四周摆动冷却后，即可得盆状之结晶体，称盆砂[4、5]。

【性状】根据药材标本并参照文献[2、4]描述。见图1。

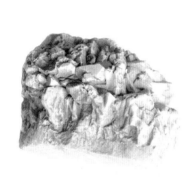

图1 硼砂药材图

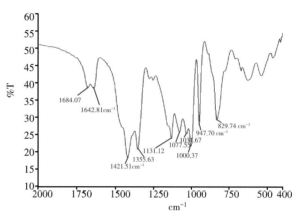

图2 硼砂药材红外光谱图

【鉴别】（1）理化特性 为硼酸盐的鉴别反应。

（2）红外光谱鉴别 硼砂为少常用药材，基于其性状鉴别不易掌握，本次标准修订对红外光谱鉴别硼砂的方法进行研究[6]，对2批甘肃省药品检验研究院标本室存留、5批市售样品测定[7]，并将结果纳入本标准。见图2。

（3）显微鉴别 粉末白色 镜下观察：无色透明不规则片状。片面上有细小方晶或黑色点状物质，有时由黑点状物构成纹理，或疏或密特征不突出。故未列入正文。

【化学成分】主含四硼酸钠（$Na_2B_4O_7 \cdot 10H_2O$）。因产地不同常含铜、铅、镁、锌等[2]。

【炮制】【性味与归经】【功能与主治】【用法与用量】【贮藏】参照文献[2、5]拟定。

参考文献

［1］中国药品生物制品检定所.中药材手册［M］.北京：人民卫生出版社，1990：738.

［2］江苏新医学院.中药大辞典（下册）［M］.上海：上海科学技术出版社，1986：2465.

［3］中国医学科学院药物研究所，等.中药志（第三册）［M］.北京：人民卫生出版社，1961：290.

［4］杨松年.中国矿物药图鉴［M］.上海科学技术出版社，1990：40.

［5］《中华本草》编委会.中华本草（第一册）［M］.上海：上海科学技术出版社，1999：320.

［6］彭文世，刘高魁.矿物红外光谱图集［M］.北京：科学出版社，1982：183.

［7］国家药典委员会.中华人民共和国药典（2020年版·四部）［S］.北京：中国医药科技出版社，2020：40.

雌 黄

Cihuang

ORPIMENTUM

本品为硫化物类矿物雌黄族雌黄，主含三硫化二砷（As_2S_3）。全年均可采挖，采挖后，除去泥土、砂石等杂质。

【性状】本品呈不规则的块状、薄片状或粒状，大小不一。表面呈黄色，并常覆一层黄色粉末，微有光泽。断面不平坦，半透明，有树脂样光泽。有时含杂质则呈灰绿色，不透明，无光泽。体较重，质脆易碎。具蒜样特异臭气，味淡。

【鉴别】（1）本品粉末不溶于水及盐酸，可溶于硝酸，溶液显黄色。溶于氢氧化钠试液，溶液显棕色。燃之易熔融，成红黑色液体，伴有黄白色烟，有强烈的蒜臭气，冷却后熔融物凝结成红黑色固体。

（2）取本品粉末 1 g，加氢氧化钠试液 5 ml，浸渍 20 min，取上清液 1 ml，加亚硝基铁氰化钠试液数滴，即显紫红色。另取上清液 1 ml，加硝酸银试液数滴，即生成棕黑色沉淀。

【炮制】取雌黄，除去杂质，研成细粉，过 80 目筛；或用水飞法制成细粉。

【性味与归经】辛，平。有毒。归肝经。

【功能与主治】燥湿，杀虫，解毒。用于疥癣，恶疮，蛇虫咬伤，癫痫，寒痰咳喘，虫积腹痛。

【用法与用量】0.15～0.3 g，多入丸、散用。外用适量，研末调敷或制膏涂患处。

【注意】本品有毒，内服宜慎；不可久用；孕妇禁用。

【贮藏】密闭，置通风干燥处。

·起 草 说 明·

【别名】黄安，武都仇池黄，昆仑黄，砒黄。

【来源】为天然产硫化物类雌黄族矿物雌黄 Orpiment 的矿石。始载于《神农本草经》列为中品。《名医别录》记载"雌黄，生武都（甘肃武都）山谷，与雄黄同山生，其阴山有金，金精熏则生雌黄，采无时。"《本草经集注》记载"今雌黄出武都仇池者，谓为武都仇池黄，色小赤。扶南林邑者，谓昆仑黄，色如金，而似云母甲错。"[1] 以上记载，均与现今雌黄的特征相符。

【原矿物】属单斜晶系。晶体常呈柱状，往往带有弯曲的晶面，集合体则呈杆状、块状、鸡冠状。金黄色，有时杂有浅褐色或灰绿色。有树脂样光泽，新鲜断面呈强烈的珍珠光泽。半透明。体较重，质脆易碎，硬度1.5～2，密度3.4～3.5。见图1。

【产地】 主产于湖南、贵州，云南、四川、湖北、甘肃等省区亦产。

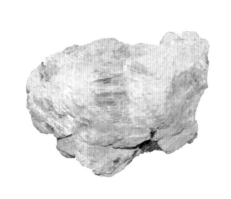

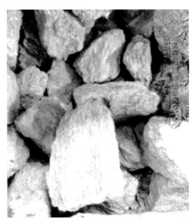

图1　雌黄原矿物图　　　　　　　　　　图2　雌黄药材图

【采收与加工】 全年均可采挖，采挖后，除去泥土、杂石等杂质。或在雄黄矿中选取呈金黄色的矿石。以块大、色黄、半透明、有树脂光泽为佳。

【性状】 根据甘肃省药品检验研究院存留样品，见图1。对照商品描述，见图2。

【鉴别】（1）为雌黄中三硫化二砷（As_2S_3）的鉴别。

（2）为雌黄中硫盐和亚砷盐的鉴别。

【化学成分】 主要含三硫化二砷（As_2S_3）。通常夹有杂质如Sb_2S_5、FeS_2、SiO_2等。尚含有少量其他重金属，如铅（Pb）、汞（Hg）等[1、2]。

【药理作用】 雌黄的纳米粒有更强的抗肿瘤作用；口服雌黄对大鼠显示具有肝毒性[2]。

【炮制】《太平圣惠方》记载"细研"。《太平惠民和剂局方》记载"凡使，先打碎研细水飞过，灰碗内铺纸渗干，始入药用。"《本草原始》记载"水淘细研。"历代文献记载最多的是研细粉，有的用水飞法。综合拟定为研粉或水飞成细粉[1]。

【性味与归经】【功能与主治】【用量与用法】【注意】【贮藏】 参照文献[1]。

参考文献

［1］《中华本草》编委会.中华本草（第一册）［M］.上海：上海科学技术出版社，1999：841-843.

［2］曹梦晔，巩江，高昂，等.雌黄药学研究概况［J］.辽宁中医药大学学报，2011，13（3）：54-55.

十一、其他类

古 墨

Gumo

NKSTICK PRAEPARATUS

本品为油烟或松烟、明胶及芳香料加工制成的墨锭。

【性状】本品为圆柱形，两端钝圆，长 10～20 cm，直径 1.5～2.5 cm。外表黑褐色，常见有布纹状痕迹或龟裂纹。质坚硬而脆。断面光滑，有光泽或无，常有小孔。气香，嚼之较黏，舌尖清凉。

【炮制】取净古墨，照煅制法（中国药典四部通则 0210）明煅。用时捣成粗粉。

【性味与归经】辛，平。入心、肝经。

【功能与主治】止血消肿。用于吐血，衄血，崩中漏下，血痢，痈肿发背。

【用法与用量】煎汤，1.5～4.5 g。外用，磨汁涂，适量。

【贮藏】置密闭干燥处。

·起 草 说 明·

【别名】乌金、陈玄、玄香、乌玉块、松烟墨、香墨、京香墨、京墨。

【名称】本品入药以陈久者为佳，习称陈墨。本标准沿用处方名称。

【来源】古墨是中国文房四宝之一。精工制作的古墨，具有鉴赏和收藏价值，成为文物的一种。中医以古墨入药的历史悠久，《本草纲目》将其列入"土"部"墨"项；后世又有以墨与其他药物共制成的成方市售，如"万应锭""八宝止血药墨""寸香阁制墨"等。同时，甘肃医疗单位开发出古墨为主的"古墨膏"（甘药制字 Z04010875）外用制剂[1、2]，被列入到"甘肃省中药制剂调剂品种目录"中。故纳入地方标准[3]。

【制法】全年均可生产，先将明胶溶解成液体和以墨灰，搅拌均匀，压成饼状，晾半干用笼屉蒸透，再用锤子砸匀，用棋子印成条块形；再晾至干后，去掉飞边，描金，晾干即得。

现多采用生产厂家加工好的成品。

【产地】多从省外厂家购进。

【性状】根据市售样品描述。古墨的大小、厚度随生产厂家而略有差异，常见市售品见图1。

以色黑、光亮、气味清香，见风酥者为佳。

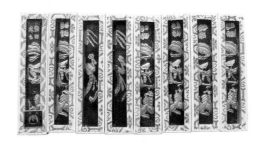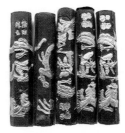

图1 古墨产品图

【炮制】炮制方法分为扣锅煅法（焖煅法）和马弗炉煅制法（现代新工艺）两种煅制法[1]。古墨煅炭后增强了止血功用、消除了刺激性；另外煅制后质变酥脆，利于研成细粉，方便入丸、散。煅制方法见图2。煅古墨（古墨炭）见图3。本次标准修订增加炮制项。

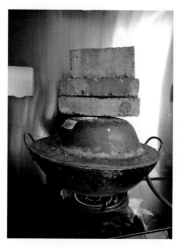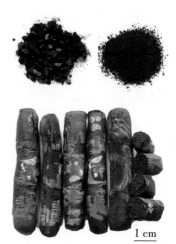

图2 古墨煅制过程图（扣锅煅法）　　　　图3 煅古墨样品图

【药理作用】古墨膏对动物炎症模型具有明显的抗炎作用。其机制可能与抑制白细胞向炎症部位游走、抑制PEC_2和NO的合成，对抗自由基损伤、促进感染伤口的愈合与调节细胞因子有关[4]。

【性味与归经】【功能与主治】【用法与用量】及【贮藏】均参照文献[1-4]拟定。

参考文献

[1] 王晓莉，张兆芳，杨锡仓.炮制中药古墨膏的新方法[J].临床合理用药，2012，5（30）：74-75.

[2] 张兆芳.古墨膏的剂型改革及临床应用[J].甘肃中医，2003，16（6）：36-37.

[3] 甘肃省食品药品监督管理局.甘肃省中药材标准（2009年版）[S].兰州：甘肃文化出版社，2009：392.

[4] 王思农，裴文涛，张兆芳.古墨膏抗炎作用及其机制的实验研究[J].上海中医药大学学报，2010，24（2）：58-60.

当 归 油

DangguiYou

ANGELICAE SINENSIS OIL

本品为伞形科植物当归 *Angelica sinensis*(Oliv.)Diels 的干燥根经水蒸气蒸馏提取或超临界萃取的挥发油。

【性状】 本品为黄色至棕红色的澄明液体，具当归的特异香气。

本品在乙醇、丙酮、三氯甲烷中能任意混合，在水中几乎不溶。

相对密度 应为 1.020～1.120（中国药典四部通则 0601）。

折光率 应为 1.520～1.550（中国药典四部通则 0622）。

【鉴别】 取本品适量，加乙醇制成每 1 ml 含 5 mg 的溶液，作为供试品溶液。另取当归对照药材 0.5 g，加乙醚 5 ml，振摇 2 min，分取乙醚液，挥去乙醚，残渣加乙醇 1 ml 使溶解，作为对照药材溶液。照薄层色谱法（中国药典四部通则 0502）试验，吸取上述两种溶液各 5 μl，分别点于同一硅胶 G 薄层板上，以正己烷-乙醚（7:3）为展开剂，展开，取出，晾干，置紫外光灯（365 nm）下检视。供试品色谱中，在与对照药材色谱相应的位置上，显相同颜色的斑点。

【检查】 二氯甲烷残留量 照残留溶剂测定法（中国药典四部通则 0861 第二法）测定，采用超临界萃取的挥发油不进行此项检查。

色谱条件与系统适用性试验 以 6% 氰丙基苯-94% 二甲基硅氧烷为固定相的毛细管柱（柱长为 30m，内径为 0.32 mm，膜厚度为 1.8 μm），程序升温：初始温度为 30 ℃，保持 3.5 min，以每分钟 10 ℃的速率升温至 100 ℃，再以每分钟 50 ℃的速率升温至 220 ℃，保持 3 min；进样口温度 200 ℃；检测器温度 250 ℃；氢火焰离子化检测器；顶空进样，分流比为 20:1，顶空瓶平衡温度为 90 ℃，平衡时间 30 min，进样体积 300 μl。理论板数按二氯甲烷峰计算应不低于 100000。

对照品溶液的制备 取二氯甲烷适量，精密称定，加 N, N-二甲基甲酰胺稀释制成每 1 ml 含 0.3 mg 的溶液，即得。

供试品溶液的制备 取本品约 0.1 g，精密称定，置 20 ml 顶空瓶中，精密加入 N, N-二甲基甲酰胺 5 ml，密封，振摇使溶解，即得。

测定法 分别取对照品溶液与供试品溶液顶空瓶气体 300 μl，注入气相色谱仪，记录色谱图，按外标法以峰面积计算，即得。

本品含二氯甲烷不得过 0.06%。

【含量测定】 照高效液相色谱法《中国药典》（四部通则 0512）测定。

色谱条件与系统适用性试验 以十八烷基硅烷键合硅胶为填充剂；以甲醇-乙腈-水（15∶35∶50）为流动相；丹皮酚替代对照品的检测波长为274 nm；供试品的检测波长为327 nm，理论板数按藁本内酯峰计算应不低于5000。

对照品溶液的制备 取丹皮酚对照品适量，精密称定，加无水乙醇制成每1 ml含25 μg的溶液，即得。

供试品溶液的制备 取本品约100 mg，精密称定，置100 ml量瓶中，加无水乙醇至刻度，摇匀，精密量取5 ml，置50 ml量瓶中，加无水乙醇至刻度，摇匀，滤过，取续滤液，即得。

测定法 分别精密吸取对照品溶液与供试品溶液各10 μl，注入液相色谱仪，测定，以丹皮酚对照品的峰面积为对照，校正因子为1.9785计算藁本内酯的含量，藁本内酯色谱峰与丹皮酚色谱峰的相对保留时间确定藁本内酯的峰位，相对保留时间为3.12，其相对保留时间应在规定值的±5%范围之内（若相对保留时间偏离超过5%，则应以相应的被替代对照品确证为准），即得。

本品含藁本内酯（$C_{12}H_{14}O_2$），不得少于40.0%。

【贮藏】 遮光，密封，置阴凉处。

·起 草 说 明·

【名称】 当归油为当归药材提取的挥发油，为标准用名。

【来源】 当归油在医药、化妆品等领域广泛应用，为伞形科植物当归 Angelica sinensis（Oliv.）Diels 的干燥根经水蒸气蒸馏提取或超临界萃取的挥发油。本省企业采用两种提取方法，产品销往国内外，特此制订本标准，进行质量控制。

【性状】 根据本省生产企业提供的13批次水蒸气蒸馏与经超临界CO_2萃取的当归油描述。初始颜色为黄色澄明液体，放置一段时间后颜色加深。

相对密度、折光率 分别按《中国药典》（四部通则0601、0622）[1]，对23批样品测定。见表1。

根据测定结果，分别拟定相对密度、折光率的限度。

【鉴别】 采用当归对照药材作为对照，经方法学验证，建立当归油薄层鉴别方法。

【检查】 水蒸气蒸馏法提取当归油后，采用二氯甲烷分离水中的挥发油，之后再去除二氯甲烷。残留的二氯甲烷对人体的健康带来影响，为保证用药安全，特此对其残留量进行控制。

参考《中国药典》（四部通则0861第二法残留溶剂测定法和通则0521气相色谱法）[1]，所拟定残留溶剂的检测方法，完成方法学验证，结果专属性较好，灵敏度较高，能有效控制当归油二氯甲烷残留量。按标准正文拟定的方法对10批样品进行测定，结果均未检测。

表1　折光率、相对密度测定结果

批次	提取方式	批号	折光率	相对密度
1	水蒸气蒸馏	z20171201	1.5358	1.0900
2	水蒸气蒸馏	z20171202	1.5360	1.0925
3	水蒸气蒸馏	z20171203	1.5364	1.0780
4	水蒸气蒸馏	z20171204	1.5360	1.0822
5	水蒸气蒸馏	z20171205	1.5356	1.0911
6	水蒸气蒸馏	z20171206	1.5360	1.0825
7	水蒸气蒸馏	z20171207	1.5360	1.0800
8	水蒸气蒸馏	z20171208	1.5375	1.0826
9	水蒸气蒸馏	z20171209	1.5360	1.0846
10	水蒸气蒸馏	z20171210	1.5361	1.0796
11	CO_2萃取	c20171201	1.5400	1.0234
12	CO_2萃取	c20171202	1.5410	1.0235
13	CO_2萃取	c20171203	1.5405	1.0352
14	CO_2萃取	c20171204	1.5410	1.0460
15	CO_2萃取	c20171205	1.5410	1.0760
16	CO_2萃取	c20171206	1.5405	1.0216
17	CO_2萃取	c20171207	1.5408	1.0324
18	CO_2萃取	c20171208	1.5410	1.0200
19	CO_2萃取	c20171209	1.5410	1.0730
20	CO_2萃取	c20171210	1.5408	1.0740
21	CO_2萃取	20180501	1.5238	1.0218
22	CO_2萃取	20180502	1.5246	1.0214
23	CO_2萃取	20180503	1.5238	1.0226

【含量测定】由于藁本内酯性质不稳定，容易变质，且纯品价格昂贵，因此在建立方法时用寻找替代对照品的方法解决这一问题，用另一种易得的、便宜的、稳定的对照品来代替藁本内酯进行含量测定。其基本原理是在一定范围内物质的量（质量或浓度）与

检测器响应成正比，即 $C=fA$。在质量评价时，以一种价廉易得的对照品为替代对照品，建立该成分与所测成分之间的相对校正因子（f），然后通过 f 计算所测成分的含量。[2]

$$f=（Ai/Ci）/（Ar/Cr）$$

上式 Ai 为替代对照品的峰面积；Ar 为真实对照品的峰面积；Ci 为替代对照品的浓度；Cr 为真实对照品的浓度。实际测定样品时，即可用替代对照品进行测定，被测成分浓度 C 按 $C=f×A/（Ai/Ci）$ 计算。

本标准在高效液相色谱仪上研究了用替代对照品丹皮酚测定当归油中藁本内酯的含量以及方法学研究，对17批样品测定，结果见表2，图1、图2、图3。

表2　替代对照品法与对照品法测定样品含量（%）

批次	批号	含量测定结果		批次	批号	含量测定结果	
		替代对照品法	对照品法			替代对照品法	对照品法
1	z20171201	49.3	49.4	13	c20171203	53.7	53.5
2	z20171202	48.2	48.3	14	c20171204	48.8	48.7
3	z20171203	48.3	48.5	15	c20171205	53.9	53.8
4	z20171204	47.9	48.0	16	c20171206	51.0	50.9
5	z20171205	48.7	48.8	17	c20171207	53.4	53.3
6	z20171206	47.2	47.3	18	c20171208	54.0	53.9
7	z20171207	47.7	47.8	19	c20171209	54.0	53.8
8	z20171208	47.8	47.9	20	c20171210	53.6	53.4
9	z20171209	47.8	47.9	21	20180501	40.1	40.1
10	z20171210	47.5	47.6	22	20180502	40.0	40.1
11	c20171201	54.8	54.6	23	20180503	40.3	40.1
12	c20171202	66.4	66.2				

用替代对照品和用对照品法测定当归油中藁本内脂含量的偏差为平均0.1%。根据研究结果，本标准正文采用了替代对照品法测定当归油中藁本内脂的含量。

替代对照品测定了23批当归油中藁本内酯的含量，其中20批含量在47%以上，按所测得含量的80%为限度，藁本内酯本身具有易挥发性，再考虑到大生产过程中的损失以及操作过程中的误差，拟定本品含藁本内酯（$C_{12}H_{14}O_2$）限度为不得少于40.0%。

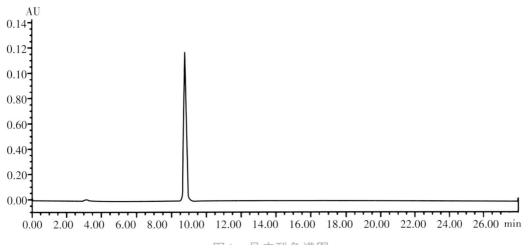

图1　丹皮酚色谱图

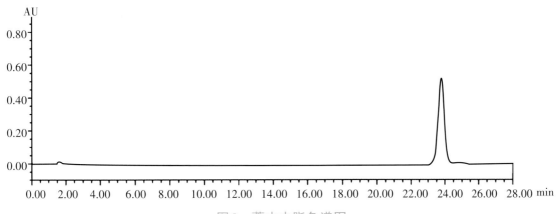

图2　藁本内脂色谱图

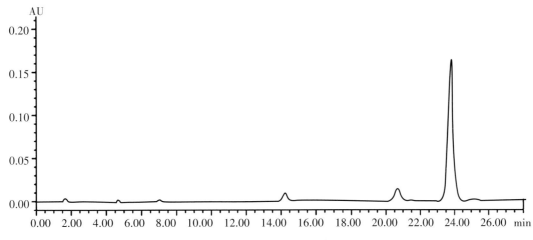

图3　供试品溶液色谱图

参考文献

[1] 国家药典委员会编.中华人民共和国药典（2020年版·一部）[S].北京：中国医药科技出版社，2020，61、79、84、116.

[2] 逄瑜，孙磊，金红宇，马双成.替代对照品法在中药多指标含量测定中的应用与技术要求探讨 [J].药物分析杂志，2013，31（01）：169-177.

沙 棘 膏

Shajigao

HIPPOPHAIS FRUCTUS

本品为胡颓子科植物沙棘*Hippophae rhamnoides* L.成熟鲜果实制成的膏。

【制法】取沙棘成熟鲜果实，除去杂质，用水冲洗。加2～3倍量水，煎煮2次，每次1～2 h，合并煎液，静置12 h，使沉淀；取上清液，并将底部沉淀物过滤，滤液与上清液浓缩，至挑起成丝或不渗纸为度。

【性状】本品为棕黄色至棕褐色半流体。味酸。

【鉴别】取本品2 g，加甲醇20 ml，超声处理30 min，滤过，滤液作为供试品溶液。另取沙棘对照药材4 g，同法制成对照药材溶液。照薄层色谱法（中国药典四部通则0502）试验，吸取上述两种溶液各5 μl，分别点于同一硅胶G薄层板上，以乙酸乙酯-丁酮-甲酸-水（10:1:1:1）为展开剂，展开，取出，晾干，喷以三氯化铝试液，置紫外光灯（365 nm）下检视。供试品色谱中，在与对照药材色谱相应的位置上，显相同颜色的荧光斑点。

【检查】水分　不得过56.0%（中国药典四部通则0832第二法）。

相对密度　应不低于1.10（中国药典四部通则0183）。

【含量测定】

对照品溶液的制备　取120 ℃减压干燥至恒重的芦丁对照品50 mg，精密称定，置25 ml量瓶中，加甲醇适量，置水浴上微热使溶解，放冷，加甲醇稀释至刻度，摇匀。精密量取10 ml，置100 ml量瓶中，加水至刻度，摇匀，即得（每1 ml含芦丁0.2 mg）。

标准曲线的制备　精密吸取对照品溶液1 ml、2 ml、3 ml、4 ml、5 ml、6 ml，分别置25 ml具塞刻度试管中，各加水使成6 ml，加5%亚硝酸钠溶液1 ml，混匀，放置6 min，再加10%硝酸铝溶液1 ml，摇匀，放置6 min，加氢氧化钠试液10 ml，再加水至刻度，摇匀，放置15 min，以相应的溶液为空白。照紫外-可见分光光度法（中国药典四部通则0401），分别在510 nm的波长处测定吸光度，以吸光度为纵坐标，浓度为横坐标，绘制标准曲线。

测定法　取本品约2 g，精密称定，置100 ml量瓶中，加水溶解并稀释至刻度，摇匀，精密量取50 ml，置分液漏斗中，用水饱和的正丁醇振摇提取3次，每次20 ml，合并提取液，用正丁醇饱和的水洗涤两次，每次20 ml，弃去水液，正丁醇液蒸干，残渣加甲醇微热使溶解，放冷，转移至10 ml量瓶中，用甲醇稀释至刻度，摇匀。精密量取4 ml，置25 ml具塞刻度试管中，照标准曲线制备项下的方法，自"各加水使成6 ml"起依法操作；另精密量取供试品溶液4 ml，置25 ml量瓶中，加水稀释至25 ml，摇匀，作为空白，依法测定吸光度，从标准曲线上读出供试品溶液中含芦丁的重量（mg），计算，即得。

本品按干燥品计算，含总黄酮以芦丁（$C_{27}H_{30}O_{16}$）计，不得少于0.55%。

【性味与归经】酸、涩，温。归脾、胃、肺、心经。

【功能与主治】健脾消食，止咳祛痰，活血散瘀。用于脾虚食少，食积腹痛，咳嗽痰多，胸痹心痛，瘀血经闭，跌扑瘀肿。

【用法与用量】2～3 g。

【贮藏】密闭，避光保存。

· 起 草 说 明 ·

【别名】沙枣、黄酸刺、酸刺、醋柳果、酸刺子、黑刺。

【名称】沙棘膏是以沙棘成熟果实为原料、经提取浓缩制成的清膏。《中国药典》2020年版四部"成方制剂中本版药典未收载的药材和饮片"[1]以及《卫生部药品标准（藏药第一册）》均以沙棘膏（藏文名"达布坎扎"）为正名[2]，本地方标准沿用。

【来源】沙棘为蒙古族、藏族习用药材，为胡颓子科植物沙棘*Hippophae rhamnoides* L.的成熟果实[3]。

现代中药、民族药的制剂或临床中，含沙棘膏且具生产批文的成方制剂15个品种[4]。由于国家药典正文尚未收载沙棘膏质量标准，各生产厂家制备工艺不尽相同，导致成品的质量差异较大。为保证沙棘膏质量的稳定性、均一性，故建立地方标准，以保证质量。

【原植物】为落叶灌木或小乔木。棘刺较多，粗壮，幼枝密被褐锈色鳞片，老枝灰黑色，粗壮。叶互生或近对生，无柄或几无柄；叶纸质，狭披针形或长圆状被针形，长3～8 cm，宽0.4～1.2 cm，两端钝尖或基部近圆形，全缘，上面被星状柔毛，下面被白色鳞片，无星状毛。花小，淡黄色，先叶开放，总状花序短，腋生于小枝基部；花单性，雌雄异株；花被短筒状。先端2裂，雄花无梗，花序轴常脱落，雄蕊4，2枚与花萼片对生，2枚与花萼片互生，花丝短；雌花单生，具短梗，花萼囊状，先端2齿裂，花柱丝状，柱头圆柱形。果实肉质近球形或卵球形，直径4～6 mm，橙黄色或橘红色为肉质的管包围，果梗1～2.5 mm，种子阔椭圆形或卵形，稍扁，黑色或紫黑色，具光泽。花期4～5月，果期9～10月（图1）。

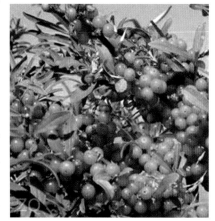

图1 沙棘膏原植物图

生于海拔800～3600 m的阳坡、沙漠地区、河谷界地、平坦沙地和砾石质山坡。分布于华北、西北及四川等地。

【制法】目前，沙棘膏制法多种，如（1）用沙棘成熟果实加水煎煮、浓缩收膏[2、3]；（2）沙棘干果加水煎煮、浓缩收膏；（3）食品行业多采用成熟果实榨汁使用。

《中国药典》2020年版四部"成方制剂中本版药典未收载的药材和饮片"沙棘膏项下的制法为：取沙棘成熟果实，去其杂质，用水冲洗，根据设备容量，将药物置于铜锅或铝罐内，加水约高出药面6～10 cm，以蒸汽或直火加热，在沸腾状态，保持1～2 h，倾出煮液，残渣再照上法煎煮，残渣弃出，煮液合并，静置12 h，使杂质沉淀，倾出上清液，底部浑液过滤，放入锅内，徐徐蒸发浓缩；若用直火，开始可用高温，后随稠度逐步增大相应将温度降低，保持微沸，不断搅拌，防止焦化。溶液浓缩到挑起成丝或不渗纸为度[1]。该制法为《中国药典》1990年版收载的方法，延续至今。其中用铜锅或铝罐直火加煎煮、浓缩收膏工艺因生产环境差、操作过程不易控制、影响收膏质量，目前生产中已经淘汰。《卫生部药品标准（藏药第一册）》沙棘膏标准的制法：取沙棘果实去杂质后，加水煎煮，滤取上层清液，残渣再以少量水煎煮，过滤，合并两次滤液，浓缩至膏状[2]。该法进行了一定的改进，删除直火加热工艺。现有的工艺普遍认为缺乏直观判断标准[4]。

为此，在保持《中国药典》2020年版四部"成方制剂中本版药典未收载的药材和饮片"沙棘膏项下的制法基础上，参考《卫生部药品标准（藏药第一册）》沙棘膏项下的制法，结合省内多家生产企业的生产实际与经验，制定了可操作、规范的生产工艺，纳入地方标准。

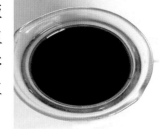

图2 沙棘膏图

【性状】根据样品性状实际描述为：本品为棕黄色至棕褐色半流体；味酸。沙棘膏实物见图2。

【鉴别】参考五味沙棘颗粒质量标准[5]，采用沙棘对照药材，建立沙棘膏薄层色谱鉴别方法。见图3。

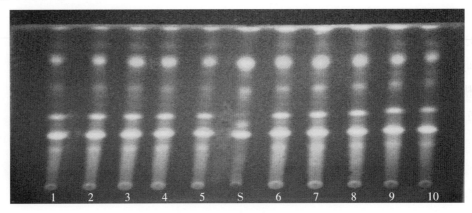

图3 沙棘膏薄层色谱图〔365 nm〕

S：沙棘对照药材；1-10.沙棘膏（表1中的1-10号样品）

该方法色谱斑点显色清晰，重复性、专属性符合要求，纳入本标准。

【检查】水分 按照《中国药典》（四部通则0832第二法）[1]，测定10批样品水分，结果见表1。

表1 10批样品测定结果（%）

样品	1	2	3	4	5	6	7	8	9	10
水分	52.1	51.3	52.9	50.2	51.4	50.9	53.1	51.6	50.3	52.4

参照文献[7]综合考虑，拟定水分限度为不得过56.0%。

相对密度 按照《中国药典》（四部通则0183）[1]，测定10批样品相对密度，结果见表2。

表2 10批样品测定结果

样品	1	2	3	4	5	6	7	8	9	10
相对密度	1.21	1.15	1.27	1.32	1.20	1.13	1.34	1.28	1.14	1.29

参照文献[10]综合考虑，拟定相对密度限度为不低于1.10。

【含量测定】沙棘膏（沙棘）主要有效成分为黄酮类，本标准以黄酮类成分作为沙棘膏定量指标[6]。采用紫外-可见分光光度法《中国药典》（四部通则0512），以芦丁为对照，建立沙棘膏总黄酮的含量测定方法。方法学研究表明，芦丁在8.976～53.865 μg/ml范围内呈良好的线性关系；平均加样回收率为99.01%，RSD为1.17%。

表3 10批样品含量测定（%）

样品	1	2	3	4	5	6	7	8	9	10
含量	1.12	1.10	0.85	0.93	1.03	0.88	0.77	1.08	1.03	1.11

对10批样品测定，结果总黄酮含量在0.77%～1.12%之间，综合考虑制法工艺、水分、相对密度等因素对总黄酮含量的影响，参考文献资料，暂定沙棘膏中总黄酮含量限度是按干燥品计算，含总黄酮以芦丁（$C_{27}H_{30}O_{16}$）计，不得少于0.55%。见表3。

该方法简便，精密度、重复性良好，纳入地方标准，以控制沙棘膏质量。

【化学成分】沙棘富含黄酮类、三萜类、甾体类、蛋白质、维生素、氨基酸、油、脂肪酸、有机酸与糖等成分[7]。

【药理作用】沙棘膏（或沙棘）中的黄酮类成分，具有抗心肌缺血、抗心律失常、改善心肌细胞功能，抗血栓形成、降血糖、提高机体免疫力、抗氧化、抗癌、抑菌等[8]多种药理作用。

【性味与归经】【功能与主治】民间亦有直接服用，与药典收载的沙棘药材一致。

【用法与用量】民间亦有直接服用，参照文献[2]拟定。

【贮藏】密闭，避光保存。沙棘富含维生素及黄酮类成分，易发生氧化，需要密闭避光保存，参照文献[10]拟定。

参考文献

[1] 国家药典委员会.中华人民共和国药典（2020年版·四部）[S].北京：中国医药科技出版社，2020：39、79、114、554.

[2] 中华人民共和国卫生部药典委员会.卫生部药品标准（藏药第一册，1995年版）[S].1995，48.

[3] 南京中医药大学.中药大辞典[M].上海：上海科学技术出版社，2006：1627-1628.

[4] 关莹，张军，等.沙棘及其产品加工技术[J].安徽农学通报，2012，18（11）.185-186.

[5] 国家食品药品监督管理局.国家药品标准[S].五味沙棘颗粒 WS$_3$-1089（Z-276）-2009Z.

[6] 杨洋，张艺，赖先荣，江道峰，谭荣，等.沙棘膏质量控制研究进展[J].华西药学杂志2014，29（3）：345-347.

[7] 刘瑞，张弘弛.沙棘化学成分的研究进展[J].山西大同大学学报（自然科学版），2009，22（2）：30-31.

柿　霜

Shishuang

MANNOSUM KAKI

本品为柿树科植物柿 *Diospyros kaki* Thunb.的果实制成柿饼时析出的白色粉霜，刷下，即为柿霜。将柿霜放入锅内加热溶化后，呈饴状时，倒入模具中，冷后，取出干燥，即为柿霜饼。

【性状】柿霜为白色粉状，易潮解。柿霜饼呈扁圆形，底平，上面微隆起，直径4～7 cm，厚3～6 mm。表面灰白色或棕黄色，平滑。易碎裂。气微，味甜，有清凉感。

【鉴别】取本品粉末0.1 g，加水50 ml使溶解，滤过，取滤液2 ml，加碱性酒石酸铜试液2滴，加热即生成橘红色沉淀。

【炮制】取原药材，除去杂质。

【性味与归经】甘，凉。归心、肺经。

【功能与主治】清热升津，润肺止咳。用于咽喉肿痛，口舌生疮，干咳痰少，肺痨咳嗽。

【用法与用量】3～9 g。多用于散剂。外用适量，撒敷。

【贮藏】置阴凉干燥处，防潮。

·起 草 说 明·

【别名】柿饼霜。

【名称】现代商品习称柿霜，本标准沿用。

【来源】本品始载于《本草纲目》，现代柿霜与本草记载相同。本省历史上自产自销，故纳入本标准。

【原植物】柿树为落叶乔木，高达14 m。树皮淡灰色，呈鳞片状开裂；枝深棕色，或灰棕色，有棕色皮孔，小枝有褐色柔毛。单叶互生，叶片卵状椭圆形或倒卵形，长6～18 cm，革质。先端渐尖或短尖，全缘，基部阔楔形或楔形，两面疏生短毛，有叶柄。雌雄异株或花两性，花淡黄色。浆果卵圆形或扁圆型，成熟时橙红色，基部有随果增大的宿存萼。花期5～6月，果期9～10月。

天水、陇南、平凉及庆阳栽培。华东、华北及中南等地区有分布。

【产地】产于天水、陇南。

【采收加工】9～10月间果实成熟时，摘下果实，削去外皮，日晒夜露，约经一月后放置席圈内，再经一个月左右即成柿饼，表面析出一层白霜，刷下，即为柿霜；将柿霜放入锅内加热熔化，至成饴状时，倒入特制的模型中，晾至七成干，用刀铲下，再晾至干即为柿霜饼，见图1。

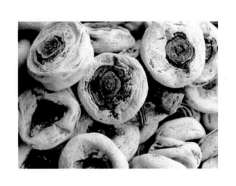

图1　柿饼图

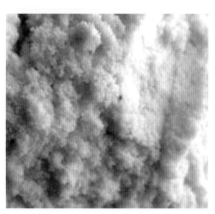

图2　柿霜药材图

【性状】根据药材标本描述。见图2。

【鉴别】检查样品中的葡萄糖，根据实验拟定。

【化学成分】本品含甘露醇（mannitol）、熊果酸（ursolic acid）、齐墩果酸（oleanolic acid）、白木华脂酸（betulinic acid）、三萜酸、柿萘醇酮（shinanolone）和单糖[1、3]。糖组分主要以葡萄糖为主，并含有少量的核糖、阿拉伯糖、鼠李糖及岩藻糖[4]。

【炮制】【性味】【功能与主治】【用法与用量】参照有关文献[1、2]拟定。

参考文献

［1］江苏新医学院.中药大辞典（下册）［M］.上海：上海科学技术出版社，1986：1529-1530.

［2］甘肃省食品药品监督管理局.甘肃省中药材标准（2009年版）［S］.兰州：甘肃文化出版社，2009：353-354.

［3］《中华本草》编委会.中华本草（第六册）［M］.上海：上海科学技术出版社，1999：139.

［4］王灏然，钟晓红，陆英，等.中药柿霜中糖组分的气相色谱法分析［J］.湖南农业科学，2012，（5）：46-49.

桃 胶

Taojiao

PRUNI RESINA

本品为蔷薇科植物桃 *Prunus persica*（L.）Batsch、山桃 *Prunus daridiana*（Carr.）Franch、杏 *Prunus armeniaca* L、野杏 *Prunus armeniaca* L.var.*ansu* Maxim、李 *Prunus salicina* Lindl. 或樱桃 *Cerasus pseudocerasus*（Lindl.）G. Don 的干燥树脂。夏、秋二季分泌茂盛时采收，除去杂质，晒干。

【性状】 本品呈卵圆形、类球形、泪滴状、不规则块状或颗粒状，直径 0.5～3 cm。表面红棕色、黄棕色或类白色，有的表面具有多个瘤状突起，有的附有树皮。质脆，易断碎。断面呈颗粒性，具玻璃样光泽，透明或半透明。气微，味微甘，嚼之黏牙。

【鉴别】（1）本品置火焰上灼烧有爆鸣声并冒黑烟，并伴有焦糊气味，燃烧后残留物灰白色。

（2）取本品粉末 1 g，加乙酸乙酯 25 ml，超声处理 15 min，滤过，滤液蒸干，残渣加乙酸乙酯 1 ml 使溶解，作为供试品溶液。另取桃胶对照药材 1 g，同法制成对照药材溶液。照薄层色谱法（中国药典四部通则 0502）试验，吸取上述两种溶液各 10 μl，分别点于同一硅胶 G 薄层板上，以环己烷-乙醚（4:1）为展开剂，展开，取出，晾干，置紫外灯光（365 nm）下检视，供试品色谱中，在与对照药材色谱相应的位置上，显相同颜色的荧光斑点。

【炮制】 除去杂质，用时捣碎或研末。

【性味与归经】 味甘，性平，无毒。入大肠、膀胱经。

【功能与主治】 和血益气，清热止痛。用于石淋，血淋，虚热作渴等症。

【用法与用量】 15～30 g；煎汤，或入丸、散。

【贮藏】 置阴凉干燥处。

·起 草 说 明·

【别名】 桃花泪、桃油，桃脂。

【名称】 今以传统名称桃胶 [1] 为地方标准正名。

【来源】 桃树胶是桃树、山桃等植物的树干受机械创伤（虫咬、切伤等）或致病后分泌出来的胶质半透明物质 [2]。狭义桃胶指由桃树的树皮分泌出来的胶状物，而广义的原桃胶包括杏、李、栗子、樱桃等树皮分泌的胶状物 [3]。

原桃胶经过水解加工形成商品桃胶，降低黏度，提高溶解度，广泛应用于食品、药品、轻工等领域，市场前景更广阔。

桃树、山桃树、杏树、樱桃和李树在甘肃具有丰富资源，为进一步加大对其开发与研究，本次收载于地方标准。

【原植物】（1）桃　落叶小乔木。叶卵状披针形或矩圆状披针形，长8～12 cm，宽3～4 cm，边缘具细密锯齿，叶下面脉间有少数短柔毛，稀无毛；叶柄长无毛，有腺点。花单生，先叶开放；萼筒钟状，裂片卵形；花瓣粉红色，倒卵形或矩圆状卵形；雄蕊多数；心皮1(2)，有毛。核果卵球形，果肉厚而多汁，有沟，有绒毛，离核或黏核，不开裂；核表面具沟孔，两侧扁平，顶端渐尖。花期3～4月，果期8～9月。

桃树有很强的适应性，在本省广为分布，各地栽培。桃胶是从桃树上分泌出的胶状物（图1）。

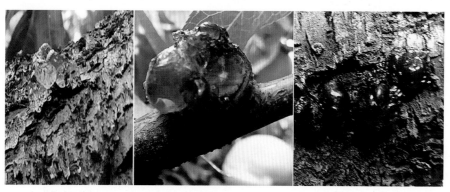

图1　桃胶（桃树胶）图

（2）山桃　叶片基部楔形，边缘具细锐锯齿，叶片下面无毛；花萼外面无毛；果实近球形，肉薄而干燥；核两侧通常不扁平，顶端圆钝。

分布于陇南、天水、平凉、庆阳、定西、甘南及兰州等地；多用于荒山造林，公园路边亦见绿化栽培。

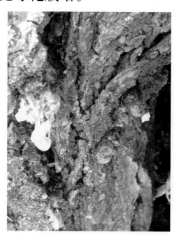

图2　桃胶（李子树胶）图

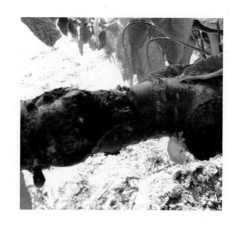

图3　桃胶（樱桃树胶）图

此外，尚有杏 *Prunus armeniaca* L、野杏 *Prunus armeniaca* L. var. *ansu* Maxim. 和李

Prunus salicina Lindl。陇南、天水、平凉、庆阳、定西、甘南及兰州等地分布或栽培（图2）。

櫻桃 *Cerasus pseudocerasus* （Lindl.） G. Don陇南、天水等地栽培（图3）。

【产地】陇南、天水、平凉、庆阳等地的部分地方零星收购。

【采收加工】在夏季桃胶分泌茂盛时，用小刀削取树干上的胶质物，晾晒，即为原桃胶。也有在树干胶汁分泌处用一塑料袋或竹筒等容器盛装分泌出的桃胶汁液，定期收集起来。除去混杂在桃胶里的树皮、枝叶等杂物后，将桃胶物在阳光下晒干成固体状态，采收桃胶时不伤及树皮[4]。

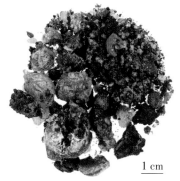

1 cm

图4 桃胶药材图

【性状】根据采集于秦安、天水、兰州桃树的桃胶描述，不同来源的桃胶外观无明显区别，今合并描述。经调查，桃树、樱桃树的树脂较多。见图4。

【鉴别】参考《中国药典》（一部）没药方法，进行桃树胶的薄层色谱鉴别。见图5（不同商品）、图6（不同来源）。

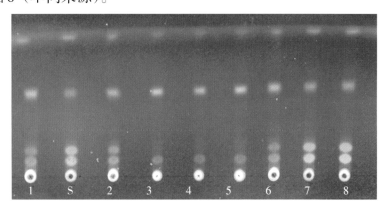

图5 桃胶薄层色谱图

S.桃胶对照药材　1~8.桃胶市售商品（不同产地商品）

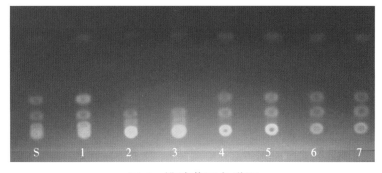

图6 桃胶薄层色谱图

S.桃胶对照药材　1.桃树胶　2.樱桃胶　3.樱桃胶　3.杏胶　4.杏胶　5.李子胶　6.李子胶　7.桃胶

桃胶的来源比较复杂，市售品主要是提炼品（直接食用胶）与不同来源（原胶）的色谱基本相同，今纳入地方标准，以此作为定性鉴别。

【检查】总灰分、酸不溶性灰分 按《中国药典》（四部通则2302）测定[5]，8批样品进行测定，见表1。

表1 8批样品测定结果（%）

样品	1	2	3	4	5	6	7	8
总灰分	1.78	2.12	2.53	2.99	1.87	4.72	5.74	2.32
酸不溶性灰分	0.01	0.11	0.25	0.24	0.36	0.11	0.17	0.18

【化学成分】主要成分是多糖，其多糖主要由半乳糖和阿拉伯糖组成，还含有少量的甘露糖、鼠李糖及葡萄糖等成分[3、4]。

【药理作用】现代研究证实，桃胶具有降血糖、降血脂、免疫调节作用，以及促进胃肠蠕动及治疗烧伤的作用[6]。

【性味与归经】《新修本草》记载"味甘苦，平，无毒"[1、2]。

【功能与主治】《名医别录》记载"主保中不饥，忍风寒"。《新修本草》记载"主下石淋，破血，中恶疰忤"。《千金翼方》记载"治虚热作渴"。《本草纲目》记载"和血益气，治下痢，止痛"。《妇人良方》《杨氏家藏方》《古今录验方》《小儿卫生总微论方》以桃胶配方入药，治疗产后下痢赤白、血淋、石淋作痛等症[1、2]。

【用法与用量】【贮藏】参照文献[2、3、7]拟定。

【附注】桃胶古代用于治疗血淋和石淋等病症，现代多见于民间的偏方验方。目前消费者视为一种天然的美容养颜品，应进一步开展临床研究。

参考文献

[1]《中华本草》编委会.中华本草（第九册）[M].上海：上海科学技术出版社，1999：403.

[2] 江苏新医学院.中药大辞典 [M].北京：人民卫生出版社，1986：1790.

[3] 黄雪松.桃胶的性质、加工及其开发利用 [J].特产研究，2004，（1）：47-51.

[4] 张璇.桃树胶研究进展 [J].粮食与食品工业，2011，18（1）：29-32.

[5] 国家药典委员会.中华人民共和国药典（2020年版·四部）[S].北京：中国医药科技出版社，2020：114，234.

[6] 王文玲，黄雪松.原桃胶和商品桃胶的生产与应用 [J].食品研究与开发，2005，26（4）：175-178.

[7] 张宗应，李中岳.桃胶的采收和加工方法 [J].中国林副特产，1997，40（1）：35-36.

蜂 王 浆

Fengwangjiang

APIS LACREGIS

本品为蜜蜂科昆虫中华蜜蜂 *Apis cerana* Fabricius 或意大利蜜蜂 *Apis mellifera* Linnaeus 的工蜂咽腺分泌的乳白色浆状物。

【性状】本品常温下或解冻后为乳白色至淡黄色的浆状物。微带特殊的香气，味酸、涩而辛辣，回味略甜。

【鉴别】在【含量测定】项下记录的色谱图中，供试品应呈现与 10-羟基-2-癸烯酸对照品的保留时间一致的色谱峰。

【检查】臭气　本品不得有腐败臭。

酸度　pH 值应为 3.5～4.5（中国药典四部通则 0631）。

干燥失重　应为 62.5%～69.5%（中国药典四部通则 0831）。

总灰分　不得过 1.5%（中国药典四部通则 2302）。

淀粉　取本品 0.2 g，加水 10 ml，煮沸，放冷，加碘试液 1 滴，不得显蓝色。

【含量测定】照高效液相色谱法（中国药典四部通则 0512）测定。

色谱条件与系统适用性试验　以十八烷基硅烷键合硅胶为填充剂；以甲醇-水-磷酸（45∶55∶0.2）为流动相；检测波长为 235 nm。理论板数按 10-羟基-2-癸烯酸计算应不低于 2000。

对照品溶液的制备　取 10-羟基-2-癸烯酸对照品适量，精密称定，加甲醇制成每 1 ml 含 0.2 mg 的溶液，即得。

供试品溶液的制备　取本品约 0.15 g，精密称定，置 25 ml 量瓶中，加甲醇约 20 ml，摇匀，放置过夜，再加甲醇至刻度，摇匀，滤过，取续滤液，即得。

测定法　分别精密吸取对照品溶液和供试品溶液各 10 µl，注入液相色谱仪，测定，即得。

本品含 10-羟基-2-癸烯酸（$C_{10}H_{18}O_3$）不得少于 1.2%。

【性味与归经】辛、酸，微温。归心、肝、脾、胃经。

【功能与主治】滋补强壮，益肝健脾。用于年老体弱，病后虚弱，营养不良，以及神经官能症，高血压病，溃疡病，糖尿病，风湿性关节炎等。

【用法与用量】0.15～0.3 g。

【贮藏】冷冻保存，避光。

【注意】湿热泻痢者禁服，孕妇、儿童慎服。

·起 草 说 明·

【别名】王浆、蜂皇浆、皇浆、蜂乳、王乳。

【名称】1913年瑞典盲人蜜蜂学者Huber著书《蜜蜂之新观察》曾提到Royal jelly（蜂王浆）这个名词，一直被沿用到今天[1]。蜂王浆作为食用资源被广泛应用，国家标准GB 9697–2008以蜂王浆名称收载[2]，本地方标准沿用。

【来源】省内养殖为蜜蜂科昆虫中华蜜蜂 *Apis cerana* Fabricius 和意大利蜜蜂 *Apis mellifera* Linnaeus 两种来源，作为药用和食品资源，商品较大，今纳入地方标准。

【产地】全省大部分地区。

【性状】根据省内产地样品描述。

新鲜蜂王浆为黏稠的浆状物，具有一种典型的酚与酸的气味，有光泽感，其颜色呈乳白色至淡黄色。颜色的差异与工蜂饲料（主要是花粉）的色素有关。另外工蜂的日龄增加、蜂王浆保存时间过长，以及蜂王浆与空气接触时间过久而被氧化等因素，造成蜂王浆颜色加深。见图1。

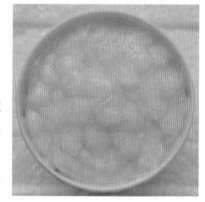

图1　蜂王浆药材图

【鉴别】蜂王浆中含有10-羟基-2-癸烯酸（10-HDA），应用"含量测定"项下记录的色谱，建立HPLC色谱峰是蜂王浆中特有的不饱和脂肪酸色谱鉴别。

【检查】臭气　蜂王浆遇光、热、空气或置室温中均易变质，并产生强烈的臭气，如果不及时冷冻密闭保存，容易腐败变质，将臭气检查纳入标准，不得有腐败臭。

酸度　按《中国药典》（四部通则0631）[3]，测定10批样品pH值，结果见表1。

表1　10批样品测定结果

样品	1	2	3	4	5	6	7	8	9	10
pH值	3.94	3.95	3.97	3.96	3.95	3.97	3.94	3.93	3.95	3.96

实际测定pH值为3.94～3.97，参照已有标准，拟定pH值为3.5～4.5。

干燥失重　按《中国药典》（四部通则0831）[3]，测定10批样品，结果见表2。

表2　10批样品测定结果（%）

样品	1	2	3	4	5	6	7	8	9	10
干燥失重	67.8	67.7	68.4	68.2	67.6	67.5	67.8	67.7	68.4	68.5

测定结果为67.7%～68.5%，参照已有标准，拟定减失重量范围为62.5%～69.5%。

总灰分　按《中国药典》（四部通则2302）[3]，测定10批样品，结果见表3。

表3　10批样品测定结果（%）

样品	1	2	3	4	5	6	7	8	9	10
总灰分	1.0	1.1	0.7	1.0	1.0	1.0	0.9	0.9	0.9	0.9

根据实际测定值，拟定总灰分限度不得过1.5%。

淀粉　淀粉为常见掺杂物质，根据淀粉遇碘液显蓝色原理。对10批样品进行检测，均未显蓝色，纳入本标准。结果见图4。

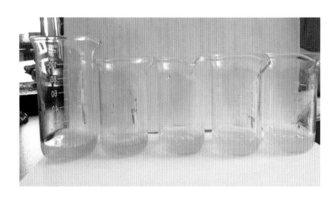

图4　淀粉检测结果图

【含量测定】10-羟基-2-癸烯酸又称之为王浆酸，是蜂王浆中特有的不饱和脂肪酸，国内外普遍作为鉴别蜂王浆质量的主要指标之一。

参考文献[4]，建立蜂王浆活性成分10-羟基-2-癸烯酸的含量测定方法。方法学表明，10-羟基-2-癸烯酸在0.208～3.12 μg范围内呈良好线性关系；平均回收率为99.99%，RSD为1.67%。

对照品和供试品的高效液相色谱图，见图5。

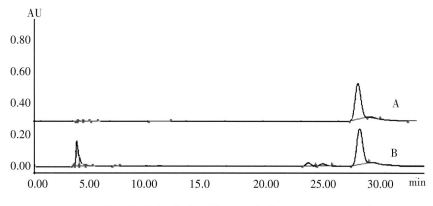

图5　对照品溶液（A）、供试品溶液（B）HPLC色谱图

对10批样品测定，结果见表4。

表4　10批样品含量测定结果（%）

样品	1	2	3	4	5	6	7	8	9	10
含量	1.76	1.74	1.90	1.97	2.05	1.63	1.74	1.55	2.06	2.04

测定结果，10-羟基-2-癸烯酸的含量在1.55%～2.06%之间，参考有关的文献，拟定含量限度不得少于1.2%。

该方法简便，精密度、重复性良好，纳入本标准，以控制药材质量。

【化学成分】蜂王浆化学成分十分复杂，含蛋白质、多种氨基酸、脂肪酸、糖、维生素、激素、乙酰胆碱、胰岛素等多种有机成分及多种无机元素[1、2、5]。

【性味与归经】【功能与主治】【注意】参照文献[1、2、5]拟定。

【用法与用量】蜂王浆作为保健食品其适应性相当广泛，不同的人群，在不同的生理或病理状态下其食用的量应有一定的区别。综合有关文献[1、2、5]拟定。

【贮藏】蜂王浆遇光、热、空气或置室温中会发生氧化、水解作用，容易变质，故依据实际情况，拟定特殊贮藏条件。

参考文献

[1] 陈露，吴珍红，缪晓青.蜂王浆的研究现状 [J].中国蜂业，2012，3（63）：52-54.

[2] 国家标准GB9697-2008，蜂王浆 [S].北京：中国标准出版社，2008：1-12.

[3] 国家药典委员会.中华人民共和国药典（2020年版·四部）[S].北京：中国医药科技出版社，2020：84，113，234.

[4] 方国桢，方建生，田树革.蜂王浆成分及其分析方法研究进展 [J].中国乳品工业，1994，22（06）：278-286.

[5] 程亚玲，张晶，等.蜂王浆的研究进展 [J].食品研究与开发，2015，36（2）：148-152.

索引1 中文名索引

二 画

九眼独活 …………………………（003）

人参须 …………………………（006）

三 画

三颗针皮 …………………………（411）

小山楂 …………………………（221）

小白及 …………………………（012）

小石韦 …………………………（361）

小防风 …………………………（016）

小伸筋草 …………………………（283）

小茜草 …………………………（020）

小黄芩 …………………………（023）

山羊血 …………………………（449）

山羊角 …………………………（452）

山紫菀 …………………………（029）

马尾连 …………………………（034）

马蔺子 …………………………（224）

四 画

凤眼草 …………………………（227）

无名异 …………………………（509）

毛叶赤芍 …………………………（039）

毛细辛 …………………………（285）

毛姜 …………………………（045）

水根 …………………………（049）

水银 …………………………（512）

火焰子 …………………………（058）

牛羊草结 …………………………（457）

牛尾独活 …………………………（061）

牛蒡根 …………………………（065）

牛鞭 …………………………（462）

五 画

兰州百合 …………………………（069）

北败酱草（北败酱） …………………………（290）

古墨 …………………………（539）

甘肃白头翁 …………………………（075）

甘肃刺五加 …………………………（078）

甘肃棘豆 …………………………（297）

白马勃 …………………………（137）

白木耳 …………………………（440）

白平子 …………………………（231）

白石英 …………………………（514）

白石脂 …………………………（518）

石刁柏 …………………………（425）

六 画

光皮木瓜 …………………………（235）

列当 …………………………（301）

地丁草 …………………………（304）

地骷髅 …………………………（084）

当归油 …………………………（541）

灯台七（重楼） …………………………（088）

灰茅根 …………………………（092）

百蕊草 ………………………………… (309)

竹叶柴胡 ……………………………… (096)

竹叶椒 ………………………………… (102)

红丹 …………………………………… (522)

红毛五加皮 …………………………… (415)

红药子 ………………………………… (107)

红柴胡 ………………………………… (113)

羊肉 …………………………………… (464)

羊胎盘 ………………………………… (466)

羊腰子 ………………………………… (471)

羊鞭 …………………………………… (473)

老虎姜(甘肃白药子) ……………… (120)

西芎(川芎) ………………………… (123)

李仁 …………………………………… (240)

七　画

沙棘膏 ………………………………… (546)

秃疮花 ………………………………… (311)

苍耳草 ………………………………… (317)

角蒿 …………………………………… (128)

八　画

陇马陆 ………………………………… (475)

驴乳 …………………………………… (480)

驴鞭 …………………………………… (482)

鸡头黄精 ……………………………… (132)

河套大黄 ……………………………… (135)

油菜蜂花粉 …………………………… (391)

泡沙参 ………………………………… (140)

牦牛黄 ………………………………… (484)

苦水玫瑰花 …………………………… (395)

苦瓜 …………………………………… (244)

苦豆子 ………………………………… (249)

贯众 …………………………………… (144)

金刚刺 ………………………………… (149)

九　画

南瓜子 ………………………………… (254)

姜石 …………………………………… (524)

柿霜 …………………………………… (551)

狭叶红景天 …………………………… (151)

珍珠透骨草 …………………………… (320)

祖师麻 ………………………………… (418)

茯神 …………………………………… (443)

草河车 ………………………………… (156)

鬼针草 ………………………………… (324)

鬼箭羽 ………………………………… (428)

十　画

桃儿七 ………………………………… (161)

桃胶 …………………………………… (553)

桑黄 …………………………………… (445)

珠子参叶 ……………………………… (367)

皱叶鹿衔草 …………………………… (329)

盐生肉苁蓉 …………………………… (332)

笔管草 ………………………………… (336)

莳萝子 ………………………………… (257)

铁丝威灵仙 …………………………… (164)

铁棒锤 ………………………………… (169)

铅粉 …………………………………… (528)

高乌头 ………………………………… (175)

十一　画

巢脾 …………………………………… (487)

接骨木 ………………………………… (431)

猪大肠 ………………………………… (490)

猪脊髓 ………………………………… (493)

猪蹄甲 ………………………………… (495)

甜叶菊 …………………………… （371）
甜杏仁 …………………………… （261）
盘叶金银花 ……………………… （400）
绿豆 ……………………………… （264）
菊芋 ……………………………… （180）
菠菜子 …………………………… （267）
蛇含石 …………………………… （530）
蛇胆 ……………………………… （497）
蛇莓 ……………………………… （339）
野艾叶 …………………………… （374）
雪松叶 …………………………… （380）
黄花菜 …………………………… （405）
黄姜 ……………………………… （182）

十 二 画

椒目 ……………………………… （271）
硬前胡 …………………………… （185）
童子益母草 ……………………… （342）
紫丹参 …………………………… （191）
雄蚕蛾 …………………………… （500）
黑果枸杞 ………………………… （274）
黑蚂蚁 …………………………… （503）

黑柴胡 …………………………… （198）

十 三 画

墓头回 …………………………… （205）
溪黄草 …………………………… （347）
瑞香狼毒 ………………………… （210）
硼砂 ……………………………… （532）
蜂王浆 …………………………… （557）

十 四 画

辣蓼 ……………………………… （353）
雌黄 ……………………………… （534）

十 五 画

瘪桃干 …………………………… （278）
缬草 ……………………………… （215）

十 六 画

橘叶 ……………………………… （385）

十 九 画

藿香 ……………………………… （356）

索引2 汉语拼音索引

B

Baimabo　白马勃 ·················· （437）

Baimuer　白木耳 ·················· （440）

Baipingzi　白平子 ················· （231）

Bairuicao　百蕊草 ················· （309）

Baishiying　白石英 ················ （514）

Baishizhi　白石脂 ················· （518）

Beibaijiangcao　北败酱草（北败酱）（290）

Bietaogan　瘪桃干 ················ （278）

Biguancao　笔管草 ················ （336）

Bocaizi　菠菜子 ··················· （267）

C

Cangercao　苍耳草 ················ （317）

Caoheche　草河车 ················· （156）

Chaopi　巢脾 ····················· （487）

Cihuang　雌黄 ···················· （534）

D

DangguiYou　当归油 ··············· （541）

Dengtaiqi　灯台七（重楼）·········· （088）

Didingcao　地丁草 ················ （304）

Dikulou　地骷髅 ·················· （084）

F

Fengwangjiang　蜂王浆 ············ （557）

Fengyancao　凤眼草 ··············· （227）

F

Fushen　茯神 ····················· （443）

G

Gansubaitouweng　甘肃白头翁 ······ （075）

Gansuciwujia　甘肃刺五加 ·········· （078）

Gansujidou　甘肃棘豆 ············· （297）

Gaowutou　高乌头 ················· （175）

Guangpimugua　光皮木瓜 ·········· （235）

Guanzhong　贯众 ·················· （144）

Guijianyu　鬼箭羽 ················ （428）

Guizhencao　鬼针草 ··············· （324）

Gumo　古墨 ······················· （539）

H

Heichaihu　黑柴胡 ················ （198）

Heiguogouqi　黑果枸杞 ············ （274）

Heimayi　黑蚂蚁 ·················· （503）

Hetaodahuang　河套大黄 ··········· （135）

Hongchaihu　红柴胡 ··············· （113）

Hongdan　红丹 ···················· （522）

Hongmaowujiapi　红毛五加皮 ······· （415）

Hongyaozi　红药子 ················ （107）

Huanghuacai　黄花菜 ·············· （405）

Huangjiang　黄姜 ················· （182）

Huimaogen　灰茅根 ················ （092）

Huoxiang　藿香 ··················· （356）

Huoyanzi火焰子 ··················· （058）

J

Jiangshi　姜石 …………………………（524）

Jiaohao　角蒿 ……………………………（128）

Jiaomu　椒目 ……………………………（271）

Jiegumu　接骨木 ………………………（431）

Jingangci　金刚刺 ………………………（149）

Jitouhuangjing　鸡头黄精 ………………（132）

Jiuyanduhuo　九眼独活 …………………（003）

Juye　橘叶 ………………………………（385）

Juyu　菊芋 ………………………………（180）

K

Kudouzi　苦豆子 ………………………（249）

Kugua　苦瓜 ……………………………（244）

Kushuimeiguihua　苦水玫瑰花 ……（395）

L

Laliao　辣蓼 ……………………………（353）

Lanzhoubaihe　兰州百合 ………………（069）

Laohujiang　老虎姜（甘肃白药子）（120）

Liedang　列当 …………………………（301）

Liren　李仁 ……………………………（240）

Longmalu　陇马陆 ………………………（475）

Lübian　驴鞭 ……………………………（482）

Lüdou　绿豆 ……………………………（264）

Lüru　驴乳 ………………………………（480）

M

Malinzi　马蔺子 ………………………（224）

Maojiang　毛姜 …………………………（045）

Maoniuhuang　牦牛黄 …………………（484）

Maoxixin　毛细辛 ………………………（285）

Maoyechishao　毛叶赤芍 ………………（039）

Maweilian　马尾连 ……………………（034）

Mutouhui　墓头回 ………………………（205）

N

Nanguazi　南瓜子 ………………………（254）

Niubanggen　牛蒡根 ……………………（065）

Niubian　牛鞭 …………………………（462）

Niuweiduhuo　牛尾独活 ………………（061）

Niuyangcaojie　牛羊草结 ………………（457）

P

Panyejinyinhua　盘叶金银花 ………（400）

Paoshashen　泡沙参 ……………………（140）

Pensha　硼砂 ……………………………（532）

Q

Qianfen　铅粉 …………………………（528）

R

Renshenxu　人参须 ……………………（006）

Ruixianglangdu　瑞香狼毒 ……………（210）

S

Sanghuang　桑黄 ………………………（445）

Sankezhenpi　三颗针皮 ………………（411）

Shajigao　沙棘膏 ………………………（546）

Shanyangjiao　山羊角 …………………（452）

Shanyangxue　山羊血 …………………（449）

Shanziwan　山紫菀 ……………………（029）

Shedan　蛇胆 …………………………（497）

Shehanshi　蛇含石 ……………………（530）

Shemei　蛇莓 …………………………（339）

Shidiaobai　石刁柏 ……………………（425）

Shiluozi　莳萝子 ………………………（257）

Shishuang　柿霜 ···················· （551）

Shuigen　水根 ····················· （049）

Shuiyin　水银 ····················· （512）

T

Taoerqi　桃儿七 ··················· （161）

Taojiao　桃胶 ····················· （553）

Tianyeju　甜叶菊···················· （371）

Tiebangchui　铁棒锤 ················ （169）

Tiesiweilingxian　铁丝威灵仙 ······ （164）

Titanxingren　甜杏仁 ··············· （261）

Tongziyimucao　童子益母草 ········· （342）

Tuchuanghua　秃疮花················ （311）

W

Wumingyi　无名异 ·················· （509）

X

Xiaobaiji　小白及 ·················· （012）

Xiaofangfeng　小防风 ··············· （016）

Xiaohuangqin　小黄芩 ·············· （023）

Xiaoqiancao　小茜草 ················ （020）

Xiaoshanzha　小山楂 ··············· （221）

Xiaoshenjincao　小伸筋草 ·········· （283）

Xiaoshiwei　小石韦·················· （361）

Xiayehongjingtian　狭叶红景天 ······ （151）

Xiecao　缬草 ······················ （215）

Xihuangcao　溪黄草 ················ （347）

Xiongcane　雄蚕蛾 ················· （500）

Xixiong　西芎（川芎） ·············· （123）

Xuesongye　雪松叶··················· （380）

Y

Yangbian　羊鞭 ···················· （473）

Yangrou　羊肉 ····················· （464）

Yangtaipan　羊胎盘 ················· （466）

Yangyaozi　羊腰子 ················· （471）

Yanshengroucongrong　盐生肉苁蓉 （332）

Yeaiye　野艾叶 ···················· （374）

Yingqianhu　硬前胡 ················ （185）

Youcaifenghuafen　油菜蜂花粉······ （391）

Z

Zhenzhutougucao　珍珠透骨草 ······ （320）

Zhouyeluxiancao　皱叶鹿衔草 ··· （329）

Zhudachang　猪大肠 ················ （490）

Zhujisui　猪脊髓··················· （493）

Zhutijia　猪蹄甲 ··················· （495）

Zhuyechaihu　竹叶柴胡 ············· （096）

Zhuyejiao　竹叶椒 ················· （102）

Zhuzishenye　珠子参叶 ············· （367）

Zidanshen　紫丹参 ················· （191）

Zushima　祖师麻···················· （418）

索引3 药材拉丁名索引

A

ACANTHOPANACIS RADIX ET RHIZOMA SEU CAULIS 甘肃刺五加 ············ (078)

ACANTHOPANAX GIRAKDII CORTEX 红毛五加皮 ············ (415)

ACONITI FLAVI ET PENDULI RADIX 铁棒锤 ············ (169)

ACONITI SINOMONTANI RADIX 高乌头 ············ (175)

ADENOPHORAE RADIX 泡沙参 ············ (140)

AGASTACHES HERBA 藿香 ············ (356)

AILANTHI FRUCTUS 凤眼草 ············ (227)

ANEMONES RADIX ET RHIZOMA 甘肃白头翁 ············ (075)

ANETHI FRUCTUS 莳萝子 ············ (257)

ANGELICAE SINENSIS OIL 当归油 ············ (541)

APES NIDUS 巢脾 ············ (487)

APIS LACREGIS 蜂王浆 ············ (557)

ARALIAE RADIX ET RHIZOMA 九眼独活 ············ (003)

ARCTII RADIX 牛蒡根 ············ (065)

ARIEMISIAE LAVANDULAEFOLIAE FOLUM 野艾叶 ············ (374)

ARMENLACAE SEMEN 甜杏仁 ············ (261)

ASARI HIMALAICI HERBA 毛细辛 ············ (285)

ASINUS LAC 驴乳 ············ (480)

ASPARAGI OFFICINALIS CAULIS 石刁柏 ············ (425)

B

BERBERIDIS CORTEX 三颗针皮 ············ (411)

BIDENTIS BIPINNATAE HERBA 鬼针草 ············ (324)

BLETILLAE OCHRACEAE RHIZOMA 小白及 ············ (012)

BOMBYX 雄蚕蛾 ············ (500)

BORAX 硼砂 ············ (532)

BOVIS GRUNNIEN CACULUS 牦牛黄 …………………………………………… (484)

BOVIS PENIS 牛鞭 …………………………………………………………………… (462)

BOVISTELLA 白马勃 ………………………………………………………………… (437)

BRASSICAE HONEYBEE POLLEN 油菜蜂花粉 ………………………………… (391)

BUPLEURI RADIX ET RHIZOMA 黑柴胡 ……………………………………… (198)

BUPLEURI MARGINATI RADIX 竹叶柴胡 …………………………………… (096)

BUPLEURI YINCHOWENSE RADIX 红柴胡 …………………………………… (113)

C

CALCARIBUS LOESS NODUS 姜石 ……………………………………………… (524)

CALCULUS BOVIS SEU CAPRAE SEU OVIRIS 牛羊草结 …………………… (457)

CAPRAE BLOODES 山羊血 ………………………………………………………… (449)

CAPRAE HIRCI CORNU 山羊角 ………………………………………………… (452)

CAPRAE SEU OVIS CARNIS 羊肉 ……………………………………………… (464)

CAPRAE SEU OVIS PENIS 羊鞭 ………………………………………………… (473)

CAPRAE SEU OVIS RENIBUS 羊腰子 ………………………………………… (471)

CARI RADIX 小防风 ………………………………………………………………… (016)

CARTHAMI FRUCTUS 白平子 …………………………………………………… (231)

CEDAR FOLIUN 雪松叶 …………………………………………………………… (380)

CHAENOMELIS SISENSIS FRUCTUS 光皮木瓜 ……………………………… (235)

CHUANXIONG RHIZOMA 西芎(川芎) ………………………………………… (123)

CISTANGHES SAISAE HERBA 盐生肉苁蓉 …………………………………… (332)

CITRI RETICULATAE FOLIUM 橘叶 …………………………………………… (385)

COLUBRIDAE FEL 蛇胆 …………………………………………………………… (497)

CRATAEGI KANSUENSIS FRUCTUS 小山楂 ………………………………… (221)

CUCURBITAE SEMEN 南瓜子 …………………………………………………… (254)

D

DAPHNES CORTEX 祖师麻 ………………………………………………………… (418)

DICRANOSTIGMAE HERBA 秃疮花 …………………………………………… (311)

DIOSCOREAE ZINGIBERENSIS RHIZOMA 黄姜 …………………………… (182)

DRYNARIAE BARONII RHIZOMA 毛姜 ……………………………………… (045)

DUCHESNEAE INDICAE HERBA 蛇莓 ………………………………………… (339)

E

EQUI PENIS ET TESTIS 驴鞭 ……………………………………………… （482）

EQUISETI DEBILES HERBA 笔管草 ……………………………………… （336）

EUONYMI LIGNUM ALIFORMIS 鬼箭羽 …………………………………… （428）

G

GINSENG FIBRILIUM 人参须 ……………………………………………… （006）

GLAUCOCHINAE RHIZOMA 金刚刺 ……………………………………… （149）

H

HALLOYSITUM ALBUM 白石脂 ……………………………………………… （518）

HELIANTHI RHIZOMA 菊芋 ………………………………………………… （180）

HEMEROCALLIS CITRINA FLOS 黄花菜 ………………………………… （405）

HERACLEI RADIX 牛尾独活 ……………………………………………… （061）

HIPPOPHAIS FRUCTUS 沙棘膏 …………………………………………… （546）

HYDRARGYRUM 水银 ……………………………………………………… （512）

HYDROCERUSSITUM 铅粉 ………………………………………………… （528）

I

INCARVILLEAE RADIX 角蒿 ……………………………………………… （128）

IRIDIS SEMEN 马蔺子 ……………………………………………………… （224）

K

KRONOPOLITUS 陇马陆 …………………………………………………… （475）

L

LEONURI JAPONICI FOLIUM 童子益母草 ……………………………… （342）

LIGULARIAE RADIX ET RHIZOMA 山紫菀 …………………………… （029）

LILII DAVIDII BULBUS 兰州百合 ……………………………………… （069）

LIMONITUMGLOBULOFORME 蛇含石 …………………………………… （530）

LONICERAE TRAGOPHYLLAE FLOS 盘叶金银花 …………………… （400）

LUNATHYRII SEU ATHYRII RHIZOMA 贯众 ……………………… （144）

LYCII RUTHENICI FRUCTUS 黑果枸杞 ……………………………… （274）

LYCOPODII ANNOFINI HERBA 小伸筋草 …………………………………… （283）

M

MANNOSUM KAKI 柿霜 ……………………………………………………… （551）

MINIUM 红丹 ………………………………………………………………… （522）

MOMORDICAE CHARANTIAE FRUCTUS 苦瓜 …………………………… （244）

N

NKSTICK PRAEPARATUS 古墨 …………………………………………… （539）

O

OROBANCHAE HERBA 列当 ………………………………………………… （301）

ORPIMENTUM 雌黄 ………………………………………………………… （534）

OVINUS PLACENTA 羊胎盘 ………………………………………………… （466）

OXYTROPIS HERBA 甘肃棘豆 ……………………………………………… （297）

P

PAEONIAE RADIX ET RHIZOMA 毛叶赤芍 ……………………………… （039）

PANACIS JAPONICI FOLIUM 珠子参叶 …………………………………… （367）

PARIDIS POLYPHYLLAE RHIZOMA 灯台七（重楼） ……………………… （088）

PATRINIAE RADIX ET RHIZOMA 墓头回 ………………………………… （205）

PENNISETI RHIZOMA 灰茅根 ……………………………………………… （092）

PEUCEDANI RADIX 硬前胡 ………………………………………………… （185）

POLYGONATI CIRRHIFOLII RHIZOMA 鸡头黄精 ………………………… （132）

POLYGONATI ZANLANSCIANENSE RHIZOMA 老虎姜（甘肃白药子） ……… （120）

POLYGONI HYDROPIPERIS HERBA 辣蓼 ………………………………… （353）

POLYGONI RHIZOMA 草河车 ……………………………………………… （156）

POLYRHACHIS 黑蚂蚁 ……………………………………………………… （503）

PORIA CUM RADIX PINI 茯神 ……………………………………………… （443）

PRUNI PERSICAE FRUCTUS 瘪桃干 ……………………………………… （278）

PRUNI RESINA 桃胶 ………………………………………………………… （553）

PRUNI SALICINAE SEMEN 李仁 …………………………………………… （240）

PYROLAE RUGOSAE HERBA 皱叶鹿衔草 ………………………………… （329）

PYROLUSTTUM 无名异 ……………………………………………………… （509）

PYRROSIAE DAVIDII FOLIUM 小石韦 …………………………………………… （361）

Q

QUARTZ ALBUM 白石英 ……………………………………………………… （514）

R

RABDOSLAE HERBA 溪黄草 ………………………………………………… （347）

RAPHAHI RADIX 火焰子 ……………………………………………………… （058）

RAPHANI RADIX 地骷髅 ……………………………………………………… （084）

RHEI HOTAOENSI RADIX ET RHIZOMA 河套大黄 ……………………… （135）

RHEI RADIX 水根 …………………………………………………………… （049）

RHODIOLAE KIRILOWIIS RADIX ET RHIZOMA 狭叶红景天 …………… （151）

RODGERSIAE AESCULIFOLAE RHIZOMA 红药子 ……………………… （107）

ROSAE RUGOSAE FLOS 苦水玫瑰花 ……………………………………… （395）

RUBIAE ALATE RADIX ET RHIZOMA 小茜草 …………………………… （020）

S

SALVIAE PRZEWALSKII RADIX 紫丹参 …………………………………… （191）

SAMBUCUS CAULIS 接骨木 ………………………………………………… （431）

SANGHUANGPORUS 桑黄 …………………………………………………… （445）

SCUTELLARIAE REHDERIANAE RADIX ET RHIZOMA 小黄芩 ………… （023）

SINOPODOPHYLLI RADIX ET RHIZOMA 桃儿七 ……………………… （161）

SMILACIS RADIX ET RHIIZOMA 铁丝威灵仙 …………………………… （164）

SOCNHI ARVENSIS HERBA 北败酱草（北败酱）………………………… （290）

SOPHORAE ALOPECUROIDES SEMEN 苦豆子 ………………………… （249）

SPERANSKIA EHERBA 珍珠透骨草 ………………………………………… （320）

SPINACIAE FRUCTUS 菠菜子 ……………………………………………… （267）

STELLERAE RADIX 瑞香狼毒 ……………………………………………… （210）

STEVIAE REBAUDIANAE FOLIUM 甜叶菊 ……………………………… （371）

SUSI CORNU 猪蹄甲 ………………………………………………………… （495）

SUSI ESTINUM CRASSUM 猪大肠 ………………………………………… （490）

SUSI MEDULLA SPINALLS 猪脊髓 ………………………………………… （493）

T

THALICTRI RADIX ET RHIZOMA 马尾连 ………………………………………… （034）

THESII HERBA 百蕊草 ……………………………………………………………… （309）

TREMELLAE FUCIFORMIS 白木耳 ……………………………………………… （440）

V

VALERIANAE RADIX ET RHIZOMA 缬草 ………………………………………… （215）

VIGNAE RADIATAE SEMEN 绿豆 ………………………………………………… （264）

VIOLAE PRIONANTHAE HERBA 地丁草 ………………………………………… （304）

X

XANTHII HERBA 苍耳草 …………………………………………………………… （317）

Z

ZANTHOXYLI RADIX ET CAULIS 竹叶椒 ……………………………………… （102）

ZANTHOXYLI SEMEN 椒目 ………………………………………………………… （271）

索引4 拉丁学名索引

A

Acanthopanax brachypus Harms 短柄五加 ……………………………… （078）

Acanthopanax giraldii Harms 红毛五加 ……………………………… （415）

Acanthopanax leucorrhizus （Oliv.） Harms 藤五加 ……………………… （078）

Aconitum flavum Hand.–Mazz. 伏毛铁棒锤 ……………………………… （169）

Aconitum pendulum Busch 铁棒锤 …………………………………… （169）

Aconitum sinomontanum Nakai 高乌头 ……………………………… （175）

Aconitum sungpanense Hand.–Mazz. 松潘乌头 ……………………… （058）

Adenophora potaninii Korsh. 泡沙参 T）

Adenophora stricta Mia.subsp.sessilifolia Hang. 无柄沙参 ……………… （140）

Agastache rugosa （Fisch. et Mey.） Q. Ktze. 藿香 …………………… （356）

Ailanlthus altissirma （Mill.） Swingle 臭椿 ………………………… （227）

Anemone tomentosa （Maxim） Pci. 大火草 …………………………… （075）

Anethum graveolens L. 莳萝 ………………………………………… （257）

Angelica sinensis （Oliv.） Diels 当归 ………………………………… （541）

Apis cernan Fabricius 中华蜜蜂 ……………………………… （487、557）

Apis mellifera Linnaeus 意大利蜜蜂 ………………………… （487、557）

Aralia cordata Thunb. 食用土当归 …………………………………… （003）

Aralia kansuensis Hoo. 甘肃土当归 ………………………………… （003）

Arctium lappa L. 牛蒡 ……………………………………………… （065）

Artemisia lavandulaefolia DC. 野艾蒿 ……………………………… （374）

Asarum himalaicum Hook.f. et Thoms. ex Klotzsch. 单叶细辛 ………… （285）

Asparagus officinalis L. 石刁柏 …………………………………… （425）

Athyrium sinense Rupr. 中华蹄盖蕨 ………………………………… （144）

B

Berberis aggregata Schneid. 堆花小檗 ……………………………… （411）

Berberis amurensis Rupr. 小檗 ·· （411）

Berberis kansuensis Schneid. 甘肃小檗 ······························ （411）

Berberis soulieana Schneid. 拟蚝猪刺 ································ （411）

Berberis vernae Schneid. 匙叶小檗 ·································· （411）

Bidens bipinnata L. 鬼针草 ··· （324）

Bletilla ochracea Schltr. 黄花白及 ·································· （012）

Bombyx mori Linnaeus 家蚕 ··· （500）

Bovistella radicata （Mout.） Pat. 长根静灰球 ················· （437）

Bovistella sinensis Lloyd. 大口静灰球 ···························· （437）

Bos taurus domesticus Gmelin 黄牛 ··················· （457、462）

Bos grunniens Linnaeus 牦牛 ····················· （461、462、484）

Brassica campestris L. 油菜 ··· （391）

Bupleurum commelynoideumde Boiss.var.*flaviflorum* Shan et.Y. Li 黄花鸭跖柴胡 ······ （198）

Bupleurum marginatum Wall. ex DC. 竹叶柴胡 ················ （096）

Bupleurum smithii Wolff 黑柴胡 ····································· （198）

Bupleurum smithii Wolff.var.*parvifolium* Shan etY.Li 小叶黑柴胡 ··············· （198）

Bupleurum yinchowense Shan.et Y.Li 银州柴胡·················· （113）

C

Carthamus tinctorius L. 红花 ··· （231）

Carum carvi L. 葛缕子 ··· （016）

Capra hircus Linnaeus 山羊····················· （449、452、457、464、471、473）

Cedrus deodara（Roxb.）G. Don 雪松 ···························· （380）

Cerasus pseudocerasus（Lindl.）G. Don 樱桃 ·················· （553）

Chaenomeles sinensis （Thouin） Koehne 榠楂 ················· （235）

Cinnabar 辰砂矿石 ··· （512）

Cistanche salsa（C.A.Mey.）G.Beck. 盐生肉苁蓉 ············· （332）

Citrus reticulata Blanco 橘 ··· （385）

Crataegus kansuensis Wils. 甘肃山楂 ······························ （221）

Crataegus wilsonii Sarg. 华中山楂 ·································· （221）

Cucurbita moschata（Duch.ex Lam.）Duch.ex Poirte. 南瓜 ········· （254）

D

Daphne giraldii Ntcsche 黄瑞香 ····································· （418）

Daphne tangutica Maxim. 唐古特瑞香 ……………………………………………………（418）

Dicranostigma leptopodum （Maxim.） Fedde 秃疮花 ………………………………（311）

Dioscorea zingiberensis C.H. Wright 盾叶薯蓣 …………………………………（182）

Diospyros kaki Thunb. 柿 ……………………………………………………（551）

*Drynaria baroni*i （Christ）Diels 中华槲蕨 ………………………………………（045）

Duchesnea indica （Andr.）Focke 蛇莓 …………………………………………（339）

E

Eguus asinus Linnaeus 驴…………………………………………………（480、482）

Equisetum ramosissimum Desf subsp. debile （Roxb. ex Vauch.）Hauke 笔管草 ……（336）

Euonymus alatus （Thunb.）Sieb. 卫矛……………………………………………（428）

H

Helianthus tuberosus L. 菊芋 ……………………………………………………（180）

Hemerocallis citrina Baroni 黄花菜 ………………………………………………（405）

Heracleum hemsleyanium Diels 牛尾独活 …………………………………………（061）

Heracleum moellendorffii Hance 短毛独活 …………………………………………（061）

Hippophae rhamnoides L. 沙棘 …………………………………………………（546）

I

*Incarvillea sinensi*s Lam.var.*przewalskii* （Batalin）C. Y. Wu et W. C. Yin 黄花角蒿…（128）

Iris 1actea Pall.var.*chinensis* （Fisch.）Koidz. 马蔺 ………………………………（224）

Isodon lophanthoides （Buch.–Ham.ex D.Don）H.Hara 线纹香茶菜 ………………（347）

Isodon lophanthoide （Buch. – Ham. ex D. Don）Hara var. *graciliflora* （Benth.）H. Hara 纤花香茶菜……………………………………………………（347）

Isodon serra （Maxim.）Kudo 溪黄草 ……………………………………………（347）

K

*Kronopolitus svenhedin*i （Verboelf）宽跗陇马陆 …………………………………（475）

L

Leonurus japonicus Houtt. 益母草 ………………………………………………（342）

Ligularia dentata （A.Gray）Hara 齿叶橐吾 ……………………………………（029）

Ligularia przewalskii （Maxim.）Diels. 掌叶橐吾……………………………………（029）

Ligularia sagitta（Maxim.）Mattf. 箭叶橐吾 ························· （029）

Ligularia veitchana（Hemsl.）Greenm. 离舌橐吾 ···················· （029）

Ligusticum chuanxiong Hort. 川芎 ······························· （123）

Lilium davidii Duchartre var.*unicolor* Cotton. 兰州百合 ············· （069）

Lonicera tragophylla Hemsl. 盘叶忍冬 ························· （400）

Lunathyrium giraldii（Christ）Ching 蹄盖蕨科植物陕西蛾眉蕨 ·············· （144）

Lycium ruthenicum Murr. 黑果枸杞 ··························· （274）

Lycopodium annotinum L. 多穗石松 ························· （283）

M

Matteuccid struthiopteris（L.）Todaro 荚果蕨 ················· （144）

Momordica charantia L. 苦瓜 ···························· （244）

O

Orobache coerulescens Steph. 列当 ······················ （301）

Ovis aries Linnaeus 绵羊 ····················· （457、464、466、471、473）

Oxytropis kansuensis Bunge 甘肃棘豆 ····················· （297）

P

Paeonia obovata Maxim. var. *willmottiae*（Stapf）Stern 毛叶草芍药 ················ （039）

Paeonia veitchii Lynch var .*woodwardii*（Stap ex Cox）Stern 毛叶川赤芍 ············· （039）

Panax ginseng C.A.Mey. 人参 ···························· （006）

Panax pseudo-ginseng Wall.var.*elegantior*（Burkill）Hoo et Tseng 秀丽假人参 ······ （367）

Panax pseudo-ginseng Wall.var.*japonicus*（C.A.Mey）Hoo et Tseng 大叶三七 ······ （367）

Paris polyphylla Smith var. *latifolia* Wang. et Chang 宽叶重楼 ············· （088）

Paris polyphylla Smith var. *stenophylla* Franch. 狭叶重楼 ················ （088）

Patrinia heterophylla Bunge 异叶败酱（205）

Patrinia rupestris（Pall.）Juss. subsp. *scabra*（Bunge）H.J. Wang 糙叶败酱 ······ （205）

Pennisetum longissimum S. L. Chen et Y. X. Jin var. *intermedium* S. L. Chen et Y. X. Jin
中型狼尾根（092）

Peucedanum harry-smithii Fedde ex Wolff 华北前胡 ·················· （185）

Peucedanum harry-smithii Fedd ex Wolff var.*subglabrum*（Shan et Sheh）Shan et Sheh
少毛北前胡（185）

polygonatum cirrhifolium（Wall.）Royle 卷叶黄精 ················· （132）

Polygonatum zanlanscianense Pamp. 湖北黄精 ……………………………………… （120）

Polygonum hydropiper L. 辣蓼 ……………………………………………… （353）

Polygonum macrophyllum D. Don 圆穗蓼 ……………………………………… （156）

Polygonum viviparum L. 珠芽蓼 ……………………………………………… （156）

Polyrhachis dives Smith 双齿多刺蚁 …………………………………………… （503）

Poria cocos （Schw.） Wolf. 茯苓 …………………………………………… （443）

Prunus armeniaca L. 杏 ……………………………………………… （261、553）

Prunus armeniaca L.var.*ansu* Maxim 野杏 ……………………………… （553）

Prunus davidiana （Carr.） Franch. 山桃 ……………………………… （278、553）

Prunus persica （L.） Batsch. 桃 …………………………………… （278、553）

Prunus salicina Lindl. 李 ……………………………………………… （240、553）

Pyrola rugosa H.Andres. 皱叶鹿蹄草 ………………………………………… （329）

Pyrrosia davidii （Baker） Ching 华北石韦 ……………………………… （361）

Pyrrosia drakeana （Franch.） Ching 毡毛石韦 …………………………… （361）

R

Raphanus sativus L. 萝卜 ……………………………………………… （084）

Rheum hotaoense C. Y. Cheng et Kao 河套大黄 ………………………… （135）

Rheum palmatum L. 掌叶大黄 ………………………………………… （049）

Rheum tanguticum Maxim. ex Balf. 唐古特大黄 ………………………… （049）

Rhodiola kirilowii （Regel） Maxim. 狭叶红景天 …………………… （151）

Rodgersia aesculifolia Batalin 鬼灯檠 ………………………………… （107）

Rosa rugosa 'Plena' 紫花重瓣玫瑰 ……………………………………… （395）

Rubia alata Roxb. 金剑草 ………………………………………………… （020）

Rubia ovatifolia Z.R. Zhang 卵叶茜草 ………………………………… （020）

S

Salvia przewalskii Maxim. 甘西鼠尾草 ………………………………… （191）

Salvia przewalskii Maxim.var.*mandarinorum* （Diels） Stib. 褐毛甘西鼠草………… （191）

Sambucus williamsii Hance 接骨木 …………………………………… （431）

Sanghuangporus sanghuang （Sheng H.Wu，T.Hatt.& Y.C.Dai） Sheng H.Wu.
桑黄菌…………………………………………………………………… （445）

Scutellaria rchderiana Diels 甘肃黄芩 ………………………………… （023）

Sinopodophyllum hexandrum （Royle.） Ying. 桃儿七 ………………… （161）

Smilax glauco-china Warb. 黑果菝葜 ……………………………………… (149)

Smilax nigrescens Wang et Tang ex P. Y. Li 黑叶菝葜 ……………… (164)

Smilax stans Maxim. 鞘柄菝葜 ………………………………………… (164)

Sonchus oleraceus L. 苦苣菜 …………………………………………… (290)

Sonchus transcaspicus Nevski. 全叶苦苣菜 ………………………… (290)

Sophora alopecuroides L. 苦豆子 ……………………………………… (249)

Speranskia tuberculata(Bunge）Baill. 地构叶 …………………… (320)

Spinacia oleracea L. 菠菜 ……………………………………………… (267)

Stellera chamaejasme Linn. 狼毒 ……………………………………… (210)

Stevia rebaudiana（Bertoni）Hemsl. 甜叶菊 ……………………… (371)

Sus scrofa domestica Brisson 猪 ………………………… (490、493、495)

T

Thalictrum baicalense Turez. 贝加尔唐松草 ………………………… (034)

Thesium chinense Turcz. 百蕊草 ……………………………………… (309)

Tremella fuciformis Berk. 银耳 ………………………………………… (440)

V

Valeriana pseudofficinalis C.Y. Cheng et H.B.Chen 缬草 ………… (215)

Vigna radiata（Linn.）Wilczek. 绿豆 ……………………………… (264)

Viola prionantha Bunge 早开堇菜 …………………………………… (304)

X

Xanthium sibiricum Patrin ex Widder. 苍耳 ………………………… (317)

Z

Zanthoxylum armatum DC. 竹叶花椒 ………………………………… (102)

Zanthoxylum bungeanum Maxim. 花椒 ……………………………… (271)

Zaocys dhumnades（Cantor） 乌梢蛇 ……………………………… (497)